图解

冥想术

尤许许 编著

中国华侨出版社
北京

图书在版编目 (CIP) 数据

图解冥想术 / 尤许许编著 . — 北京 : 中国华侨出版社 , 2018.4（2020.6 重印）

ISBN 978-7-5113-7586-5

Ⅰ.①图… Ⅱ.①尤… Ⅲ.①情绪 – 自我控制 – 图解

Ⅳ.① B842.6–64

中国版本图书馆 CIP 数据核字（2018）第 041283 号

图解冥想术

编　　著：尤许许

责任编辑：泰　然

封面设计：李艾红

文字编辑：许俊霞

美术编辑：盛小云

经　　销：新华书店

开　　本：720mm×1020mm　1/16　印张：28　字数：500 千字

印　　刷：北京德富泰印务有限公司

版　　次：2018 年 4 月第 1 版　2020 年 6 月第 2 次印刷

书　　号：ISBN 978-7-5113-7586-5

定　　价：68.00 元

中国华侨出版社　北京市朝阳区西坝河东里 77 号楼底商 5 号　邮编：100028

法律顾问：陈鹰律师事务所

发行部：（010）58815874　　　传　真：（010）58815857

网　　址：www.oveaschin.com　　E－mail：oveaschin@sina.com

如果发现印装质量问题，影响阅读，请与印刷厂联系调换。

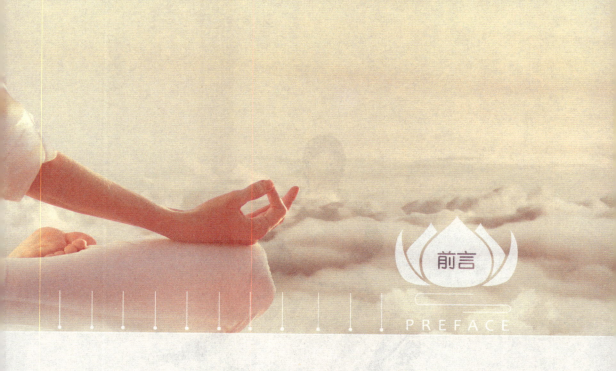

现代社会，忙碌的节奏成为生活的主旋律，我们的肩头承受重压，心里充满不安，焦虑成为当前时代的关键词，身心疲惫却又不能放松。在这种情况下，如何有效地让思想和情绪安宁下来，给心灵一个休憩的时空，是人们必须要面对的问题。冥想作为一种有效的心灵解压方式，被众多不同年龄层的现代人青睐，成为一种新型解压运动。

无论我们的人生身处力争上游的快跑阶段，还是减速慢行的彷徨时刻，唯有随时关照内心状态，才能坦然地面对生活中各种状况。冥想可以让人产生一种解脱的感觉，一种与生命同在的力量。冥想可以帮助你进行自我觉察，主导自己的内在世界，帮助我们更好地准备自己、迎接未来，拥有更充实的内心状态，从而可以以更佳的状态去面对生活。

冥想不仅仅是一种运动练习，它既是一种生活方式，也是一种思考方式。冥想让人对生活中的细节有所意识，在平凡的日常活动中，感受此时此刻的样子，找到一种与自己本来的样子相处的自在感，就从现在开始。

冥想的本质是一种想象性的心理治疗方法，让人学会不回避令人害怕的想法，不拒绝与自己观点相左的理念，竭尽全力与这个世界和睦相处。冥想的基本方法是通过集中地观想一个对象，而使人心智专注，并通过积极的想象，将健康、开放的意识注入我们的精神之中。

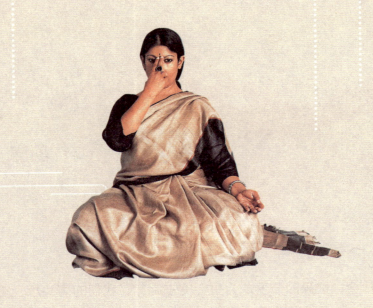

　　很多初学者对冥想都有一定的误解，认为需要特定的场合和时间，才能用于冥想。其实冥想很简单，哪怕只是几分钟的闭目养神，也是一种冥想。冥想是一种对场地和环境要求不那么严格的运动，它是一种心灵修炼的方式，他可以让你放松大脑和心情，解除焦虑、疲惫，回到精神饱满、思维清晰的状态，就像从熟睡中自然醒来一样充满活力。

　　开会累了冥想一会儿，伏案久了冥想一会儿，精神紧张的时候冥想一会儿，睡不着觉、休息不好的时候冥想一会儿。简单冥想 5 分钟，把大脑清空，整个人松弛下来，你就会发现一个更好的自己：清晰的思维，超强的注意力，准确的判断力，平静而放松的内心，浑身散发出活力与智慧。

　　本书是一本关于冥想的实用百科全书，不仅系统地讲解了冥想的起源、历史与本质，更为读者详细地介绍了多种能达到不同功效的冥想方法。希望读者能够通过本书对冥想有全面的了解，能学到冥想的具体知识，并能将之运用于生活的各个方面，从而拥有更好的生活。

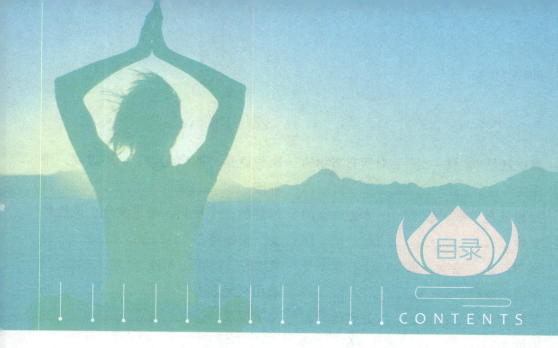

目录

CONTENTS

第一篇　发现冥想的奥秘

第一章　冥想，人类古老的修行方式

第二章　探究冥想的本质

第三章　冥想的中心：七脉轮和冥想

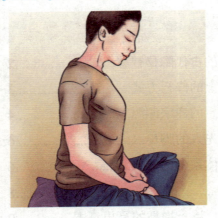

第四章　日常冥想练习

第五章　现代人练习的冥想：心灵养生术

第六章　用科学的眼光见证冥想的奇迹

第七章　初学冥想者可能遇到的困惑

第二篇　冥想的方法

第一章　冥想前的基础准备

第二章　冥想前的身心准备

第三章　选择稳固而舒适的冥想姿势

第四章　冥想的多种形式：找到你最有效的冥想方式

第五章　运动冥想：身动心静的独特修炼

第二章 运用冥想收获健康与美貌

第三章 身体扫描冥想，放松紧绷的身体

第四章 深度放松紧绷的大脑

第五章　重塑专注而灵动的大脑

第六章　累了就冥想，回归能量充沛的最佳状态

第七章　睡不着就冥想，让你安睡八小时

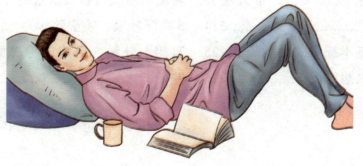

第八章　冥想解压，体会压力的缓解和释放

第九章　慢动作冥想：让焦虑全消失

第十章　呼吸冥想：你可以更淡定

第十一章　冥想5分钟，负面情绪全消失

第十二章　强化内心冥想：获得背靠菩提的安全感

第十三章　积极冥想：冥想让你拥有积极的心态

第十四章　愿景冥想：冥想帮你梦想成真

第十五章　自我同情冥想：体验人际关系的跃升

第十六章　善意回归冥想：无限扩大交际圈

第十七章　甜蜜冥想：越冥想越快乐

第十八章　忘我冥想：与自己的心灵向导对话

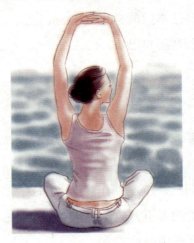

第一篇

发现冥想的奥秘

第一章　冥想，人类古老的修行方式

冥想：人人可以练习的古代隐秘智慧

在冥想体验中，人往往会感到平静、精神集中、快乐并充满爱意。卸下了自我的重负，我们来到了一个更为宽阔的意识状态，通过瑜伽姿势练习和调息法逐渐唤醒自我意识。

到达了冥想这片乐土，我们便可以学着将冥想的心态和觉醒转移到日常生活的各个方面，不为我们周遭发生的事所影响。冥想练习可以增强我们对自我和我们与其他万物联系的意识，让我们学会以一颗知足、平静、充满爱的心充实生命中的每时每刻。

通过有规律的冥想练习，甚至有可能彻底改变我们的生活质量。许多人常年被消极心态压得喘不过气来，而冥想可以帮助我们从压力中解脱出来，找寻到我们认为不可能实现的宁静。

冥想的起源早于人类的文字记载，甚至可以说，人类一出现就有人在练习冥想。放眼那些现今仍存在的最古老的文明，如澳大利亚的土著居民和南、北美洲当地的民族，我们可以了解到，冥想以及其他一些精神修行自古以来都只属于一小部分人。这些人被挑选出来，经过多年的训练和考验，才能领悟到其中隐秘的智慧，成为部落的精神领袖。

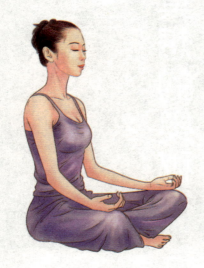

在许多民族文化中，这种精神修行及其方法只能秘密传授给那些注定要成为精神领袖的人，这些人要么是在很小的时候就被选中了，要么出生在世代传道的家庭。只是到了近代，随着世界范围内的交流越来越广泛，这种隐秘的智慧才被广泛地传播开来。

褪去传统的象征意义和神秘色彩，其实每种

文化里的冥想方法都惊人地相似。这些技巧无一例外都是帮助冥想者抛弃关于过去、眼前和将来的想法，将注意力转移到内心感受上来，找寻身心的宁静。相应的，人体神经系统会转入一种"万事大吉"的安宁状态，大脑电波也会从活跃进入沉思。具备了以上条件，就有可能进入冥想的状态。

在许多传统中，精神修行者通常居住在特定的住所，如远离尘世的静修处或修道院。修行者的生活由两部分组成——常规的冥想练习与日常的宗教仪式活动。如果修行者无论在"闹市"还是"山林"都能保持冥想的心态，那么他就会被派出去传教布道，向更多的人传授冥想的技巧。也有许多精神修行者回到尘世后，面对名利的诱惑或是被追随者的花言巧语所欺骗，从而走上了堕落之路，有辱"上师"之名。

自古以来，只有很少数的一部分人被允许进行冥想训练。在过去，大部分人都是被拒之门外的，特别是妇女（她们被视为男人们的财产）、农奴、农民和体力劳动者（他们实际上是有钱有势的地主的财产）以及外国人。然而，正是这些被排斥的人群里产生了一些最伟大的修行者，他们克服重重阻力，取得了巨大的成就。在当今世界，我们很幸运，因为每个人——不论国籍、阶级或是性别——都有机会从事这种古代精神传统的练习。

冥想的源起：跏趺坐上的修行方式

美国知名的经济类杂志《商业周刊》曾报道：随着越来越多的企业懂得了烦恼是影响业务效率的罪魁祸首，冥想被看作是提高员工士气的重要手段，而通过冥想教育，许多经营者都不约而同地察觉到，公司员工的决断力和沟通能力都大有提高。那么，被众多知名企业作为员工最佳放松方式的冥想是怎么来的呢？

有一种说法是冥想与宇宙的起源有关。宇宙本质上只有意识、能量和虚空，所以宇宙也是意识和能量的混合体。和宇宙一样，在本质上，人体也是意识与能量的混合体，所以说人体是一个小宇宙，指挥人体的是人的意识，而不是大脑。意识具有无限创造力，激发意识能量需要自我调整，而自我调整的秘密其实很简单，就是"平心静气"，于是就有了冥想。

另一种关于冥想的源起说法是，冥想最早是来源于佛教与印度教的精神训练，古印度的高僧们为了追寻精神世界的升华，独居山林，远离喧嚣，静坐冥想。

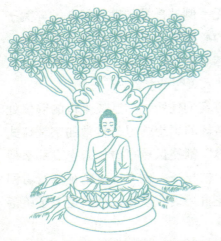

悉达多·乔答摩端身正意在菩堤树下结跏趺坐，静思默想。

相传，佛教是在公元前6—前5世纪由古印度迦毗罗卫国王子悉达多·乔答摩创立的，他原身是一位王子，当他看到宫殿门口的穷苦人民饱受苦难时，他抛弃了奢华的宫廷生活。佛祖练习最严厉的苦行试图达到"觉悟"（enlightenment）状态，未果，可是通过冥想他悟出"适度中庸"才是最好的精神之途。为了将大众从当时印度神职人员强加的约束和礼教中解脱出来，悉达多·乔答摩开始宣扬一种基于对万物的爱与尊重之上的新的宗教。

悉达多·乔答摩出身显赫，生活富裕，但是这并不能遮掩住他内心对人性的思索，他对人人都须面对的生老病死感到恐惧。因此他决定放弃毕生所学和财富，离开家庭和朋友，做一个依靠他人慈善施舍过活的贫穷乞丐，并开始探索人的精神世界。在此过程中，他实践了禁欲主义。但是，由此带来的却是健康状况的每况愈下，最后他认识到极端的做法并不能达到自我觉醒。

一次旅行途中，他听到同船上的一位音乐家教导学生说，要想演奏出完美的音乐，琴弦不能太松也不能太紧。由此，悉达多·乔答摩受到启发，悟出"适度中庸"的道理，从而开导了冥想。

在菩提迦耶，乔答摩经常坐在无花果树下冥想，就是在这里他获得了自我觉醒并得到启迪。在这之后，他的教义得以迅速扩大。

冥想与佛教禅宗：冥想的禅宗渊源

禅与佛教本是一体，在佛教代代延续的过程中，由于不同的传承而逐渐衍生出佛教的各部派，禅宗就是其中一支，但这并不意味着禅宗只传承了佛法的一部分。事实上，佛法似海，万千河流从此出，又奔流至此，这一滴海水和那一滴海水的不同实际上很难区分。禅宗出自佛教，本质上又归于佛教，它所传承下来的，是整体的佛教。

禅，译自梵文 Dhya na（迪亚那）或 Jha na（禅那），意思是指一种精神的集中、有层次的冥想。就是修习者的意念专注在一种特定的对象上，排除外在的干扰，摈弃外在的诱惑，让自己的内心获得自由和解脱。因而，可以说禅其实就是冥想。

禅是一种精神上的修行方式。禅宗重在"修心""见性"，主张以禅定进行佛教义理的修习，但其修行的形式不仅仅是静坐凝心。印度的禅宗希望修行者能够通过集中精神进入入定的状态，从而抛却烦恼与妄念，获得解脱。印度的禅学大师们还为信徒指引了很多禅定的技巧与法门。其中很重要的一种方法就是僧稠大师常常用来教导他人的"四念处"，即观身不净、观受是苦、观心无常、观法无我。另外，通过打坐、诵读、忏悔等方式都可以进入禅定的状态，但是实现精神上的修行并不一定必须执着于这种外在的形式。

马祖道一出家时年纪尚幼，他一心想通过坐定而得佛法，于是整日里在寺中坐禅，既不外出，也不接待来访者。怀让禅师听说此事后就找到道一，问他终日坐禅究竟为了什么。

道一说："为了成佛而坐禅。"

怀让禅师二话不说，捡起一块砖头开始专心致志地在地上磨了起来。

过了许久，道一终于忍不住道出了心中的困惑："你在这里磨砖做什么呢？"

怀海禅师说："做镜子。"

道一忍不住笑道："磨砖怎么能做镜子呢？"

怀海禅师盯着道一的双眼，反问道："坐禅又怎么能成佛呢？"

道一顿悟。

坐禅只是一种进入禅定的途径，假使只为坐禅而坐禅，即使枯坐成骨，心也不会抵达禅的深处，成佛的愿望也不过是空梦一场。

禅既是一种精神上的休息，也是一种不可言喻的智慧。禅开人心智，助人成长，使人感悟到世界的和谐，心境的清澈，生命的圆融。一旦你能够放下所有对于观念的执着，放下生老病死、悲欢离合，那么就能够得到佛陀的真正智慧，也就能达到禅的最高境界了。

虽然心念就像无时无刻不在变化的意识的溪流，但是通过坐禅仍能培养自己意念的安定、专一，从而达到"止"的状态。佛教曰"因定生慧"，禅定不仅能协调身心，使人在入定中沉静心灵，而且在观想时能更直观地把握宇宙人心的奥秘。

禅修有"熟悉"的意思，是指此时心念中常出现的最熟悉的东西。禅修的实质就是冥想，即心灵处于持续的无间断的平静状态，感觉自心本性就像天空一般澄澈空明。禅修属于心神意识的活动，它的最终目标是要唤醒意识当中幽微玄妙的层面，使修行者获得对于事物直接而直觉式的觉察力，即证悟之境地。但禅修并非要人做白日梦式的冥想，使其从眼前现实中逃避开来，而是让人在沉思冥想中直觉宇宙的本体实相，瞬间顿悟达到"梵我合一"、物我交融的境界。

禅和冥想都是智慧的，它们既存在于人的内心，又存在于一切外在之中。世间法就是佛法，一切现象中皆有禅机。一粒沙中看世界，一朵野花见天堂，处处有佛法，事事含禅机。禅不可说，要以心感悟，禅无形迹，要牢牢把握，从大千世界中发现禅的真谛，从自然天地中感悟禅的清澄，从心灵深处体验禅的圆融。只要有一颗孩童般单纯的心灵，有一双敏锐的发现的眼睛，就能够在自然天地世间百态中发现真正的禅。

冥想在古埃及：追随先人的脚步

几千年前，人类就有了正式练习类似冥想的记录，那时候的冥想练习者主要是高层次的贤哲。古文明的政权形式是神权统治，神职人员或祭司也属于统治者。在古埃及人和古希腊人之中，进行神权统治的是法老、高级男祭司和女祭司。

在古埃及文明中，虽然没有广泛的、正式的关于冥想的实践记录，但是众所周知，古埃及人十分注重梦的重要性和梦境所包含的预兆。古埃及有许多叫席拉普姆的寺庙，人们在这座寺庙中，尝试着把梦想变为现实，被古埃及人称为"孵梦"。孵梦之人睡在寺庙里，期待着做一个能预示未来的梦，然后请教圣贤或教士帮他解梦。孵梦之夜，孵梦的人会举行预备仪式，包括斋戒、沐浴、涂油礼以及祈祷。其中，祈祷本身就是冥想的一种形式。

无独有偶，希腊也有孵梦的预备仪式。希腊人更注重孵梦的医疗作用，他们通过睡眠来召唤睡神修普诺斯和梦神墨菲斯。

冥想在古印度：瑜伽体系中的冥想

印度教有许多灵性实践的方法，冥想就是其中之一，并占有举足轻重的位置。不同的印度教派别，看待冥想的眼光不同。有些把冥想视为一种技巧，有些把冥想视作一种奉献爱的方式，有些则把冥想当作一种精神崇拜。运用冥想最广泛的就是瑜伽。

古老的《瑜伽经》记载了"八支分法"，也就是修行瑜伽的八个阶段，这八个阶段分别是：

1. 禁制

是对外在身、口、意的控制，需要修行者遵守以下五种道德规范：不杀生、不妄语、不贪、不盗、不淫。简单地说，就是在日常生活当中，我们的思想、行为、语言应以慈悲为怀，并合于中道。

2. 劝制

是对内在心灵的控制，包括清静、满足、苦行、学习经典和敬神。

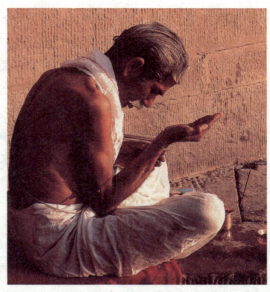

瑜伽修行者在恒河岸上练习冥想和瑜伽，在恒河圣洁的河水中沐浴洁净。印度教徒认为恒河是印度最神圣的河流。

3. 调身

是让肢体保持平稳、宁静的技巧。瑜伽的姿势大部分都是模仿的动作，除了能够给予身体的刺激外，更能达到安定身心的功效。

4. 调息

是控制呼吸的方法。瑜伽体系认为，我们的呼吸是宇宙能量的一部分，调息就是要控制生命的能量。瑜伽认为人类能得以生存是因宇宙中充满活力的命素，此种命素存在于空气、水、食物、日光中，人类吸收此命素而产生能量。只有学习瑜伽呼吸原理及健康的饮食方法，才能具有旺盛的生命力。

5. 制感

通常意识心灵的活动借由感官而产生情绪，同时也影响到内在心灵的意识。因此，必须将往外的心念从外在的世界收摄到心灵内在的专注。

6. 专注

让心念专注到一处，把注意力集中到一个对象上，这个对象可能是外在的，也可能是内在的。

7. 冥想

当你能够毫不费力地持续专注，那么冥想就开始了。集中心灵而达到无念、无想、无心的状态，从而进入"空"的境界。

8. 入定

即身心统一、心物合一的入定状态，是意识觉悟的最高精神境界。

如果我们怒火焚心、贪欲滋生、心烦气躁、呼吸不顺、压力过大或者受外物刺激而心生杂念使得心神不宁，那么在这种状态下是肯定无法集中精力进行冥想放松的。此时可以尝试进行瑜伽"八支"练习，前两支分别通过道德戒律来加强对他人的尊重和关爱，通过自律净化来关爱自身；紧接着是舒适、稳定的体位法来为冥想做准备，用呼吸控制来平衡和增强体内能量；最后进行的是放松式感官内敛。完成上述的动作之后，则转入后三支，即内支练习，包括专注、冥想、入定。

瑜伽中的冥想对象

瑜伽体系认为，物质世界和心意世界有相似性，并不是两个不同的世界，因为物质事实上也是从心意进化而来。当心意的真实本性被知晓，它就再也不会迷惑自我，只有自我才会散发出它本有的光辉，而冥想被当作获取这种知识的技巧。在这种技巧里，意志力扮演了一个不容忽视的角色。通过对意志的锻炼，可以使心意有意识地和从容地培养出一种单一的思想，从而排除所有的其他思想。

通过认识内在的自我，也就是纯意识来停止所有的痛苦，这就是冥想要达到的目的。瑜伽体系认为，无明是痛苦的根源，它迷惑了自我，使自我纠缠在物质世界中。这种纠缠是心意的本质，可以通过实在的知识，斩断物质世界和精神世界对自我的纠缠。

冥想集中于一个单一的对象，通过专注认识一个对象的真正本性，进而揭开那个对象的真正本性。因为只有了解了一种事物，才能控制它。又因为所有事物都是由同一种心质构成的，所以通过认识一个对象的真正本性，可以使人明白宇宙中所有对象的真实本性。

无论是具体的还是抽象的事物，比如一幅图像或者一个符号，一个词或者一种观念，一个神的形象或者是一个人，在专注和冥想的练习中，都可以成为被选择的对象。《瑜伽经》中提到了这些可以成为冥想的对象：

1.可以提升灵性的所有事物。这样的事物可以是一种思想，某个场景，一块地方或者任何可以引起心意集中的事物。因为如果心意能够集中在某一对象上，那么它也可以集中在其他对象上。

2. 梦中的体验或者深眠体验。无论是关于圣人或神圣象征的梦，或者是一种深眠中的喜悦状态，都可以在头脑中留下深刻的印象。在梦中，由于对外在世界的感知关闭了，因而头脑中的各种思想都会变得非常逼真。一般来说，人会通过三种方式来冥想这种逼真的思想：第一，通过冥想一个记忆中的梦，并持续维持这种冥想的状态；第二，通过建立一个冥想对象的精神图像，并且想象它是真实的；第三，通过专注任何可以提升灵性之梦的体验。

另外，无梦的睡眠状态使外在与内在的感知都变得模糊，是一种被动的意识。这种被动的"我——意识"也可以成为冥想的状态。

3. 古代的知微者曾说，超越了所有悲伤的光辉绚丽之光是灵性意识之光，它在内心的隐蔽处闪耀。冥想者可以在心中想象无边际的、透明仿如天空般的光芒，然后想象自我就在光芒之中。

4. 圣人的心总是平静的，而且它能使人感觉到吸引力，也会使人产生信仰，因为这是不被激情和执着所束缚的被照亮的灵魂之心。集中在这种心上的心意，也能够专注在平静之中。

冥想与中国传统文化：诗意禅趣的冥想氛围

有人这样评价中国传统文化：重感情，轻理性；重冥想，轻现实。中国古典文化中的诗意禅趣也都追求空寂的冥想氛围。

空寂本是佛教语，说的是事物了无自性，本无生灭。世界清净无垢，也是禅的心灵世界。众所周知，坐禅能帮助人安定心神、集中心思，禅强调的是空和无，这与冥想追求的至境是一致的。要达到至境，思想往往玄之又玄，彻悟了然，空明通透，这里的空就是"空寂"。

空是没有杂念，除去一切的杂念；寂是寂静，不仅是指外在空间的静，也指心灵上的静，甚至带点凄凉味道。明代王守仁在《大学问》中谈到空寂时说："盖昔之人固有欲明其明德者矣，然惟不知止于至善，而骛其私心于过高，是以失之虚罔、空寂，而无有乎家国、天下之施。"

当人从空寂之中体察万物，眼前就没有了物的概念，就会走出习惯性的观察视野，拒绝从前执着的诠释，真正看到了事物的本来面貌。于空性中重新看待这些"概念化"的事物，这种方式就是冥想，冥想不仅是对外的，还是最佳反观自省的方式。

然而，冥想所要达到的空寂绝不仅仅是思想的又一产物，思想有界限，但冥想的心无界限。在冥想中，"个人"不复存在，存在的只是空寂、超脱以及非凡的爱。无论中国古诗还是日本俳句，都追求这样的境界。在空寂之中收获纯粹的平静，在彻底的平静中得到纯然的观照。

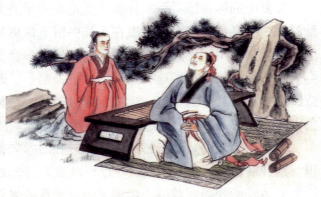
中国古典文化中的诗意禅趣也追求空寂的冥想氛围

空寂是一种深刻的宗教情怀，中国的禅宗偏爱空寂的意象，禅诗、禅画皆追求空、静、幽、寂、深的境界，意在忘记尘世的浮躁繁华，远离世俗的喧嚣热闹，在澄明的幽深之境，收获一颗平常心，沉浸于超然物外的生命状态。中国的传统美学尤其追求这种感悟式的思维方式，通过直觉感受，经由冥想最终与自然之道合二为一，再通过赋、比、兴等艺术手法，将主体的感受抒发出来。最终，呈现在世人眼前的就是审美意蕴和感性情思并存的艺术佳品。

冥想与《易经》：让心灵遵从宇宙秩序

《易经》也称《周易》《易》，是中国传统思想文化中自然哲学与伦理实践的根源，是中国最古老的占卜术论述，对中国文化有着巨大的影响，被誉为"群经之首，大道之源"，据说是由伏羲的言论加以总结与修改概括而来的。中国人一提起《易经》就容易联想到八卦和算命，似乎认为学了《易经》的人，就能上天下地，无所不知。更有人对其极尽褒扬，说"《易经》是经典中之经典，哲学中之哲学，智慧中之智慧"。

我国古代用阴阳八卦从自然和精神两

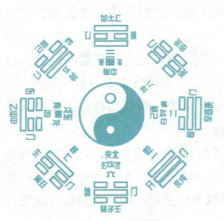
由冥想诞生的经典图像

方面来概括宇宙秩序，阴阳八卦就是出自《易经》，是古人长期思索天地后"观物取象"的产物。所谓的观物取象，先来解释"观"，观物既不能局限于一个固定的角度，也不能局限于一个孤立的事物。既要"仰观"，又要"俯察"，既观于大，又观于小；既观于远，又观于近。只有这样，才能把握天地之道、万物之情。要做到仰者观象于天，俯者观法于地，观鸟兽之文与地之宜。并且这种观察并不是浅层次的用眼睛去看，而是以视觉方式通达宇宙之本体，通过观象领悟万物表象之下的深层蕴含，再把观察领悟到的事物用符号来表示，这种符号就是古人对宇宙秩序的认识。

关于"象"，《易经》解释："圣人有以见天下之赜（指幽深复杂的事理）而拟其形容，象其物宜，是故谓之象。"由此看来，"象"具有双重意义——既诞生于圣人对天下幽深之"道"（宇宙秩序）的发现，又是道之具体形象，这和冥想行为中凝神观照所见的"象"是同一个性质的，即它们都是主观创造的视觉化的图像，这些形象虽然简单，其中包含的智慧却是宇宙间最深刻的道理。"象"的产生，既是一个认识过程，又是一个创造过程。"观"是对外界物象的直接观察，直接感受；"取"是在"观"的基础上的提炼、概括、创造，"观"和"取"都离不开"象"。

阴阳八卦作为古人心中宇宙秩序的符号，就是几千年前华夏圣贤对世界冥想的象。凡进行深刻冥想时所见的幻"象"都能反映出自己心灵及心灵的秩序。

冥想与心理学：从潜意识解析冥想

心理学范畴的冥想有自己的理论基础，也就是潜意识理论。心理学冥想从人的潜意识深层次地解释冥想，尤其注重冥想对心理治疗的功效。人类生来就具有却忘了使用的能力，这种能力我们称之为"潜力"，也就是存在但未被开发与利用的能力。潜能的动力深藏在我们的深层意识当中，也就是我们的潜意识。

潜意识是人固有的一种本能，是人追求满足、享受和幸福的一种动力，更多的时候它是看不见摸不着的。潜意识是潜藏在人们一般意识下面的神奇力量，是人的深层意识，它所反映的是人们对未知世界的朦胧状态以及对生存世界、未知世界的模糊感知。每一个人都具备潜意识，只是并没有过这种认识。要进入潜意识状态中去思索，首先要做到身心宁静，心静才能闭目冥想。

冥想可以加强意识，强烈的意识可以发觉并驱散潜意识。冥想能引发某种

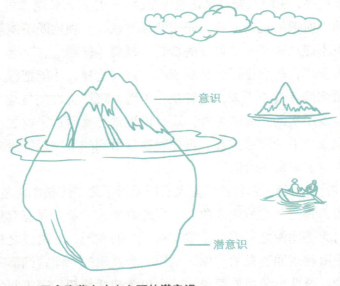

意识

潜意识

开启隐藏在冰山之下的潜意识

潜意识，但也不能把冥想单纯地理解为潜意识。冥想渗透到潜意识中的原理就是通过直觉感知超视力或超听力，或来自他人、自然的各种信息，对人的意识产生影响，帮助意识做出判断抑或是深层次的分析。

如果将人类的整个意识比喻成一座冰山的话，那么水面以上的部分就是属于显意识的范围，约占意识的 5%。换句话说，隐藏在冰山底下 95% 的意识就是属于潜意识的力量。潜意识大师摩菲博士说过："我们要不断地用充满希望与期待的话，来与潜意识交谈，于是潜意识就会让你的生活状况变得更明朗，让你的希望和期待实现。"潜意识显示的是冥想者本来的自性，冥想是意念和意境的结合。

帕檀迦利的冥想体系

印度上师帕檀迦利撰写的《瑜伽经》记录了一系列关于瑜伽冥想（阿斯汤加瑜伽）的箴言，这些箴言构成了今天我们学到瑜伽的大部分内容以及我们现在所说的冥想技巧的根基。西方的瑜伽教练将研究《瑜伽经》作为日常训练的一部分，尽管他们所教的瑜伽主要以身体训练为主。哈他瑜伽最核心的经文《哈他瑜伽之光》（Hatha Yoga Pradipika）与帕檀迦利的思想一致，即认为"哈他瑜伽的练习只是为了达到阿斯汤加瑜伽的境界"，也就是说，身体方面的练习是为冥想做准备。练习瑜伽的所有益处，如有益健康、缓解压力等都是次要的，瑜伽的最主要目的是为了达到心灵的宁静，进入冥想状态。

帕檀迦利其人

帕檀迦利并非瑜伽的鼻祖，他甚至可能并非指一个人。关于他我们所知道的是，帕檀迦利把他那个时代——约公元前 100 年到公元 100 年之间——的众多瑜伽传统融合成一套连贯的哲学体系，也就是我们现在所知道的《瑜伽经》。许多学者认为，该经文中关于"八支分法"的部分（哈他瑜伽的重要思想由它而来）是后来加进去的，理由是如果没有这部分，《瑜伽经》可以成为一部内容更连贯的冥想论著。不管《瑜伽经》的作者究竟是谁，它都算得上是一部简练、精确的杰作。最初《瑜伽经》是由老师口述一代代传给学生的，到后来才用梵语记录下来，并翻译成英文引入西方。

阿斯汤加瑜伽：八支分法

根据帕檀迦利的定义，瑜伽练习由 8 个紧密相连的分支组成，前 5 个分支"专外"，为外支，是积极的练习部分，为后 3 个分支奠定基础；后 3 个"专内"，为内支，它们共同组成了三摩地的冥想状态。

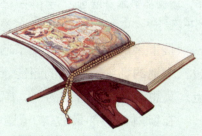

瑜伽哲学贯穿于印度经典经文之中，这其中就包括世界上最古老的经文之一《吠陀经》。

- 持戒：社会制约，反映了对他人的尊重、体谅和爱，这一点和其他所有伟大的宗教一样。

- 遵行：内心净化，加强了自尊与意识的象征。

- 体位法：完善冥想坐姿，不受外力（如高温或寒冷）影响。

- 呼吸法：调整呼吸，平衡、增加体内能量，有利于把我们带入冥想状态。

- 制感法：将五官感受从外界移到内心世界（目睹和想象）。

- 持执法：集中注意力到一点，排斥精神的嘈杂之音。

- 入定法：通过身体放松，精神专注，达到冥想状态。

- 三摩地：扩张意识，超越一般的思考。

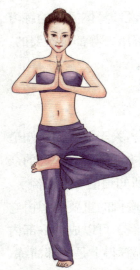

帕檀迦利《瑜伽经》的教义

帕檀迦利一直遵循着一种印度古哲学——数论 (samkhya)，也称二元论。这种哲学认为，自然 (prakriti) 与意识 (purusa) 是永远分离的，而我们所感知到的人类存在反映了自然与意识的关系，或者说纠缠。

这种哲学体系认为，大自然丰富多彩、变化莫测，人类思维只是其中的一部分。帕檀迦利详细地描述了人类的思维，以及我们所必须应付的痛苦、困难等。他还概括说，在人类大脑中有一些永远存在的错觉，比如对未来的希望和恐惧、关于过去的回忆，这些错觉会使我们犯错误。

帕檀迦利列举了一系列的冥想练习步骤，通过使大脑放松，集中到一点，这样意识（永恒的自我或灵魂）才能如水晶般清澈。"瑜伽就是使思维安定下来，达到宁静……只剩下纯净、自由的意识，永远以它本来的方式存在着。这就是开悟"——这才是冥想的终极目标。

树式要求练习者对于身体、呼吸和精神注意力的控制，在这样的情况下，瑜伽姿势本身就可以成为冥想。

接下来的部分详细介绍了瑜伽的八支分法，然后以很长篇幅介绍了大脑通过三摩地的训练所达到的超能，也就是说，通过把注意力完全集中在某件物体上，冥想者与该物合二为一，感知也随之发生了变化。

在《瑜伽经》的最后，帕檀迦利描述了人类感知的顶峰——完全透明的真相。"现在，漫长的进化过程所揭示的真相终于展现在你面前。"

帕檀迦利的冥想

帕檀迦利推荐的冥想练习步骤包括以下方面：

- "反复将思维的注意力集中到单一的焦点上。"
- "培养心的特质：对乐者友善，对苦者同情，对单纯者喜悦，对猥亵者公正。"
- "尝试多种呼吸练习。"
- "体验内心的光芒，免于悲伤。"
- "适应另外一种心态（比如圣人或上师的心态），免于被欲望所扰。"
- "目睹梦。"（看梦如何进入潜意识）
- "任何一种冥想都应该受到尊敬。"（帕檀迦利承认他的冥想法并非是独一无二的。）

第二章 探究冥想的本质

冥想就是"心注一处"：对所有事物的深度专注

人们通常认为，冥想乃是宗教活动中的一种修心行为，如瑜伽、气功、禅修、太极、静坐等，这些都是冥想的形式。它们有一个共同的特点，即都专注于某一件事物上，而这一事物可以是动作、姿势、呼吸、同情心、爱和善良等。总之，冥想就是一种专注，是在专注状态下的一种运动。

冥想，其实就是对所有事物的深度专注。在某种角度上，每个人都有过冥想的体验。专注不仅对生存，而且对任何行业中的成功都是必不可少的。正是通过专注的力量，我们能够做、能够听、能够理解任何事物。不管我们是科学家还是艺术家，白领还是蓝领，公司老总还是打工一族，我们都必须专注心意，以便达到我们的目标：射手必须专注于靶子；钓鱼者必须专注于浮子；演说者必须专注于谈论的主题；音乐家必须专注于乐曲；舞蹈者必须专注于舞蹈动作。从这个角度来说，我们每个人都体验过冥想。

由此可见，冥想隐藏在生活中不起眼的细节中，当我们在 1 个小时的时间里全神贯注地读同一本书，这就是在体验冥想了。如果我们只想摘取其中的某个片段或者几句话，截取并抄下几个概念，那就不是冥想。冥想是用所有的注意力，整体而非局部地觉察每一件事。

冥想需要的"专注"和我们常说的"专注"也是有区别的。我们所谓的专注其实是思想的一种发明，专注之中永远有一个"你"在那里进行觉察。在学校里，老师总是告诉我们要专注在书本上。于是我们学会了专注，并试图排除其他的念头，阻止自己往窗外看。所以，这样的专注之中一定有抗拒的成分，并且它将巨大的生命力缩小成了一个小小的点。但冥想中的专注是一种全观，即一种没有选择的觉知，里面汇聚了我们所有的能量。诚如印度心灵导师克里希那穆提对专注的归纳："专注意味着不仅要用耳朵去听，而且要用心去听。专注还意味着去爱、去观察，不仅用眼睛，而且还要用心，专注还意味着学习。

观察、倾听、学习，这三者都是专注的内涵。"

我们一旦进入全观的觉知状态，自我感就不见了。由此可知，冥想汇集的能量不是由冲突的思想制造的，而是当冲突彻底停止之后所产生的。也就是说，真正处于冥想运动的心是精进不懈的，也充满着关怀、警觉性而又富有观察力，在那份观察力之中还蕴含着热情与慈悲。如果我们只知道专注于选择、执着和排斥，是不可能有这份觉察的。

我们更需要认识到：专注的觉察并非个人所有，它需要人们拥有整体性的思维。当以观察者为中心，开始去关注周围事物并施加决定性影响时，便是个人因素潜入到了观察里，即观察中带有思想的存在，而思想植根于逝去的昨日，它总是让头脑混沌不清，因此他所观察到的都是破碎的、有限的。而冥想中的专注无边无际，它属于澄明清醒的状态，一切思想都会被排除在外，是沉浸在真理狂喜中的一种运动。

尽管冥想看起来很玄妙，其实很简单，如果我们学着观察自己，观察自己走路的姿态、吃东西的方式、谈话的内容，观察自己如何闲聊、憎恨、嫉妒等，如果我们能觉察这所有的一切，而不加选择，那么这就是冥想了。

冥想就是"泯灭思维"：体会放空的美妙

冥，就是泯灭；想，就是你的思维、思虑；冥想就是把你要想的念头、思虑给去掉，找到感知。东方许多古老的修身方法有着无法解释的神奇效力，其中冥想就是一种利用"意识停止"来调整身心的修身方法。

如同身体的健康，心灵的健康也是非常重要的。每天留一点时间、一个空间给自己的心灵冥想，让自己整理纷乱的思绪，暂时忘却工作、忘却烦恼，让自己进入到一种全新的忘我境界中。

冥想过程中的脑波会变得安定，心情逐渐变得平和，全身肌肉变得放松，而体内激素的分泌活动越来越活跃，因此人体的免疫力会逐渐加强，对细菌的杀菌力和抵抗力也会提高。另外，冥想过程中我们会不知不觉地改善平时不好的性格和行为，让自己变得更客观和安定，而且记忆力、思考力、创造力都会有所提高。成功的冥想能够清除脑子里所有分散精神的东西，包括紧张、不舒服、烦恼、疼痛和恐惧的根源。冥想的支持者说，长久的冥想能够产生更高的警觉、更有效的心智、更敏感的知觉，有些人说他们从冥想中得到很深的感应和心灵的成长。

冥想是一种感受，是由心灵的作用去影响身体，并使其得到益处的健康生活方式，是一种对生命"悟"的过程！

冥想，并非坐在一个地方才能冥想，也不一定要闭上眼睛。冥想，是一种境界，而不是一种方式。将身体安置于一种平稳、宁静、舒适的姿势之中，澄实自己的意念，然后将意识集中导向无限的本体之中。聆听身、心的窃窃私语，就能使你自己了解体内发生的事情。

在冥想期间，人们也许集中在自己的呼吸上并调整呼吸，采取某种身体姿势（如瑜伽姿势），使外部刺激减至最小，从而可以产生特定的心理表象，或什么都不想。你可暂时从在白天里不得不把感官暴露在各种刺激中解脱出来，脱离其所处的环境，避免情绪和感觉的影响，使自己的注意力转向体内，把自己的心态与现实结合起来进行冥想。

人在这个时候想的东西，或许可以品味出人生、生活的真谛。在这过程中，可处于一种平和、领悟、安详的境界。

冥想就是充分缓解身体和心灵的紧张，没有任何感情波动，静静地观察心灵深处的变化，继而感知变化，让自己完全进入到一种忘我的境界，深切感受心灵深处的平和与安定。冥想的第一阶段是将心灵集中到一处，让自己保持镇定状态，不受外界刺激的影响，持续进行着心灵深处的冥动；第二阶段是心灵逐渐变得平稳，继而感受到纯粹和明朗。最后，心灵完全失去主观与客观的对立感，进入浑然忘我的真空状态，与宇宙合二为一。

冥想不需要太长的时间，对场地也没有特别要求，正是适合都市上班族身心修养的方法。

冥想就是"控制心意"：让心意不受欲望之波搅动

人的心意以其不安而闻名。在《薄伽梵歌》中，用了"不安、狂暴、强大和顽强"这四个词来描述人的心意。斯瓦米·维韦卡南达曾把不安的心意比作猴子，猴子不仅沉迷在欲望里无法自拔，同时又被嫉妒和骄傲所侵袭。而商羯罗则把它比作老虎："在感官享乐的森林地带，潜行着一只大老虎，叫心意。它阻止渴望解脱的善良之人去那里。"古老的谚语还曾把被感官享乐所俘获的心意比作一头发疯的大象。

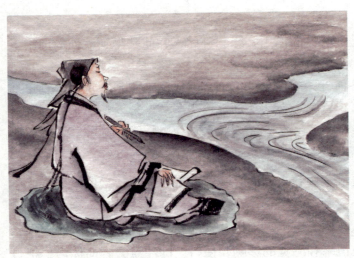

冥想：控制心意的最好方法。

上述种种，无一例外地都显示出不安的心意就像怪兽，让原本平静美好的生活变成梦魇。所以，不被控制的心意是我们最痛恨的敌人。但是，心意并非不可控制的，一旦将其控制，它将成为我们最好的帮手和最可信赖的朋友，能够有力地帮助我们维护生活的平静和快乐。而冥想，正是"控制心意"的最好方法。

很多人觉得心意不被控制也没什么大不了，这种理解是错误的。因为纵容心中出现的任何欲望，达不到预想中的目的，反而会导致更大的不安和暴躁。有的人虽然意识到控制心意的重要性，但他们觉得通过自我折磨和禁欲，或者改变我们的环境，心意就能转变了，这些方法都是徒劳的。因为前者只是压制欲望，将它们赶到了地下，而后者忘记了心意以及其习性会一直跟随着我们这重要的一点。所以，唯一控制心意的方法，就是《薄伽梵歌》里所指出的——通过控制和规范来面对它。

这种控制的逻辑是强制性的。如果我们只是把自己当作物质身体，那么我们肯定会死；如果我们放任欲望和梦想如杂草般在心里密集成长，那么我们永远不会实现自我；如果我们不清除情绪上的疯狂和冲动，那么宁静绝不会待在我们身边。所以，除非我们控制了欲望、控制了情绪、控制了心意，否则没有真正的宁静和实现可谈。而只有通过冥想，才能得到我们内在的存在之核心——自我的指导。否则，我们的控制永远都是失败的。

不安的心意如同湖泊，不断受到欲望——风的搅动，创造出与本性不同的思想波。正是由于欲望的不断搅动，真正的心意与自我只能沉睡在湖底，得不到释放，无法被感知。当我们与数不清的思想波相对，通过不间断的、重复的冥想实践，有意识地去培养一种单纯的思想时，它就会发展成一股巨大的波，吞并所有不同的小涟波，让心意变得透明和宁静。而冥想的专注，可以培养这种单纯的思想波，所以才会有冥想思想学培养的是一种单纯的思想的这种说法。

正如我们需要每天睡觉以使身体得到休息并恢复精神一样，对灵魂来说，冥想也是一种自然的需要。但是，虽然身体能在睡眠中得到休息，但心意并不能。在睡眠的过程中，心意依然保持着活跃的状态。撤回和回应、冥想和行动是健康生活的两种节奏，这两种节奏一旦被打破，生活就将误入歧途。如果心意得不到休息，脱离不了活动，它就会选择退回到寂静中去，会变得更加不安。并且，一个疲惫的心意只能陷入旧思想和行为的泥潭，不断地重复和模仿，而充满活力的心意则能达到新的意识高度，在面对生活挑战时，也能找到新的方法。

冥想能使心意得到休息、恢复精神，是撤回心意的一种方法，这样的撤回可以称为自我不依附。自我不依附赋予一个人以创造性，并使他充满生命活力。他即使不依附感知能力（可以增进心意），也可以产生清晰的自我感知。对一个人是谁以及被要求做什么，能够有清晰的看法，这有助于维护生活的平衡。

冥想就是"活在当下"：关照此时此刻的念头

冥想是一种意境艺术，专注于自身的呼吸和意识，感知生命每一瞬间的变化。在专注于一呼一吸的同时，记住自身最理想的状态，让自己沉浸在抛开万物的真空状态，找到心灵的平衡。

冥想练习在佛教称为"活在当下"，在禅宗称为"动中禅"，在道家称为"顺道而行"。然而，最能彰显冥想思想的还是佛教。

在冥想理论中，正式的禅坐训练我们称为"主练习"，而运用在日常生活中的观照练习，我们称之为"一般练习"。

初学冥想，如何让身心进入"定"的状态，是一个难点。精神的暂时集中并不难，然而要长时间地集中，排除杂念的困扰，就是一件相当困难的事情，需要对我们内心的意念进行控制。

要想很快地"定"下来，关键的一点就是要有一个轻松的心态，这就需要对所谓的"杂念"有一个正确的认识。从心理学角度讲，杂念是我们日常生活中的经历在我们头脑中的心理残余。当我们的头脑停止思考的时候，这些心理残余就会跑出来占据我们的头脑，这是一个很正常的心理过程，每个人都会有杂念，那些冥想功夫非常高深的宗教大师也不例外。随着观照训练的进行，杂念自然会越来越少。每一个高明的冥想导师都持有这样的观点：对待杂念的正

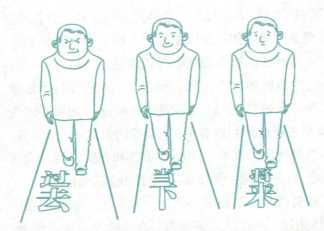

别对过去的事耿耿于怀，别对将来的事心存畏惧，活在当下才能找到心灵的平衡。

确态度，就是任它来去，静静地观察它。因为，杂念最大的危害，就是学习者由于杂念而产生的"要'控制杂念'的杂念"。

观照是冥想的核心部分。一位佛教研究者对"观照"下了这样的定义："很清楚且全然地觉知所有真实发生在我们身上的事物。"我们平时并不常做这种练习，总是走马看花，没仔细观察这个世界。他又说："佛陀教导我们正确观照的方法……他提供给我们最简单明了、最透彻地有效训练自心解决问题的方法，把我们从贪婪、仇恨、迷惑当中解救出来……它适用于东方以及西方，适用于所有人。"

观照的练习方法：

第一，完成准备活动。

第二，深呼吸 3～5 次，呼吸要尽量深而长，让心情得以彻底平静，头脑达到清醒而平和。

第三，保持中等长度的深呼吸，呼吸要深而长。

第四，随着呼吸，细细用心体察身体的每一部位随着呼吸而产生的每一个细微的变化，以及头脑中每一个意念的变化。

第五，在意识进入冥想状态之后，开始在大脑中重现自己最美好的经历，像播放 3D 电影一样，将过去的经历尽量全面、真切地呈现出来，并让自己的身心完完全全、真真切切地融入进去，而自己的大脑则始终作为一个客观的旁观者，静静观察这一切。

第六，观照的对象，可以是任何你认为在你生命中最美好的经历。

第七，在观照时，不仅要呈现真实的场景，还要尽量呈现身体和内心的感受与感觉，让自己的身心"真正"地投入到当时的情境中去。

第八，在任何想要停止的时刻，停止练习即可。

我们的心犹如相续的河流，假如你无法运用你的修持来把握它的每个当下，那么请你安静地做呼吸的冥想，这样，可以有效地把你散乱的思维集中到一个点上。如此，你就懂得了冥想观照带来的思维构造力。修行的本质并没有任何奇特的地方，它的实质就是反复地深入自我观照心灵的相续，并且改变它、修正它，否则，这个宝贵的人心就会被浪费；相反，如果你用一生的时间追逐自己的念头，执着它所创造的轮回，实际上，就是在梦幻中迷失了自我而不能自拔。

每天的冥想从细微处着手，不要奢望神奇的辉煌，看穿虚荣的把戏，仔细观照自己的心吧。即使在今生，你无法彻底转化你的心境，你无法在证悟上取得太大的进展，只要你安心地守护着自己的心业，观照自己的每一个念头，尽管你无法达到在睡眠中保持清醒，或者是在问题面前还不能控制自己的心，但是只要你努力地修正自己的每个念头，虔诚地对待自己的内在心灵，而不是做外表的样子，那么，从内在的层次，你就已经转化了你的心境，从而转化了你的生命。安静、观照、放下，你已经展示出了一生中最大的成就。

冥想就是"彻底无为"：不虚妄，得静谧

你是否仔细聆听过一朵花开的声音，或是聆听溪流拍打在脚面上的轻响？恐怕我们很少去仔细聆听身边的声音。虽然身处闹市，我们却仿佛在周遭竖起了一块隔音玻璃。即便如此，我们内心深处却比最繁华的街道更加吵闹。而唯有当你进入彻底无为的冥想时，这种吵闹的状态才会结束，你才会感受到那些不曾细细聆听的曼妙之音。

"无为"并不是指没有作为，而是不做那些没有用的、没有意义的或是无聊愚蠢的事情。无为就是不虚妄，把浪费在无意义的事情上的时间与精力省下来，投入到要解决的问题中去，而冥想则能终止人们的所有感受，使人进入彻底无为的状态。无为的冥想可以让我们的心灵处于自由自在的状态，没有拘束、不受束缚，将内在的能量全部集中于某一点，与宇宙的能量相连，从而可以进入一片安宁的世界。

冥想既是一种让人们获得静谧能量的有效方法，也是一种使内心获得平静的修心行为。瑜伽、气功、静坐等都是冥想的形式，属于较高层次的冥想。其实，有一种冥想的方法要简单得多，你完全可以利用闲暇的时间进行一次类似的冥想。首先，在脑海中想象一件事、一个物体，可以是一件令你感动的事，或是你认为最美的景色，像竹林、花海等；也可以想象你最喜欢的人或最爱的人，

想象你们拥有的甜蜜过往，条件是你喜爱的、憧憬的人或事，因为内在的喜悦可以为你建立起一个静谧的能量场，在这种静谧与平和之中，你才可以达到冥想的高度。

冥想的要求只有一个，就是你的注意力必须集中，当集中全部注意力去冥想时，你所能得到的静谧能量才会更纯粹。因此，你可以把注意力集中在某一事物上，但是不要刻意去控制它，要轻柔地对待它，如果它溜走了，那你就应该温柔地把它再带回冥想中。冥想的时候没有固定的姿势，你站着或坐着都丝毫不影响结果。

关于冥想，没有任何定义或概念，只是一种让你获得静谧能量的体验。冥想乃是对人生的一种彻底的领悟，从其中自然能汇聚巨大的能量并引导正确的行动。你需要时刻保持清醒的意识，并关注身体内在与外在的变化，真正的冥想是保持一颗完全寂静的心。在冥想中，你只需认识现状，不用语言描述，不用发表评论和观点，只需要观察和聆听。冥想可以迅速地使你进入一种静谧的世界，约束你脑海中那些杂乱的思想，让你身边的能量场保持一个稳定的状态，汇聚全部的正能量于一点。

每个动作以及思想活动都需要各种能量，当你将这些能量耗费在各种各样不必要的思想与情感中时，就会减少许多用于正确事情中的能量。而无为的冥想恰好可以使你认清这一点：不能将能量浪费在任何不值得的地方。无为的冥想十分有必要，它可以让你摆脱世间所有的繁杂与纷扰，让你的思想与感觉完全沉浸在一种静寂与平和之中，从而使你的内在释放出最纯净的能量。

冥想的三个种类：愿景实现、灵性体验、安顿身心

冥想可以大致划分为三个种类。

1. 带有具体愿景的冥想

虽说称作冥想，但仅仅是简单的无念无想的冥想不是冥想的全部。驱除杂念是冥想的方法之一，即是带有一定目的性的冥想。

"带有目的性的冥想"的手法其实很简单，就是在内心的屏幕上，也就是所谓的眼皮的后面，映射上自己期望的影像，通过眺望这个影像给灵魂指引的方向。

"带有一定目的性的冥想"，其种类和方法很多。比如，"光的冥想""幸

福的冥想"之类带有一定目的性的冥想都属于此类。

反省性的冥想也属于这个范畴。反省性冥想的着眼点是怎样算清过去经历的各种事情。通过回忆过去所发生的事情，对自己过去的所作所为进行评价。所以在反省性冥想中，闭上眼睛之后，过去经历的事情、想法就会像放电影一样映射在内心的屏幕上，然后自己以第三者的眼光看待并分析这些事情，拨开心中一层一层的云雾，照亮内心。

除了以上几种外，"自我实现的冥想"则是以自我实现为目的冥想。在"自我实现的冥想"中，映射在内心屏幕上的则是未来优秀的自己，自己所期望的样子，然后鼓励自己踏上实现这种自己的旅程。如果能将它描绘成一幅绚美的图画，自己也会朝着那种生活方式而努力。

2. 单纯地保持内心和谐的冥想

从古到今，"无念无想"这个词常常被人们谈起。所谓无念无想，即是调整内心，摆脱世间的所有杂念，什么都不考虑，只有平静地渗透进身体之中，这就是"无念无想"的最终状态。所以，在这种冥想中，关注的焦点是怎样才能调整心的波长，接收来自高次元的光，获得平静；或者怎样才能调整心灵享受平静的感觉。

清除杂念对这种寻求内心平静的冥想、无念无想的冥想是至关重要的。因为一天中，总会有各种各样的想法在人的大脑中盘旋，让人们为之所困。在某种意义上说，它与禅的修行有相通之处。这时，如果想履行于实相世界的心态，脱离世间的烦恼，就需要达到无念无想的状态。要达到这种状态，可以通过呼吸法调整身体的状态，从而驱除心中的杂念，不让思想中出现不洁之物。

3. 与实在界直接的交流经验

在这类冥想中，在某种意义上需要体验"幽体离脱"，即通过静坐不动，窥视实在界的样态，或者与更高层次的自己进行交流。这与第一种带有一定目的性的冥想不同，因为在带有目的性的冥想中，自己仍是立足于这个世上的，是有了立足点之后再进行的冥想。但是这种冥想要求冥想者与实在的世界融为一体，或者使自己成为现实世界的居民，这种冥想具体的实际感受是与异次元世界进行交流，体验与异次元世界的交流所产生的奇妙感觉。

据说在印度释迦时代，这种体验也出现过。释迦在禅定时，他的灵魂常常脱离肉体来往于实相世界，或者说在他禅定时，他体验了更高层次的自我。

冥想的三个阶段：凝神、入定、三昧

《瑜伽经》中曾对冥想下过这样的定义："凝神就是将心集中在身体的灵性意识中枢内，或某种神圣的形式上；入定是流向专注对象的连续的意识流；三昧是在冥想中，对象的真实本性放出光芒，不再受感知者心灵的扭曲，这就是三昧。"凝神、入定、三昧，正是冥想的三个阶段。

凝神是冥想的第一个阶段，它又可译为"专注"，又称执持、内醒、摄念。正如其字面所表达的意思一样，凝神要求心专注于一处一物，但此处此物，已不是调息调心阶段的体外某一物或体内某一点，而是意识之内的某一影像。

《商积略奥义书》阐释为："摄念（凝神）有三：摄持意念于'自我'中；摄持外空与心空中；摄持地、水、火、风、空五中之元神形相。"此处的三相，皆不离自我心中之相，应该指的是记忆或想象之相。"自我"是指宁静而无染的自我心相，即脱离了世俗相的"真我"。"外空"则指身外之虚空境相，以太空之空阔虚无可以引发自心之虚空止寂；而五大元素的元神形象，实际上也是脱离世间名相的"真实影相"，也可以说是自我的真实心相。

《瑜伽经》所阐述的观点与《奥义书》所阐述的观点做对比，可知凝神的基本对象：一为庄严之形象（有相）；二为虚空相"无相"。无论是有相还是无相都是心相，也就是说凝神的对象只能是"记忆"中的某种形象。

在调心阶段，要让意识转变成为独头意识，需要让意识与某一感官相结合。此时的独头意识，是指散乱的独头意识，既不是定中独头意识，也不是梦中独头意识。之所以称为散乱的独头意识，是因为这种意识的凝注力还不够强大到持续地集中在某一事物上，容易从观想注意的对象上游离开去，所以在凝神阶段，需要控制散乱的独头意识的这种倾向，全力使之指向所观想的目标，导向"定中独头意识"。

凝神阶段的观想对象，与调心阶段独头意识产生前夕的所指对象不是同一物象。因为调心阶段是以某一根（感官）配合意识而心系一物的，此物必与所用的根（眼、耳等）相对应，如与眼对应的是物、光等色相；与耳相应的是声响、音乐等。而在进入独头意识之后，五根不起，意识独行，意识则不必依靠五根来寻攀体外体内的某一点，而是回到内心，将意识记忆影像中的某一点作为观照对象，这一对象的特征与前一段的对象相比，多出了"庄严（神圣）"的要求，甚至可以说"抽象意义"更强一些。

在修持阶段，为了使凝神的效果更佳，首先，需要借助调心阶段的境相，在心境逐渐归于寂静、注意力集中的前提下，再进入凝神。其次，要注意观想的对象不能选择眼前的景物、正在耳旁响起的声音、鼻子可以闻到的香味、舌尖可以品味出的味道或肌肤可以感受到的触觉，也不能选择体内之息，而应该选择或为空、或为心中影像的观想对象。

入定为冥想的第二阶段，又称静虑、冥想或禅那。入定的观想对象是"周流不断的知觉"或"连续的意识流"。这里的知觉是指凝神开始时心系一处的那种意念，一直维系着这种境界，不离弃，也不失忘。

《商积略奥义书》论述静虑有"有功德者"与"无功德者"两种，"有功德者，谓之于神之形相而静虑也；无功德者，如自我之真性而静虑者也"。也就是说，有功德者入定，观想对象带有"神圣"色彩；而无功德者入定，则纯为观想"自我真实"。或者可以说，有功德者入定，是有赖于神圣的"他力"；而无功德者入定，纯依赖于"自力"。

《奥义书》对入定的两种情形进行了划分，但这种划分还是从"凝神"的不同关注对象延续引申下来的。不只是在入定阶段，其实在"凝神"阶段就存在两种不同的对象——有相的神明与无相的空或"自我"。

这样就产生了一个问题，在调心阶段，经常强调"精神脱离知觉"，知觉与感觉的消淡才使得注意力突出，而此处又突出"知觉"的作用，是否相互矛盾呢？其实，并不矛盾。因为此处的"知觉"与不认知过程中"知觉、感觉、记忆"的那个知觉并不相同。此处的"知觉"也可以说成"觉知"或"静虑"，这样一转换会更容易让人理解。事实上，在入定阶段，不再是对观注对象的简单攀缘，而是细微的寻伺观察，此时记忆、思维、注意力一起产生作用，使意识以所缘对象为契机，深细地观察思虑其中的真相、真理。这样思虑所产生的结果，是妄想杂念的进一步消除，独头意识愈加澄清，当达到极净时，便转向了"定中独头意识"。定中独头意识一旦产生，精神主体便进入定中，行者就进入了三摩地的修行阶段。

三昧为瑜伽冥想的第三阶段，它又可以称为三摩地、等至、等持、心一境性。《商积略奥义书》对其做了这样的解释："情命自我与超上自我合二为一，无有三端（知识、能知、所知），以无上阿难陀（真智）为自相，以纯粹灵明为自性者也。"这与《瑜伽经》中"对象的真实本性放出光芒，不再受感知者的心的扭曲"的阐释是一致的。

根据印度原始禅定论的说法，三昧包含了很多种类，通常可以划分为等持与等至两大类。等持包括了欲界散地定与色界四禅在内。等至音译"三摩钵提"，涵盖了有心无心、有漏无漏一切定体，也包括了无色界四空定、无想定、灭尽定等。有时会将"等至"代指四禅八定的，称为"八等至"，或者再加上灭尽定，称为"九等至"。

在长期专注地静虑后，到了三昧阶段时，意识的主体与意识的对象开始合二为一，意识主体对自身的知觉消失，也不再受记忆与自由联想的干扰，思维也趋向于无分别的状态，观注者成为被观注者；以自心观注自心本身而不是关注其他。这种状况与《瑜伽经》所说的"当所有精神涣散得以消除并且心注一处时，便进入三昧状态"正吻合。

三昧是修习瑜伽的最高境界，也是"梵我合一"而消泯了"三端"——知识、能知、所知的境界。所有的这一切，都是在一心之中实现的，从静心到制感，再到独头意识、定中独头意识，无不是对心灵活动的控制；而控制此心者，也正是自己的心，所以有人说这叫"以幻心破妄心"。而在三昧时，身心无二、心境无二，此时，我、心、境已融合为一，这个合一体，便是"真我"，只有真我才能证得"真理"，并与明辩、喜乐相应，而真理、明辩、喜乐的结合，又使三摩地的境界由低至高，由欲界散地定到四禅、四空定、九次第定。

通用冥想方法

大部分经典的冥想技巧在所有伟大的精神传统中都很流行，尽管它们的形式可能有所不同。但不管用什么方法，冥想练习都应该以简单的形式进行。

要想让冥想练习在日常生活中奏效，有 4 个必不可少的元素：把注意力从那些身心内外不断纷扰的事物中解脱出来；为了进入一个扩张的感知状态（冥想状态），要把思维拉回到一个单独的焦点上来；回顾并反省在冥想状态下获得的洞察力；学会把这些洞察力运用到日常生活中去。冥想的最高层次就是一直生活在冥想状态，

传统的冥想姿势可以使身体保持静止不动，同时使脊椎保持挺直。

"人在世间，受到启蒙 (enlightened)"说的就是这个层次。通常说冥想的影响是累积的，而且"所有的努力都不会白费"。

让身体静止

保持在一个姿势（或跪，或坐，或莲花坐）上，必须不用费力就能保持住这个姿势，这意味着你的身体将不再占用你的注意力了。眼睛可以闭上，以避免外界干扰，也可以睁开来凝视一个具体的物体。

呼吸和吟唱

缓慢地深呼吸可以促进神经系统的放松。大声吟唱是延长呼吸的传统方法，而不断地念诵曼特拉或祈祷也能抚慰心灵、振奋精神。念珠经常被用来计算念诵曼特拉或祈祷的次数。

把注意力集中到单个的物体上

当注意力集中起来时，头脑里纷杂烦乱的思绪就能自然地平静下来，我们就能摆脱身心内外的诸多干扰。声音是通用的焦点，它可以是音乐，或是西藏颂钵的音符，真言或纳达（nada，我们内在身体振动发出的神秘声音）。

凝视是另一种通用的方法，通常看着一朵花或燃烧的烛火。基督教徒选择凝视耶稣基督或圣徒的图片，佛教徒选择佛或是菩萨。如果你不喜欢个人化的形象，可以选择其他焦点，这种焦点也可以是触摸或感觉的东西，比如念珠或体内的呼吸。甚至嗅觉和味觉都可以作为冥想的焦点。

观察和接受

"不以物喜，不以己悲"包括放松的观察和宽容的接受，而不是完全根据自己的喜好做出反应、判断和评论。以这种方式观察了内心之后，我们可以在日记里把它们真实地记录下来。一旦我们停止本能的反应，我们就能开始用心看待事物，接受生活真实的样子。这是东西方心理治疗的共同目的。

精神的意想

意想是指有意识地创造一个或一系列形象，这些形象可能是物体、感觉或作为冥想练习焦点的符号。西方的心理医生经常运用非正式的意想，如他们可能运用人体所有的 5 种感觉来构建在海边或乡间漫步的体验。意想能够创造并保持健康快乐的生活态度、思维和情绪，能用积极的感觉取代过去消极的感觉。

用爱来治疗

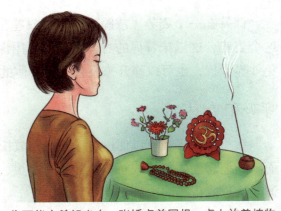

"把思维放在心中"是最根本的一步，因为爱是心（或感知自然）的一个属性，而不是思维的属性。爱应该为我们的最高志向服务。爱的感觉和思想从内心释放出来，就像光芒从灯塔中放射出来一样，这时冥想者和冥想的事物都能得到治疗。

你可能会希望坐在一张矮桌前冥想，桌上放着植物或其他象征性的物体以帮助你集中注意力。

生活在爱中

当我们生活在冥想的最高境界时，我们就是在用心生活了。我们会感到强大、放松、集中、乐于接受、有创造力并且快乐。身处在各个时代和传统中的人们都达到了这个境界。佛教徒和瑜伽修炼者则去修炼博爱的冥想，他们的爱从内心释放出来照耀到所有具有感觉的生命上，包括那些遭受伤痛和不幸的生命。耶稣曾说过："你应该全心地爱上帝，还要用你的灵魂、思想和力量去爱他，并像爱自己一样去爱你的邻居。"另外，曾有英国修道士著有《无知迷雾》（The Cloud of Unknowing）一书，书中写道："不能用思维来了解上帝，而只能用爱来了解。"这样的智慧我们所有人都能拥有；我们可以通过修炼冥想来找到它。

剥下层层外壳

根据古印度的吠檀多（Vedanta，又叫智慧瑜伽，印度六派正统哲学体系之一，是构成现代大多数印度教派别的基础）的观点，人体可分 5 层，每一层都把下一层包含在内，这就把不朽的灵魂隐藏了起来，就好像被许多层不同厚度的面纱罩起来一样。这些层被称为"克沙"（kosha）或"鞘"。

通过冥想，我们在自我认知上的进步可以被视为通过这 5 个鞘的旅程，从最外层（肉体层）到最深层（即意识不变的"灵魂层"，在这里我们与所有的灵魂以爱接触）。

5 个"身体层"

离肉体越远，"面纱"就越轻薄。最密最厚的身体层能被知觉感受到，它是"肉体层"(sthula-sarira)，可以被科学仪器来称重和测量。

下三层构成"微身体层"(suksmasarira)。首先是"能量层"，对洞察者而言是可以察觉的，它能被克里安(kirlian) 电子摄影（一种技术，用高电压、低电流充电把身体能量用视觉的形式表现出来）检测到。正是在这个层面上，当别人进入我们的"空间"时，我们能在看见他之前先感知到。它包括了一个能量渠道网，使能量流汇聚到"脉轮"（或说是能量中心），它们与神经网络、大脑和脊髓的集中点相符。所有的生理过程都通过这些渠道相互作用。

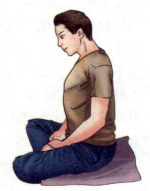

5 个"身体层"的概念为我们进行冥想提供了一张心理地图，冥想时，这幅地图有助于我们开始通向内心的精神旅程。

下一层是较低的或本能的"心理层"。这包括了"心理计算机"，它被设置来根据输入的信号做出反应，而输入这些信号的是我们的脾性和之前所受的影响。神经系统运行着这个计算机，但几乎是在本能和习惯的水平上，低于有意识的感知水平。

下一层是"理智层"，包括思维、辨别和选择。它可以不顾心理计算机的设置而进行选择，有意识地对事物做出反应，但不是本能的反应。

最薄的层经常被称为"灵魂层"，它关系到心灵深度，能永垂不朽。如果我们可以在冥想中接触到这一层，就能改变整个的生活态度和生活方式。这是有意识的进化，它开发了大脑中休眠的区域。

本能、互动和推理

我们经常感觉自己体内好像有多种不同的驱动力同时存在，驱动我们走向不同的方向。这是因为我们有 3 个不同的"大脑"控制着我们的行为、感觉和思维。

首先是我们古老的"爬行动物大脑"，非常小但很强大。它处在脊髓的顶端，控制着原始的本能和冲动，以此来保证肉体能以动物肉体的形式存活。它驱动基本的需要来保证我们肉体和物种的存活——这需要有食物、安全、避难所、睡眠和繁殖。其二是"哺乳动物大脑"，在爬行动物大脑之上，处在颅腔后部，它是稍晚些进化的并且它加进了群居、部落和社交的本能。头骨的其他地方包容着最新的进化产物——新皮质 (neo-cortex)。这种独特的人类大脑让我们能够思考、推理并在精神上进化。分段大脑皮质进化得太晚，我们目前所能利用的还不到 10%，而这已经能轻松地击败原来的大脑了。不管我们的意图是怎样的无私，一旦考虑到自己的基本需求得不到满足时，我们就会变得害怕、生气，可能把自己沉溺于自私自利的行为中。我们其实需要很少就能生存，但现代社会靠的就是激起我们本能的恐惧和成瘾的贪婪，这样我们就会不断地去购物来让自己生活得更好——长远来说这是承受不起的。

更多地信任，更少地索取

练习冥想能帮助我们在进化的本性和原始的本性之间达到平衡。吠檀多认为，万物都源于对一个绝对事实的渴望，如同生命（自然）和光明（意识或精神）在同彼此交织的关系中（爱）体验自我。如今，这种联系依然存在，而且被视为是人类存在的意义。生命、光明和爱（sat-chit-ananda）的属性是不朽的，因此我们也可以作为这不可分割的整体的一部分而永垂不朽。信仰生命—光明—爱的神化过程能给我们创造快乐而不是恐惧，能让聚敛功名利禄看起来不及表达自我真实本性那么重要。这就好像我们有金钟罩护体一样，让我们远离消极，这个保护罩向外面的一切放射着善意的光芒，同时也隐藏了我们还无法理解的光辉。

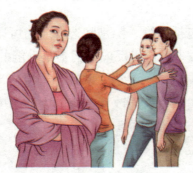

在人群中害怕被孤立和排斥都可能源于你在根本上不认可自己。

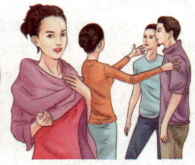

达到一种内心满足的状态则意味着你无论是独处还是与人相处时都能感觉到快乐、放松。

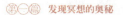

第三章 冥想的中心：七脉轮和冥想

了解人体的能量中心

古代东方的圣贤发现人体中存在某些能量的中心，他们称之为"脉轮"。脉轮系统在现代理疗方法中发挥着重要的作用，7个主要脉轮就像7个入口，带领我们通向不同的意识状态，脉轮系统微妙地平衡支配着我们的健康。

那些存在于能量层的脉轮，可以看成是能量转换器，它们处理来自于从心灵世界到肉体世界的各个身体层的能量。肉体、心灵和情绪都是脉轮功能的延伸，一个层次的变化会自动引发其他每个层次的变化。

脉轮就是存在于我们体内的能量旋涡，我们自己可以感知到它们，并通过与它们和平共处来平衡和激活身体的各个层次。通过运用冥想来探究那些传统上属于各个主要脉轮的特性，我们可以极大地增强心理洞察力。

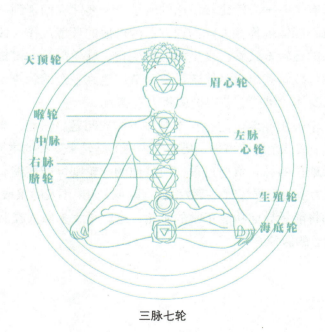

三脉七轮

　　要真正做到洞察自己，你需要了解此刻自己脉轮系统的状态——这意味着要感知它。你需要在探索中引入集中的感知力和辨别力，这样不管你的冥想过程揭示了什么，你都可以保持客观的观察，并从这种体验中学习，而不是被它冲昏头脑——尤其是当你突然变得激动时。

　　当你在冥想中探究自己的脉轮特性时，尝试着去感知每个脉轮的光明和灰暗。所有的脉轮都会旋转，同时释放出光亮、色彩、感觉和声音，正是通过感知这些独特的现象，你才能够在整个系统中某个脉轮衰竭或过度活跃时做出正确的估计。

　　脉轮能量处在一个不断变化、相互作用、平衡与再平衡的过程之中。在不同的时刻，我们从事着不同的活动，或聚精会神，或回忆过去，或锻炼肢体，或放松自己。与此同时，不同的脉轮在我们的身体系统中占据主导地位。作为不同的个体，我们身体中的某些脉轮天生就占有非常重要的地位。如果我们喜欢体力活动或从事以体力为主的工作，我们体内的能量会主要集中在根轮和腹轮；而如果我们的职业主要运用的是组织能力和思考能力，那么脐轮和眉心轮就必然会发挥更为显著的作用。

　　我们的生活环境也会改变脉轮能量的流动以及不同脉轮之间、脉轮与外界环境之间的相互作用。例如，如果我们能在需要很高的人际沟通能力的工作环境中感到游刃有余——心轮比较发达的例子——突然我们来到一个与人交流的机会很少，也不能体现你在人际沟通方面的价值的环境工作一段时间，那么我们的脉轮体系的运转方式就会发生相应的变化，脉轮能量的聚集中心也会发生转移。如果我们能够找出自己体内需要调节以达到平衡的脉轮，那么对于我们充分挖掘自己身体的潜能、获得健康将大有裨益。

　　脉轮系统中占主导地位的存在本身并不构成问题。然而，当出现不平衡的状况时，某一个或几个脉轮占据了更适合由别的脉轮来发挥的主导地位，这样就会导致占主导地位的脉轮负担过重，而其他的脉轮则可能萎缩。当一个脉轮累积了太多的压力或遭到损坏时，其效率就会降低，如果不及时采取补救措施的话，系统就会自动将能量导向功能正常的脉轮，这就是大多数人在其生活中所面临的身体平衡状态的假象。

脉轮的平衡至关重要

脉轮系统是一个复杂的整体，各个脉轮相互联系，虽然脉轮有主次之分，但每一个脉轮都好比是机器中的一个齿轮。一旦某一脉轮的运动发生改变，整个系统就会随之变化。当各个脉轮各司其职、和谐运动时，能量就会有效流动。但若某一个脉轮受到破坏不能正常发挥功能时，就必然给相邻的脉轮带来压力，导致其不能正常运动。

系统中某一脉轮的运动一旦失衡，就会停滞于某个不当的活动状态上，此时这一脉轮会出现能量供应不足或过度活跃的情况。当出现此类情况时，系统中其他脉轮就不得不相应地改变自身原先的能量水平。这说明整个系统需要在同一个能量水平上活动，这样各个脉轮之间才能正常地相互作用。

脉轮系统和人体的其他部分一样，随着外界环境的变化做出反应。在某些情况下，某一个特定的脉轮会发挥较大的作用，但此时它的活动仍然保持在一个平衡的状态，系统活动的各项参数也都保持正常。只有当某一处会聚的能量过多时，身体才会开始出现问题，往往是从先天较虚弱的部位开始，过去囤积的压力或当前的过度劳累都是可能的诱因。

不同的工作和生活方式需要不同脉轮的专长，脉轮体系的动力也需随之调整。例如，演唱家通常需要有特别活跃的喉轮以保持嗓子的健康，同时心轮也需要保持充足的能量，这样歌手才能产生深刻的感知、情感的共鸣，才能充分地投入到演唱中去。敏锐的观察者可以发觉歌手的心轮和喉轮两处存在着大量的活动。

脉轮系统的运转随着一个人所从事活动的变化而变化，思考与做饭所需的能量种类不同；演奏乐器与倾听交响乐所需的技能不同；试图摆脱压力与欣赏

脉轮与五官感觉

1. 根轮：
土元素，
嗅觉。

2. 腹轮：
水元素，
味觉。

3. 脐轮：
火元素，
视觉。

4. 心轮：
大气元素，
触觉。

5. 喉轮：
空间元素，
听觉。

宁静的日落时所调动的身体资源也不尽相同。但是，当一个人背负着种种压力时，脉轮系统就无法随其所从事活动的变化而发生变化，而是停滞在同一个运转模式，此时身体就很容易出现问题。

在我们的一生中，各种各样的压力，无论是体能上的过度劳累还是精神上的紧张，会在我们的身体系统中慢慢累积起来，这些压力就像落入齿轮装置中的沙砾使脉轮系统的运转变得不顺畅。有时，囤积过多的压力会像扳手扳动齿轮装置一样使整个脉轮系统濒于崩溃。

在学习脉轮系统的失衡症状时，不要对自己的健康状况感到灰心丧气，这是非常重要的一点。我们大多数人体内的脉轮运转都会有过分活跃或极度消极的时候，重要的是我们要认清自己一生中所呈现出的总体趋势，一旦认清了自己身体的总体状态，就能明确练习的起点，就会开始做出必要的改变。

体能平衡技巧能极大地帮助我们解除精神方面的压力，通过精神想象，身体在每一天都会产生积极的变化。所以，对于那些你认为最有益处，最适合你自己日常生活的平衡技巧，要坚持练习。

许多传统的精神疗养体系都会考虑不同人的生活方式不同，会提供不同类型的练习。今天，世界各地已有的脉轮平衡技巧种类纷繁，这对我们来说是件幸事。即使是最为忙碌的人，也能够找到适合自己的平衡技巧，也能通过充足的练习来削减压力、防止脉轮系统因不堪重负而出现问题。我们唯一需要做的就是抽出一点点时间，全身心地投入到自我恢复中去，这在很大程度上是一个培养习惯的过程。刚开始时，我们可能会受到这样或那样的干扰，但只要坚持下去，这一过程就会成为我们生活中很自然的一部分。大部分的平衡练习都要求我们从一开始就付出努力、充分投入，这不仅是为了养成一种新的习惯，也是因为我们将要改变我们的能量系统。平衡技巧关注人体、意识和感情的不同层次，所以平衡技巧的练习对于脉轮系统的疗养以及其平衡状态的保持都非常重要。

传统的方法如瑜伽、太极、气功等都是采用外在的动作来释放人体内的各种压力。这些方法也伴随着一些精神技巧，通过冥想或想象来察觉人们精神或感情中不易被察觉的能量，对于这些不同层次上的练习（体力、精神、感情层次的）我们都应该加以重视。因为，如果在精神层次上你还沉浸在过去的创伤之中，找不到安全感的话，无论你的身体做了多少练习，都是没有意义的。因此，通过冥想，可让脉轮系统释放出某些特定的压力，使整个人体达到更好的平衡状态。

人生的各个生长阶段和脉轮

根据印度经典养生书中所讲，各个脉轮和人生的各个主要阶段是紧密相关的，而每一个脉轮及其功能都代表了人生的一个成长阶段，每一个阶段都可视为培养某些技能的时期。不同阶段具体的过渡时间因人而异，而不同阶段也可能发生重叠。如果某一阶段内脉轮能量的运行受到某种压力或焦虑的干扰，就可能形成某些潜隐的问题，影响到接下来的发展。如果某一项功能未得到开发，那么依赖于该功能的其他功能就会出现先天缺陷。

1. 孕育及出生

根轮关系到一个人躯体的构建，它代表了一个人从胎儿时期到 1 周岁的阶段。从这一阶段人的惊人生长速度以及强烈的生存需求中就可看出根轮直接且强大的能量。这一时期，胎儿或婴儿要依赖他人提供食物、温暖和庇护。此阶段的生长主要是为其接触外在世界做好准备。

胎儿 6 个月大时，腹轮开始活动，一直持续到 2 周岁左右，这时胎儿有了愉悦感和满足感。母体和胎儿之间的界限变得更加分明，婴儿开始获得足够的空间去探索生活，完全没有负面的束缚，也不受言语的责备，这有助于婴儿建立起作为一个独立个体的自信。

2. 幼儿

脐轮在幼儿 18 个月大时就开始活动，一直延续到约 4 周岁。在此阶段，幼儿的语言能力得到开发，同时也开始理解时间流逝的概念。维持自由和约束之间的平衡在这一年龄段非常关键，缺乏管教和约束的幼儿长大后会过于自我、盛气凌人。但是管束得过多则会阻碍孩子独立成长意识的形成。

3. 儿童

心轮的活动期为 4 ~ 7 岁，其表现是孩子开始懂得辨认直系家庭成员以外的亲属关系，对于这些关系的辨认有助于建立起孩子的自尊心和自我接受的意识。如果在一个人看来，爱和亲属关系总是有条件的话——换句话说，总是贴着情感价码的话——那么如果他没有得到足够的爱，内心深处就会感到内疚或悲伤，而这会给以后的生活带来很大的障碍。

4. 青春期前

喉轮的活动在 7 ~ 12 岁，标志着自我表达的开始。低处脉轮的能量经过不断会聚达到一定的程度，我们就会从牢固的情感基础中得到自信。这种自信通过喉轮，有时候以戏剧或其他表现形式传达给我们周围的人及社会。

5. 青少年

眉心轮的活动影响着整个青春期。这时，应鼓励年轻人对自己和他人的生活方式进行反思。这也是一个人调整或重塑自己在外在世界中角色的第一个关键时期。

6. 成人

20 ~ 27 岁是顶轮的活跃期，这时我们作为个体开始充分地与外界进行互动，这一时期我们常常问自己诸如"我为什么在这里？"的问题，或者会说"我的生活应该过得更精彩"。有时候，这一阶段是休眠的，但对于另外一些人，他们积极地去探索这样的问题，会引起生活或工作的巨大变化。

从根轮到顶轮，经历了一个完整的脉轮循环以后，新一轮的循环又会从根轮的活动开始。就好像音域，每个八度音结束后又回到了第一个音符，人的一生中要重复多次脉轮的循环。每一次循环都是一次定期更新，我们的身体也得以愈合疗养，这也有助于我们慢慢增强体内脉轮系统的能量以及发挥体内的潜力。

根轮：能量的基础

具备稳定的结构是物质能得以存在的必不可少的因素。宇宙中存在着很多股力量，它们相互对抗，而我们自身的能量则必须能够在这种情况下有效组织并维系自身。地球引力是身体压力的能量来源，其核心便是根轮的基础。根轮位于脊柱的末端，它是整个脉轮系统的基石，所有细微的能量甚至是整个人体都仰赖它以维持整体的和谐。

根轮在梵文中的名字是"muladhara"，意即"根"。生命的基础就是人体及其运用能量来维系自身运转的能力。根轮的主要活动就是不断运转，令人体能够生存下去，它是距离大地最近的能量中心，将我们自身同整个星球紧密地联系在一起。

根轮将我们的意识与知觉同身体联系起来，很多古老的文明都认为心脏是人类思想和灵魂的居所；而西方文化却看重头部，把它视作理性思维的源头，反而忽略了身体的重要性。正是在这样的误区之中，人类同躯体的那种天然联系和作为世界的一部分的归属感纷纷缺失，由此便产生出一种与外界相疏远的感觉。人会因此而变得悲观厌世，对一切事物都失去了兴趣；在这些人眼中，没有什么是有价值的、值得欣赏的，生活很快就会变得索然无味。

根轮同机体的健康紧密相连，特别是骨骼以及身体的柔韧性，没有良好的柔韧性，光有一个结实的身体是不行的。面对压力，人的身体和思维都要做出有效的反应，尤其是在紧急情况发生时，必须要迅速做出适当的判断，根据情况选择坚持或是放弃。这种为生存而做出的"打不过就跑"的本能反应是由人体的肾上腺所决定的，它能使人在紧急情况下迅速做出反应。根轮同肾上腺一样与人体的体循环系统和供血系统紧密相连；除此之外，它还能影响支配人行动的四肢及躯干的骨骼与肌肉。根轮的象征色是红色，由此可以得知它负责维持人的体温，进而保证细胞内的化学反应能够正常进行。

根轮发生紊乱可能会导致多种症状，其中最为典型的包括长期感觉身体乏力，轻微活动后也会产生疲劳感；身体僵硬、活动困难，尤其是在臀部、双腿和双脚感觉更为明显。如果出现身体不协调或是血液循环不佳（手脚冰凉）等症状，那么就应当检查一下根轮的情况了。除上述症状外，若还有身体不适的情况，也应针对根轮进行相应治疗，使之恢复活力。如果不加以改善的话，人就会感到混乱无序、工作起来没有精神，变得懒散。与之相反的是，根轮发生紊乱还可能会导致人过于亢奋、处于紧张状态，不断寻求刺激。

根轮冥想引导语句

选择合适的冥想姿势，闭上你的双眼，把注意力集中到你的一呼一吸上，放松你的每一寸肌肉。从头顶到脚底，拉伸每一条肌肉。渐渐的，身体就会有一种沉重感，想象身体开始沉入地下。

想象你身处一个很安全的环境之中，在这里，你不会被误解，不会被伤害。在这里你遇到了满脸笑容的人们，他们是那样的和善，你和每个人微笑着打招呼，他们也同样微笑地回应你。你感觉人与人之间的友爱像是一道道红色的光，这红光渗透进了你身体的每一个缝隙，你的喜悦之情溢于言表。

想象你的守护天使正在不远处注视着你，他的身体似乎被包裹在他甜美的微笑之中。你的内心十分确信，你的守护天使会永远站在你身边，呵护你、爱你，给你最温暖的爱。你慢慢地走近你的守护天使，你们彼此张开怀抱，相互拥抱着，你享受着这种坚韧的信任感。你的守护天使送给你一个礼物，你满怀欣喜地看着这个礼物，你非常喜欢礼物的样式和样色。你向你的守护天使表示感谢，并且告诉他你会非常珍惜他送你的这个礼物，你满怀感恩地拿着这个礼物，感受着礼物传达的正面能量。

你感受到你的根轮之上有一朵四瓣莲花，这朵美丽的莲花优雅地旋转着，你把所有的注意力专注于这朵莲花上。它散发出来的能量流入你的身体中，往下到达你的双腿、你的脚掌，然后与地面相连接，你的内心充满了平静安稳的感觉。

慢慢地将注意力转回到呼吸上，睁开眼睛，结束冥想。

腹轮：能量的源泉

腹轮是人体的第二个能量中心，它的位置是在肚脐以下、耻骨上方，位于骨盆内前部。从机体上讲，腹轮主要是同下腹部的器官相连，即大肠、膀胱和生殖器官。

腹轮的一个主要功能就是排除毒素，这不仅限于身体上的，还包括精神上的排毒。传统上认为它同"水"有密切的联系，因此腹轮具备流动性的特点，并通过不断地运转对身体进行清洁。腹轮的象征色是白色、蓝色或是银色的新月，这也令人联想到月亮对所有水性物质的影响力，如月亮对潮汐和人的情绪的影响。

就像根轮以"土"元素作为其主要特点，象征着稳定性、注意力的集中以及结实的骨骼；腹轮则代表着与之截然相反的方面，即流动性、灵活性以及那些内部中空的人体器官，如膀胱、肠道、子宫等。

人体的骨盆呈碗状，腹轮的能量中心就位于其中。因此，这个部位如果承受过多的压力或是出现紧张状况的话，就会导致一系列症状的产生。这其中包括后背下部的疼痛、月经不调、痛经、便秘、坐骨神经痛等，甚至会导致不孕不育、阳痿和体液流动不畅。

有一些疾病的主要特点就是体液分泌失调或是身体的柔韧性方面出现问题，当人体患有这类疾病时，就说明腹轮出现了紊乱。大肠的一个主要功能就是吸收水分，而控制血液中矿物质和水分的平衡则是肾脏的主要作用。如果这两个器官不能正常运行，那么人体内的化学平衡就会被打乱，所产生的毒素和废物就很难被排除，这样又会对身体产生毒害。腹轮的主要职责就是维持体液不断流动，除去前面讲到的器官以外，如果关节部位感觉僵硬，有关节炎或其他类似病症的话，也都反映出腹轮能量紊乱的现象。

位于骨盆内的腹轮也是人体的重心，它控制着我们的运动和平衡感，能令人举止更优雅、更流畅，它是令生命体系保持活力的能量源泉，这种能量被印度人称作"普拉纳"，在中国则被叫作"气"。它是人呼吸中的微小物质，但在东方传统的精神修炼和武术之中却占据着十分重要的地位，上述的两项活动都是印度高僧、佛教徒和道教信徒们不断完善、发展并十分推崇的。

如今，西方人对于太极和气功这一类的锻炼方法也不再陌生，这些方法已经经历了数千年的发展，能够有效控制并引导"气"——人体内的细微能量——使之在体内循环，甚至是在人体与自然之间不断往复循环。"丹田"是会聚并疏导"气"的能量中心，它与腹轮有相似的作用，尽管二者本身并不完全相同。"气"就是这样从丹田流向身体各处，从而使人体保持健康，并为之提供能量和耐力，使人处于清醒的状态。

只有通过从我们体内流向外界的"气"，我们才能开始去了解外在世界。利用根轮的稳定，我们可以保持以自我为中心和自身的稳固。而要使意识超越于直觉之上，对于我们无法触及的东西保持好奇心，就需要主动采取进一步行动使好奇心不减；腹轮内部能量的徐徐流动带给我们的优雅和平和，无疑能够很好地帮助我们实现保持好奇心的目标。这样，探寻、体验周围世界的活动就开始了。

腹轮冥想引导语句

选择舒适的冥想姿势，闭上眼睛，把注意力集中到你的一呼一吸上。

想象天气风和日丽，你走在一条很长的道路上，阳光洒在你的背上，空气中充满了草香味。你越走越远，小路也越来越险峻。一座高山出现在你面前，你开始爬山，山路陡峭，你需要用你的直觉选择最安全的道路。你越爬越高，直到看到了一片高原，有一堆火在这里燃烧，金黄色的火焰在空气中啪啪作响。在火焰的旁边，有特别为你准备的纸和笔，你拿起纸和笔，在上面写下你必须屈从于他的那个人的名字，然后把写着他名字的纸丢到火堆里。

你对着温暖的火焰呼吸，感觉火焰的能量随着你的呼吸进入到你的体内。

你的身体活力四射，你感觉到你身体内的能量能够帮助你战胜任何挑战。请记住这个你充满能量的时刻。

你把注意力从火堆上移开，开始下山。和原来的你相比，此时的你已经更加有能量。最后，把注意力转移到呼吸上，睁开眼睛，结束冥想。

脐轮：身体的组织者

第三个脉轮位于肚脐之后，在腹腔神经丛中，它是许多不同能量的集合体，是内部能量的动力中心，与人的性格息息相关，正是它将不同的个体区分开来。脐轮主要掌管以下三个区域：消化系统、神经系统以及免疫系统。

消化和吸收营养的过程对于维持生命是至关重要的，与腹腔神经丛相连的器官有胃、肝、胆囊、胰腺、十二指肠和小肠，以上这些器官必须协调运转，才能使人体有效消化食物并吸收营养。这就会牵涉到人体内产生的一系列化学反应，其中会用到很多种不同的生物酶。食物首先进入口腔，经过唾液中的碱性酶处理，再进入胃部，同胃酸和消化酶搅拌混合，紧接着又被送入十二指肠，肝脏分泌出的胆汁经过胆囊，在这里将脂肪分解掉；胰腺也释放出更多的酶用来消化糖类和碳水化合物。当食物与消化液的混合物进入小肠时，其中的营养成分通过小肠壁被吸收，进入血液。如果食物不能通过前面的步骤有效消化的话，那么营养成分就不会得到有效吸收，免疫系统就会受到影响。

免疫系统就像一座图书馆或是一台电脑，它将人体所接受到的所有信息进行储存并加以分类。例如，当人体遭到病毒侵袭，身体就会将其视作入侵者，调动防御系统将其消灭。如果今后再遇到这种病毒，免疫系统就会储备相关信息，以避免身体再次遭到侵害。但这个识别过程往往也会产生一些问题，人体有时会将无害甚至是有益的物质视作有害的，并对其做出反应，这种情况通常被称作过敏，即机体不能承受的现象。与之截然相反的是，身体可能已经长期感染了某种疾病，却始终没有发现，从而忽视了这种病症的存在。

有时，人体还有可能不能正常识别自身分泌的酶、激素或是神经传导素，甚至会发生不能识别那些本应由小肠吸收的矿物质和维生素的现象。当出现这类营养缺乏症时，光靠单纯地增加摄入量是没用的，因为导致这种病症的主要原因不在于摄取量的不足，而是因为人体不能正常识别营养物质。

人类现在的生活方式使得脐轮承受了巨大的压力。我们所摄入的食物、每天生活的节奏乃至生存环境中产生的种种毒素，无不影响着脐轮的生理功能，而当今社会中的许多常见疾病实质上都是脐轮功能失调的表现。

脐轮冥想引导语句

选择卧姿来进行冥想。

让自己的呼吸平稳而缓慢，把注意力集中到对身体的感激上。

你感激你的心跳，感激体内流动着的血液，感激你体内无数个不眠不休的细胞，你感激你的呼吸……这一切的一切，让你拥有鲜活的生命，让你能够体味生命的欢喜。

把注意力集中到呼吸上来，注意你的下腹部随着呼吸而轻微地移动，想象温暖的、橘色的光芒正充满你的下腹部，这光芒中充满了生命的能量。

回忆你生命中能让你感受到喜悦和爱的时刻，体味那个时刻你的感受。把这个快乐时刻的影像转移到你的腹部，这个快乐的场景弥漫着来自腹部的温暖的、橘色的光芒，你的身体在这光芒中臣服。

你继续沉浸在这个光芒之中，你的内心告诉自己，你可以让你的生命中充满幸福和甜蜜，只要你能够安然地享受每一个充满能量的当下时光。

当你满心欢喜的时候，把注意力集中到呼吸上，慢慢地睁开眼睛，结束冥想。

心轮：包罗万象

心轮靠近胸骨中央，与之相连的人体器官往往以舒张与收缩运动、吸纳与释放运动为主要特征。

心脏就像一台由肌肉组织构成的强有力的泵，通过不间断的舒张和收缩运动将富含氧气的血液送往全身各处。正是依靠这种运动，位于肺部下方的膈膜肌才能在胸腔内产生空隙，进而形成身体与外界的压力差，来推动我们吸入新鲜空气。当膈膜肌收缩时，呼出的空气将二氧化碳排出体外。人类的肺部是由许多气管构成的，状如树冠，这些气管能让空气中的氧融入血液，血液将氧气送往全身各处，再将体内产生的二氧化碳和其他废物带走，送回到肺部。

心脏的这种舒张、交换再到收缩的整个过程就像人类同整个世界的关系。心轮能够调整我们同外界的互动，确保人们既不过分与外界环境混同又不至于与其疏离，这种关系也不是完全静止不动的，它是在不断运动着的，否则一切都会失去平衡。当你主动伸出双手，与外界进行肢体接触时，你就在这些动作的帮助下去获取外界的信息，而在这个过程之中，人体又会做出相应的回应，这就是人与外界交流的开端。

人的手臂可以去拥抱、接纳、包容和接受事物；同样的，它也可以抵御外界、保护自身、对周遭事物避而不受。我们到底在多大程度上保持着自身与外界的平衡，这往往能由我们手臂的姿势而反映出来。手臂采取过于紧张和僵硬的姿势暗示着人的思想浮滞或对外界心存戒备；而较为放松的姿势和流畅的动作则不仅能够表明人同外在世界的那种轻松、和缓的关系，而且这种动作本身可以大大降低心脏和肺部所承受的压力。

心轮冥想引导语句

选择你喜欢的冥想姿势，闭上眼睛，把注意力集中到呼吸上。

想象你走在一条红色的大道上，你的每一步都坚实地踏在大地之上，感受着大地的温度与能量。你走着走着，发现你所走着的这条路变成了橘色的沙地，在你的脚下像水波一样起伏。你继续前行，你的脚步越来越轻盈，这条路又变成了金色，你脚底的温暖也更加温暖，这种温暖遍布你的全身，你的身体沐浴在金色的阳光下。

你发现前面的路变成了绿色，绿色道路的尽头是一个粉红色的城堡。当你走上这条绿色的道路时，这条路逐渐消失了，你仿佛是在空气中行走。不一会儿，你来到了粉红色城堡的入口处。

粉色城堡的大门似乎感知到了你的到来，缓缓地打开了，里面是一个粉红色的大厅，大厅中的桌子上摆着一个圆柱底座，这个圆柱底座上摆放着你的心。你的心是什么样子的呢？它有没有被绳索和铁链束缚着呢？有没有被冻结在冰块之中呢？或者，是不是看上去很枯败的样子呢？你所要做的只是仔细地观察它，不要做任何的判断。

接下来，你要试着治愈你这颗心。如果你的心

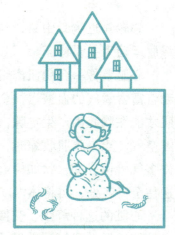

心轮冥想

被绳索和铁链束缚着，你就扯断这绳索和铁链，如果你的心被冰冻着，你就把冰铲开。用你的双手，充满爱意地抚摸你心上的伤疤，把能量和爱传递给它。这时，注意你的心是如何回应你的治疗的。你一直用手抚摸它，直到它恢复活力。

把注意力集中到你的呼吸上，睁开眼睛，结束冥想。

我们每个人都要善待自己的心灵，并且给它无限的宇宙之爱，你知道你的心接收到越多的爱，就越有能力给其他人更多的爱。

喉轮：传递信息的使者

语言是人类进化史上的一个飞跃，也是人类得以生存繁衍的重要因素。人们用语言交流复杂的概念、计划未知的未来以及分享过去的经验，因此也正是语言使得我们的生活依据不仅仅是现在，还包括了过去和将来，给了我们更大的思想空间，语言给予了我们理解宇宙万物的能力。合作和共同的梦想推进了社会和文明发展的进程，正是语言的交流功能使之得以实现。

喉部的所有器官以及功能都与能量的流入或流出有关。嘴、鼻、喉是人的身体最早与环境和大气接触的部分。虽然呼吸是由腹腔神经丛所主导的行为，但我们可以在空气流过上颌后部和喉部上方的时候感觉到气流。

嘴和食管是我们接触食物时首先要经过的器官，其实很重要的消化步骤正是在嘴里进行的。在口腔小小的空间里有着许多自然的规律，比如我们只有在呼气的时候才说话，在我们吞咽食物或者噎住的时候必然会停止吸气。

甲状腺和甲状旁腺分布在食管和气管的四周，这些内分泌的重要腺体调控着人体的新陈代谢，保证食物为人体提供足够的能量。甲状腺不够活跃会导致人精神萎靡，同样甲状腺过于活跃会导致人精力过剩。

声音让我们能够表达出内心的感受和所想，向身边的人表达我们的内心世界给了我们被理解的归属感。当我们交流的行为受阻时，虽然不会马上出现明显的生理反应，但是个人表达的缩减却会在整体上影响身体的能量系统。实际上，缺乏表达在某种意义上是对人的存在、人的个体性以及话语权的否定。

人通过语言或者书写、唱歌、表演等形式语言表达自己的思想，这种表达能够维持能量流在喉轮的健康流动。并不只是完美或者独特的表达才能使我们的身体受益，但批评和判断却会对喉轮的健康有害。简而言之，如果我们的自然表达受到了阻碍，就很有可能产生问题。

脖子僵硬、喉咙发炎以及肩膀僵硬都是障碍发生的前兆，而头疼、吞咽食物时的不适以及新陈代谢紊乱都反映了喉轮的潜在问题。当人们因郁闷而大喊，或者完全拒绝交流时，问题就十分明显了。

喉轮就相当于一个压力阀，其作用是使得其他脉轮的能量得以表达。如果喉轮的功能由于内在或外在的原因受到抑制，那么问题就不可避免地会发生。脉轮系统的互相配合能够保持能量在身体中的连贯流动，就好像齿轮紧密地合在一起一样，如果其中之一失灵了，那么其他所有脉轮的功能作用都会被削弱。例如，一个人在一段关系中遇到了问题，而内心的压抑之情又没有抒发出来，喉部就很容易出现病状，同时心轮也会处于紧张的不良状态中。如果你发现自己的颈部和喉部总是反复有病症出现，不妨仔细分析一下是否有什么因素阻碍了你正常的自我表达和心情抒发，以及这种阻碍因素是来自外界的还是自己带给自己的不必要的负担。

喉轮冥想引导语句

选择合适的冥想姿势，闭上你的双眼，把注意力集中到你的一呼一吸之上。放松你的每一寸肌肉。从头顶到脚底，拉伸每一条肌肉。渐渐的，身体就会有一种沉重感，想象身体开始沉入地下。

把注意力转移到你的脖子上，想象一团团蓝色的云雾来到你的喉轮处，渐渐的，蓝色的云雾在你的嘴巴、耳朵中穿梭，在你的舌头上缠绕，在你的喉咙处滑动。你的喉轮变得干净、自由、柔软、放松。如果你的身体有任何紧绷的部位，就让一团团蓝色烟雾去找这个部位来缓解紧张感。

蓝色烟雾会随着你的吸气而变得越发稠密，随着你的呼气而越发扩散。经过蓝色烟雾的层层滋润，你的喉轮能量得到增强。你能够顺畅地阐述出自己的意愿，你能够开放地表达自己的感情，你能够顺畅地和任何人交流。

继续想象你的喉轮处被这团烟雾所环绕，你坚定地告诉自己，你的要求需要被诉说，你的心声需要被倾听。

把注意力重新转移到呼吸上，睁开眼睛，结束冥想。

坚持做这个冥想练习，可以强化喉轮，让你的需求被听到。你的内在具有所有你所需求的，当你的需求被你的内在所倾听，你会惊喜地发觉，你也得到了别人的支持与尊重。

眉心轮：观察世界的窗口

位于前额正中部位的脉轮叫作眉心轮，意为指令中心，眉心轮直接与视觉、听觉相连。人体上部的三个脉轮——喉轮、眉心轮、顶轮的物理位置相邻且彼此紧密联系，其中喉轮的影响范围包括嘴部、颌部并延至耳处，而眉心轮则与面部、眼睛、鼻子和前额有着直接的关联。颈部和大脑底部受到眉心轮和喉轮能量的共同影响。喉轮的能量与头盖骨相连，包括了发际以上至头顶的部分。

眉心轮部分是我们日常的感知区域，这是人的高级意识洞察周遭世界的领地。人的个体意识，思想的独特品质都存在于此，犹如一个高高在上的指挥官掌控着大局一般。相较于心脏和腹腔神经丛而言，我们的头部更能体现我们个体的特征和存在。我们的肉体是属于自己的，但是肉体却不能替代思想的位置来真正代表存在的"我们"。

我们不断地通过感知来给自己传递关于自身的信息，比如自己的想法，对事物的理解以及自言自语；同时我们也通过观察别人的面部，比如别人的目光或者面部表情的细微变化来了解一个人的真实感受。感知的起源和我们对于世界的理解都始于眉心轮。眉心轮与看相连，不仅仅是用眼睛，而是用心，让我们把看到的事物转化为自身的感受。

其实我们并不清楚自己的眼睛看到了什么，眼睛通过水晶体集聚光线并且在眼睛后部的视网膜上投出一个倒立的物像。但是，只有视网膜中央窝的感光细胞可以制造出完整的聚焦影像，而眼睛其他部分获取的只是相对模糊的图像，眼睛的快速转动可以帮助我们获取更多的信息，探索更广阔的视域从而得到一个更为清晰的图像。这些信息传递到大脑的时候会被转换，左眼获取的信息会传递到右脑，而右眼的视讯则传到左脑。

人的大脑可以诠释由电神经冲动引发的紧张，并且自动填补其中的空白之处。大脑可以发现事物的相似性并找出不同事物之间的联系，然后在记忆库中总结出一定的规律形成特定的模式。大脑组织视觉信息让我们能够理解，并真正地"看到"。感知就是从潜在的混乱中发现规律、创造规律的艺术，也是眉心轮的重要功能。

保持眉心轮的能量平衡既有助于解决眼部的问题，还可以帮助人们增强理解和感知能力，区分首要问题和次要问题——从视觉方面来说就是前景和背景——从而排除困惑。清晰的视力、理解能力以及感知能力都是解释视觉资料必不可少的能力，同时也是描绘我们思想、记忆和观点的精神图片。

清晰的视图使得我们可以保持熟悉而有规律的正常生活。如果没有眉心轮解读大脑传递的信息，我们将生活在困惑和优柔寡断之中。

眉心轮冥想引导语句

选择合适的冥想姿势，闭上你的双眼，把注意力集中到你的一呼一吸之上。放松你的每一寸肌肉，从头顶到脚底，拉伸每一条肌肉。渐渐的，身体就会有一种沉重感，想象身体开始沉入地下。

把注意力集中到两眼之间眉心轮的位置。想象眉心轮的符号，中间是一个圆圈，圆圈内有一个倒三角形，尖端朝下指向地，连接你的高等意识与肉体。圆圈两侧是两个小翅膀。想象蓝靛色填满整个符号。你的两眼之间散发出蓝靛色的光芒，你的喉轮往上散发出淡蓝色的光芒，你的顶轮往下散发出紫色的光芒。

接着，想象你的两眼之间眉心轮的位置出现一朵漂亮的莲花。你的眉心轮开始产生能量，眉心轮处开始转动，并且你能感受到眉心轮位置的莲花所散发出来的清香。

你的第三只眼可以让你了解宇宙的真相，看到你肉眼不能看到的喜悦之像。你要用心滋养你的第三只眼，让你的直觉引导你体验更高层次的喜悦。

最后，把注意力重新集中到呼吸上，张开眼睛，结束冥想。

顶轮：智慧的源头

顶轮的梵文叫作"sahasrara"，意为"数千个轮辐"。这个意向与千瓣荷花相关联，在印度的观念中代表着宇宙的意识。顶轮位于头的顶部。

普遍认为与顶轮最密切相关的就是脑垂体（也有些文章认为松果腺体与顶轮相关联）。脑垂体位于脑的底部，它包括前、后两个部分，分泌不同的激素。因为顶轮影响了许多其他腺体以及人体的功能，所以顶轮通常被称为是"控制轮"。

大脑的构造十分复杂，由大脑、小脑和脑干等部分以及数亿条神经组成，而大脑作为脑的部分之一，直接决定人的感受、推理、计划和解决问题的能力。间脑包括松果腺体、益脑和视丘下部，这几个部分一起被称作脑边缘系统。间脑控制着人的体温、水的平衡、食欲、心率、睡眠模式和情感。脑干、中脑、脑桥以及脑髓控制着呼吸、心率和血压。小脑控制着与运动相关的功能，如姿势、平衡以及肌肉的协同运动。

从生理学的角度讲，顶轮与人体的协调（肌肉或肌肉群在执行动作时的协调运作）直接联系。协调在各种层次都是必需的，脑垂体以及间脑的细胞需要协调作用以保证血液循环的畅通。小脑的功能是帮助我们协调肌肉以保持平衡、姿势以及做出特定的动作。

人类在很小的时候就学会了协调，然后婴儿在到处爬的时候会进一步增强协调性。近 30 年的研究表明，婴儿期没有练习爬行的孩子在长大后通常都会有不同程度的平衡问题。研究也发现这种最原始的运动方式——四肢协作的爬行即使对于一个成年人而言也有助于训练小脑的平衡能力，以实现对肌肉的完全掌控。

协调问题存在于生活的各个层次，贯穿于我们的一生，行动笨拙这类身体问题通常比较明显。当我们浏览一页文字时，若出现阅读困难则往往是由于左右脑的协同出现问题而造成的。从另一个不太明显的角度看，顶轮关系着我们与整个周遭世界协调的好坏。当你总是在正确的地方和时间做事情，或者恰好遇到你需要会见的人，这些幸运机缘都表明你的顶轮为你提供了好的信息。

顶轮冥想导语

选择合适的冥想姿势，闭上眼睛，把注意力集中到你的一呼一吸之上，尽可能地放松身体。

慢慢地把焦点集中到你的顶轮之上，深呼吸，想象生命之气正在通过你的顶轮进入你的身体。

想象一簇金色之光聚集在你的顶轮，这一簇金色之光蕴藏着强大的力量，想象你的顶轮正在吸收这股能量，并且通过顶轮带往全身。深呼吸 3 次，确保你最大限度地吸收了这股力量。

睁开眼睛，结束冥想。

穿越脉轮的意想之旅

完全放松身体，保持感官警觉，这样你就可以注意到你意想情景中的所有细节。

开始：意想你在一条很短的小道上行走，尽头是一个小栅门，推开走进去是一片辽阔的草原，在草原上，遍野红色的花朵争先开放，它们象征着生命力，象征着根轮的活力。其间有一条小道穿越花丛，你走在小道上，感受你脚下的土地，享受着花朵鲜艳的红色，呼吸着欣欣向荣的花草所具有的天然气息，慢慢地走到另一个小栅门处。

推门而入，你来到一片橘林，橘树上结满了成熟的果实，象征着腹轮的感官享受。享受大自然的丰富多彩，敬畏大自然强大的生命繁衍力。你可以摘几个橘子吃，让美味的橘汁在口中流淌。然后，愉快地走向另一个栅门。

接着，你来到了一片金色的向日葵地，象征着脐轮太阳轮的光和热。在这里，你开始储存能量，就像向日葵充分吸收太阳光一样。尽情地欣赏这美景，并享受阳光的温暖。当你充满能量时，你会信心大增，因为它会支持着你完成所有的目标。然后，接着往前走，你又会看到一扇门。

进门之后，你来到了一个四面围墙的花园，中间有一条长长的拱门小道，在拱门上挂满了玫瑰花，绿色的叶子衬托着粉红色的花朵，散发着淡淡的清香。这个美丽的花园代表着心轮的平静和愉悦。你触摸着柔软的花朵，玫瑰花也乐于同你分享它的美丽，你可以采撷一朵，让它伴随着你走完院中的小道。

随后，你发现自己来到了一片高原之上，头上是蔚蓝的天空，鸟儿在自由地飞翔、鸣唱。天空倒映在积雪融化形成的湖水中，蓝色的龙胆根也竞相开放，拥抱阳光。这样的场景代表着喉轮，象征着喉轮纯净的声音和空间的能量。你听到有人在呼喊自己的名字，于是你继续前行。

有人过来迎接你，引着你向前走去。这象征着眉心轮的智慧，眉心轮又被称为第三只眼，一只洞察内心、连接左右大脑分别控制人的逻辑思维和想象创造力的眼睛。你的向导会告诉你一些事或者给你某件物品让你对其沉思。

远处是一片林间草地，中间还有一幢白色的小房子，很明显，这是一个非常特别的精神空间，象征着顶轮。你的向导示意让你独自进入房中，你非常恭敬地走入房子，坐下，慢慢地、清晰地将你的内心宣言默念几次。你静静地坐着，吸收着这里的精神能量，直到你意识到应该回到现实为止。在起身离开之前，你应该郑重地说声"谢谢"，然后慢慢地沿原路返还。你知道不管什么时候只要你想回来，你都可以再次光临。

　　按原路返回到你开始进行意想之旅的起点，再一次感受身体的感觉，做几次深呼吸，动动手指和脚趾，打个哈欠，伸个懒腰，做伏地祈祷来结束整个意想旅行，然后慢慢起身。

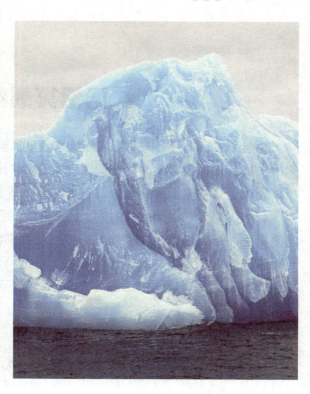

第四章 日常冥想练习

不管是在西方还是东方，从传统智慧里我们都能找到平和快乐的生活方法，知道人们各种行为背后的简单原因，从而更好地理解、接受和原谅自己和他人。当冥想成了日常生活的一部分，它可以帮助我们改善与周围世界的互动关系。

我们可以专门留出一段时间，远离外界的侵扰与压力，集中思想进行冥想。但是冥想并不是逃避现实，而是一种拓展我们的意识、将整个世界纳入内心、与无限的宇宙合二为一的方式。养成了好的冥想习惯，我们可以把这种集中注意力的方式运用到日常生活的方方面面，以一种坦然的自知状态去体验我们的生活。

日常生活中的冥想

很多人把冥想状态看作是"脱俗的"，认为必须与世隔绝才能实现。尽管有规律的冥想练习需要你安排单独的时间来把注意力转向内心世界，但它也是可以融入日常生活的。比如说，你可以通过练习"用心"（把注意力集中到生活中的事物上）把处理凡尘琐事转变成某种形式的冥想；你可以从欣赏周围万事万物的美丽中体验到一种心灵顿悟的感觉；你也可以运用冥想来调节、控制自己的情绪；你还可以把冥想的元素引入到你与他人的交际中。

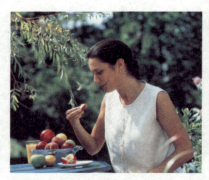

全身心地将注意力集中在你正在做的事情上，比如饮食，此时你就是在以冥想的形式处理日常事务。

与感觉共处

下面这些基于体验"对立事物"的传统技巧能让你客观地认识自己的感觉（很多感觉经常是潜意识的）。

- 深度放松——可以坐着、斜靠着或躺着。

- 想象不同的"反义词"，并注意它们引起的身体反应有何不同。

- 开始时用一些没有积极或消极情绪联系的"反义词"——比如"冷和热""硬和软""亮和暗"——并观察你的身体感觉怎样，同时保持深度放松。

- 然后选择一些更能激发情绪的反义词，以积极的那个词开始，并观察它引发了身体什么样的感觉：比如"生和死""广阔和狭窄""愉悦和悲伤""喜欢和生气"以及"欢迎和排斥"。

- 仍然保持深度放松，观察当你注视反义词中消极的那个词时，身体会产生什么样的感觉——这样从今以后你就能认识并辨别它们，并且当你情绪消极时就能够理解是什么让你感到不适以及当你不高兴时的感觉。这样你就可以做出欣赏（他人、事物）的行为来让自己感觉更好，消除在你体内和围绕着你的紧张压力。

- 在继续下一对反义词前，重复这一对反义词中积极的那一个。

- 用你的"内心宣言"和几次柔和的深呼吸来结束这种放松状态，并伏地祈祷。

关键元素

你要想把冥想融入到日常生活中的每个方面里去，有很多方法。

- 把身心完全集中到你此刻所做的事情上，不要受到干扰而分心。

- 尽量活在当下。

- 试着从你周围的万事万物（及每个人）中感受其美丽和价值，不管它们有多世俗。

- 学会全面调动你的感官。

- 培养自知力，适应感情自我和肉体自我之间的相互影响，与之和平共处——举例来说，注意某种呼吸练习和姿势是如何影响你的心理状态的。

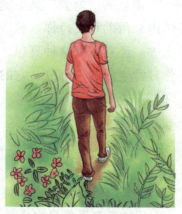

当你漫步在树林或植物丛中时，集中所有的意识和感官去体会这种经历，一路留心各种各样的美。植物可以告诉我们如何"顺应自然，随遇而安"。

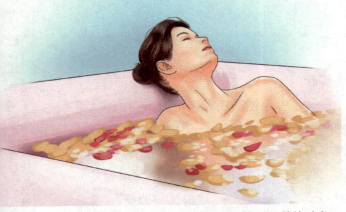

利用每天洗浴的时间放松身体，享受眼前的时光。

你感觉如何

自觉地观察你的感官给你的大脑传递了什么信息，这是一种连接生理和心理的方法，养成这样的习惯是非常重要的。当你的情绪受到刺激时，这能让你更容易掌控它们，因为你能通过感官感受到它们。实际上，没有什么别的方法能让你感知自己的感觉。因为每一种心理都有相应的生理反应：比如当我们生气时就会"眼睛发红"，当我们害怕时腿就"像灌满铅一样沉重"，悲伤能让我们"心痛"，当我们感到迷惑时就像"处在黑暗中"。

一旦你学会了认识自己的真实感觉，你就能避免对每天的状况做出消极的反应。不管什么时候当你感到消极的情绪受到激发，就暂停一会儿（"从1数到10"），放松并想象相反的、积极的情绪，然后用积极的态度去回应，把你在平常的冥想练习中所学到的东西运用到日常生活中去。

关爱他人

佛教的"博爱"冥想能帮助你更好地与身边的人相处。将博爱和善意吸入体内来帮助和支持你，然后把它们呼出去，把它们引导到一个具体的人或人群上去。经常重复这种冥想，直到给予和接受博爱成为你的第二天性。把它变成你日常生活的一部分：它的任何一部分都可以用在任何情况下，来促进和平与和谐。

- 以坐式深度放松，脊柱挺直。
- 吸气，同时把"博爱"从宇宙中吸入你的体内。
- 呼气，用感恩的心将博爱引导向一个具体的人，或所有曾经教导过你的人（他们曾用很多方式给予你光明）。然后吸入更多的善意。
- 呼气，用感恩的心将博爱引导向一个具体的人，或所有曾经养育过你的人（他们曾以很多形式给予你生命）。然后吸气……
- 呼气，用祝福的心将博爱引导向一个人，或所有你深爱的人。然后吸气……

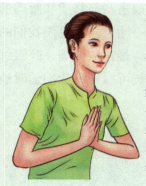

传统的印度问候手势"合十礼"是这样的：在问候的时候鞠躬，同时双手合十放在"心轮"前。这表示对每个人心中神性存在的承认，并传达了这样的感觉——每个人都是宇宙的一部分。

- 呼气，用祝福的心将博爱引导向你的熟人、邻居和同事。然后吸气……

- 呼气，用宽恕的心将博爱引导向那些曾经干扰或阻挠过你的人，那些曾经对你无情或轻视你的人。然后吸气……

- 呼气，用宽恕的心将博爱引导向那些曾经伤害过你的人。然后吸气……

- 呼气，把祈祷散播出去："祝福世界上所有的人都快乐！"吸气，并对所有你接受的博爱表达感激。休息片刻，结束冥想，做伏地祈祷将自己与大地相连。

认识你自己

养成认清影响你思维、感觉和行为的各种力量的习惯能让每个人都受益，这时候我们可以参考脉轮、身体层次和古那。甚至当我们独自一人时，我们的行为、思想和态度也反映了各大脉轮中不断进行着的身体各层次之间的互动。

改善身体的不平衡

根据3种古那描述内心的各项活动有助于我们察觉身体的不平衡。3种古那互相交错，在身体的5个层次——肉体层、能量层、本能心理层、理智层和灵魂层——发生作用。

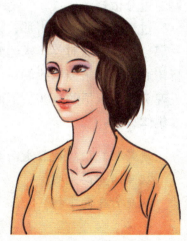

我们不能摆脱翳质、激质或是纯质，但是通过冥想，我们可以影响某种古那使其占据主导地位。当翳质主宰着我们时，我们被牢牢地拴住，无法前进，一无所获。我们需要激质的欲望与能

冥想可以使扰乱你思想的声音安静下来，使你对问题的思考更清晰、更公正，同时可以使你提高对自我的认知。

量引导我们前行，但是激质太多又会让我们成为热情的奴隶。而翳质和激质的平衡，或者说休息与努力平衡的结果就是第 3 种古那——纯质，这时候我们的身体是被安宁与平衡主宰的，这也是冥想所需要的状态。最初的伸展、呼吸练习都是为了达到和保持纯质，而保持一个平衡的神经系统可以帮助我们适时地在纯质出现时做出反应。

冥想可以让我们退后一步，就好像一个局外人一样，从更客观的角度观察自己，接受、反思我们发现的一切，并做出改变。每当感觉内心的平衡被打乱时，我们都可以迅速找回内心的和谐，达到帕檀迦利所描述的境界：

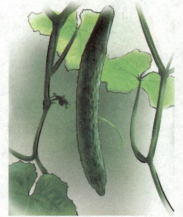

从对古那的依赖中解脱出来求得自由，就好像黄瓜成熟到一定时候会自然地掉下藤蔓。

　　"……培育如下的心灵特质：
　　对欢乐的人友善，
　　对痛苦的人同情，
　　对纯洁的人喜爱，
　　对猥亵的人公正。"
　　　　　　——《瑜伽经》第一章

避免过分依赖

过于依赖某一种古那，哪怕是最美的纯质古那都是错误的。古那是自然的一部分，是时涨时落、永远变化的能量流，因此也是看不见摸不着的。传统的祈祷通常是为了消解我们对于自然和古那的依赖，以便集中关注意识（或者说灵魂）这个永恒的真实。下面的几个曼特拉（梵文翻译而来）就经常用于个人或集体冥想：

　　请带领我们从虚假走向真实，
　　从黑暗走向光明，
　　从死亡走向不朽，
　　……
　　愿主希瓦（超意识）解放所有的生灵，
　　愿他把我们从死亡（自然和古那的无常）中解救出来，
　　让我们得到永生（活在永远的当下），
　　一切都好像瓜熟蒂落那么自然。

主奎师那(Krisna)的舞蹈——培养和谐与平衡

奎师那是印度爱神，也是神性美与欢乐的象征：他通过动作来表达永恒的爱流。空气流过芦笛，奏出迷人的音乐，身体也随之欢快地舞动。这是一种积极的平衡冥想，有助于促进身体和大脑的平衡。

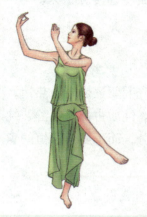

❶ 左脚站立，慢慢往左抬起右脚。上身朝右转，手臂右抬，好像正在吹笛。"聆听"你奏出的音乐，"感觉"奎师那的欢快。

❷ 右脚优雅地放回地面，越过左脚放在身体左侧，手臂保持上提。身体的重量转移到右脚上，抬左脚，重复舞步，身体同时往左转。

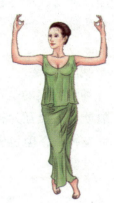

跟踪记录你的存在状态

一定程度的翳质和激质是生命中必不可少的，只有当它们中的某一种占主导地位时才会对身体造成不利影响。我们一般是从翳质过渡到激质，最后达到纯质的平衡状态。

翳质

翳质是自然中的惰性，是一种困乏和停滞，处处限制我们的发展。翳质阻碍了生命——光——爱的流动，使我们难以体验到自然与我们分享的启发和欢乐；它消耗着我们的精力，在我们四周筑起了一座情绪的高墙。

陷于各种常规惯例。愚昧、无知、偏见。羞怯、畏惧、牺牲者的心态。依赖他人。缺乏活力，自我忽略，饮食不健康。疾病，无助，痛苦。悲伤，后悔。绝望。贫穷。

激质

激质带给我们的总是过量，特别是过多的，像林火般迅速蔓延难于控制的热情。激质让我们充满了欲望和不安，争强好胜而不考虑他人的需要和感受。当激质占据主导地位时，在我们眼中，其他人都成了可以被操纵、被利用的工具。

以自我为中心，对他人冷漠、缺乏耐心。蔑视传统，冒险。
自信，傲慢，进攻性。野心，任性，想要主宰一切。
贪婪，冲动，最终精疲力竭。生存的决心，对生活的渴望。专注未来。
狂热的欲望。不惜一切决心成功。

纯质

纯质代表的是自然平衡与和谐的一面，它可以用光明驱逐黑暗与热情，让翳质和激质互为补充，产生积极作用而非造成破坏。纯质古那是镇静、纯洁而友善的，但也仍然只是变化莫测的大自然的一部分，而不属于永恒的意识或灵魂。

自觉与合作。理解与尊重。信任与分享。自力更生与自我引导。
健康平衡的生活方式。乐于接受人和事，充实地生活。
愉快地活在当下。相信过程与天意。知足常乐。

活力运动与冥想

如果你的生活方式十分紧张，则会很容易感觉没有时间休息或锻炼，其实一整天保持高度紧张的脑力活动有害无益，只会让你极易感到紧张、疲惫，甚至会生病。

有规律的运动不仅可以使你保持身体的健康，还有利于培养一种平衡的生活方式，在紧张充实的生活中把压力减少到最小。活力运动会刺激大脑中安多酚的分泌，这是人体的天然镇痛剂，可以缓解精神压力，带给人一种自然的幸福感，甚至是一种陶醉的感觉。当你的身体处于翳质状态，或者说感觉疲倦和懒散时，运动可能显得尤其困难，但一旦运动成了你日常生活的一部分，它就可以促进人体内翳质和激质的平衡，达到纯质状态。

内心的平衡有利于促成冥想——无论是在旅行中，工作中，待在家里，还是在玩耍时，只要保持内心平衡，随

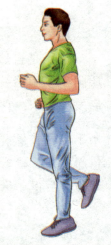

将锻炼纳入日常生活中可以帮助你在工作和休息之间找到平衡，变得更加有活力。

时随地都可能进入冥想状态。爱、开放、集中、体验占据了主导地位，而沮丧、易怒、情绪多变则离你越来越远。

放松练习

活力运动可以消除肌肉紧张，缓解压力，促进体内的能量流动。无论你选择去健身房还是参加集体运动，无论你是练瑜伽还是跳舞、游泳、跑步，任何一种方式都可以缓解压力，让你得到彻底的放松，为进入冥想状态做准备。

培养空间意识

瑜伽练习中，真正地理解经典瑜伽姿势的细微之处可以培养我们的身体意识和精神意识，这对于成功地进行冥想是至关重要的。对于同一个姿势，尝试用不同的方式进行练习可以让我们得到不同的体验，比如下犬式，它是一种强度较大的姿势，可以促进能量的流动。

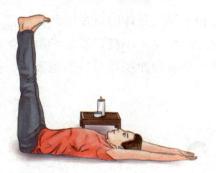 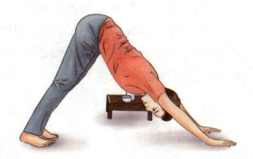

❶ 平躺着练习：由于重力的作用，脊柱拉伸，使背部紧贴地面，双臂置于头的后方，肩部到指尖部位触地，胸腔打开。两腿向上伸直，与脊柱成90°，脚跟朝向天花板。留心身体哪些部位得到了伸展，哪些肌肉得到了活动。

❷ 站立着练习：这样强度更大，因为用手臂和腿部将身体上撑的同时需要抵抗住重力的吸引。身体成90°拱起，感觉到脊柱拉伸，胸腔打开。倒过来练习同一个姿势可以让你体会到不同的空间概念。

交叉练习

该练习由一系列舞蹈般的动作组成，通过要求练习者有意识地进行非常规动作来"唤醒"大脑和身体。总是按照某种特定的方式运动会让神经系统形成习惯性的运作轨迹，而这种练习旨在挑战你的惯性思维，让你学会适应不同的事物。大家熟悉的类似练习包括：一只手拍着头，另一只手打着圈按摩小腹；

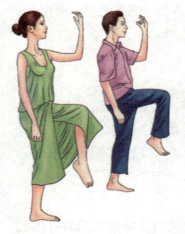

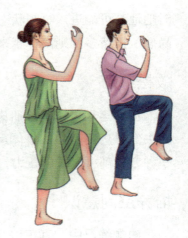

1 原地踏步，抬右腿，举左臂与地面平行，持续几个拍子。

2 接下来抬右腿，举右臂，然后抬左腿，举左臂。继续原地踏步，每一种动作持续的节拍应保持一致。然后回到第一个动作，反复几次。

或者一只手臂绕圈三次，另一只手臂以同样的方式绕圈四次。

能量球

　　该练习是一种动态的视觉想象，有利于促进身体的自发性和灵活性，为活力运动热身。该练习动用了所有的脉轮，给腹轮（小腹、腿部和脚部）以坚定而有弹性的力量，使心轮（胸部和颈部）开放和伸展并可自由地表达，同时也带给顶轮（头脑）专注与想象。

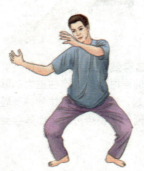

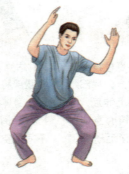

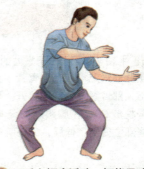

1 站立，膝部放松但保持弹性，脊柱拉直，胸腔打开。开始想象手掌之间有一个"能量球"，你轻轻地揉捏着它，过一会儿，你会感觉到手掌间有能量流过。

2 把能量球抛入空中，再用手接住，身体稍微放松，膝部保持弹性，双脚牢牢地站稳，不要移动。

3 双手大幅度活动，把能量球推向一侧，再往下，往前，然后推向另一侧。注意力始终放在能量球上，并学会享受整个过程。下半身始终站稳，上半身可以自由移动，所有动作都应自然。

重复性的工作与冥想

从事简单的重复性工作也可以成为冥想的方式之一。重复劳动也可以让人心情舒畅，这一切都取决于你的态度。如果你心情放松，拥有纯质心态，无论你是在散步、切菜，还是在给花园除草、整理文档、织毛衣、做手工活，甚至是打扫屋子、清洗衣服时，都可以集中精力学会欣赏其中的节奏美。相反，如果你感觉到翳质，比如感觉疲惫和厌倦时，这些工作看上去可能就不过是些苦差事，只会让你感觉到束缚。而如果是处于激质状态，你则可能被这些琐事弄得心烦意乱，思维也可能会抛锚，幻想着什么时候能做一些更有意思的事情。

专 注

把所有的注意力都放在一个简单的重复性工作上可以让你注意到你手头工作的每一个细节，充分地活在当下，调动所有的五官感觉体验这个过程。在放松的意识状态下，大脑只是作为一个冷静的、关注的接收者和旁观者，见证着你的所做所思，而不去评价或做出反应。

仔细地准备食物可以成为理想的冥想专注练习，当然你不能像图中那位女士那样，被其他事情分心。当你削皮、切菜时，动用所有的感官去充分感受食物的质地、颜色、气味和形状。

笔头曼特拉

书画 (likhit japa) 是一种传统的冥想方法，它跟大声吟唱不同，而是要求练习者反复记录或画下曼特拉。这种冥想最常用到的曼特拉则是噢姆（OM），即在每一次默念噢姆的同时，在纸上把它记录下来。

跟其他重复性的工作一样，书画有助于思想的集中与安定。同时它还能增强默念曼特拉的习惯，被认为是一种有效的曼特拉冥想方式。既可以一组人一起练习，比如午饭后大家都希望放松一下时，也可以独自在家单独练习，以放松紧张的情绪，总之书画都可以成为一项愉悦身心、充满创造性的体验。

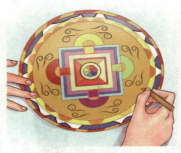

创造一个象征宇宙的曼陀罗图案是另外一种有用的冥想方式。

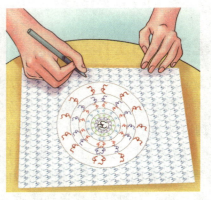

笔头记录曼特拉可以加入自己的创意，比如记录噢姆标志时可以用不同颜色的铅笔勾勒一定的图案甚至自创一幅画。印度教徒有时候会用桦树皮或者树叶代替纸，或者直接用这些标志组合成一幅神的画像。

书画可以有多种练习方式。比如印度教的僧人往往会在口袋里带上一个笔记本和一支笔，什么时候有空就在纸上写下几行噢姆。这样做的目的是为了完成自己给自己定的任务，比如一共写10万遍噢姆，再规定每一页固定写多少遍。

这样的方式同样适用于其他的曼特拉，或者任何对你有意义的词句，比如"世界和平"，重复该词，心里认定世界会因为你思维的震颤而变得更加平和。任何行为都是从思想开始，如果有足够多的人思考着同一个问题，

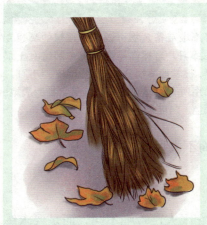

扫地和尚的故事告诉我们，精神顿悟可能就来自于日常琐事中。

扫地和尚的故事

曾经有一位和尚被指派每天负责打扫寺庙的小花园，就是那种典型的小花园，铺着碎石的院子，几块大石头，一些盆栽植物，简简单单，却是一片安宁和谐的气氛。院子中央立着一棵大树。

那个和尚扫干净地上的落叶，摘掉植物的枯花，然后把碎石都耙平了，就在他退出院子，正关门时，一片叶子从树上掉了下来，落在院子正中央。其他的和尚都对他表示同情："真可惜！本来很完美了啊！"

"不是这么回事，"扫地的和尚面带微笑说道，"我只不过是又被赐予了一次为大家服务的机会。"他重新打开门，走过碎石路，捡起了那片落叶，离开的时候又重新把碎石耙平了，还是微笑着，还是那么专注，还是享受着一个人的劳动，还是沉浸在安宁与欢乐中。

世界就可能因他们而改变。你可以用一个标志来代表你重复的词句，比如在纸上画一群象征世界和平的鸽子，它们会在你进行书画冥想的过程中随时提醒你别忘了让世界变得更美好。还有其他许多我们熟悉的标志可以代表精神的觉醒，比如玫瑰代表"无条件的爱"，火焰代表"人内心的神性"，祈祷或打招呼时双手合一代表"我们是一体的"，通过在纸上按一定的样式重复这些标志可以巩固我们心中相对应的感受。

爱好、技能与冥想

和运动、休息一样，花一点时间在培养兴趣爱好或专业技能上是和谐、平衡生活的重要因素，可以让我们远离翳质的消极情绪和激质的执着妄想。只是为了其中的乐趣而去学习新技能，干一点自己真正喜欢的事情，都可以是我们放松心情、培养纯质心态的途径，而纯质也是我们通往更高意识、进入冥想状态的必经之路。

忘我境界

一旦领悟到在日常生活中要进入冥想境界，那么怎么做比做什么更重要，世界就向我们敞开了无限可能。这也是卡玛 (Karma) 瑜伽的精髓所在，即行为在忘我中进行。纯质状态让你以一种放松的心态集中注意力到手头的工作上，只是为了享受工作本身而去工作。

翳质和激质都只会增加人的自我意识，而纯质却是以开放的心态拥抱每一刻，用无条件的爱对待人与人的关系。在纯质状态下，你可以在手头的事情中忘记自我，且怡然自得。这也是为什么我们总是能从爱好中找到

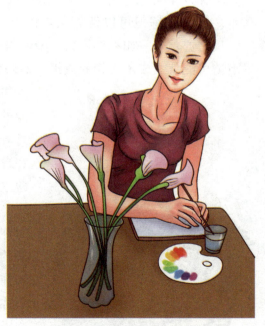

创造性的爱好比如绘画可以培养一种忍让：重要的并不是你做得多么好，也不是最终的结果，而是你能从中找寻到快乐。

满足感，并培养起纯质品质的原因。

例如，创造性的写作也能成为一种冥想体验。想象一下，你一个人在思索着，需要真正地认识自己，拿起笔来写篇日记，记录下你的情感、梦想和见解，可以帮助你培养自我意识。又比如如果你喜欢绘画，你可以花上很多时间观察、记录自然的美，或者

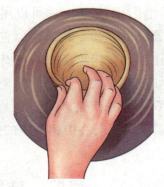

陶艺制作能给人带来极大的满足感和放松感，因为你所有的注意力都集中在了陶器的对称美和泥土的质感上。

像孩子一样，任想象驰骋，画笔飞舞，这些经历都可以给你启迪，让你更好地认识自己。

把工作变成娱乐

经过一段时间的练习后，你可以用另一种心态，把本职工作转变为你的"最爱"。你甚至可以宣称："我真幸运，有机会做我喜欢做的事情还有人付我薪水。"冥想练习可以帮你从赖以谋生的工作中找到更大的快乐。

反之亦然——如果你把某个爱好当作不得不完成的任务，那么本来有意思的事情可能就变成了无聊的负担。如果带着一种消极的心态去做事，哪怕最有意思的工作或者最巧妙的消遣都会沦为枯燥的琐事。帕檀迦利的3个"预备练习"——自律 (self-discipline)、自知 (self-awareness) 和自我臣服 (self-surrender) 可以帮助你重新建立兴趣，发现其中的乐趣。

自律是你跟自己订的合约，不管别人对你做出什么样的要求，你都应该完成手头的工作。自我意识的艺术在于，把勉强和拖延看作翳质的一方面，想办法重新燃起你对手头工作的兴趣（和激质平衡），这样你才能以忘我的态度（纯质）重新开始工作。跟古那划分一样，帕檀迦利的三大特质也互相交织，缺了哪一个都无法实现工作的真正价值，或从中找到真正的乐趣。

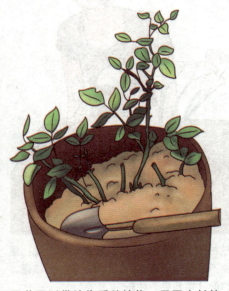

园艺可以带给你看着植物一天天生长的快乐和与自然和谐共处的感觉。

集中注意力

现代生活的高要求时常让你在同一时间同时处理多件事务，结果导致精力分散，无法将所有的注意力集中起来干好每一件事，同时还会让你认为生活不再愉快。经常做冥想练习能帮你集中注意力，全身心地处理事务。

注意力功能分类

根据瑜伽理论可以把注意力的功能分为两类，一类是能量向心力 (centripetally)，另一类则是能量离心力 (centrifugally)。

当能量从中心向四周扩散时就产生离心力，此时能量被逐渐分散，失去原本的作用力。当你被外物所烦扰时，或情绪消极时，或者心急地想立刻完成某件事情时，就会出现注意力的离心现象。能量离心力将体内能量稀疏地分散在各个部位，造成能量的流失，就如同把水洒在沙堆里一般，因此你会感到精疲力竭、疲惫不堪，最后还可能导致疾病的产生。

当能量从四周向中心积聚时就产生向心力，比如当你感觉良好，并且有意识地将良好的感觉灌输入大脑时，就会产生向心力作用。为冥想而做的

由于现代科技的发展，使得人们可以在同一时间处理多件不同的事务，这也让现代人的生活变得更加复杂和凌乱。请记住：应集中注意力，一次只做一件事。

各种准备练习都能将能量向中心输送，并在中心积聚，从而让你能以饱满的精神和富有爱心的方式来面对生活，集中注意力去处理生活中的每一件事。

引导注意力

可以用主体（我）与客体（你）之间的"心智流"（alternating current）来简单描述所有的人际关系。如果需要培养感情，则需要集中心智流，这在梵语中被称为"ekagrata"，意为精神专一，仅专注于一点，即将注意力从四周汇集

起来，然后将集中的注意力引向某一特定客体的过程。

精神专一法（ekagrata）是一种双向性的有节奏的精神交流过程，就如同生理上的呼气、吸气和情感上的接受、回应一样。我们很少能完全意识到究竟有多少能量被我们的恐惧、希望、憎恨等外物所束缚，从而让我们一直停留在过去或幻想未来，而无法真正地享受当下。

正确应对生活事务

现代高科技让人们能够在同一时间应付多件事务。在办公室，你可以边听着上司的指令，边制作电子数据表，同时还能再接个电话，但是你很有可能会漏掉某些重要的信息、搞乱表格，对打电话的人也起不到任何帮助。同样家庭事务也会分散你的精力，当你一边开车行驶在拥挤的马路上想着约会要迟到了，一边心不在焉地回答着孩子的问题，那么你就很有可能会忘记一些事情。总之，如果你能越多地释放因维持消极情绪和不良思维方式而受到束缚的能量，你就能越多地将这些能量用在支持你的繁忙的生活事务上。

为了防止精疲力竭而休息一下

我们中的大多数人都需要为自己多花点时间来独处，通常可以根据以下帕檀迦利的建议来达到这个目的：学会自我控制，自律能让你拒绝某些事情并为自己留出一些必要的休养时间；培养自知，从而能自发地意识到注意力的分散，停下手中工作进行些伸展运动、呼吸练习或者念诵曼特拉，重新集中注意力；自我臣服让你能抛弃所有不必要的消极事务、感觉、想法，简化生活方式，相信上苍的指引和自己内心一直等着你去利用的支持力。内心深处的超我从来不会将它的注意力强加于自身，需要你去内心寻找，去请求帮助，去腾出时间做冥想来被内心的呼唤所接受。

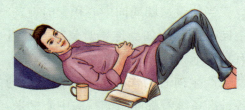

每天抽出点时间，为自己找个不被人打扰的私人空间，远离生活的喧嚣和烦恼。培养自我意识，让自己能在繁忙的生活和工作中得到休息、放松。

学会使用手印语言

梵语中"mudra"（手印）一词指的是"态度"或"手势"，即反映我们心情、改变我们呼吸方式或意识状态的肢体语言。态度往往在无意中影响了我们的肢体语言，这也揭示了身心是一体的：思想（心情）会影响能量，而能量（运动）又反过来影响思想。

肢体语言和古那

心情处于翳质状态的人往往无精打采、弯腰驼背，看上去疲惫不堪或百无聊赖，一副不予配合的样子。而处于激质状态的人往往表现出怒气或兴奋，下颚微扬，张牙舞爪，拳头紧握。这两种情况下，姿势的稍微改变都能改变心情。不同的姿态不仅向他人传达了不同的信息，还能让

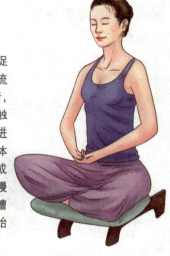

传统的冥想姿势用来促进身体各层次的能量流动，但经过常规练习后，你的姿势成为一个"触发器"，能让你迅速进入冥想状态。随着身体进入最熟悉的姿势（或手印），你的呼吸慢慢放慢、加深，大脑的嘈杂渐渐平息，然后开始了内心之旅。

你完全换一份心情。感到无聊或烦躁时，停下来，深呼吸，全身放松，看看此时心情有些什么变化。

手印法的目标

如果你的心情处于纯质状态，简简单单的坐姿和站姿就能看出你内心的安静和放松。如果你能做到平静呼吸、思维敏捷但身体放松，实际上你已经通过一举一动达到了纯质状态，这也是手印法的目的所在——通过改变普拉纳的流动，平衡神经系统，在肢体语言中达到特定的目的。

手印法

手印法（hasta mudras）意义重大。许多日常的姿势都代表了一种纯质的心态：比如握手象征着信任和友谊（伸出本来拿武器的手致意），双手合一放在胸前并鞠躬——印度人的"合十礼"——表达了对他人的敬意与爱。

　　许多能量循环都止于指尖，这一点在许多"推动能量流"或"重新平衡能量流"的疗养法比如针灸、指压按摩法、发射疗法中都得到了认可。通过不同的手位法产生的积极能量流，我们可以减少消极情绪，增强积极情绪。

　　刚开始练习时你可能需要每一种手印持续半个小时左右以体会其中的细微差别，但经过一定量的练习后，每一种手印都可以让你很快进入纯质状态。

　　你可以用一种隐秘的手印法作为迅速改变能量流的触发器，使用念珠就是一例。如果能坚持练习，在条件不允许的情况下，简单地视觉想象手持念珠（调动内心的视觉和触觉）的情景就足以让你集中注意力，找到内心的平静，进入纯质状态。

手印法

　　有许多种手印可以帮助你在任何情况下都保持平静的纯质心态。

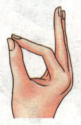 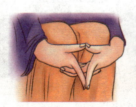 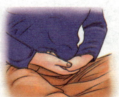 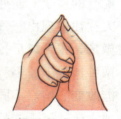

启蒙契合法（gyana mu-dra）：该手印用于冥想。拇指指尖（连接宇宙意识）与食指指尖（连接个人意识）相连，宇宙能量与个人能量得以协调。通常食指指甲轻按拇指根部代表着放弃自我，服从于更高的神。该手印可以帮助你在感觉到威胁时，抑制以自我为中心的冲动。

母胎契合法（yoni mu-dra）：合掌，中指（纯质）、无名指（激质）和小指（翳质）扣在一起让各种能量交错。打开手掌，两手食指和拇指相对，食指（自我）朝下，拇指（宇宙意识）朝上。该手印将能量往内引，带回到最初的发源地（"yoni"意为"子宫、发源地"）。当你身处人群、在旅行时，或在任何能量受到干扰的地方时，可以尝试该手印。

空杯手印 (Bhairava mudra 为男性手印，bhairavi mudra 为女性手印)：很多人认为佛祖就是使用该手印。男性右手掌置于左手掌上，女性左手掌置于右手掌背部，手心朝上，手指放松。可以将两手拇指合在一起以形成一个闭合的能量循环。该手印有助于冥想时集中精力，或在与他人相处时保持内心的宁静。

海螺手印法 (the conch shell)：右手指握住左手拇指，左手环绕在右手背上，右手拇指指尖接触左手食指指尖，双手放在大腿上。我们都知道，把海螺放在耳边时，会听到类似海浪的声音，这其实是我们内心的震颤声——纳达之音的一种。而当我们向海螺吹气时，听起来又像噢姆音——原始震颤的一种，这提醒着我们，宇宙所有的现象都是基于震颤（声音）的。

第五章 现代人练习的冥想：心灵养生术

现代生活中的冥想：重压下的自我调整

英语中的 meditation（冥想）一词来自拉丁文 meditari，意思是"医治"。冥想的实践调整过程，可以让我们恢复身心的整合健康。其实冥想并不是新生事物，它已经存在了数千年，冥想来源于佛教，过去人们一直把它看成是宗教中的一种神秘仪式，并没有多少人去尝试练习。而现代人所练习的冥想，我们把其理解为"超越信仰的心灵养生术"或许更加恰当。

冥想，其实不像我们想象的那么高深。冥想只是将我们向外的心转向内在，看看我们内心的世界在发生着什么，任何人在任何时候、任何地方都是冥想的最好时机。不要跟宗教扯在一起，也不要跟哲学扯在一起，时时去看自己的内心，就好像是每天早上照镜子中的脸一样，去清洁它，修整它。

现代生活中，迷惑、焦躁、嫉妒……总是在不经意间扑面而来，因此人们必须学会关照自己的负面情绪。怎么让这些不愉快的体验尽快离开你的生活呢？美国心理学家提出可用冥想来宣泄情绪。当你进入冥想状态时，想象力、创造力与灵感便会源源不断地涌出，你对于事物的判断力、理解力也会大幅提升，同时会有安定、愉快、心旷神怡的感觉。

在忙碌与疲惫共存的现代生活中，冥想已经成为一种流行的、必然的放松与解压方式。

美国著名女演员海瑟·格拉汉姆曾在医生的指导下练习冥想，每天早晨起床后和下午各练习20分钟，她说："过去我常常因为一些小事而长期担心忧虑，其实这都毫无意义。冥想让我懂得，内心的平静才是最重要的，如果拥有了这份平静，就拥有了所有的东西。"

冥想是一种很好的宣泄情绪的方法。现代人的代表性疾病的根源就是各种压力，而冥想是消除压力的一个很好的方法。一个人在冥想时，会暂时远离现实世界的喧嚣，找回心灵深处的平静和集中。在这一过程中，不仅心灵得到了最大的安宁，身体也得到了最大限度地放松，可以找回身体的健康和平衡。

有些人认为，闭目进行复杂的思考也是一种冥想，其实这是对冥想的一种误会。冥想作为一种意境艺术，是专注于人自身最理想的状态，在深度感知生命一瞬间变化的同时，让自己沉浸在抛开万物的真空状态，维持身心灵的高度和谐与平衡。

总之，冥想是一种现代人在重压生活下的自我调整法，通过冥想，唤醒生命活力，稳定情绪，放松自我，保持身心的愉悦。

越忙碌，越要冥想

随着现代文明进程的加速，社会竞争日益加剧，人们的生活节奏也跟着快起来，"忙"字已经成为现代人的口头禅。朝九晚五的白领们，四季恒温，一个格子间，一个显示器，一大堆文件，总有做不完的事情。生活在钢筋水泥堆砌而成的城市里的人们，为了适应这种越来越快的生活节奏而疲于奔命。站在人潮汹涌的大街上，我们常常会看到形形色色的人迈着姿态各异的脚步南来北往，各种型号的车辆川流不息。正如我们的生活，忙碌似乎已成为我们生命的主旋律。整个人类社会都生活在一种疯狂的状态之下，伴随而来的压力，使我们没有时间去慰藉自己的心灵，人们很难放开来享受一段轻松的时光，甚至会因为轻松而感到耻辱，而被谴责成为懒惰。我们并不反对工作，工作具有很大的实用价值，但是只有实用价值，它不能成为我们生命的一切。我们要工作，但是不要沉溺于工作，当我们不工作的时候，必须懂得如何放松。

在整日的忙碌中，人们似乎忘记了自己的灵魂需求，很少关注自己内心的需求。面对现代生活的忙乱和压力，大部分人很少有时间进行自省，更没有时间来体验自己是谁，关注内心深处的自我，以致很多人对自己都很迷惑。

在世俗的生活里，我们不仅没有时间向内观照，也没有

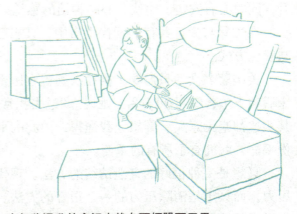

在如此混乱的房间中找东西烦躁而无果

时间关注周围的事物。我们从没有真正地活在当下，也没有悠闲地欣赏和感受一下周围事物的微妙变化。我们总是在某一天突然发现路边树木的叶子全落下了，却无意关注一下叶落前由绿变黄的过程。忙乱的生活使我们无法在当下的时时刻刻保持一颗对幸福有所察觉的敏锐的内心。需要我们处理的事务堆积如山，排山倒海的焦虑感总是把我们的注意力从一件琐事转移到另一件琐事上，我们犹如一个在玩具店里的小孩，那么多的玩具让我们不知道先玩哪一个好，还要被大人不断催促离去的声音弄得紧张兮兮，于是我们只能匆忙地浏览一下店里的玩具。

仔细想想，你的生活是不是如此？你的生活是不是已经成了"忙碌"的代名词？在与时间的竞逐中，你是否已忘了独处的乐趣？在如此忙碌并且压力重重的现代社会中，要想拥有和保持健康的身心，我们必须选择适合自己的科学放松方法。而冥想，这是最有效的身心放松术。

有人说，冥想不是探索一种新的技能，而是探索原本存在、只是因为我们整日忙碌而遗忘了的一种内心的自然状态。

为什么越忙碌越要冥想呢？一个清晰的例子能够让你明白：想象在一个拥挤混乱的房间里，地上随处可见的物品会让我们跌跌撞撞，我们总试图找出空间来置入新东西，却又舍不得丢弃旧东西。我们想要坐下，可是椅子上也满是物品；我们要在房间里找到某样东西，总是要经历一番费时的搜寻，还不一定能找得到。

再想象一个和这个混乱的房间截然不同的房间——一个整洁有序的房间，在这个房间中，杂物都已经被移走，我们可以在此自如活动，顿时感觉畅快了不少。我们开始有心情欣赏一下房间的颜色、装饰，房间中还有舒适的椅子，我们可以在这里享受片刻的宁静。

例子中的房间指的便是我们的内心，当我们身处忙碌中时，内心也是烦乱的，而上述的转变过程，正是冥想能够带给我们的。

可以说，冥想是对心灵的清理和净化，这个过程可以让内心获得滋养、放松，培养我们的专注力和能够敏锐察觉幸福的内心，可以帮助我们用更加精神的状态和强大的内心去应对每一天的忙碌与挑战。

处于忙碌状态的现代人，不妨通过冥想来呵护身体和心灵的健康吧。

安静是现代人忘却的功课

加尔文说，只要我们能够坐下来，并且保持静默，我们生活中 4/5 的烦恼都会消失。我十分相信，安静是我们最难学的功课，我们总是在不知不觉中陷入整天团团乱转的情景。不要让自己陷入忙碌的陷阱，忙碌只不过是死神折磨人的伎俩，它能让我们在无尽的忙乱中消耗掉宝贵的生命，有时还会混淆了人生的方向。

有一个木匠在工作的时候，不小心把手表掉在了满是木屑的地上，他一面大声地抱怨自己倒霉，一面拨动地上的木屑，想找到他那只心爱的手表。

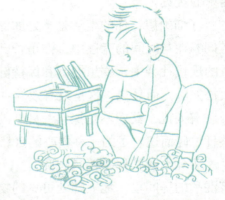

许多伙伴也提了灯，与他一起找表，可是找了半天，仍然一无所获。等这些人去吃饭的时候。木匠的孩子悄悄地进到屋子，没一会儿工夫，他居然找到了手表！

与其毫无线索地寻找，不如安静地聆听。

木匠又高兴又惊奇地问孩子："你怎么找到的？"

小孩回答说："我只是静静地坐在地上，一会儿，我听到'滴答！滴答！'的声音，就知道手表在哪里了。"

安静真的是我们最难学的功课。试着让自己每天的生活中有几分钟的安静，静静地坐着，享受那一刻的静谧和安详，你会获得许多有益的启发。

有几个老矿工，他们终日在极深的坑道中工作。有一天，矿灯突然熄灭了。他们在惊慌之余，到处找出路，一阵混乱的摸索后，更弄不清楚出口的方向，几个人走得精疲力竭，只好坐下来休息。

其中一个人就建议说："与其这样盲目乱找，不如坐在这边，看看是否能感觉到风的流动，因为风一定是从坑口吹进来的。"

他们就在那里坐了很久很久，刚开始没有一点的感觉，可是一段时间后，他们的心思变得很敏锐，逐渐感受到阵阵十分微弱的风轻抚在脸上。他们顺着风的方向，终于找到了出路。

与其在慌乱中寻找人生出路，一事无成，不如静下来，使躁动的心灵沉淀下来，答案或许就会出现。

一对年轻的美国夫妇，在繁闹的纽约市中心居住。时间一长，觉得生活就像一部运转的机器，虽然总是在忙忙碌碌地转着，但太千篇一律了，即使是那些花样繁多的休闲娱乐项目，也像是麦当劳、肯德基等那些快餐一样，只能满足一时的胃口，过后很少会有余香留下。于是，他们决定去乡下放松放松，他们开车南行，到了一处幽静的丘陵地带，看见小山旁有个木屋，木屋前坐了一个当地居民。那个年轻的丈夫就问乡下人："你住在这样人烟稀少的地方，不觉得孤单吗？"

那乡下人说："你说孤单？不！绝不孤单！我凝望那边的青山时，青山会给我一股力量；我凝望山谷时，每一片叶子都包藏着生命的秘密；我望着蓝天时，看见云彩变幻成永恒的城堡；我听到溪水潺潺时，好像在向我的心灵细诉；我的狗把头靠在我的膝盖上，从它的眼中我看到忠诚和信任；这时我看见孩子们回家了，虽然衣服很脏，头发蓬乱，可是嘴上却挂着微笑，叫我'爸'；我觉得有两只手放在我肩上，那是我太太的手，遇到悲愁和困难的时候，这两只手总是支持着我。所以我知道上帝总是仁慈的，你说孤单？不！绝不孤单！"

冥想是绝对必要的，什么事都不做也不用有罪恶感。刚开始情绪也确实会剧烈地起伏不已，但没有关系，让情绪过去（它们总会过去的），接下来，你将拥有生命中难得的体验。

冥想是需要多练习才能驾轻就熟的，要学习和孤独无聊空虚的感觉对抗，那些都只是假象，实际上，你一点都不孤独，你拥有的比想象中多许多，经常冥想也会带来健康。

在忙碌的生活中，抽一点时间让自己要摇摆的心安静下来，目光时常能观照内心的人，才能找到内心的平静，让思考更深入；让冥想更有效。

冥想是给自己最好的礼物

冥想是诸佛菩萨觉知宇宙人生的真理，因为幽冥难测，非凡夫所能窥知，故言"冥想"，对凡夫而言，就是思考探索。现代人的时间压力大，能有几分钟完全属于自己的时间，好好地放松一下，是给自己最好的礼物。如果只有短短的 10 分钟，你会选择躺着放松，还是冥想呢？

通过冥想的练习，我们能在很短的时间内，让呼吸及脑电波逐渐平静下来，全身也能慢慢放松，带领自己进入另一个领域，对减压和平静思绪有很大的帮助。

冥想与放松休息不一样，放松全身后，从肌肉到神经逐渐舒缓下来，会让人舒服得像睡觉一样；而在冥想中，我们也会放松身体，但会把精神集中在某个定点上，这个定点可以是身上的某个部位，也可以是身外的某个地方。因此，在冥想中，我们要保持既平静但又专注的状态。

冥想能培养一种满足和平静的情绪状态，它促使人的精神放松，脑电波平静，并且能调节血压；它还能启动副交感神经系统，从而平息体内的躁动情绪，清除肌肉中不必要的张力，帮助调节呼吸频率。如果每天练习5分钟或1个多小时冥想，对应付生命中当前的挑战或压力很有帮助，注意力集中和大脑活动平静能把你带入真正的冥想状态。

那具体应如何冥想呢？有以下几个方法可供参考。

第一，观呼吸。把专注力放在我们平稳且深长的呼吸上，且慢慢地缩小注意力的范围到鼻尖，或是鼻尖外那一小块吸、吐气的空间上。仔细感觉每个吸吐之间的变化，其他什么都不要想。

第二，观外物。你可以半闭着眼睛，把目光集中在眼前约一尺之遥的定点上，可以是一张图，也可以是一只烛光……尽量保持眼前的事物越单纯越好，以免分心。你可以在注视它一阵子后，缓缓地把眼睛闭上，心中仍想着那个影像，仍旧保持平顺的呼吸。

第三，内观。内观可以看的地方很多，除了之前介绍的观呼吸外，还能专注在第三眼、喉轮、心轮等多处。若有什么杂念产生，仍旧回来注视那个顶点，不要让自己的注意力分散了。

心情平静地晒太阳，你就体验过冥想了

虽然冥想这个词听上去挺深奥的，但是，现代人赋予冥想更多的含义和运作形式。听一首能让自己心情舒畅的轻音乐算是一种冥想，在内心深处为你所爱的人祈祷算是一种冥想，心无杂念地坐在阳光下晒着太阳也算是一种冥想。

约翰是一家大型航空公司的经理。一次偶然的邂逅让他学会了一种"坐在阳光下"的艺术，这让他第一次能够在忙碌的生活中找回宁静的心境。下面是他对这段宝贵体验的回顾。

在一个二月的早晨，我正匆匆忙忙地走在加州一家旅馆的长廊上，手上满抱着刚从公司总部转来的信件。我是来加州度寒假的，但是仍无法逃脱我的工作，还是得一早处理信件。当我快步走过去，准备花两个小时来处理我的信件时，一位久违的朋友坐在摇椅上，帽子盖住他部分眼睛，把我从匆忙中叫住，用他缓慢而愉悦的南方腔说道："你要赶到哪儿去啊，约翰？在这样美好的阳光下，那样赶来赶去是不行的。过来这里，好好'嵌'在摇椅里，和我一起练习一项最伟大的艺术。"

这话听得我一头雾水，问道："和你一起练习一项最伟大的艺术？"

"对，"他答，"一项逐渐没落的艺术，现在已经很少有人知道怎么做了。"

"噢，"我问，"请你告诉我那是什么。我没有看到你在练习什么艺术啊！"

"有噢！我有。"他说，"我正在练习'只是坐在阳光下'的艺术。坐在这里，让阳光洒在你的脸上，感觉很温暖，闻起来很舒服。你会觉得内心很平静，你曾经想过太阳吗？"

"太阳从来不会匆匆忙忙，不会太兴奋，它只是缓慢地善尽职守，也不会

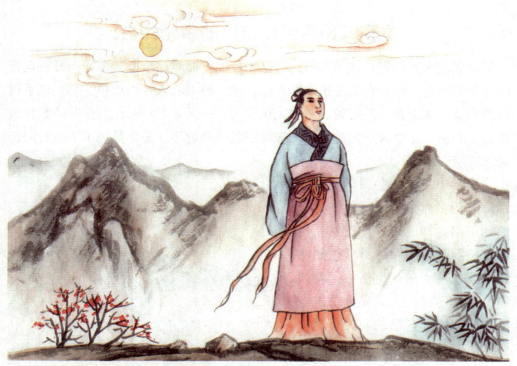

心情平静地晒太阳，你就体验过冥想了。

发出嘈杂声——不按任何钮，不接任何电话，不摇任何铃，只是一直洒下阳光，而太阳在一刹那间所做的工作比你加上我一辈子所做的事还要多。想想看它做了什么：它使花儿开，使大树长，使地球暖，使果蔬旺，使五谷熟；它还蒸发了水，然后再让它回到地球上来，它还使你觉得有'平静感'。"

"我发现当我坐在阳光下，让太阳在我身上作用时，它洒在我身上的光线给了我能量，这就是我花时间坐在阳光下的赏赐。"

"所以请你把那些信件都丢到角落里去，"他说，"跟我一起坐到这里来。"

我照做了。当我后来回到房间去处理那些信件时，我几乎一下子就完成了工作。这使得我还留有大部分的时间来做度假的活动，也可以常"坐在阳光下"放松自己。

只有低调地伏下身去，沉淀了生活中的浮躁，我们才能真正诗意地栖息在这温暖的大地上。请不要再把冥想当成一种玄乎其玄的事情，生活中随时都可以冥想，在下一个阳光充足的好天气里，就让自己沉浸在阳光中，美美地冥想5分钟吧。

冥想就是享受和自己的亲密约会

首先请大家回答：你是如何同自己相处的？面对这个极其普通但又有点哲学意味的问题，你是否迟迟不知如何作答呢？静下心来仔细想想，我们似乎很难找到真正属于自己的时间。一周工作5天，一天8个小时，工作时的紧张繁忙自不必说，连准时下班对很多人来说都是一种奢侈，多半是到了下班时间仍然无法结束工作。

生活中需要一些属于我们自己的时刻，而冥想正好能够为我们创造出这样的时间。巴尔扎克说过：躬身自问和沉思默想能够充实我们的头脑。生活中，我们需要为自己找出一段完全属于自己的时间，和自己的心灵对话，体味生命的意义。有人问古希腊大学问家安提司泰尼："你从哲

每天留一点时间与自己亲密地约会，生命会因此而更加灵动。

学中获得了什么呢？"他回答说："同自己谈话的能力。"同自己谈话，就是发现自己，发现另一个更加真实的自己。

其实很多时候我们就是自己最好的知音，世界上还有谁能比自己更了解自己？还有谁能比自己更能替自己保守秘密呢？因此，当你烦躁、无聊的时候，不妨给自己一点时间，和自己的心灵认真地对话，让心灵退入自己的灵魂中，静下心来聆听自己心灵的声音，享受与灵魂的私密约会。

在冥想中不妨问问自己。

1. 我拥有什么

通常我们会为自己没有的东西而苦恼，却看不到自己拥有的。例如，健康——可以听、可以看、可以爱与被爱，每天拥有食物供我们享用等。正如那句口口相传的话："失去了才知道珍贵。"让我们走出哀怨，这样就可以让我们看到什么是我们拥有的。

2. 我应该为什么而感到自豪

我们可以为自己已经取得的成绩而自豪，成绩不分大小，每一次成绩都意味着向前迈了一步；你可以为你刚刚战胜的一个挑战感到骄傲；可以为你帮助了一个陌生人而感到幸福；可以为帮助了一个朋友露出微笑；也可以为结识了新朋友或读了一本新书而高兴。总之，所有的一切都值得你自豪。

3. 我应对什么心存感激

每天都有很多事情让我们为之心存感激，同时也有很多人值得我们感激，因为他们在无形中教会了我们一些事情。生活中的每一天，对于我们来说都是一份珍贵的礼物。

4. 我今天能解决什么问题

设法把那些原本想留到明天才解决的问题今天就解决掉，尽量在当天完成手边的工作，要敢于面对那些棘手的问题，并换一种角度看待它们。

5. 我能抛下过去的包袱

"过去的包袱"就是指那些常年积累起来的伤心的经历和怨气。背着这些沉重的包袱有什么用呢？建议你对过去做一个总结，把值得借鉴的经验保存起来，然后永远地卸下重负。

6. 我怎样过好今天

要过好今天，我们就应该尝试着做些与往常不一样的事情。如果我们走出常规，学会享受生活，那么生活就是丰富多彩的，我们要敢于创造和创新。

7. 今天我要拥抱谁

拥抱是我们的精神食粮。曾经有一位心理学家说过：要想健康，每天要至少拥抱 8 次。身体接触是人最为基础的要求，它甚至可以帮助我们开发大脑。

8. 我现在就开始行动

其实，每天的生活都不是你想象中的那样，是让生活过得索然无味，还是积极向上，决定权就在自己的手中。从现在开始行动起来，努力过上幸福的生活，你就不会失去什么。

当你的生活变得干涸乏味，当你的内心觉得需要审视自己的时候，就是你的灵魂在提醒你，你需要静思冥想了。请为自己留出一段时间，选择一种你喜欢的冥想形式，认真倾听自己内心最真实的声音。这种倾听可以让自己从繁忙的生活中抽身出来，拓展我们人生的深度，让我们再度体验生命的甘美。

冥想让你实现从快乐到喜悦的转变

快乐和喜悦是完全不同的，它们看上去很相似，就像玻璃球和水晶球，但它们的差异巨大。快乐是外在事物的刺激经过反应模式后的产物，完全取决于外界，如果外界的那个刺激消失了，你的快乐就随之消失了。而喜悦不同，它是从你内心深处油然而生的，与外界没有关系。

举个例子来具体说说二者的关系。你来到了梦寐以求的旅游胜地度假，你会感到非常快乐，但是，如果你在度假的时候和你的旅伴大吵了一架，那你的内心很可能就会毫无快乐感了。相反，喜悦是和周围事物毫不相干的，如果你的内心平静、有善念，即使你居于陋室，你的内心仍然会保持喜悦。

因此，如果说快乐是一种情景乐趣的话，那喜悦则是一种更深层次的满足感。

在漫长的历史长河中，几乎所有人类的生命长度都消耗在寻觅与寻而不得的痛苦中。每个人都在自己短暂的人生中追求着幸福，而幸福恰似原野上的几点流萤，高不可攀又转瞬即逝。我们追求的幸福是一种情绪吗？

现代心理学家告诉我们，情绪是伴随着认知和意识过程产生的对外界事物的态度，是对客观事物和主体需求之间关系的反应，简单点说就是人对客观事物所持态度的体验，这就意味着我们的情绪是受外界影响的。而对于外界，任何人都无法完全掌控，因此任何人都无法完全掌控自己的情绪。如果幸福只是一种情绪，我们就无法找到长久的幸福。

既然不是情绪，那么，幸福到底是什么呢？它是指事业成功、家庭和睦、爱情甜蜜吗？如果是的，为什么新闻报道中那么多满足以上条件的人也说自己并不幸福呢？为什么我们有时会羡慕在街头长卧、醒来后一脸惬意与满足的乞丐呢？我们要的到底是什么？

那些开悟的冥想者们让我们了解到，我们要的实际上是内心的安宁与满足，我们要的是脱离于情景之外的喜悦。这种喜悦与外界环境无关，与物质条件无关。它不是情绪，没有标准，它只是一种内在的稳定状态。当拥有了这样的状态，不管遭遇灾难还是打击，无论生活贫穷还是富贵，我们都能始终如一地感受到永恒不变的喜悦。

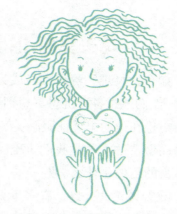

喜悦就是内心的宁静与内在的完整感，是在你度过这一天时发出的内在的声音。

我们穷尽一生追求着幸福，却不愿意停下来想一想幸福到底是什么，来自哪里。我们嘲笑想去南极而往北走的人，却没有发现自己就是在外界寻找内在喜悦的人；我们嘲笑拿着金饭碗四处乞讨的乞丐，却没有觉察到我们忙碌一生寻找的就在自己的心里。而冥想恰好能够让我们不曾静止的内心做一个短暂的休憩。

我们的内心被各种错误的观念和目标紧紧地捆绑着，犹如沙漠中负重前行的骆驼，根本无法享受行走带来的乐趣。我们给一切事物下定义，给一切行为定目标，最后却在其中失去了方向，迷失了真实的自己。只要我们意识到这一切所带来的恶果，只要我们终结所有这些错误，喜悦也就自然地出现了。只要我们不再为错误的观念与目标所困惑，我们就可以一直感受到喜悦了。

现代生活中的人们逐渐地从对物质世界的关注转移到对精神世界的关注中来，而冥想正是他们进行这种转变的方法之一，也是最奏效、最易行的方法。一位冥想者曾经说："喜悦就是内心的宁静与内在的完整感，是在你度过这一天时发出的内在的声音。"他告诉我们，喜悦是一种发自内在的感受，只要我们的心静下来，认真体会，我们就能感受到从快乐到喜悦的内心转变。

每天冥想 15 分钟，你会有意外的收获

如今，冥想和静思已经成为一种时尚，越来越多的人开始学习追求内心的平静。他们通过各种沉思冥想训练自己，让注意力在宇宙间漂浮，不被焦虑所困。伊斯华伦在他的书《征服心灵》中说："在深沉的冥想中，我们的心灵是静止、宁静而澄清的。这是我们童稚时期的天真状态，借此我们才知道自己是谁，以及生命的目的是什么。"

既然冥想这么好，有多少人会认真地说："好啊，这听起来真是相当的不错。我去喜马拉雅山上冥想吧。我要花 30 年的时间，每天都坚持 8 个小时。"会有人可以做得到吗？退一步说，有多少人可以每天花上 2 个小时来冥想呢？是否每个人都会有足够的时间和耐心来进行多次的冥想呢？

事实上，人们每天只需要 15 分钟的时间进行冥想就足够了。每天只需要15 分钟，呼吸方式都会得到很好的改变，更容易获得积极的情感。

有一位医学院的老师每天坚持 15 分钟的冥想，一段时间之后，他的情感和身体都得到很大程度的提高和改善，与那些不做冥想的人相比，他的状态要好很多。后来通过研究发现：冥想和人的心理免疫系统有着很强的关联性，会让人的身体机能更有活力和弹性。现在，冥想已经越来越多地应用在精神病领域里，并且已经被证实十分有效，它可以帮助我们克服严重的抑郁症、焦虑以及其他的心理问题。

冥想不仅对治疗严重抑郁有帮助，而且对缓解悲伤也有很明显的效果，那么它究竟是如何起作用的呢？

当一个人产生某种情感经历的时候，总会出现相应的身体特征。积极的情绪可能会让人的身体感到很舒适。但是当经历痛苦的感情时，比如焦虑的时候，人的身体可能就会出现不舒服的症状，如脖子、肩膀或者是胃部不适，而这些身体状况都对应着相应的情感。因此当遇到这样的情况时，不要钻牛角尖，而是要沉思一下究竟是怎么回事，到底发生了什么，要立即去感知身体中相对应的情况。

当感到压抑的时候，就要集中注意力在上面，并且接受这个现实，不要试图去确定它，只需要简单地接受它是什么。

"哦，现在心情很难受。难受就难受吧，这是不可避免的，以后就会好了。"

"天啊，我的胳膊上长了这么大的一个包，真是有趣。我想让它变小一点，它真的可以变小。"

……

举个例子来说，当人生病的时候，通常会建立起一个新的神经通道，大多数的人在这个时候会使自己的思绪陷入这种通道中来，而这条通道与压抑的负面情绪紧密相连，接着这条通道会被逐渐加强。这个时候需要做的是建立一条可替代的通道，而不是打通一条新的通道。这条可替代的通道是什么呢？就是我们自身的修复能力。

其实，人们在日常生活中所遇到的大多数疾病，身体都是有能力自己修复的，当然这也不是绝对的，但是在大多数的情况下是这样的。跟着身体的感觉走，去感知身体，去接受它，不要试图去修复它，它是什么就是什么，只要饶有兴趣地观察它就好了，身体内在的修复机制会自动处理它的。

而要做到适应这种方式的关键就是要练习，不断地重复，练习的过程并不是非得集中注意力 15 分钟，而是将失去的注意力找回来并且不断地重复。这样的训练方式其实就是一种冥想。

让每一个当下都有冥想的快乐

一位作家的工作压力很大，以至于她的大脑每时每刻都在高速运转，想着工作上的事情。直到有一天，她领悟到长期高压的生活让她忘却了体会身边的美好。她在书中记录下了当时的情况。

有一天午后，我带我的小狗碧珠出去散步。大概走了 4 个路口之后，我突然发现自己根本不是在散步，我还在想着刚刚和一位电视节目制作人通过的电话，我在担心出书的截稿日期，我在盘算要不要请一位新的助手。我的心无所不在，就是不在这散步的路上。"快乐只能从当下里寻找，"我提醒自己，"但是我要怎样让自己回到当下？就算能回到当下，我又该怎样把自己的心留在当下？"

忽然有两个字闪进了我的脑里：此刻。于是我开始用这个词来造句，描述在每一个当下所做的事。然后我的思绪开始上路："此刻，我和碧珠正走上一个小山坡；此刻，我在柏油路上一步一步地向前走；此刻，我正看着碧珠那小巧的身影在我前面又蹦又跳；此刻，我正深深地吸入一口夏日的空气；此刻，我正抬头仰望蓝天；此刻，我正欣赏一朵红花；此刻，我在这儿；此刻……"

在我练习"此刻冥想"的同时，我的思绪放松了，我的呼吸也逐渐深而缓了，我不再一路催促碧珠，它停下来时，我也欣然止步。我开始专心于每一个刹那，一股宁静祥和的感觉渗入我每一个细胞。散步结束回到家里，我觉得自己好像刚刚度过了一个美妙的假期，脸上还挂着满意的笑容。

从那一天起，我便常常做"此刻冥想"，尤其是在寻找真实刹那的时候。如果你想用"此刻冥想"呼吸法来做某种情绪治疗，在冥想时，你可以试试这样的句子——

吸气时想："此刻，我吸入了爱。"

呼气时想："此刻，我呼出了恐惧。"

再来一次……如此时常冥想，便会享受到一种宁静的快乐。

也许，你也正在经历着工作的压力，那么你不妨也学学"此刻"冥想的解压妙法，此刻冥想可以让你体察生活中的每一个细节，体验当下的每一份快乐。现在，就请你开始与我们一起进行"此刻"冥想吧。

冥想，让心安静下来的艺术

熙熙攘攘的社会，一定程度上造就了人们喋喋不休的内心。我们的心何时才能够停止唠叨和念头，内心没有冲突和恐惧？

一个女孩有一次生病急诊住院，在医院输液，那时才刚过凌晨5点，注射室里有她、一位中年妇女以及一位上了年纪的老太太三个人。因为输液时间太长，于是她们就聊了起来。中年妇女是因为糖尿病而输液，虽然她一直配合医生的治疗，但是还没能根治，她说生活太使人忧愁了。

女孩开玩笑地问："你是不是愁钱啊？"

中年妇女却说："我并不缺钱，就是不知道为什么一天都在奔波劳碌着，心里面从来没有闲下来过。你看这不，现在才5点钟，就得早早来医院输完液，因为待会儿天亮前要赶回家照料小孙子起床，给儿子儿媳做早餐，然后再送孙子去幼儿园。忙完这些我还要上班，办公室里也总有忙不完的工作，处理不完的人际关系。总之，整天都有忙不完的事，心里边总得想着这样那样的事，尽管想的都是些小事，但如果不去想，心里边又很难受。"

对面的老太太这时接过话："你要是总想着那些事情，病怎么能好呢？

你看这春暖花开的季节，赶紧放下心里面所有的东西，什么也别想，到外面踏青赏花去，让自己的心休息休息，总是这么喋喋不休地烦恼着，不病也憋出病来了。"

我们的心为什么喋喋不休，我们是否已经习惯于唠叨不止？

有的时候我们会突然觉察到自己的心总是在喋喋不休，持续不断地冒出毫无意识、缺乏逻辑、含糊不清、混乱嘈杂的妄念，就像水一样自动地溢出来。即使我们知道这不是理性的思考，也知道这些妄念会消磨我们的能量——让我们的脑子神经兮兮，弄得我们身心俱疲，胡思乱想既没目的又无意义，可是我们就是无法停止唠叨。

而无论你在思考什么——工作、事业、你的妻子或丈夫、孩子和你的财物——只要你的心里永远充满着念头，需要有事情做，就会唠叨不休、焦灼不安。如果我们的心总是唠叨不休，我们就会浮想联翩，就不能看见事情的真相，例如总是回想过去的错误，又预想未来的苦难，设想并不一定发生的种种，此时恐惧就会乘虚而入。你的心还存在着支离破碎的妄想，而恐惧却已全副武装地入侵，因此你的生活才会越来越乱，病痛才不能消除。只有在内心平静时，你才能看见生活里的恐惧、琐碎。如果你的心不再那么忙碌，不再为自己的困扰和焦虑喋喋不休，你就能安心地去认识自己从而享受生活。假如你说"我要了解它、控制它、除掉它、停止它"，其实你已经又开始喋喋不休了。

等到哪一天你遗忘了时间，能够轻松地放下家里的柴米油盐，平静地去欣赏街边的花草树木，并且随时准备融入山川河流当中，头脑自然而然地就能够抛弃那些妄想杂念，从而心就停止了喋喋不休。等到你全然觉察和了解了意识的结构、快感、悲伤和绝望，而脑细胞也变得平静了，也许你的心已经达到了纯然寂静的境界，而这正是冥想追求的境界。

沉思冥想，唤醒生命原动力

沉思是现代人最需要学习的自我身心调节的方法。我们除了靠正常的饮食和充分的营养来改善体质外，还要靠学习沉思来增强我们生命原有的能力。

人体在沉思时，全身肌肉放松，心率、呼吸及脑电波缓慢，适度有序；耗氧量减少，基本代谢率降低，免疫功能增强；全身血管舒张，血液中的肾上腺素与其他紧张激素下降，大脑皮层处于保护性抑制状态，皮层功能同步化增强，神经功能协调统一等一系列的生理变化，对强身健体、防治疾病及延缓衰老均相当有利。

科学研究证实，沉思不仅能修身养性、调节和增进大脑功能，对养血安神、逐渐消除因失眠引起的神经衰弱也很有效。静思可以使脑电波稳定，大脑功能迅速得到恢复。沉思时的能量消耗比安静休息时减少20%。当人心情舒畅时，身体会分泌一些有益的激素、酶和乙酰胆碱等，这些物质能把血流量及神经调节到最佳状态，从而增强人体免疫系统功能，提高抗病能力。

沉思作为健身的一种方法，方式极为简单而有效，且没有副作用，是最根本的健身之道。沉思不但能减缓身体的老化，甚至能够重新恢复生命的活力。

沉思冥想可以缓解身体的紧张状态，这是一个意志和精神战胜疾病的过程。病人通过思想的放松，由消极转变为积极，从而起到战胜疾病的效果。沉思冥想法是一种静养方式，但它比身体运动更有益于身心健康，它可以松弛神经，提高机体免疫力，还可以稳定血压、减慢心跳的频率。

美国哈佛大学一位医学家曾指出："一个人身心过分紧张，会削弱体内免疫系统的机能，冥思遐想带来的完全松弛，会减缓身体的紧张，是防治许多疾病的有效方法。"美国耶鲁大学医学教授伯尼·塞格尔认为，沉思冥想可以治疗包括心脏病、关节炎在内的多种疾病，甚至可以治愈和预防艾滋病和癌症。荷兰的医学研究证明，沉思冥想者比其他人的患病率低50%，在威胁生命的重病比率方面，更低87%。

《美国心脏病学杂志》曾发表了一篇论文认为，沉思冥想不但有助于修炼，还能大大降低高血压患者患心血管疾病的概率。研究人员对202位平均年龄在72岁的高血压病人，进行了长达18年的跟踪调查，最后发现，练习沉思冥想的病人，动脉壁厚度明显缩小，患心血管疾病的概率比对照组要低30%。

沉思冥想的具体锻炼步骤是：背靠椅上，头部顺其自然，或靠或斜均可，闭目静思。沉思冥想的对象最好是以往发生的愉快的事情，也可以是大自然美好的风光，如蓝天、白云、草地等，任凭想象驰骋。沉思冥想每天可进行2～3次，每天10～20分钟，必须在进食2小时以后进行，以空腹为宜，如早餐前或睡前做效果更佳。

沉思冥想并非思想家、哲学家的专利，如果你希望自己活得健康，活得洒脱，不如多多进行沉思冥想！

用科学的眼光见证冥想的奇迹

第六章

用科学数据说话，证明冥想的身心效果

过去，人们一直用冥想来放松心灵、减轻压力，但它的作用远不止这些，它甚至能给你的身体带来诸多健康奇迹。许多研究证明，冥想不仅仅能给我们带来心灵的平静，而且能抵御许多疾病，并提升身体器官的功能。

有些人可能会觉得冥想的身心效果并没有传说中的那么神奇。可是，真正尝试过冥想的人，会发现在冥想中，能够让人身心合一。最明显的特征是呼吸会减缓，连带着心跳也跟着减缓，血压也就随之降低了，新陈代谢进而也下降了，肌肉也不再紧绷了，整个人可以轻松很多。

这种效果不是因为休息而产生的，我们无法光靠着坐着喝杯茶打个小盹就奢望获得同样的效果。一般在休息的状况下，如果我们不花心思管理注意力，就无法看到新陈代谢率下降、耗氧量减少、二氧化碳排放量减少的情况，也不会出现像冥想时那样心跳速度一分钟少跳几下的状况。

研究发现，冥想时，血液中的乳酸浓度会下降多达1/3，这个量是纯休息者的4倍之多。乳酸浓度下降之所以如此重要，是因为血液的乳酸浓度与紧张和高血压有密不可分的关系。如果向血液中注入乳酸，就会让人产生不安的症状。

冥想对身体释放的荷尔蒙也有很大的影响。巧克力、针灸都会刺激身体分泌内啡肽，慢跑者与经常去健身房的人都很熟悉这样的情况，而冥想也会使身体增加内啡肽的分泌量。

挪威的一项研究发现，那些每天进行2次时间在30分钟左右冥想的人，在运动之后，其血液中的乳酸水平明显比没有进行冥想的人低，而乳酸过多是导致肌肉疲劳和疼痛的重要原因。

冥想为什么能缓解运动酸痛呢？研究者认为，冥想提高了身体的活动效率，就如同一种热身运动，因此当你运动的时候，身体就不会产生那么多的乳酸了。

所以，如果想让运动酸痛远离你，不妨在保持运动习惯的同时也保持冥想的习惯：只要简简单单地坐在那儿，深呼吸，将注意力集中在诸如"平和""安宁"这类的词上，就能缓解运动酸痛。

在面对重病的时候，病人的康复、求生意志至关重要。通过冥想，给自己快乐的生活暗示，调节心理状态，从疾病的恐慌中走出来，积极地参与人生，这便是最为有效的康复通道。即使是健康人，经常沉思冥想也可以消除疲劳，有益于左右脑平衡和给机体健康"充电"。专家认为，冥想对人体的免疫系统有良性的促进作用，能提高人体抵抗力，起到预防疾病的功效。国外的一项医疗调查显示，沉思冥想者比不擅此举者的发病率要低 50%，染上威胁生命的重病的概率要低 86%。

总之，冥想不仅会消除身体内不必要的压力，同时也会促使人们保持积极的身心状态。这些都是单纯的休息所不能达到的效果。

冥想是高血压和心脏病的杀手

谈起现代社会中最大的死因，心脏病无疑高居榜首。人们对其也越来越重视。据资料显示，在澳大利亚，27% 的死亡是由心脏病发或中风引发；在英国，这个数字达到 33%；在美国，这个数据更是高达 39%。

在竞争激烈的现代社会，心脏已经成了我们身体器官中最容易受威胁也最为脆弱的部分。饮食习惯的改变让心脏承受了生命之"重"，而现代文明病的泛滥也让心脏成了最易受害器官之一，而冥想是能够起到保护心脏作用的自然修身方法。美国的一项研究表明，如果每天能进行 2 次 20 分钟的冥想，就能有效地保护心血管的健康。这些试验发现，那些进行冥想的人血管里的脂肪沉积更少、血管壁更薄，能将心脏病的威胁降低 11%，中风威胁降低 15%。冥想对于预防高血压也同样有效，每天进行 20 分钟的冥想可以降低年轻人的血压，并能减少他们在老年时患上心血管疾病的风险。

很多人都研究冥想对心脏的作用。研究表明，经常性的冥想可以明显地帮助高血压患者，尤其在黑人中可以明显降低高血压患者的血压。美国的一项研究表明，如果高血压患者每天冥想 2 次，每次 15 分钟，连续这样做 4 个月，血压就会下降。

心血管或脑血管疾病的起因有点复杂，有时和遗传有关，有时又和老年有关，但无论是哪种情况，心血管或脑血管疾病都是可以预防的。尤其重要的是，如果我们能对这些疾病的前兆——高血压，迅速地做出反应，那么可以大大地降低发病的概率。

当身体感受到压力时，不仅血管会收缩，由于心脏必须更用力地运作，血压也会因此而升高。如果长期忽视这种现象，压力得不到减缓，心血管系统很有可能就会失常或完全受损，这就是所谓的"压力造成的损耗"。

瑟达斯西奈医疗中心心脏科找来103位患有冠状动脉心脏病的患者，其中一组以祷文为基础的超觉静坐方式进行冥想，另一组只接受病况教学。16周后，结果显示，冥想组的血压在实验结束时降低了3.4毫米汞柱（收缩压），只接受健康教学的对照组血压则上升了2.8毫米汞柱。而且冥想组的患者不仅血压较低，胰岛素抗性也有所改善，心跳速度的变化也比只接受病况教学的对照组小。

另一项实验也显示，修炼冥想8个月的心脏病患者在运动耐受性方面，包括最大负荷量在内，有多达14.7%的进步，心电图的数值也有大幅的改善。

墨菲与多诺万也找到了19份研究证实，通过冥想可以帮助血压正常或患有轻度高血压的人降低血压。这些研究通常将受试者分为两组，一组接受冥想训练，另一组则进行放松或类似的活动。虽然通过放松运动可以使人心绪平静，但它在降低血压方面却远远不如冥想。冥想可以让收缩压（峰值）降低多达25毫米汞柱甚至高达约20%。

班森医生的研究发现，除了促进心血管的健康外，冥想也可以减缓动脉硬化的影响。进行过冥想的人，比没进行过冥想的人血液中的脂肪过氧化物含量低，而脂肪过氧化物正是导致血管硬化的罪魁祸首。这是因为在冥想时，我们身体释放的一氧化氮浓度升高，这诱使动脉膨胀的效果从而让更多的血液流过身体。

这些研究中还有一方面特别值得关注。不是只有那些修炼专注力数十年的修行者能从冥想中获得好处，即使是冥想新手，也能出现显著的正面反应。而且这些研究只是追踪受试者几周或几个月——这一小段时间，都能获得如此正面的效果。如若长期进行冥想，效果又该如何呢？

加州大学洛杉矶分校的罗伯特·基斯博士和其他研究人员测试了112位经常冥想者的收缩压，进而给出了这个问题的答案。他发现，受试者的平均收缩压比大众平均值低13.7 ~ 24.5毫米汞柱。而且，有5年以上冥想经验的人的平均收缩压比冥想不到 5 年的人低 7.5 毫米汞柱。

由此可见，冥想最初的正面效果只是一个开端而已。随着进行冥想的次数越来越多，时间越来越长，累积冥想的经验也越来越多，获得的效果也会越来越显著。所以，即使是有高血压和心脏病的人，也可以通过冥想让转变发生。

冥想让你远离感冒

有科学研究表明，经常进行冥想的人在注射了流感疫苗之后能产生更多的抗体，这就表明他们拥有了更加强健的免疫系统。研究者还认为，这是因为冥想增强了左脑的活动能力，而这和免疫系统的功能有关。所以，面对流感威胁的时候，你除了在进行健身、营养保健之外还可以试试冥想的神奇力量。

在生活中，我们每个人都或多或少的有过这样的经验，明明重要考试的日期近在咫尺，却在这个时候感冒了，或者被分配重要的任务，却在遇到难关时累出感冒了。这是因为强大的病毒在人群中游走时，我们是否会感染，与这个病毒是否是致命的超级病毒并没关系，而主要和自己的防御状态有关。而当我们的身心系统承受压力时，荷尔蒙的分泌会减少，这让我们更容易受到周遭病毒的侵害。相反，保持放松与平衡的身心系统则能为身体的防御系统产生所需的荷尔蒙。而通过冥想，我们就可以达到此目的。

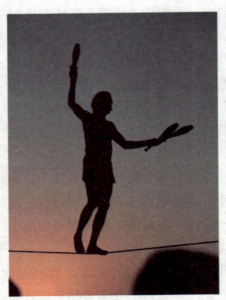

古那的作用可以比作走钢丝的技巧，即在动静结合中达到和谐、集中、平衡和美。

我们已经知道，在冥想时，机体会产生不少的内啡肽——亦即让人快乐的荷尔蒙。在神经系统中分布的内啡肽主要有 3 类：内啡肽（主要位于脑下垂体）、脑啡肽（enkephalins）、强啡肽（dynorphins）。这些内啡肽除了是大家最熟知的快乐因素外，在免疫系统中也扮演着重要的角色，可以在细胞里帮助对抗外来的有机体，尤其能够刺激自然杀手细胞的生成，侦测与摧毁有害的细菌与病毒。

冥想除了能产生内啡肽外，褪黑素的分泌也会增加，这一结果已被马萨诸塞州立大学的正念医疗健康中心证实。褪黑素是强大的抗氧化剂，能摧毁细胞中大肆搞破坏的自由基。

1968 年的研究显示，随着冥想的进行，一种叫 DHEA（脱氢表雄酮）的强效荷尔蒙的分泌也会增加。经研究证实，DHEA 除了是强化免疫系统的关键因素外，它还可以有效对抗细菌、寄生物与病毒传染，包括 HIV（艾滋病病毒）。

冥想并不是某种能让各大药厂都关门大吉的万灵丹，但是各种临床实验与研究都显示身心调和能产生许多好处。

总之，冥想的效果不仅仅局限于帮助我们放松和降低血压，它还能让荷尔蒙产生大幅变化，从而改变体内的生化平衡，增强机体的免疫能力。

冥想，重塑你的大脑

20 世纪六七十年代，科学家们开始对冥想进行正式的研究。这一系列研究都证明：冥想者可以让自己的注意力高度集中。伊尔文大学研究精神病、哲学和人类学的教授罗杰·沃尔什说："人类一直以来有一个基本的注意力缺陷的问题，只是在近几年，西方精神病专家认识到这种现象，而冥想成了解决这一缺陷的最好方法。"

美国肯塔基大学的科学家用一种可量化的方法，对冥想的功效进行了一次成功的实验。他们让参加实验的志愿者注视一个液晶显示屏，当某种图像显现的时候，志愿者被要求尽可能快地按动一个按钮。一般来说，图像出现之后，人们按动按钮需要 200 ~ 300 毫秒的时间做出反应，但睡眠不足的人却需要更长的时间，有时甚至无法做出反应。

长期的冥想练习可以增加神经元的同步激发，以及增加注射疫苗之后血液中的抗体浓度。许多神经科学研究指出，当我们持续练习与长期运用某些认知技能，比如记忆、注意力、视觉搜寻或语言学习时，会增加神经元突触的联结，造成神经回路的改变，而大脑中与这些认知功能相对应的区域也有较大的体积。

冥想法开发右脑，所谓的冥想就是停止知性和理性的大脑皮质作用，而使自律神经呈现活络状态。简单地说就是意识停止对外的一切活动，而达到"忘我之境"的一种心灵自律行为。这不是要消失意识，而是在意识十分清醒的状态下，让潜在意识的活动更加敏锐与活跃，进而与另一次元的宇宙意识波动相连接。宇宙本身充满着波动，波动即是信息，充满着未知的构想。借由冥想开

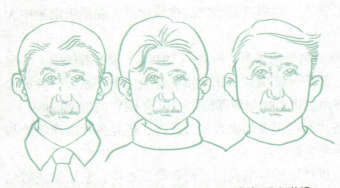

通过冥想重塑大脑，每个人都可以像爱因斯坦那么聪明。

启右脑的人，能够自由自在地使用宇宙的信息与构想。人类的大脑，受到天体星球运动的支配，是宇宙的一部分，而且具备着和所有波动同频道的机能。如同收音机，调对了频率，就能清晰地接收到讯息一般，冥想就是调整自己与宇宙波动的一种方式。

冥想可使得新皮质得到休整，借由旧皮质的功能，提高我们潜在意识的力量。为了尽快地进入冥想状态，我们必须使全身的肌肉、细胞以及血液循环等作用都缓慢下来，任何能使身心感觉舒适的方法都可以。根据科学的实验证明，当你进入冥想状态时，大脑的活动会呈现出规律的脑波，此时支配知性与理性思考的脑部新皮质作用就会受到抑制，而支配动物性本能和自我意志且无法加以控制的自律神经，以及负责调整荷尔蒙的脑干与脑丘下部的作用，都会变得活跃。冥想可以让我们的左脑平静下来，让意识听听右脑的声音，这样我们的脑波会自然地转变成 α 波。当脑波呈现为 α 脑波时（特别是中间 α 脑波），想象力、创造力与灵感便会源源不断地涌出。

著名的大脑科学专家春山茂雄认为，冥想力达到极致时就可以变成实际行动。美国马哈里希国际大学还专门设有这样的机构，对刚入学的大学生进行沉思冥想训练，并把掌握这种方法作为学生开始学习的先决条件。这个学校学生的智力及学业成绩在全国都是一流的。事实证明，凡是采用这种训练方法的学校，学生基本不存在打架斗殴等不良行为。

马哈里希国际大学的校长主张把沉思冥想训练贯穿于幼儿园、小学、中学、大学以至人的一生中。因为这是一种不用任何辅助仪器，而且任何人都能学会的自然而简单的方法。通过这种训练可以开发人的第四意识，使任何人都能达到智力飞跃的目的。现代科学技术已经证明，进行沉思冥想训练过的人脑内活性物质激素含量都大为增加。

冥想，让你的意识与宇宙意识同频

我们每个人都能够借由冥想的方式来创造奇迹，不要把它认为是什么超能力，它是心理上本来就有的东西，而且是任何人都唾手可得的东西。

人类的潜意识具有超越一般常识，几乎可称之为全然未知的超意识能力。举凡人类的直觉、灵感、梦境、催眠、念力、透视力、预知力等都是潜在能力的具体表现。而这种能力一直就隐藏在我们的大脑里，是一种超越时间、跨越空间，与无限境界相联结的能力。有人常以奇迹或超能力来解释某种神奇的力量，其实指的就是潜意识的力量，任何人只要懂得开发这股与生俱来的能力，那么几乎没有达不到的愿望。

人类的本性中，有一种强烈的倾向，就是希望能彻底变成自己想象中的样子。爱默生说："一个人的个性，便是他整天所想要做的那一种人。"佛经也说："我们一切的表现，完全是思想的结果。"可见，思想具有决定命运和结局的力量，这是一个普遍的真理。

许多成功的人物之所以能够实现他们的梦想，主要是因为他们将渴望和思想具体化、形象化，他们具有按照成功来思考问题的习惯。他们心里所想、行为所做的都是朝向成功的，因而最后都会成为现实。英国小说家毛姆曾说："人生实在奇妙，如果你坚持只要最好的，往往都能如愿。"每一种思想，只要持之以恒，百折不挠地加以贯彻，迟早都会梦想成真。俗话说，能够设想的东西，都能成为现实。今天，我们所享受的千百种发明，不都是思想化的结果吗？有人说，思想是一种能量，它具有无限潜在的发挥力量。思想确实可以把你带进一种状况，或是带出一种情况，你可以随意而思，也可以摆脱环境而想。你的思想可以使你快乐，也可以使你痛

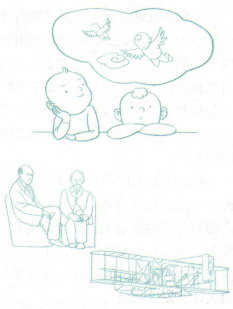

莱特兄弟从幻想到实现

苦，思想深深地左右着你的境遇。因思想而形成的力量，远比你想象的要大得多，发生在我们生活中的每一件事，几乎都是。

思想具有无穷的力量，能够设想的东西，都能成为现实，就像儿时的莱特兄弟幻想着能像鸟儿一样翱翔，他们坚持这个信念并付诸努力，最终发明了飞机。

21世纪，谁能掌握身心力量的运用，谁就是最大的赢家！现代人不断地追求成功，想要有所成就，同时也希望能拥有健康的身体，但是大多数的人都很难做到，到底是为何呢？生活周遭很多的例子证明了，不论我们是否聪明绝顶，或是否习得各种工作技能，成败往往就在我们的心念之间。

对冥想者的追踪：冥想者比普通人年轻 10 岁

冥想师、心灵畅销书作家莎朗·萨兹伯格（Sharon Salzberg）认为，"生活中的悲伤与快乐都存在反思、平衡和多面性，冥想可以将这些方面加强"。

萨兹伯格看上去红光满面、充满活力，让人全然猜不到他的年龄。萨兹伯格说，"冥想使人头脑保持开放，总是对客观世界保持兴趣。我感觉自己是越来越年轻，像是在游戏，重要的不是变老，而是继续学习和成长。"

正如萨兹伯格所说，冥想能够让自己感觉越来越年轻。罗伯特·华莱士博士早在1982年就在《神经科学国际期刊》上发表过关于冥想能够有效减缓衰老的文章。华莱士博士经调查研究发现，在平均年龄50岁的受试者中，练习超觉静坐5年以上的人的生理年龄要比实际年轻12岁。更让人惊讶的是，一些长期练习冥想的人，他的生理年龄比实际年龄年轻27岁！

那么，冥想是如何减缓衰老的呢？先让我们来了解一下什么是荷尔蒙DHEA。

DHEA是人体内最丰富的类固醇，是科学已知荷尔蒙中唯一一种会随着年龄的增长而减少分泌的荷尔蒙。DHEA在人体内分泌量的减少正好伴随着衰老的出现。DHEA对人体有以下功效。

1. DHEA可以预防抑郁，控制

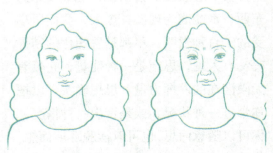

冥想是保持年轻的秘密

抑郁症患者体内皮质醇增多而产生的负面效果。

2. DHEA 是体内最重要的抗氧化剂和病毒的防卫机制，能够有效对抗各种细菌和病毒。

3. DHEA 能有效预防心脏病。科学研究显示，DHEA 的浓度和患上心脏病的可能性有直接关系。

4. DHEA 有强大的抗发炎性质。

5. DHEA 具有保护大脑的作用。科学研究显示，阿尔兹海默症患者体内 DHEA 浓度低于健康人。

6. DHEA 能有效防止胸腺的萎缩，而胸腺控制细胞的死亡，是衰老的驱动因素。

总之，人体内 DHEA 的浓度越高，就越能延缓衰老。

冥想对于体内 DHEA 的分泌有积极的影响。研究发现，长期坚持冥想的人体内的 DHEA 浓度较普通人高，还会比普通人年轻 10 岁。

时尚先驱可可香奈儿说得没错，"20 岁之前的容颜是天赐的，50 岁时的容颜则由你自己来决定。"我们衰老的速度是可以通过冥想这一方式来减缓的，科学家的实验数据已经向我们证明了这一点。因此，你还在等待什么？别再以忙为借口说自己没有时间冥想，用自己晚年的健康和年轻的身体为精神支柱，现在就开始冥想吧！

越多冥想越多快乐：冥想让快乐增值

威斯康星大学情感神经科学实验室的院长理查·德戴维森博士率先使用最先进的临床仪器追踪了冥想对大脑的影响。戴维森博士追踪数百位受试者的大脑活动后发现，左右前额叶区的活动情况可以精确评估人的心境。当人在兴奋或快乐状态时，左前额叶皮质的脑部线路最活跃；而当人不安、愤怒、忧郁时，右前额叶皮质的脑部线路最活跃。由此可见，活动范围偏左的人通常比较快乐与随和，右前额叶皮质活动较多的人则比较容易忧郁与闷闷不乐。

把这一研究结果描述为图形，则可以得出典型的钟形曲线分布图。中间的曲线最高，由此可见多数人都在这个范围内，即好坏心情混杂；位于曲线极左边的人可能很少出现心情不好的情况，即使情绪抑郁了，也能很快恢复；但位于曲线极右边的人则没有这么幸运，他们极有可能在人生中某些时候罹患过抑郁或焦虑症。

每个人都有预设的快乐"设定点"（set point），这个概念当然源自对心情范围的研究。以前没听过这个概念的朋友可能会感到很惊讶，但是只要仔细想一想，仔细观察一下我们自己或身边的人，就可以了解这一点了。每个人都有失意与快乐的时刻，但是每个人偏向快乐或悲伤的程度通常是不变的。有的人可能敌意明显，受害感或失败感很深，也有的人不管碰到什么事都能从正面来诠释，这正是因为"设定点"不同的原因。

研究还表明，即使人生中发生重大的负面或正面事件，我们自评的快乐程度大多也会维持不变。研究的受试者中包括因车祸而下半身瘫痪的人以及买彩票中头奖的赢家这两种极端。研究人员发现，虽然发生了这种极度让人悲伤以及极度让人兴奋的事，但人的快乐程度并没有发生多大改变。

此外，研究不仅显示每个人都有预设的快乐"设定点"，而且还发现这个点是可以移动的。关于这一点马萨诸塞州立大学医学院正念减压诊所的创办人卡巴金博士和戴维森博士携手合作，一起评估了正念冥想（mindfulness meditation）对人的影响。

研究中，卡巴金博士教导从事生化科技事业的员工正念冥想的方法，每周授课约3小时，为期2个月。在接受训练之前，这些员工都抱怨过压力太大，个别测试也证实员工的fMRI扫描结果偏向快乐范围的右边。不过在接受完训练后，他们的fMRI已渐渐往左边偏移了。受训者也表示自己越来越有活力了，不再动不动地就抱怨，不安的次数逐渐减少，工作上的意念也更为坚定。只是在区区2个月内，冥想新手就改变了他们整体的心境，让快乐"设定点"移动了。如果长期如此冥想下去，又会有怎样的结果呢？

就在这个时候，戴维森博士遇到了一位修行已久的高僧，他是一位经验丰富的冥想者，而且同意参与fMRI研究。除了这位高僧外，当时接受戴维森博士测试fMRI的还有174位普通冥想者。结果显示，高僧的"设定点"位置果然落在快乐范围的最左端。

功能性脑部造影与行为实验室也做过类似的研究。当受试者在冥想时，他们在受试者身上装配256个带有电子传感器的脑波仪（EEG），一组为8名资深冥想者；另一组为10名没受过冥想训练的学生，以此比较这两组冥想者的仪表数字。当他们要求对照组静坐冥想时，对照组的伽马波（gamma wave）稍微上扬，相比较之下，僧侣的伽马波活跃许多，不仅移动迅速快、异常强大，而且他们的脑波变动井然有序。冥想经验最久的僧侣，伽马波的波动最强，有些僧侣的脑波活动甚至创下了此前从未有过的纪录。

《华盛顿邮报》提出这样一个观点，"剂量反应"（dose response）有助于建立清楚的因果关系。简而言之，冥想越频繁的人，就越擅长、越容易感到快乐。造成这种现象的原因，过去的科学家认为是因为人成年以后脑部神经细胞之间的联结就固定了，但是现代的科学家不这么认为，他们发现大脑的线路与内部运作会持续发展与进化，这才是真正的原因所在。

正如戴维森博士所表示的，我们发现受过训练的心智或大脑和没受过训练的其实是不一样的，即便是冥想一会儿，也能对心境产生正面的影响。如若我们能提升冥想的频率，即可开启新的神经路径，重新塑造我们的大脑，把我们的快乐"预设点"往左移。总之，冥想会让我们变得更快乐。

第七章 初学冥想者可能遇到的困惑

练习冥想需要调整自己的信仰体系吗

有些人练习冥想，可能是由于他们自身所信奉的宗教中需要借由冥想修行。但是，现代人练习冥想，大多是一种身体和心灵上的保健和静心。也就是说，我们不需要接受任何宗教信仰，就能够从冥想中获益。一些冥想练习者的生活核心是某种信仰，一些冥想练习者没有任何自己的信仰体系，这两种人都能够在冥想中获益。

用一句话来说，信仰和冥想是不同的梯子导向相同的理解，梯子不重要，重要的是理解。加之现代科学的研究也证明了冥想在人身心方面的积极作用，因此我们可以肯定地说，冥想者不需要调整自己的信仰体系就能够从中获益。

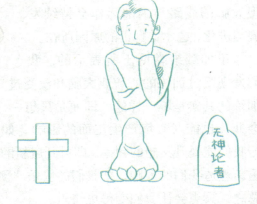

冥想者对于大多数人来说是一种身体和心灵上的保健和精心，并不需要调整信仰体系。

你为什么要冥想

有些人认为冥想是一种达到极乐境界的活动，是一种虚无缥缈的情感现象。其实，冥想有着一套严格的修炼方法，冥想需要纪律和苦修，也许你会在某个时间点，觉得冥想带给你的是百般挫折，于是你想就此放弃。但是，如果你能够坚持下去，你会发现，冥想是一种极好的顿悟方式。

每个人开始冥想的原因都不尽相同，他们也许是听说冥想可以改善记忆，以便他们能够自如地应对各种考试；有的人是想要借助冥想来辅助他们抗癌或

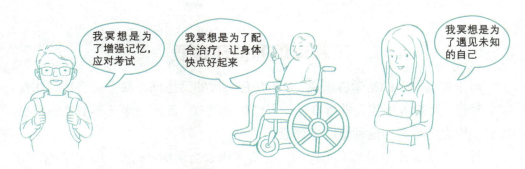

不同的人冥想的目的也不尽相同，但是他们总能收到比预期更好的效果。

者其他重病。无疑，冥想是一个极其强大有效的工具。

最终，冥想者会发现，无论他们开始冥想是因为什么，他们从冥想中所获取的益处总是比他们原本期待的要多。冥想总是能够给予我们更多的正能量，并且帮助我们了解内心问题的出处。

冥想和催眠之间的异同

冥想和催眠看起来有些相似，实际上是两种不同的状态。首先，我们在进行冥想练习的时候会有一些身体和心理特质，比如，身体始终保持在放松的状态，心绪平和、安宁。但是，催眠就有很大的不同，刚开始时也是让人完全放松下来，但过程中被催眠者可能在催眠师的暗示引导下出现各种不同状态，像紧张冒汗、心跳加快等，并不是一直处于轻松自在的心境中。

其次，我们进行冥想练习都是运用自己的意识来想象冥想的目标，而在催眠状态下，是受到了催眠师的指引才产生的想法，并不是被催眠者自己想要关注的或者用到自觉意识留意的内心行为。催眠是一种帮助我们改变某种状态或习惯的工具，在催眠状态下的暗示，不仅能够改变身体的感觉、意识和行为，而且还可以影响内脏器官的功能。冥想是一种改变意识的形式，它通过获得深度的宁静状态而增强自我认知，从而可以保持良好的状态。在冥想期间，人们可能会集中在自己的呼吸上并调节呼吸；采取某些身体姿势，使外部刺激减至最小；产生特定的心理表象，或什么都不想。

了解冥想的循环特质

对于许多冥想的初学者来说，并不是每一次的冥想练习都会是美妙的体验。很多时候，冥想者可能会觉得自己一点进步也没有，甚至效果还不如之前理想。其实，你大可不必为这种情况感到泄气。

每一次的冥想效果都是不同的，有很多因素会影响冥想练习，比如你当下的身体状况和心情、周围环境的变化甚至是天气和季节的转换。因此，每次冥想你的体验和收获也会有所不同。最重要的是，不要强迫自己，不要让自己过度疲劳或者过度努力，要让自己放松。有时候，停止冥想练习一段时间也是有必要的。你会发现，当你的身心得到了休整和恢复后，你将能够更好地运用冥想整合你的身、心、灵。

我们应该把冥想推荐给周围的人吗

许多人在练习了冥想之后，都体会到自己的身心内积聚了越来越多的正能量。那么，许多人会问，自己练习之后产生了效果，是否应该向家人和朋友推荐呢？

这个问题的答案是十分肯定的，如果真的关心你的家人、朋友，即便强行推荐也应该把冥想推荐给他们。通常来说，当你身边的朋友看到你因为练习冥想而有了正面的身心转变之后，他会自然而然地产生兴趣。即使你的家人和朋友一开始没有兴趣，强行让他们练习也无妨，这样做才是真正地关爱他们。练习冥想后，内心就会变得平静，被迫不情愿地练习的人，不久之后也会自发地练习，同时他也会意识到你是真正在关心他，从而对你产生感激之情。而当你有了冥想练习的伙伴时，更加有利于你对冥想的坚持。你们讨论冥想时的种种

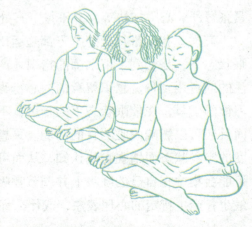

把冥想推荐给你周围的人吧，当他们体会到冥想的益处会发自内心地感谢你。

感受，也能加强你和亲友之间的心灵交流。

身体状态不佳的时候应该冥想吗

冥想可以让我们获得宁静、轻松等感受，可以解除精神上和身体上的疲劳，所以说冥想应该是一次愉悦的体验，是我们真心喜欢的一件事，而不应该把它当作是一件被命令、被强迫的事去做，如果你有这种感受，那还是不要再继续冥想练习了。

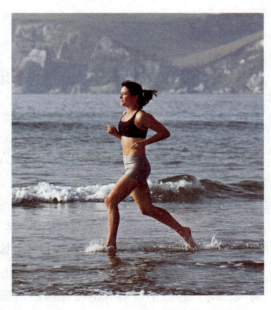

通常"如果不做就怎么样"这类的想法是由心中的怒气引起的。但你要明白，压力并不是冥想带给你的，任何时候你不想做了都可以不做。因为带着不情愿的心情做冥想，不仅收不到效果，还会徒增自己的精神压力。

"累了"是我们在生活或工作中经常出现的疲劳感觉。它出现的原因是你的头脑中有着太多各种各样的杂念，它们的活动导致你产生疲劳。如果在工作中优柔寡断、瞻前顾后，疲劳就会在你的心里堆积，而事实上你的身体并没有那么疲劳。所以，累只是你的一种错觉。

不要急着反驳，累了说明你正在被某些事情烦恼着，比如，我们习惯在跑步的时候给自己制定目标，必须跑多少公里。其实，跑多少公里只是你头脑里的概念，跑步之前你已经在脑海里对"跑多少公里"产生了畏惧，你潜意识里认为这是一件很费体力的事情，所以跑完后你会觉得很累，但实际上，"跑多少公里"这个目标，和身体没有任何直接关系。所以，如果你只是想通过跑步锻炼身体，而不是去当长跑冠军，最好不要给自己定目标。你只要根据自己的体力去跑，跑到身体再也支撑不下去的时候就停下来，你就不会感到那么累了，而且精神反而会变得越来越好。

我们跑步的目的是追求身体健康，应该时刻关注的是我们自己的身体，而不是跑步的距离。无论做什么事都要以身体的感觉为出发点，这样做完事情之后，身体就不会感觉太疲劳。累了也不是身体的问题，而是因为我们内心有太多无用的思考。因此，累了的时候做冥想练习，既可以缓解内心的烦躁，减轻精神压力，又可以让人变得轻松、安宁、平静。

不过，如果你练习冥想不是心甘情愿的，那么就停止吧，等到心情愉快，或者是真正体验了冥想的效用之后再开始练习。

如何面对冥想时你不愿意面对的情感体验

生活中你是否有过这种体验，面对一件你完全没有尝试过的事情，你的内心就给出了否定答案："不，我做不到。"对于冥想也是如此，总会有一些人会人为地阻止自己冥想的能力。当一个人去阻止自己运用冥想的能力时，通常他是出于恐惧，他害怕面对心中没有被自己认可的感受和情感。

如果你的内心中隐藏着你不愿意面对的情感体验，那么请记住这样一个事实，没有任何东西能够伤害到我们，我们之所以会陷入困境的泥沼，是因为我们害怕体验自己的感情。在冥想中一旦体验了什么不寻常的、让人始料未及的情况，最好的解决方式就是正视它的存在，想办法解决，你会发现，一旦你有勇气面对，它就不会对你造成任何的负面影响。

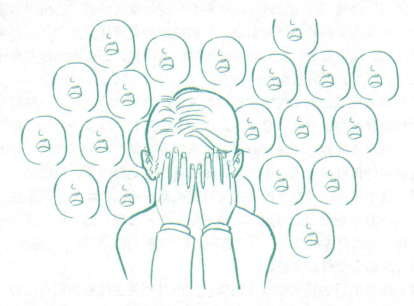

当我们害怕体验自己的感情时，我们就会深陷困境的泥沼。

当然，如果你遇到的障碍太强大了，以致你无法独自面对时，那么，不妨找你信任的人畅谈或者向你的治疗师进行咨询。只需要记住，恐惧来自我们不愿意去面对的事情，当我们愿意深入地探究这一恐惧的源头时，它就失去了对你的制约力。

为什么冥想中总是走神

初习冥想时，最大的问题就是容易走神，也就是所谓的沉闷和浮念。大多数冥想者都会有从轻微到严重程度不同的沉闷感和浮念，这是除了外部环境外，冥想者需要引起重视的两点。

沉闷和浮念，都是指冥想的专注力完全被打断。沉闷是指睡意或沉重感威胁到注意力的情况。轻微的沉闷包括松懈而不再保持灵敏与专心的状态，以及即将入睡的更加松懈的状态；而极度沉闷是指发现自己已经完全睡着的情况。一般来说，参与冥想时，午餐后这段时间往往不容易集中注意力，内心会变得迟钝，身体渐渐滑落，甚至还会听到打呼声，甩甩脖子后才能恢复注意力。

对于沉闷的状态，我们可以通过尝试降低外在因素的影响。例如午餐后的冥想不容易集中注意力，可以试着把时间往后推，或在休息之后再进行冥想。

浮念，即妄念。比如，当你在进行冥想时，在第2次与第3次呼吸之间，突然想到信用卡的付款期限到了，而你忘记了往信用卡里打钱。虽然你的信用卡与工资卡的网银关联，但你的工资卡里貌似也没有多少钱了。这时，你会开始变得紧张，手心里甚至会微微冒汗，你会想到：我这是在哪里？在干什么？我是在冥想吗？我是数到3还是数到4了？在妄念下，你乱了方寸，或者更确切地说，你失去了专注的目标，这种情况是比较严重的浮念。这时，你可以从"1"开始重新数起，慢慢地但坚定地把心收回来。

有一位作词家认为冥想课程可以刺

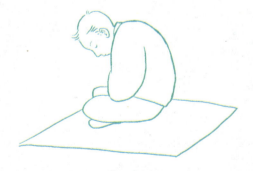

冥想中往往会有人因为沉闷而产生睡意

激创意的源泉，所以第一次冥想时带了纸和笔随行，打算一有新灵感的时候，就在纸上记下来。但是冥想老师没收了他的纸和笔，告诫他："冥想的任务是遏制思绪，而不是酝酿思维！"

　　这位老师的话道出了冥想的核心，但是由于这和我们习惯先锁定想法再发挥想法的倾向相反，所以并不是件简单的事。一些比较资深的冥想者在冥想中也会出现上述情况，但他不会在意，而是继续专心数呼吸，避免专注力受到干扰，杂念自然就消散了。我们也可以通过努力做到这一点。

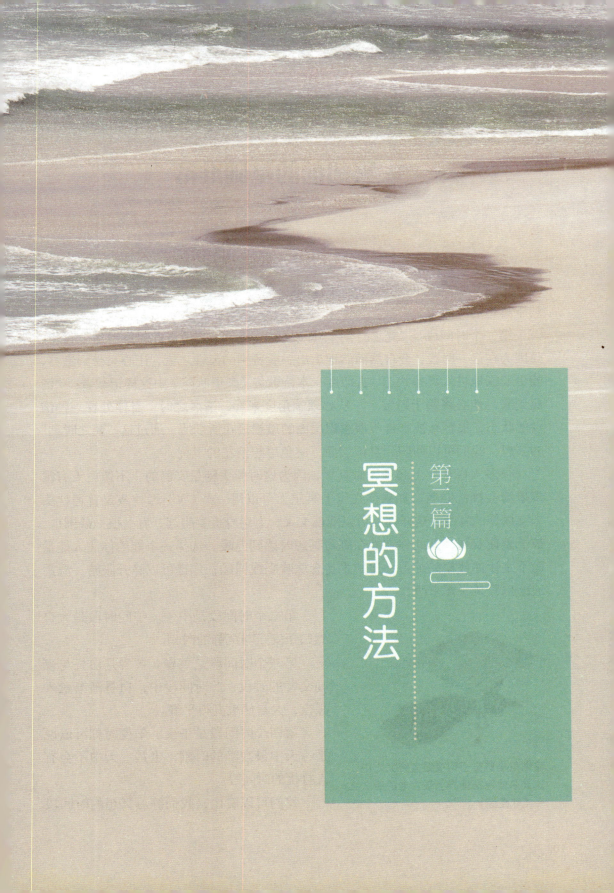

第二篇

冥想的方法

第一章 冥想前的基础准备

四个最有利于冥想的时间段

何时冥想这个问题没有固定的答案，但是一些书籍中还是给出了四个最有利于冥想的时间段。

第一个时间段是"梵之时刻"，即凌晨3～5点。之所以此时间段适合冥想，是因为在这一时段，会自然而然地生出一股特别的灵性之流，让心灵受到滋养，能更顺畅地进入冥想状态。古印度一本诗歌集《梨俱吠陀》中这样记载着："清晨到来，他必将赐予财宝。"从心理学角度来看，清晨之时，身体处在一种惰性的状态，很容易被来自于潜意识层面的思想浪花所征服。通过这"梵之时刻"的冥想，我们可以回归到意识层面，避免思想浪花的干扰。

很多人喜欢早上起来先做冥想，因为这时候头脑是安静的，不像白天有很多事情会扰乱心境。如果你在床上冥想，可以用一个"V"形枕或是普通枕头来支撑你的背部，这样你就可以双腿交叉，上半身挺直坐起，肩上披一条围巾，被子盖住双腿，如此你就能在练习冥想时感到温暖。选择一个能给你注入能量而不是让你放松的练习，比如手持念珠吟唱或诵经，你也可以睁开眼睛，温柔地凝视着某一样东西。

第二个时间段是中午。午间时段是大自然归于安宁与沉静的时刻。

第三个时间段是黄昏。黄昏是白昼与夜晚交替的时段，此时间段中，白昼渐渐融入黑夜，大自然也变得平静。

第四个时间段是午夜。午夜时刻可以说是一天中最寂静的时刻，也是一天中不会有人打扰的时间段。

我们可以看出，我们练习冥想的时间段

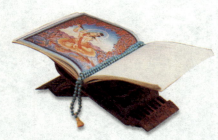

瑜伽哲学贯穿于印度经典经文之中，这其中就包括世界上最古老的经文之一《吠陀经》。

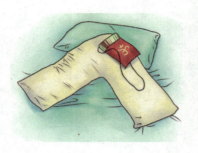

◀ V形枕可帮助你在床上做冥想时保持挺直的姿势。一条念珠，可以用来计算诵经的次数，当不用它时最好把它收藏在特制的小袋子里。

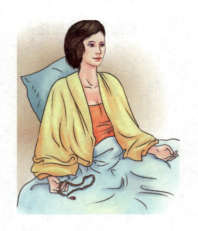

▶ 如果你喜欢在早晨醒来时做冥想，那么你的床就是平静而温暖的天堂。

是充分利用了自然时间的。这四个时间段都是自然平静之时，因此，在这些时间段练习冥想，我们就能充分利用大自然的帮助与庇护。

值得一提的是，你一旦选定了适合自己的冥想时间，就必须每天严格遵守。因为，如同物质世界，精神世界也有一种韵律和循环的规则在其间起着作用。坚持固定的冥想时间，冥想者会发出强烈的意识，在每天固定的时间自发地感觉到有练习冥想的需求。

冥想的着装要求

古代的冥想者在冥想时，通常是赤裸上半身，身上缠着类似荆棘的植物，用以表示冥想和苦行相结合。慢慢地，冥想者的服饰有所进化，冥想者开始穿着简单的服饰，把全部注意力集中在对身体的信心上，他们通常身穿宽松的披肩，以保证身体舒适。

在东方的传统中，有些瑜伽信奉者根本什么都不穿——当然这并不是出于贫穷和禁欲主义，而是想无限接近原始的本性。

对于现在的冥想练习者，冥想时着装并无严格规定，只要穿着舒适就可以了。重要的是你穿着的衣服要宽大而且不会束缚身体。需要注意的是，冥想期间由于体温会下降，穿得稍微暖和一点是比较明智的，感觉冷会让人觉得身体不适，使注意力分散；身体太温暖又容易让人睡着。因此，在手边准备一条大披肩或毛毯是很好的选择。如果地板太硬或是冰凉，你可以准备一个舒适的瑜伽垫。

冥想服饰的变化：

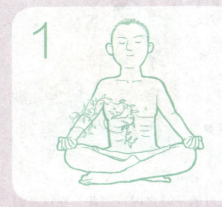

裸露着上半身，缠着类似荆棘的植物。

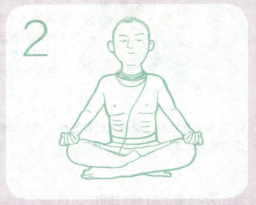

服饰简单，所有的精力都集中在体位，重拾对身体的信心。

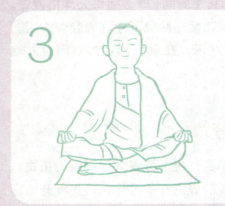

穿着简单，披着舒适而宽松的披肩，铺着简易的垫子。

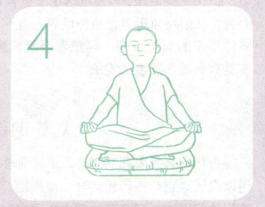

穿着简单而舒适的服装，铺着舒适的瑜伽垫。

另外，在冥想时，最好摘除自己的配饰，如手表、眼镜、首饰等，这样能让身体更加自然没有拘束。当然，有时候佩戴一些具有特殊意义的首饰能够帮助冥想者更快地进入冥想状态，比如水晶、佛珠等。在冥想的过程中要注意：

1.一些冥想者发现穿戴一些特殊的有情感价值的披肩或衣物，可以启发他们冥想的练习。

2.冥想的时候双腿需要盘起一段相当长的时间。如果你采用莲花坐的姿势，由于织物的光滑表面，双腿会容易滑开。所以，棉质衣服是更好的选择。

3. 在和你的伙伴一起练习冥想的时候，最好不要喷气味过重的香水，以免影响他人。

总之，进行冥想练习时的着装没有硬性要求，只要本着身体舒适的原则即可。

选择清净的冥想场所

关于冥想的场所，《毗耶娑经》中记载："没有规定的地点，只要能够让心意专注，任何地点都可以练习冥想。"虽然如此，在你成为冥想高手，能够游刃有余地随时随地地撤回心意进入冥想状态之前，你最好选择一个不受外界打扰的环境来进行冥想。

一个适当的环境能够帮助你专注和尽快进入冥想状态。以下是对冥想环境的要求：

1. 舒适、安静，不会被打扰

一个舒适的环境能够让你更顺畅地进入冥想状态，安静的环境有助于你更好地控制你的注意力。在冥想期间，你需要把你的手机调成静音状态，座机电话也最好暂时拔掉，以免受到干扰。

2. 通风，空气新鲜

新鲜的空气对冥想者来说是很重要的基础物质。新鲜的空气能保证充足的氧气，可以让冥想者保持一个清醒舒畅的状态。

如果你一直在相同的地方进行冥想练习，那么这也有利于你培养冥想习惯。选一个安静、整洁的地方，这样当你坐在那儿的时候，就能保持心情平静、思维集中。要确保自己的身体足够暖和，因为当你放松并进入冥想状态时体温会下降。

可以在你的冥想空间放一张特别的椅子，或者你最喜欢的坐垫、靠垫，或一块舒服的毯子，还可以准备一张摆有香烛和鲜花的桌子，或者任何你觉得具有抚慰身心、启发心灵的物品。

选择冥想时间、地点

　　要培养一个新习惯，需要下定决心在生活中给这个新的定期活动腾出时间和空间来。在一个合适的时间和地点定期地做冥想，有利于你更快地适应冥想状态。也许有时候你不想做冥想，而想做点别的事，但当你错过了练习时间，身体就会开始感到不舒服。而当你不得不放弃自己正常的冥想习惯时，可能需要花几天时间，但这是一个有意识的决定，而不是简单的遗忘或耽搁。

在固定的时间冥想

　　把冥想练习放在一个长久养成的习惯前后是很有帮助的——比如放在早晨梳洗之前，刷牙之后，或午饭、晚饭前。正因为你每天都要做这些事情，那么你自然也都会每天去做冥想练习了。早上醒来时或吃饭前（因为在饭后容易犯困），或晚上散步之后，或者聆听了具有抚慰作用的音乐之后，这些都是练习冥想的好时候。你也可以先在床上看会儿书，然后在睡觉前练习冥想。总之，要选一个不受打扰的时间段——你的生活越是繁忙，你的冥想练习就越有益、越能帮你消除压力。夫妻可以在共同的空闲时间里一起冥想，或者在一家人醒来之前早起一会儿进行练习。不管你选择什么时间，一定要持之以恒来养成你的冥想习惯。

在床上冥想

　　如果你喜欢一大早练习冥想的话（最好身上披一条围巾，并把对角系起来），你的床就可以成为你的冥想空间了。先梳洗一下，喝杯水，再伸个舒服的懒腰让自己真正清醒过来——并且要保证坐下时脊柱挺直。

　　如果你每天早上都在床上练习冥想，而且在床上你才有打开心灵的习惯，那么晚上睡觉前在床上练习一些简单的冥想可能也会让你备感舒适。

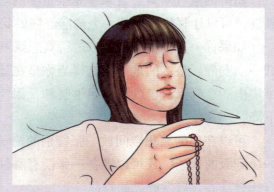

手持念珠，重复一段曼特拉或几句简单的祷告再安心入睡。

选择冥想物品

利用自己放在冥想空间的物品来进行一项经典的冥想练习吧，这种练习被称为特拉塔克(Tratak)，或"凝视"。这需要你坐直不动，同时凝视一件物品。

通常凝视的焦点是一根点燃的蜡烛。如果你练习这种形式的冥想，要确认一下房间内无风，因为风会吹得烛焰摇摆不定，让人头痛（癫痫和偏头痛患者应该避免凝视烛焰）。要柔和地凝视，而不是瞪着眼睛看。片刻后，闭上双眼，在头脑中想象蜡烛的形象。当它逐渐淡化时，重新睁开眼睛，凝视蜡烛，并重复这种意想过程。几次之后，你头脑中的形象就会逐渐巩固，而集中的程度也会加深。

你可以在开始冥想前先点燃蜡烛，在结束时吹灭它，同时心中默念"谢谢你"。烛焰通常代表着神性显灵。如果你会真心喜欢去培养这种对神性的更强烈的感知力，那么神性就会存在于你体内并围绕在你身边。

特拉塔克的形式有很多种。你可以手拈一枝花，在手中把玩，观察它的颜色和结构的每个细节。或者手中拿一块水晶，感觉它的形状和清凉，这是另一种形式的特拉塔克——不过在这个时候，你的双眼要一直闭着，所谓"凝视"其实是通过触觉来完成的。你也可以选择任何能启发你心灵的物品来"凝视"，都同样有效。

姿势的伸展

如果你整天都驾车出行或伏案办公，你可能希望在开始晚间冥想练习之前先伸展一下自己的身体，以重新得到一个有力的挺直姿势。你可以试着在站立时用头顶着一个重物，以此来强化脊柱，提高平衡感。古代的人常用头顶着一堆书围着屋子转来学习"行为举止"；全世界的搬运工背部都挺直有力，这也是由于他们头部负重而形成的。

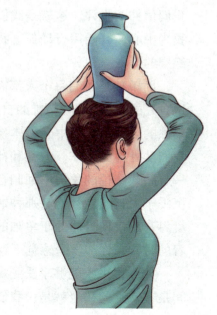

对着重物的重力向上伸展脊柱，让你的冥想姿势"稳固而舒服"，这也正是帕檀迦利推荐的做法。

放松的水平伸展

伸展背部是绝好的冥想准备活动。在地上躺 10 分钟，伸展背部，轻柔但稳固地把思想集中到此刻的呼吸上，同时放松身体，这能迅速恢复你的身体活力。

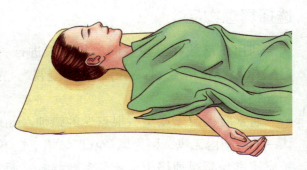

仰面躺在地上的时候要保持警觉、温暖。用这种姿势伸展能保持脊柱挺直——因为冥想的时候，脊柱总是要尽量保持挺直。仰面躺下，放松身体，有很多冥想技巧可以用来保持头脑警觉、注意力集中，比如数自己呼吸的次数，从 1 数到 10，再从 10 数到 1，或者想象能量沿着脊柱移动，又或者想象乡间或海边的一幅宁静的图景。放松之后做几个深呼吸，活动你的脚趾和手指，伸个懒腰，打个哈欠，然后慢慢坐起。你现在就可以真正开始做冥想练习了。

单独冥想的必要性

对于冥想者来说，独处尤为重要。独处并不是要让你心感孤独，当我们在周围建起一道拒绝的墙，我们就是孤独的。我们拒绝所有的批评、所有新的思想，因为我们害怕，不想受伤；我们曾经被伤害过，受伤的记忆还在那里，所以我们抵抗；我们相信信仰，或者相信其他什么，我们拒绝任何怀疑的意见以及对我们信仰的批评，这就是我们大多数人的孤独。在这样的孤独中我们变得以自我为中心，开始用行动孤立我们自己，从而感觉不到同他人的联系，这是彻底绝望的孤独。

而单独是我们每个人都需要的一种状态，尤其是我们的心，因为我们单独地自处的时候，那种精神的自由会还给我们一个真实的自我。对于"自我"来说，单独的自处是人生中必须体验到的美好时光，因为独处是灵魂成长的必要空间。我们从外界的工作、教育和社交中抽出身来，回到自己的世界；或者从与朋友一起高谈阔论的争辩中回归自我的思考；或者从成群结队的闲逛中离开，独自沉浸于大自然的怀抱。那种娴静、充实和满足的独处就是我们所追求的单独的境界，不仅使身体处于单独的状态，而且还要找回心灵的自由。当你一个人待着的时候，你却丝毫感觉不到空虚或无聊，而只是感受到一种单独的体验。

如今很少人能够享受到那样单独的状态。因为现在真正属于我们自己的时间是非常少的，也就是说我们根本没有真正地单独过。我们和父母在一起的时候，我们的时间很多时候是由父母支配的；我们和朋友在一起的时候，我们的时间是属于大家的；我们在教室上课的时候，我们的时间是属于老师的；哪怕一个人上完一天的课或者下班回家，我们也会很自然地打开个人电脑、聊天工具，那时我们的时间是属于网络的；即使当我们一个人在自己的房间里面看书的时候，我们的时间也是属于书本的。或许你会说：我一个人出行的时候我就可以整理自己的思想了，可是你看到公交车上、地铁上的移动电视或广播了吗？其实它们占用了我们的五官，剥夺了那些属于我们的唯一的一点时间。然而，如果你没有自己的真正的时间，你都没有时间来看你自己、认识你自己，你根本就不可能自在地生活，所以我们格外地需要单独。

同时，你肯定有过这种感觉：当你深夜独自待在自己的房间里，你可能会感到虚无的恐惧；当你身处人群之中，坐在公交车上或者在一个聚会中，你可能会突然感到彻底的绝望；你周围所有的事情都是空虚荒芜的沙漠，你坐在那里，感觉到彻底的空虚、彻底的孤独。你既没有享受到群居的快乐，也没有体验到独处的寂静，为什么？因为你没有超越孤独。

超越孤独，才能享受单独，即只有当我们停止逃避的时候，我们才会发现应该做什么。当我们单独的时候，我们愿意面对真实存在，不去打开网络，不去翻开书本，而是专心地认识自己。那时，这种孤独就到了尽头，因为我们内心的状态由浮躁变为了平静，由痛苦变为了欢娱。

如果你也能抛下所有东西——工作、事业、想法等，找回属于自己的时间，学会纯粹地独处，你就能远离所有的影响——渴望、占有、消沉、束缚、强制……从而深入到自己的灵魂深处，觉察出自己最真实的感受，这样你就会拥有并享受单独的愉悦。

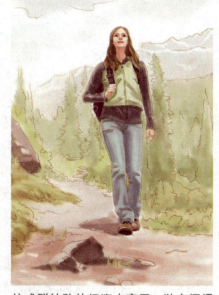

从成群结队的闲逛中离开，独自沉浸于大自然的怀抱。

冥想的必要工具

　　冥想前我们不但要选择冥想的时间、着装、场所，还要准备一些必要的冥想工具。以下是冥想者的常用工具。

1 瑜伽垫

　　许多冥想练习都是平躺或者侧卧进行的，因为卧式练习能够让我们的身体得到最大限度的放松，坚持练习，还能够矫正我们由于坐姿不正确而造成的颈椎变形。因此，瑜伽垫是必不可少的冥想道具之一，选择一个舒适的瑜伽垫可以大大增强冥想练习的效果。

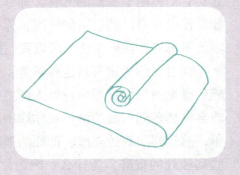

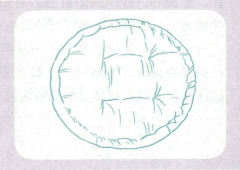

2 椅子

　　对于瑜伽初学者来说，椅子也是必备的道具，但并不是所有的椅子都适合冥想练习。那种舒适的沙发椅和办公室常见的转椅，都不符合冥想练习的要求，它们会让你的身体过度松懈。适合冥想的椅子应该高度在40厘米左右，让人坐下之后膝盖弯曲的角度接近90度，并且要十分稳固，有一定的硬度。

3 坐垫

　　许多冥想练习都需要以打坐的方式进行，这时冥想者就需要一个舒适的坐垫。对于坐垫的选择并没有特殊要求，只需要软硬适度、大小适度，你坐在上面感觉舒适即可。

4 蜡烛

在一些祈福仪式上，烛光都是必不可少的道具。烛光能够起到调节室内光线的作用，并且聚焦烛光能够让我们的心灵更加宁静。烛光对冥想者有积极的心理暗示作用，能够让冥想者更好地进入冥想状态。因此，蜡烛也是冥想练习的重要道具之一。

5 念珠

念珠也是冥想的道具之一，在进行语音冥想的时候，通常都会手持念珠。

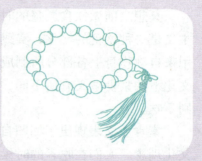

冥想前的饮食调整

由于良好的健康状况依赖于平衡和谐的身体、头脑和精神，因此你每日的饮食充当着一个重要的角色，在冥想前要进行必要的饮食调整。当我们进食时，通过食物咀嚼，进入胃中调和消化，各类营养精华化于血液，以供全身使用，因此说饮食与生命之体有着不可分割的关系。然而摄食不可过多，即不要吃得过饱，饱食令胃肠不宜消化，往往会增加肠胃功能的疲劳，不易吸收精华，反而排泄于体外，此类人称为身贪，见饮食无法自制，饮食美味令感官细胞兴奋过度，往往在饱食后身体懒散、松懈，这正是增加胃肠加倍工作所产生的疲劳，这种疲劳的结果是气机虚满身体，气满浮躁上行，造成身体火大，令静坐不得安宁。但饮食太少，营养不够，则造成体弱力衰，冥想就难以有成效。因此，我们说调整饮食结构时，以饮食适度为最佳。

以下是冥想对进食的要求：

第一，在进行冥想之前，食物应该是简单、可口、清淡而且容易消化的。譬如：新鲜的水果、沙拉、汤、蒸的或炒的蔬菜、有营养的五谷和白肉如鸡肉或鱼等。理想饮料是稍许稀释的新鲜果汁、绿茶或草药茶和矿泉水。

第二，尽量避免吃让你容易兴奋的食物，比如大蒜、洋葱、咖啡等。

请记住，人身与饮食有着十分重要的关联活动，饮食若调整不好，容易影响身安心静。因此，在冥想前对自己的饮食要加以注意，以免在冥想中出现因饮食不洁而造成无法静心的情况。

素食中的身心修养

冥想之前做饮食调整的时候，我们可以根据自身情况选择只吃素食。素食主义是一种饮食的文化，实践这种饮食文化的人称为素食主义者，这些人不食用来自动物身上各部分所制成的食物，包括动物油、动物胶。世界各国或不同文化下的素食主义有所不同，有些素食主义者可食用蜂蜜、奶类和蛋类，有些则不吃。

素食主义表现出了回归自然、回归健康和保护地球生态环境的返璞归真的文化理念。人们在吃素的时候，除了能获取天然纯净的均衡营养外，还能额外地体验到摆脱了都市的喧嚣和欲望的愉悦。

素食，往往是人的高贵心性品格的体现。大诗人王维，身居高位，家世显赫，然而他却是不折不扣的素食主义者。

王维生于素食之家，自己也是常年素食。《新唐书》记载他"素奉佛，不茹荤食肉，晚节尤谨"。《旧唐书》说他"斋中无所有，唯茶铛、药臼、经案、绳床而已"。王维说："君子以布仁施义，活国济人为适意。"这是他食素的本宗。他由衷地赞扬德人达士："虽方丈盈前，而蔬食菜羹；虽高门甲第，而毕竟空寂。人莫不相爱，而观身如聚沫；人莫不自厚，而视财若云。"他的"比布衣以同年，甘蔬食而没齿"诗句中流露出他高贵的品格与闲淡旷达的胸襟。

他有着与众不同的素食追求。他认为，素食可以养护人慈柔清净的志趣，有益于淡泊物欲、怡性安神。他称赞在家居士"药藉茹荤，虽愈疾而不受"的严明自律，也在诗句"悲哉世上人，甘此膻腥食"中表达了对于世人受口腹之欲的盲目驱使，不惜杀生害命的不幸事实的深切悲悯。

王维相信仁德博厚可以感动天地万物，宇宙苍生本来可以各得其所，相敬相和。他选择素食，不是因为他笃信佛教遵守戒律而食素，而是因为他对大众苍生的怜悯，为心灵上的修行而食素。

佛教之所以提倡素食，与它慈悲为怀，以一颗平等的心来对待世间的万物的教义经典分不开。弘一大师出家前曾到虎跑寺去断食，也就是辟谷，当时，他就已经是一个不折不扣的素食主义者了，他那个时候经常跑到寺庙去体验出家人的生活，对于他们所吃的饭菜也十分感兴趣，以致回到学校后还依然要求佣人按照寺庙的做法烧菜给他吃。后来，渐渐的，他便开始吃素了，一直到他生命终结。

古希腊哲学家苏格拉底也是一位素食主义的提倡者，他曾说过："吃素以后，人们会和平、健康地活到高寿，并且把类似的生活方式传给后代子孙。"

正如有人说："生命对动物和人来说都是一样的重要，就像任何人都希望快乐地过日子而害怕痛苦来临，想要活命而不愿死亡，其他的动物也是一样的。"的确，食素不仅可以减杀机，使人拥有一颗仁慈之心，而且还能束缚人对于美食的欲望，这便是所谓的"六根清净"中的"舌根清净"。

事实上，素食主义者真正的收益首先体现在身体的健康上，其次才反映在精神方面，而精神的获益又更多地给予了身体。

第一，素食可以吃出健康来。素食的饱和脂肪含量很低，可降低血压和胆固醇含量。德国曾做过一次研究，偶尔才吃肉的素食者，得心脏病的概率是一般人的1/3，癌症的罹患率是一般人的一半。对女性而言，素食还可以吃出美丽来，一份对素食者十分有价值的数据统计：蛋、肉在煎炸过程中会产生胆固醇氧化物等许多生物活性分解产物，这些产物具有很大的细胞毒性作用，对女性卵巢、乳腺、子宫组织尤其有亲和性，易成为癌瘤诱发剂，对促发卵巢癌等现代妇科病的危险性很大。

第二，素食可以吃出聪明来。食素者自我感觉往往很清爽，似乎人也变得更聪明了。事实上，这并非只是心理暗示的结果，而是有科学根据的。因为让大脑细胞活跃起来的养分主要是麸酸，其次是 B 族维生素，而谷类、豆类等素菜是麸酸和 B 族维生素的"富矿"，一日三餐从"富矿"里汲取能量，可以增强人的智慧和判断力，使人容易放松及提高专注力。

第三，素食可以吃出财富来。通常，素食要比荤食便宜得多，也很少有用素食做成的"大菜"。所以，食素就不必为生猛"大菜"而埋单，为钱包减负，食素不亦乐乎。

第四，素食可以吃出文化来。素食，表现出了回归自然、回归健康和保护地球生态环境的返璞归真的文化理念。

张晓梅在《新女人素食主义》一书中写道：只有当你真正成为素食者时，

才能深刻地感受到素食带给你身体完全不同的变化，以及精神、心灵、性情、情绪等方面全新的升华。她还说：素食可以激发女人蕴藏在身心深处的能量和潜质。因为食素的女人更懂得克制和思考，更易于智慧地生活，能够更多地抵御欲望，不易被诱惑所驱动，在纷扰中仍善于保有内心的坚持和纯净。

因此，冥想者在冥想之前，不妨对生命怀着敬畏的态度，忍住你的口腹之欲，坚持吃素食一段时间。我们相信，素食给你带来的好处会在你的身心上得到充分的反映。

有助于排毒的食物

要在冥想中取得成功，一个健康的身体是必不可少的因素，而一个健康的身体是非常依赖饮食和饮食习惯的。当我们的身体不适时，很有可能是身体内的毒素在作祟。有不少食物本身就具有抗污染、清血液、排毒素的功能，冥想者要想保持一个健康的身体，可以经常吃些排毒食物。

1. 动物血

动物血有鸡、鸭、鹅、猪血等，以猪血为佳。我国传统医学认为，猪血有利肠通便、清除肠垢之功效。现代医学证实，猪血中的血浆蛋白经过人体胃酸和消化液中的酶分解后，能产生一种解毒和润肠的物质，可与入侵肠道的粉尘、有害金属发生化学反应，使其成为不易被人体吸收的废物而被排泄掉。猪血还有除尘、清肠、通便的作用，做成汤喝能清除体内废物。

2. 鲜果汁和鲜菜汁

鲜果汁和不经煮炒的鲜菜汁是人体内的"清洁剂"，能清除体内堆积的毒素和废物。因为当一定量的鲜果汁或鲜菜汁进入人体消化系统后，便会使血液呈碱性，将积聚在细胞中的毒素溶解，再经过排泄系统排出体外。

3. 绿豆汤

绿豆性寒，可清热、解毒、祛火，是我国广大地区夏、秋季的饮用佳品。常饮绿豆汤能帮助排泄体内的毒素，促进机体的正常代谢。绿豆在中医学中是常常用来解多种食物或药物中毒的一味中药，因此，在日常饮食中应多吃些绿豆汤、绿豆粥、绿豆芽。

4. 菌类植物

菌类植物，特别是黑木耳，有清洁血液和解毒的功能。蘑菇能帮助排泄体内毒素，治疗吃不下饭。

5. 海藻类食物

海藻类食品有海带、紫菜等，由于其成分中的胶质能促使体内放射物质随同大便排出体外，故可减少放射性疾病的发生。

6. 茶叶

茶叶的解毒作用，早在《神农本草经》中就有记载。现代医学认为，茶叶具有加快体内有毒物质排泄的作用，这与其所含茶多酚，多糖和维生素C的综合作用是分不开的。

7. 无花果

无花果为水果中的佳品，富含有机酸和多种酶，有开胃养津、健脾止泻、润肠助胃、消化滋养、消肿止痛、除肠虫等功效，可用来医治消化不良、便秘、咽喉肿痛、干咳无痰、慢性痢疾、痔疮等病。近年来，世界各国医学研究发现，它至少对胃癌、肝癌、肠癌、食管癌、膀胱癌等13种癌病有明显的疗效，消除或缩小率达55%。特别是它所含的超氧化物歧化酶，可以防止人体衰老、延年益寿。食用鲜果能使肠道各种有害物质被吸附，然后随粪便排出，能净化肠道，促进有益菌类的增殖，起到抑制血糖上升，维持正常胆固醇含量，迅速排出有毒物质。

8. 胡萝卜

胡萝卜也是有效的解毒食物。它含有丰富的胡萝卜素，能增加人体维生素A，而且含有大量的果胶，这种物质与汞结合，能有效地降低血液中汞离子的浓度，加速体内汞离子的排出。

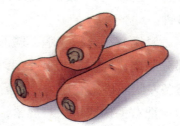

冥想者要想保持一个健康的身体，可以经常吃些排毒食物。

第二章 冥想前的身心准备

舒展练习，放松从头到脚的每一处关节

渐进式肌肉放松法是埃德蒙·雅各布博士在 19 世纪 20 年代发明的放松术。这种方法能够让身体各部分的肌肉得到放松，把身体内的紧张感排出体外，达到彻底的放松。当你能够熟练地掌握这个方法，你就能够在 10 分钟之内重新找回身体活力。

选择舒服的姿势，平躺或是斜躺。闭上眼睛，舌头顶住上颚，进行 3 次深呼吸，每次都慢慢地将气呼出。

紧绷右脚的脚趾，并将脚趾下弓，持续 8 秒钟；然后松开脚趾，放松 15 秒钟。接着，紧绷左脚的脚趾，并将脚趾下弓，持续 8 秒钟；然后松开脚趾，放松 15 秒钟。

紧绷右小腿、大腿、髋部和臀部，使整条右腿肌肉感受压力；然后放松各部分肌肉，让右腿松弛 15 秒钟。接着，紧绷左小腿、大腿、髋部和臀部，使整条左腿肌肉感受压力；然后放松各部分肌肉，让左腿松弛 15 秒钟。

把右手握成拳头。握紧，然后松开。右手握成拳头，使上臂受力，持续几秒钟后放松。

上臂向肩头方向抬起，鼓起肌肉，让二头肌绷紧，从而使整个右臂肌肉受压，坚持 8 秒钟，松开手臂，放松 15 秒钟。接着，对左手和左臂做同样的练习。

收腹，让腹部肌肉紧张。坚持几秒钟后放松，腹部间会感觉到一股放松的气流。

上身微抬，让背部下端肌肉受压（如果你背疼，可省略这一步骤）。坚持几秒钟，然后放松背部。

深吸一口气，让胸部肌肉收紧。坚持几秒钟，然后慢慢地放松，想象胸膛间升起一股暖流。

头小心地紧抵着地板，让颈背肌肉拉紧。坚持几秒钟，放松头部，呈休息

姿势。做一次深呼吸，再重复一次，尽量向后弯肩胛骨。坚持 8 秒钟，然后放松 15 秒钟。

尽量扬起眉毛，让前额肌肉紧绷。坚持几秒钟后放松，会感觉到前额的肌肉变得平滑。

用力地闭上眼睛，让眼部周围的肌肉绷紧。坚持几秒钟后放松，会感觉到眼部肌肉变得舒适。

尽量张大嘴，尽力伸展下颌周围的肌肉，让下颌肌肉拉紧。坚持几秒钟后放松，会感觉到嘴唇和下颌处于松弛状态。

当完成了以上的步骤之后，查找你身体剩余的紧张部位，在紧张部位重复上述步骤。当身体完全放松后，感觉放松的暖流遍布全身，从脚趾到头顶，慢慢地让自己回到清醒状态，结束冥想。

提线木偶式站立放松和摆腿运动

在冥想前进行身体放松是十分必要的，身体完全可以确保毫无负担地进入冥想状态。应尽可能多地练习几次下列运动，一次几分钟，用来放松身体，享受练习的乐趣，但是没有必要强迫自己过于坚持某一种姿势。你会为你能很快消除多年来折磨你的肌肉紧绷而感到吃惊，同时放松的身心会让你产生强烈的幸福感。只有身体先放松，内心才能跟着平静。因此，身体的放松练习是冥想前的必要准备。

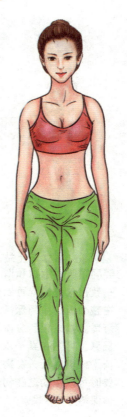

冥想姿势和动作中的呼吸

冥想时或者在进行冥想前的准备活动时，合理的呼吸方式至关重要，因为呼吸能带来一种全新的精神意识，并且让人体感受到能量流动，达到放松身心的效果。因此，用自觉的慢呼吸来引导活动，养成这种良好的呼吸习惯很重要。

白天应尽可能多地练习几次下列运动，一次几分钟，用来放松身体，享受练习的乐趣，但是永远不要强迫自己过

山式：身体从稳固的底部向上伸展，身体的两侧、前面和背面形成笔直的线，这个姿势能让人产生一种平和安宁的感觉。

117

于坚持某一种姿势。你会为你能很快消除多年来折磨你的肌肉紧张而感到吃惊，同时放松的身心会让你产生强烈的幸福感，觉得做冥想是很值得的。

以经典的山式站立开始——两脚平行，稍稍分开，踮起脚踝，膝部伸直但不要紧绷，保持弹性，尾椎骨收紧，腹部内收，挺胸，下巴与地面保持平行，双目凝视前方。想象一下你的身体两侧各有一条直线，它经过脚踝、膝盖、臀部、腰部、肩膀和耳朵，将这些部位固定好。然后吸气，向上伸展身体，接着呼气，再次站直。你会感觉到自己仿佛被一条从天花板上吊下来的结实绳子吊住，四肢如同木偶一样放松。然后重复一次上述动作，也可以坐在椅子或地板上进行。

摆腿运动

当你感觉不舒适时，可以抽空多做做摆腿运动，下列这套运动能有效缓解肌肉紧张、提高身体平衡性、提升身体意识。在完成这一系列动作之后，注意观察你所能感觉到的身体变化。

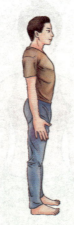 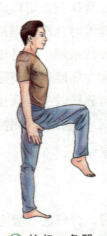 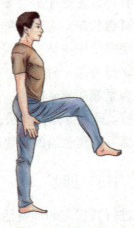 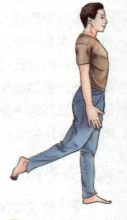

❶ 山式站立，让站姿同呼吸、意识和谐一致，这样你就可以在整个运动中都保持舒适。如果感到身体摇晃，可站在桌子、椅子或墙附近，在需要时可以借助这些物体保持身体平衡。

❷ 抬起一条腿、屈膝，使大腿平行于地面。用另一只脚来维持身体平衡，在呼吸中伸展身体，保持身体直立。当身体恢复平衡后，轻轻地，有节奏地摇晃抬起的脚踝。

❸ 接着，摇晃抬起的小腿，保持脚踝放松。同时注意力要一直集中在呼吸上，保持山式站立。

❹ 然后，仍以山式站立前后摇摆整条腿，腿部肌肉保持放松。随后，停止摇摆，脚着地，并且深吸气再呼气。接着吸气，换一条腿进行相同的动作。

深蹲运动

深蹲运动有助于增强腿部和背部肌肉力量，经常练习还能放松髋关节、膝关节和踝关节周围的肌肉。

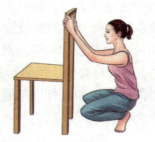

❶ 站在距桌子或椅子一臂之处，双手紧抓住桌子或椅背，双脚分开呈90°，保持人体姿势的直线性，这样当你蹲下时，脚踝、膝盖和髋部就能处于同一平面上。同时，保持上身挺直，目视前方。

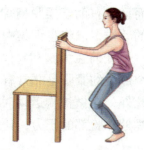

❷ 吸气，同时向上伸展颈部和脊椎。接着在呼气的同时慢慢尽量往下蹲。如果可能，还可以使脚跟着地，或者可以一直踮着脚直到后背可以自由活动为止。最后，在吸气的同时起身，接着重复上述相同的动作即可。

增强人体活力

膝盖、髋部和骨盆部位都是人体较"灵活"的部位，因为这些部位是人体活力的聚集区。大腿和脊椎底端处于根轮控制之下，而髋部和骨盆部位则受到腹轮的影响，所以坐式伸展运动有利于补充这两个脉轮的能量。如果与此同时进行转体运动，则又刺激了脐轮功能。

开阔心胸

扩胸运动有利于改善呼吸状况和人体姿势，而且扩胸运动方式多种多样，既可以站着进行，也可以坐着或跪着进行。

在吸气时开始向上伸展运动。如果你站着或跪着，则先从腿部开始向上伸展，接着是脊椎下端、中部和顶端，然后伸展颈部。向上的伸展运动有助于扩胸，从而为深呼吸创造了空间，同时由于伸展运动伸直了脊椎，使得脊椎处增强的能量流经 7 大脉轮，包括位于胸部的心轮和位于喉咙处的喉轮，从而起到了改善人体姿势的效果。接着，以同样放松的心态呼气，做些四肢运动，同时保持脊椎和颈部伸直。

将呼吸与这些练习中不同的动作相结合，你的身体就会从内而外地发生变化，而并非仅仅是外部体形的改善。通过这种方法，你不仅可以释放身体压力，而且也有助于摆脱精神压力和情绪压力。在刚开始练习时，最好先进行些简单的动作，以将意识集中在身心与呼吸节奏的协调性上。

任何在大脑和身体之间传送的神经冲动都要经过颈部，所以缓解积聚在这个部位的紧张是非常有益的，继续对脊椎、颈部和头颅处进行上述的伸展运动。此外，在做扩胸运动时也要保持身体向上伸展的直立姿势。同时，密切关注喉咙处和脸部的压力，让这两个部位保持放松。

坐广角式伸展运动

坐在地上，双腿分开，尽可能分得大些，但要保持舒适，然后进行伸展运动。练习得越多，就能越快地放松臀部、下背部和脊椎处的肌肉，否则这些受束缚的肌肉会导致疼痛和疾病。

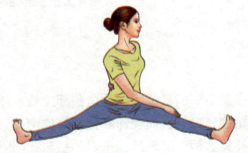

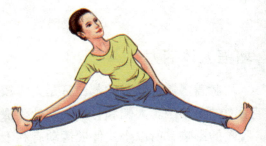

❶ 增强脐轮能量的转体运动：坐在垫子上，后背挺直，双腿分开，脚趾朝上，膝盖放松（虽然刚开始时由于紧张的腘绳肌腱需要弯曲双腿）。吸气，向上伸展脊椎，将右手放在左大腿上。接着，呼气，将身体转向左边，左肩转至体后。然后再吸气，将身体转回，向上伸展脊椎。随后，呼气，将身体转向右边，右肩转至体后。重复几次上述动作。

❷ 增强腹轮能量的侧曲运动：吸气，向上伸展脊椎。接着，将双手分别放在同侧的大腿上。然后，呼气，将右手慢慢顺着右腿向下滑动，目视左上方，并且将左肩往后移动，以扩展左胸部。接着，再吸气，在右侧重复上述动作。

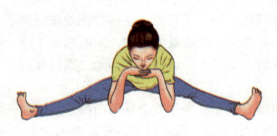

❸ 增强腹轮和根轮能量的前曲运动：将双手放在体前的地板上，指尖朝前移动，保持脊椎处于伸展状态，不要将背部拱起，也不要使下巴过于前突，超出人体的舒适程度，否则会导致肌肉紧张，而非释放肌肉紧张。接着，吸气，再次伸展脊椎。当呼气时，再往前倾一点。当你感觉很放松时，可将双肘支在地板上，十指交叉撑住头部。最后，慢慢地起身即可。

开书式运动

可以站着、坐着、跪着进行这个动作，在做这个动作时，要尽量地打开胸腔、提升胸骨。保持脊椎上部和颈部向上伸直，并保持稳固不动。当运动手臂时，手肘应与肩膀同高。

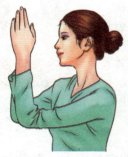
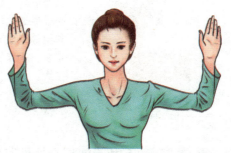

❶ 笔直站立，脊椎向上伸展，双掌在身前合拢，双肘与肩同高。在这个类似开合书本的姿势中，呼气，伸展后背部。

❷ 吸气，"打开书本"，双肘（仍与肩同高）伸至身体两侧，手掌朝向前方。整个过程中始终保持脊椎和颈部直立不动。将动作重复几次。

肘部旋转运动

在进行任何手臂运动时，都应始终保持脊椎和颈部直立不动。

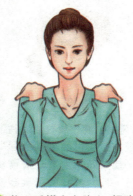
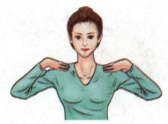

❷ 吸气，向上、向后（顺时针方向）旋转双肘，这个动作会使肩胛骨收拢，肋骨在身体两侧伸展。整个过程中要始终保持脊椎和颈部向上伸展且不动。重复几次上述动作，不过双肘以逆时针方向转动。

❶ 将双手搭在肩膀上，提胸，双肘位于体前，越高越好。呼气，伸展后背部。

扩胸运动

当手臂上下运动时，应保持脊椎和颈部挺直不动。这对脊椎和颈部是一项静力运动（即无须运动就能加强肌肉力量），而对手臂和胸部肌肉则是一项动力运动（即需要肌肉的伸展和移动）。

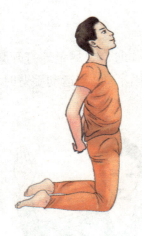

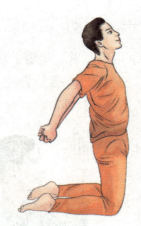

◀ ❶ 双手在身后十指交叉，双掌相互压紧，吸气，双手尽可能地往下移动，使肩胛尽量收拢。

▶ ❷ 呼气，将手臂伸直并向上抬起，手掌依旧相互压紧。然后重复几次上述动作。刚开始时，可能手臂只能小范围运动，但同样会效果显著，而且随着练习的增多，手臂的运动幅度也会随之扩大。

滑雪式运动

滑雪式运动有利于伸展脊椎处肌肉，消除影响血液流动、能量流通和神经传递的体内压力和紧张，同时还有助于扩展前胸，让胸骨变得更加灵活，从而更利于呼吸。

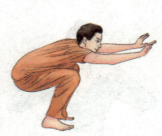

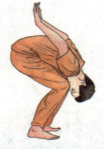

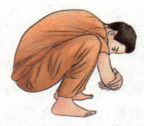

❶ 双脚分开，平行站立，弯曲膝盖，向下深蹲，手臂向前伸以保持身体平衡。接着，手臂上举，扩展胸部，吸气，扩胸。头脑中想象着自己正手握滑雪杖准备滑雪的情形。

❷ 呼气，将手臂往后、往下摇摆，并尽可能地在身后举高，就如同用力滑动滑雪杖前行一般，这样的想象会使你感到激动、愉悦。将这个动作重复几次。

❸ 当你认为已经达到足够的运动量时，可以深蹲下来，将手臂和上半身夹在双膝之间。休息一下，自然地呼吸，感受身体重量向下拉伸背部和双腿。

放松脊椎和颈部运动

当你躺在地上练习时，重力支撑、托护着你，使你的身体呈摇篮状，你会感到无比的放松，特别是当你感到后背、臀部和颈部肌肉僵化或疼痛时，效果更为明显。在头下（而非颈部）垫上一个软枕可能会增强舒适感，并能使颈部伸展，下巴内收。让颈部能自由活动，在运动中有利于颈部伸展。

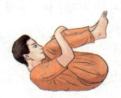

❶ 在胸前抱膝（或抱住大腿后部），呼气，向上曲起脊椎让鼻子或前额（不是下巴，因为这会使颈部收缩）接触到膝盖。吸气，将头重新枕在软枕上，并保持下巴内收。然后呼气，将上述动作重复几次即可。

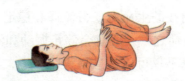

❷ 平躺在地上，放松下背部和臀部，抬起并分开双腿，屈膝，双手各放在膝盖上，双肘支在地上，这个开放而放松的姿势有利于减轻神经疼痛（如坐骨神经痛）。自然地深呼吸，双手移动膝盖做相向的圆圈运动，然后做相反方向的圆圈运动，这能真正放松背部和大腿肌肉。

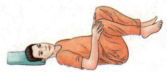

❸ 保持脊椎放松，用双手支撑住膝盖，双肘支在地上，将注意力集中在颈部。慢慢地呼气，将头转向一边，目视地面。

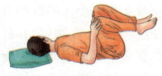

❹ 吸气，将头转向中间，接着呼气转向另一边。重复几次这样的动作，将意识集中在颈部肌肉的放松上，同时始终保持脊椎、双腿、双臂和下巴完全放松。

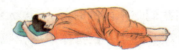

❺ 将双臂举过头顶，十指交叉，或者只是尽可能高地抬升手臂，双肘支在地上，这个姿势有助于伸展上半身。接着，双脚合拢，并且靠近臀部，保持上半身、颈部和下巴放松，只能运动腰部以下的身体。吸气，当呼气时，将膝盖往右倾斜。吸气，抬起膝盖，然后呼气往左倾斜。

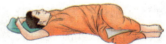

❻ 双膝夹住一张纸，当膝盖往左右倾斜时牢牢地夹住纸，这样有利于伸展大腿内侧肌肉。

调息：让内在生命流通与稳定

生命之气是宇宙生命力在我们每个人身上的表现，而呼吸这种物理活动，正是每个人体内的生命力与宇宙生命力不断相接触的途径。

生命就是呼吸，呼吸就是生命。一个人在母亲的子宫里就开始呼吸了，出生后即使没有有意识的努力，呼吸的过程也在白天和夜间，在清醒和睡眠之间随时进行，直到一个人断气或"呼出最后一口气"为止。

调息，与呼吸过程的控制和调节相关，它可以通过练习控制我们的呼吸，以此控制生命之气，让内在的生命力变得流通和稳定。控制生命之气会使心意受到控制，因为没有了生命之气，心意会停止振动和停顿。

经过研究证实，调息不仅可以平息烦躁的心意，还可以唤起正确的专注状态，这两者对于练习冥想来说都是十分重要的。

根据生命之气的5种不同作用，瑜伽和吠檀多的圣典生命之气描写为有5种不同变化。这5种气变化的名字为：命根气、下行气、遍行气、上行气、平行气。命根气的作用是呼吸；下行气是排泄；平行气是消化；上行气是吞咽食物，帮助睡眠，也在死亡的时候把精微体从粗钝体中分离；遍行气是血液循环。命根气的宝座是心脏；下行气是排泄器官；平行气是肚脐的地方；上行气是喉咙；而遍行气遍布全身和在全身移动，保护身体不受疾病侵害和维持平衡。

有资料显示，人类通常呼出气流的平均长度为9英寸。当一个人唱歌的时候，气流长约为12英寸；当我们吃东西的时候，长度大约为15英寸；在睡眠期间，我们呼出的气流大约长为22.5英寸；在身体锻炼，或做繁重活动的时候，长度甚至更长。气流的长度增加，会缩短我们的寿命；减少气流的长度，可以延长我们的寿命。

圣典《呼吸瑜伽》里也提到呼吸频率与寿命之间的内在联系。兔子每分钟呼吸38～39次，所以寿命为8年；猴子每分钟呼吸31～32次，寿命是20～21年；大象每分钟呼吸11～12次，寿命是100年；乌龟每分钟呼吸4～5次，寿命是150～155年；人类在古代时每分钟呼吸12～13次，所以能活100年。而在当今，人类的呼吸频率提高到每分钟15～16次，寿命也相应缩短了。

不仅如此，一个人急促地呼吸会被认为是寿命短促的迹象，一个人呼吸沉重而粗糙，通常精神上是粗野的。所以，一个人心意的任何不平衡或不平静都会反映在呼吸的变化上，从一个人的呼吸特性能表明心意的品质，能表明任何特定时候的实际状态。

当一个人心情平静、沉着冷静的时候，他的呼吸也会是平静的、规则的、协调的、有节奏的和轻松的。反之，当一个人处于愤怒、沮丧、恐惧、兴奋，或者受到刺激的时候，他的心跳和呼吸都变得很浅、急促、不规则和不协调，这时候，呼吸只会经流一个鼻孔。

正如前文所说，调息是试图通过控制和调节呼吸，来让心意平静。但是，在更深层和更真实的层面来说，调息并不仅仅是控制和调节呼吸。梵语调息（pranayama）是由 prana 和 ayama 两个词组成的复合词，前者是生命力、气的意思，后者是抑制、调整的意思。由此可见，生命之气并不仅仅指呼吸，它还指宇宙的能量，生命之气是永远清醒的，也永远在我们的身体里活动，正如我们生活在空气之中一样，我们也沉浸在生命之气中。

生命之气和心意之间有一种亲密的联系，生命之气停止了，心意也会变得稳定了。我们可以通过调息，让内在生命流动与稳定。

调息的练习：吸气、止息、呼气

专注状态对于冥想者来说十分重要，而调息就是一种平息烦躁的心意和唤起正确的专注状态的方法。调息作为一种普遍的方法，与呼吸过程的控制和调节息息相关。调息练习会让冥想者的内在生命力变得流通和稳定。

《白净识者奥义书》中记载：真正的调息开始于吸气和呼气之间，呼吸停下来的时候。吸入空气以后，当空气还停留在体内的时候，呼吸运动出现了休止，这是一种调息。同样的，如果是在呼出空气后抑制呼吸，那也是一种呼吸方式，它是呼吸的抑止（止息），是跟随着吸气或者是呼气而来，构成了真正的调息。根据一些经文，呼气后的止息是吠陀式的调息，而呼气后的调息是坦陀罗式的调息。

有些冥想者可能会对调息有一定的误解。有人认为深呼吸就是调息，深呼吸会增加氧气的吸入和生命之气流入身体，这种练习可以协调身体系统，安神和促进健康，但这不是真正的调息。调息也不仅仅是通过鼻子来交替呼吸，尽管这样的交替呼吸练习意味着净化神经系统。根据一些传统，认为它是练习真正的调息前的准备。调息也不是有些人认为的以一种有节奏的方式，不间断地深呼吸或有节律地吸气和呼气。在这种呼吸练习中，练习者可以通过数"1、2、3"或者念诵经文等诸如此类来计量吸入空气和呼出空气的长度。

调息的练习包括三个组成部分：吸气、止息和呼气，按 1：4：2 的比例来进行。也就是说，止息要比吸气长 4 倍，比呼气长 2 倍。练习调息一定时间后，止息维持的时间可以依据自身情况逐渐加长。这种逐渐加长可以采用 2：8：4，3：12：6 或 4：16：8 的比例。

以下是对一种基本调息方法的具体说明，采用的是 4 ： 16 ： 8 的比例。

1．用你右手的拇指把右边鼻孔堵住。用左边鼻孔渐渐地把空气吸入。当你在这样做的时候，在精神上默默地数到 2。

2．接着用你右手的中指和无名指把左边鼻孔堵住。在两个鼻孔都被堵住的时候，屏住呼吸，同时数到 4。

3．松开右边鼻孔，慢慢地把空气呼出，同时数到 4，左边鼻孔保持闭塞。

4．在左边鼻孔仍然闭塞，右边鼻孔开放的时候，慢慢地吸气，同时数到 2。

5．关闭右边鼻孔。在两个鼻孔都关闭的时候，屏住呼吸，数到 4。

6．松开左边鼻孔慢慢地呼气，数到 4，右边鼻孔保持闭塞。

以上被称为是"一圈"的练习。

当我们在做调息练习时，要注意以下几点。

1．调息者必须有健康的身体状况。

2．调息练习时要穿一些宽松的衣服，不要阻挡生命之气在身体内流动。

3．调息前要合理地调整饮食。不要吃得太多，让胃部保持部分的空置是合乎需要的，要吃清淡和有营养的食物。

4．要以一种有节制的方式来练习调息，避免身体和精神的过度努力。时刻关注身体的反应，如果身体有不适感，应该立刻停止练习。

5．不带冥想、持咒或灵性动机的调息会使内心变得烦乱，严重的时候可能会出现精神错乱。

值得提醒大家的是，调息练习存在一定的风险。除非冥想者已经长期坚持道德净化的时间，否则，在做调息练习时会产生一些不良反应和混乱。因此，我们最好是在专业人士的指导之下进行调息。

纯质状态是进行冥想的理想状态

自然界万事万物都有其内在特性，许多古印度经文中都对这一点有着详尽的介绍，并把它称之为"古那"。古那分为三类（三德），每一类都不同程度地存在于万事万物中——从人类大脑到我们每天的食物——而其中占主导地位的某类古那则决定了该物区别于其他物的特征。

1．翳质

第一种古那称为"翳质"，指的是黑暗、沉寂、愚昧的状态。用科学术语解释，翳质就是惰性，它的存在阻碍了任何改变，阻碍了进化的步伐，因此在经文中不乏对它有非议之词。

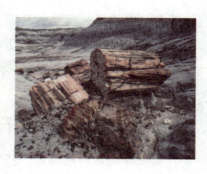

处于翳质状态的心灵是自私、愚钝和懒惰的。如果我们被翳质所主宰的话，我们就会缺乏活力，依赖于他人，懊悔过去，恐惧未来。而如果当权者——比如政府官僚或企业家——被翳质控制了，那么这种懒惰、拖沓、冷漠的态度就可能会一直残留下来。然而，尽管翳质的存在妨碍着个人或体制的进步，它所具有的弹性和持久力的特性也能发挥一定的积极作用。当身体系统精力耗竭时，我们都需要抽出时间来休息、睡觉，以恢复精力。当身体表现出翳质的特征，比如感觉到昏昏欲睡或单调乏味时，这可能是身体发出警告的信号，提醒我们身体劳累过度或有可能会生病，从而可以让我们及早避免这样的情况发生。

2. 激质

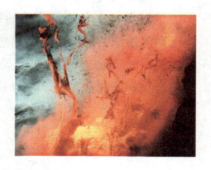

与翳质相反，激质代表的是欲望、觉醒与激情，或者说"动"的状态。在现代社会中，激质成了一种流行病，每个人都在激质的驱使下，希望拥有更多，甚至不惜贷款买下所有的东西，或者更卖力地工作来买下那些奢侈品。我们的神经系统长久地处于一种"红色警戒"的状态，于是我们四处奔波，脚步越来越快，逃避或对抗着假想的威胁。激质态度使得恐惧、贪婪、妄想、欲望和许多其他刺激在我们的体内一直存在。

尽管激质会导致我们过分痴迷、上瘾，甚至精疲力竭，但它的存在也有着积极的意义。没有了热情和动力，我们的人生便会一事无成，精神之路的探索也需要强烈而持久的责任心。

3. 纯质

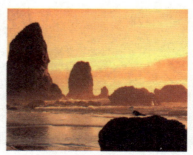

两个极端融合在一起时，就诞生了纯质——平衡与和谐的状态。这种状态将翳质和激质最好的部分结合在一起，让我们在放松的同时保

持活力，在信任、接受的基础上又能创新、创造，全心全意为目标而努力却又不在乎结果。毋庸置疑，人在慵懒时很难集中注意力，而在过于执着时又很难做到摆脱牵绊，所以纯质就是我们为冥想做准备的最理想状态。

平静符号让心灵平静澄澈

冥想者经常通过冥想一些带有神秘力量的符号达到某种特定的身心效果，这些符号最初是梵语的文字形式或者带有力量的语句，例如经文、真言等。这些符号能够平复心中混乱的思绪，让内心平静。不同文化中的平静符号都是在这种文化中占据核心地位的，他们能让人们联想到光明、幸福、天堂等积极的内涵，比如太极图、十字架等。冥想中比较常见的平静符号是蜡烛、湖水和莲花，这些符号都能够让心意平静澄澈。

以下是平静符号的几种类型。

1. 情绪符号

情绪符号多是处理个人情绪方面的问题，带有个人性质，比如当人们希望自己财源滚滚的时候，就会冥想财神爷的形象，借此来获得财运；当人们想从厄运中脱身时，就会冥想吉祥图案，比如福字，借此改变逆境。当人们在情绪忧伤时，可能会冥想能够让自己产生幸福感、满足感的符号，比如一篮成熟的草莓。

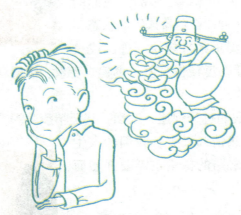

希望自己财源滚滚不妨来冥想财神爷的形象

2. 力量符号

力量符号多是处理人心理层面的问题，带有集体性质。冥想力量符号时，冥想者能够让意识迅速集中，仿佛身处一股强大的能量流之中，从而让自己释放出压抑着的潜能。

力量符号的代表是万字符，它来源于佛教，被视为吉祥和功德的象征。

3. 穿越时空符号

穿越时空符号多是处理人灵魂层面的问题，同时带有个人性质和集体性质，既能提升人的灵魂的层次，又能抚慰人的情感，如超越时空的水晶这种平静符号使人心情澄明、透彻。

如密宗曼陀罗，以交叉的三角形、圆形及方形等图案象征整个心灵宇宙，既是宗教神坛的标识，对个人也有永恒的意义，如三角形的坚定、圆形的轮回、方形的永固。

用制感法集中意识

冥想是一种意识扩张的状态，当日常生活的嘈杂静下来后，意识里就只剩下特定感官所传达的信息。

制感法是帕坦伽利八支分法的第五步，通常被理解为"将感官从物体中撤出"，使得我们免于被身边所发生的事干扰。然而，在焦虑或恐惧的状态下，神经系统很难放松警惕，一刻都不行。焦虑的状态容易给人压力，消耗人的身体系统能量，最终导致疾病。

制感法需要身体的彻底放松，与"充满警惕"相反，只有身处一个被保护的环境，比如家里的冥想角落，感到绝对的安全和自如时，我们才可能卸下防备，达到彻底的放松状态。可是如果身体五官都停止了工作，这时候的人体应该是属于睡眠状态的。所以，最好的办法是把注意力集中到一种感官上，或者将感官关注转向内心，练习视觉想象和思想观察，这些技巧都有利于我们为进入冥想状态做好准备。人体五官不断地受到来自外部世界的各种干扰，同时又将各种转瞬即逝的信息传递到人的大脑，制感法就是要求练习者有意识地将大脑从来自五官的各种干扰中脱离开来，将思想聚焦到一起。

1. 视觉

在当代社会，视觉可能是我们了解最多、使用最多的感官。我们每时每刻都会受到视觉信息的"炮轰"，从交通灯到广告牌，从电视机到电脑屏幕，各种各样，纷繁复杂，除了在家中，很难找到一个光线柔和、让人感到舒缓的地方。

大多数人都感觉在"想象中"描绘出某物比感觉到或听到某物更容易做到，因此视觉想象在制感法中的应用十分广泛。

凝视一件物体，比如蜡烛的火焰或一朵花——在许多传统中都是最为常见的冥想技巧，也是虽简单却十分有效的让大脑休息的方法。

2. 味觉和嗅觉

味觉和嗅觉紧密相连，互相影响很大。由于它们关联着爬行动物的大脑和人体最底部的两大脉轮，因此也被认为是人类最原始的感官，在人类的生存中

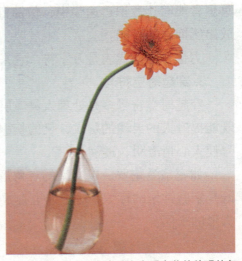

凝视一朵花，集中所有注意力观察花的外观的每一个方面，如错综复杂的花形、颜色和质地等。

发挥着至关重要的作用。哪怕是最短暂的一缕芬芳也可能释放我们的情绪和回忆，而许多宗教传统都会利用熏香来提升人的灵魂或者改变意识状态。冥想者在练习过程中可以通过点燃熏香、香油，或者下意识地吃点什么或喝点什么将味觉和嗅觉调动起来。

3. 听觉

生活在现代社会的我们不断地受到噪声污染的围攻，而听力也往往因为长期暴露在各种刺耳的杂音中被损坏。实际上，一旦我们真正掌握了专注倾听的窍门，且能进入完全的放松状态，相对其他五官而言，听觉便可以更快地将我们带入更深入的冥想状态。哈他瑜伽的经典著作《哈他瑜伽之光》中认为，一切动作都是为了一个目的——进入瑜伽冥想状态，而唯有心中听到了这个声音，哈他动作才算完成。

一旦知道了怎么去聆听，你就能听到内心的震颤，在这里我们称之为"纳达"。纳达分为许多层，从最粗犷的到最微弱的，这些声音依次被比作"海洋的咆哮……霹雳雷声，铜鼓声……螺号声，铜锣声，号角声……叮当声，笛声，七弦琴声和蜜蜂嗡鸣声"。只要学会放松身体，平静嘈杂的思想，真正静下来聆听，任何人都可以听到纳达。最初听到的纳达很可能是一种音调稍高的嗡嗡声，有点像在电缆附近听到的那种震颤声，而一旦学会了聆听纳达，应该尽量尝试去聆听那些藏在底层的更为微弱的声音。

人们常听说："万物始于声。"圣约翰福音书的开篇就写道："太初有词。"这种神谕和其他所有的声音一样，都是由震颤引起的。

有一种有效的制感法就是安静地坐立，注意力集中到听觉上，完全不用调动大脑思维。从最明显的声音开始，比如大街上的汽鸣声、角落里的狗吠声等。聆听这些声音，只是有意识地去听，不要在大脑里做出"这是狗叫"这样的判断，也不要试图用"难听"或"太吵"去描述它们。过一段时间后，尝试去听一些更微弱的声音，比如你自己的呼吸、心跳或者消化的声音，还是不要加入任何大脑的评价，然后再尝试不做任何评价地聆听自己的思想。最终，当你有一天学会了不带任何偏见地去聆听任何声音时，你就能听到心中潜在的神性之音了。

学会了不带偏见地去聆听声音，就可以开始学习轻松地发出自己的声音了，卸下"精神包袱"，抛开一心想制造出如歌唱或乐器演奏那般悦耳声音的念头。你可以选择一段简单的曼特拉，用木棒敲击颂钵，沿着八度音阶上下吟唱或者击鼓掌握节奏，不管你是独自一人还是与人一起，都应放松，而不应感到任何的紧张或是尴尬。聆听与发声都是绝佳的放松方式，可以迅速将你带入冥想状态。

4. 触觉

每一种情绪反应都是一种"感觉"，涉及身体触觉的某些方面。感觉到安全得就像被爱抚的双手抱着，或者有一大群朋友在身边一样，当感觉到振奋鼓舞时，内心可以明显感觉到轻松与扩展。还有，无论你感觉炎热还是寒冷，舒服还是痛苦，身体是静止还是移动，你都可以感觉到这是一种"和自己身体的接触"。

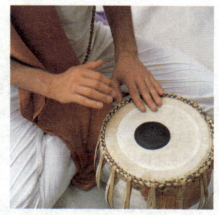

大多数这些感觉都未被察觉，除非我们不得不去注意。在日常生活中，我们只有在被绊倒或者面临跌倒的危险时才能意识到支持人体直立的肌肉的存在；只有当我们跑得太快，上气不接下气时也才能发现自己的呼吸循环规律。在保持专注与清醒的状态下学会有意识地找寻安全感和放松感是缓解压力的一剂良药。

通过击鼓可以制造出复杂的节奏，但你可以自己掌握节拍的复杂程度。击掌也是一种简单且有效的保持节拍的方法，自己单独一个人或一群人在一起时都可以运用。

调动各种感官深入冥想

感官感受是一种大脑活动。大脑不断地将来自身体的神经脉冲转化成触觉、视觉、听觉、味觉和嗅觉，用内在的知觉理解外在的世界。我们无从真正知道大脑之外的世界，我们所知道的世界只不过是大脑通过解读神经末梢捕捉到的信息向我们描绘的世界。

五官捕捉到的信息大部分被意识过滤掉了，比如当我们津津有味地读着一本书时，我们可能不会注意到其他人在我们身边的走动。宇宙中存在着很多我们无法感知的力量，比如能够径直穿透人的身体和我们的星球的被称为"中微子"的宇宙射线。

人们往往会更偏爱五官感觉中的某一个。在现代社会，大多数人可能都认为视觉是最主要的感官。事实上，很多人对于听觉和触觉的依赖远大于视觉，而其他几种感官发挥的作用也远比我们想象的重要。

如果我们听不到外面世界的声音，就无法描绘它的美妙；没有触觉帮助我们度量自己身体与周围一切的关系，就无法自在地行走。同时，味觉和嗅觉也比我们想象的要活跃得多。因此，在冥想练习中同时调动各种感官比单集中在某种感官上能发挥更为有效的作用。

从仅运用一种感官的简单技法开始，直到你学会了能一次连续数分钟将注意力集中在该感官上，再逐渐加大练习难度，探索哪种方法最适合你，即可以吸引你最长时间的注意力。

定期练习某一个简单动作，比如用心感受呼吸在体内的运动（需要调动触觉），最终你会对该动作熟悉到一定程度，甚至可以边做边开小差。当你发现集中注意力开始变得困难，这时就可以考虑换另一种动作了，比如和默数鼻呼吸的练习（触觉和听觉结合）交替进行，然后尝试去"看"或"感觉"普拉纳，即生命能量。在呼吸过程中，普拉纳可能表现为眼前看到的光亮或者身体上的温暖或刺痛感。吸气时有意识地引导，在呼气时再将普拉纳引至体内某处（动用视觉和触觉）。

上述为达到冥想状态而调动感官看似简单，但从长期来看对身体作用很大。假如三次深呼吸成为你触发冥想的感官调动，那么请深呼吸 3 次，可以立即帮助你摆脱焦虑，恢复内心的宁静。其中的秘诀就在于将多种感官结合在一起，保持大脑的清醒与集中，以免陷入白日梦中不能自拔。

所有的冥想练习都需要调动触觉、视觉、听觉等自然感官，并且往往是多种感官的结合。你可以学着有意识地训练各种感官使之强化，比如每次训练一种，这样当你想创造一个宁静的内心世界时，就可以任意切断对外部世界的感知了。

正念和觉察必不可少

正念指的是你冥想时坚持锁定目标，不偏离、不分心，而觉察就是关注你的心思在做什么，防止它飘到别处。这样看起来，两个词的意思相近，也确实有人把它们当作通用的，其实，这是不正确的，两者之间是有差别的。

有个非常形象的比喻来区分这个词，当你拿着装满水的杯子走路时，靠近杯口的水容易溅出来，而你密切注意着水面，以免水溢出，这就是正念。但是，你又在走路中，你还要注意脚下和前方，以免被绊倒或是撞上什么东西，这部分的注意力就是觉察。或者我们可以说，正念是有意识的、特定的觉察。

让我们通过吃东西这一行为来进一步理解正念的含义。如果在吃东西的时候保持正念，我们会主动感觉到吃的过程，并能体会到吃的感受。我们也会督促自己专注于吃这一行为，一旦发现自己走神会有意识地把注意力带回吃的过程。如果没有保持正念，看起来我们在吃东西，我们也知道自己在吃，但事实上，我们心里想的可能是与吃毫不相关的事情，比如，昨天的会议内容、明天的工作安排、下个月的出行计划等，或者是我们在吃东西的同时也做着其他的事，读书、打电话、看电视，甚至是同时做着好几件事。我们只是感觉到身体的行为，并没有深究内心和情感。正因为我们没有关注内心的感受，它们就会没有目的性地游走，而正念的一个重要组成部分就是目的性。

冥想时我们需要随时关注自己的内心，练习灵活的放松和放松的灵活，也就是让注意力既不能太松也不能太紧，而是要刚刚好。因为太松会分散我们的注意力，导致分心，太紧会给自己太大压力导致精神紧绷，产生头痛。练习时只把注意力放在呼吸或选定的冥想目标上，当然，可能我们需要费尽心力才能做到这一点，因为必须极其专注才会对冥想目标产生正念。但有时候，也可以比较容易地做到，因为需要忽视的背景比较简单，不需要太多的注意力去觉察。

如果你能做到在冥想中保持正念，那么，你会感到轻松自在以及一种清晰的平和感，那是一种超越了自我迷惑的杂念时才会有的感觉，这时候你就能正视自己的内心，认识真正的自己。

持咒，引领你走进专注、冥想和觉悟中

持咒的意思是专心地念诵一种代表神圣者的圣言。这里所说的圣言可以指一个音节、一句诗词或者一段简短的祷告词。持咒能够让你的内心产生虔诚而专注的状态，是一项非常古老的静心方式。持咒者所念诵的圣言具有净化内心的力量。

持咒是一种让内心平静的有效方式。与我们的目标背道而驰和分散我们心意的思想有着深刻的根源，是一种潜在业力。所谓的潜在业力，就是无数反反复复的思想、语言和行为的积聚，形成了潜意识的习惯。这种思想的种子不能被抑制或驱除，而需要被升华或转化。有方法地念诵一种圣名或圣言，用虔诚的心持续不断地坚持一段时间，创造出一种强大而神圣的相反业力，首先要抵消世俗的业力，然后战胜它们。

其实，持咒就是语言的力量。语言能够影响我们的感觉、思维、取向以及对外在的反应。在政治竞选、战争激励以及商业广告中，我们随时能够看到利用某些语言来唤起热情、勇气和注意力的技巧。我们举一个简单的例子，视听广告总是通过利用一个特殊对象的声音和图像来反复轰炸我们，广告商寻求向我们的心逐渐灌输对该对象的欲望，这种广告的关键要素就是重复。

同样的技巧，我们也可以使用在冥想前让内心平静的过程中。持之以恒地念诵一种圣言是能够唤醒我们内心潜在的灵性冲动的。如果说，大脑的思考过程是一种沉默的说话方式，在这个过程中，我们通过我们的感官来感知某种事物，我们的心意会无意识地重复着这个事物的名字，而持咒是一个与此相反的过程。当我们重复一种圣言时，这个词所代表的事物会在我们的内心呈现，对这个词的重复，会让我们的身体内产生振动，当我们停止念诵时，这个振动仍然在我们体内的各个层面回响。从而让我们沉浸在平静状态。

持咒所带来的平静，不仅仅是外表的平静，更是内心的平静。念诵一种圣言可以让心意保持被一种思想所占据，内心不再喋喋不休，为实践内在的平静铺路。

持咒是冥想的辅助性练习，谁都不可能一下子进入到冥想状态，要达到那种状态，需要唤起那种情绪，把心意聚集，不间断地专注，而所有这些都可以通过持咒达到。冥想是持咒的一种扩展，持咒是间断的冥想，而冥想是不间断的持咒，专注于持咒会导致专注于冥想。

普拉纳手印法：能量流过脊柱的姿势

通过想象能量流上下穿越脊柱、流经脉轮，可以训练身体对与中央神经系统相对应的能量脉络的敏锐性，最终达到把想象中的能量流运动视为实际存在的境界，这时的你就可以开始把冥想的焦点放在脉轮的特性上了。这种练习可以加深你对于五官感觉的体会。

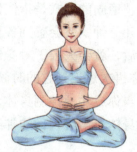

❶ 盘腿笔直坐立，手掌正对下腹，指尖轻触腹部即可。吸气，感觉自己通过下半身从土地中吸取生命能量，使其进入到腹部位置的腹轮。

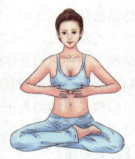

❷ 继续吸气，双手缓缓抬起至前胸，沿着脊柱将能量往上提升，使之流入位于心脏处的心轮。

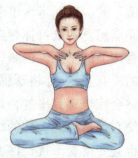

❸ 继续吸气，双手进一步上抬，能量流也进入喉部。

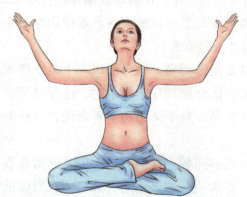

❹ 吸气完成，双手举过面部（光轮所在区域），手臂打开，眼睛向上看。该姿势代表了喜悦与鼓舞。

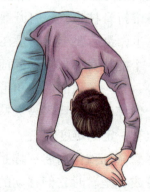

❺ 缓慢呼气，身体随之前倾，双手合十，与头部一起放在地面上。该姿势代表着放松和充满信任的忍让，也是基本的着地姿势。重复整个系列 1～2 次。

第三章 选择稳固而舒适的冥想姿势

冥想者需要稳固而舒适的冥想体式

帕坦伽利在他的《瑜伽经》中描述了正确的冥想体式应该是"稳固而又舒适"的。斯瓦米·维韦卡南达是这样注解这句圣言的："稳固的体式是指使你完全感觉不到身体存在的体式。通常来说，一旦你坐下几分钟，就会感到各种身体上的干扰。但是，当你超越了一种粗糙身体的思想后，就会失去了对身体的所有感觉，你将既感觉不到欢乐，又感觉不到痛苦，在你再次意识到它的时候，你会完全感到平静，这是你可以给予身体的真正平静。当你成功地控制身体，使它保持稳固，你的练习也会变得稳固。但是，当你被身体所干扰，你的神经也会变得受干扰，你也无法让心意专注。"

传统的冥想姿势是身体笔直地坐着，因为这样天（光）地（生命）之间的能量就能在身体内自由地流通。身体需要体内的能量沿着脊柱和经络上下自由流通，只有这样才能充分发挥大脑和呼吸功能，同时平衡人体脉轮，让整个身体都充满活力。如果一开始就使用合适的支撑物，并能正确而规律地进行练习，以锻炼维持脊柱直立、打开髋关节的肌肉，在冥想中就能很容易地做到保持脊椎直立了，最后要牢记的是在冥想中应自然放松双肩。

一个能让身体保持稳固而舒适的姿势是盘腿而坐，这会形成一个金字塔式的姿势，有一个稳固的三角形底座，即使在你全神贯注于冥想时，这种坐姿也不会让你摔倒，而且容易保持脊柱挺直。但是，对于冥想初学者来说，这种姿势看似有一定的难度。

尽管髋部就像肩膀一样是球窝关节，能够向各个方向活动，但是通常在我们站着或者坐着时它们移动的幅度很小。想象一下如果你的肘部只能在身体前上下移动而不能左右移动，你肯定会感到有一种被严重约束的感觉——然而这恰恰就是我们坐在桌旁、车内或者扶手椅上时膝盖的情境。在古代印度，盘腿坐在地上就像我们今天坐在扶手椅上一样自然而舒适，所以只要配合适当的支撑物（如垫子），并且稍加练习，你就会习惯这种坐姿。盘腿而坐能让髋关节拥有更大的活动空间，你肯定能感到它所带来的益处。

冥想姿势的选择

熟能生巧，经常练习能使你的身体很快适应冥想所带来的变化，并且能更容易地进入冥想状态。当你发现某个姿势能让自己感觉很舒服时，就要不断练习它，直到你能保持住这个姿势，而且可以一动不动、放松而警觉地保持半个小时或更长时间。当你坐在家里进行冥想，肌肉开始酸痛时，更换一下姿势是很有帮助的，但不要打扰你的内在凝聚。否则由于长时间静坐，注意力会不由自主地集中到身体的疼痛上。

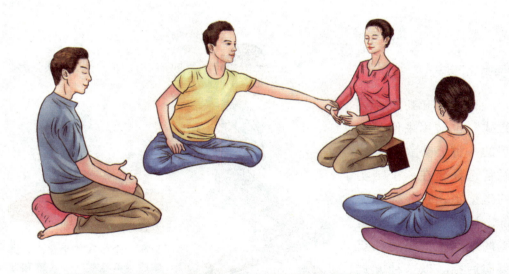

参加冥想练习班可能对你很有帮助，在那里你有机会了解到多种坐姿，并可尝试各式各样的支撑物。

简易坐

挺直身体坐下，髋部放松，双膝分开。每只脚都塞到对侧的大腿下面，这样双腿的重量就落在双脚上，而不是膝盖上了。在大腿下放个软枕，或者如果你感觉后背部有压力的话也可坐在软枕上。尾骨自然放松，让"坐骨"来承担身体的重量。双手放在膝盖或大腿上，掌心向上。

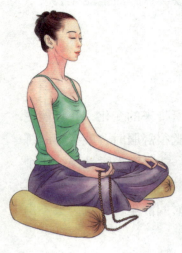

◀双腿交叉坐下，如果髋部不够柔韧无法将膝部贴住地面的话，就用一对长枕支撑它们。掌心向上握住一串念珠或玫瑰经念珠（由5～15颗珠子串成的一串念珠，念《玫瑰经》时用来算数的念珠）。

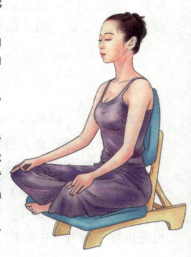

▶这个轻便折叠型的矮凳子是专为冥想练习而特别设计的。当你双腿交叉坐下时它能支撑你的背部。双手成启蒙契合法（Gyana Mudra，心灵指锁法的一种），拇指和食指指尖相连，形成一个能量圆环，掌心向下。

佛教徒坐式

　　有时候瑜伽中的"英雄式"也被用来作为冥想的一种姿势。佛教徒经常选择坐在一个结实的坐垫上，它能提起臀部，让膝盖靠在坐垫两侧的地面上，小腿和双脚向后指。以这种方式提臀有助于保持脊柱的自然曲线，而且只要你的膝盖非常柔韧，这个姿势就会很舒服。

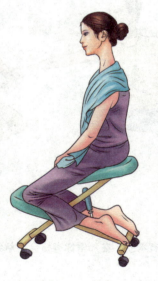

坐在专用的"跪椅"上可有助于保持脊柱挺直并得到一个舒服的、良好支撑的姿势，它与佛教徒坐式很相像。

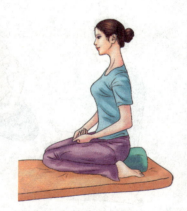

坐在一个结实的坐垫上，身体成"英雄式"，双膝和双脚则用一张厚垫子支撑。注意是坐在双脚之间，而不是脚后跟之上。双手成"拜拉维式"（Bhairavi Mudra，双手重叠，掌心朝上），为冥想积聚能量。

冥想者的基本坐姿

要想进入冥想状态就必须采取一个舒适的坐姿使你能够保持静止不动。只有身体保持一段时间的稳定静止，才有可能体验到冥想状态。冥想时可考虑采取以下坐姿：

1. 埃及式坐姿

许多人发现笔直地坐在椅子上是进行冥想最为简单的方法。大腿应与地面平行，为了达到这个效果，你也许需要脱掉鞋子，将双脚放在垫子上。双手放在大腿上，掌心朝下，双脚平行，脚趾朝前，这个姿势被称为"埃及式"。如果此时你的背部倾斜，就会导致背痛，所以要笔直坐立，脊椎下端紧压住椅子后背。

一旦你以这个姿势坐定，你就能很长时间保持不动，而且随着练习次数的增多，你会感到越来越舒服。坐定后，大约花 10 分钟时间关注自己的呼吸，或者进行呼吸练习以便将能量集中到脊椎处，这时你会感到体内充满能量，身体非常的放松。而后你也许会希望将这个姿势保持半个小时甚至更长的时间。如果你觉得这样的坐姿非常适合你，你就会经常坐在同一把椅子上以同样的姿势进行冥想练习，或者因为你的髋部通过规律的伸展练习已变得灵活了，你也希望尝试更多不同的姿势。

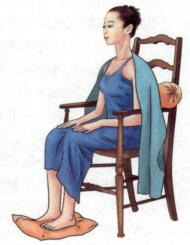

如果你想坐在椅子上冥想，则必须确保椅子有坚实的后背，而且高度合适，因为在冥想中你需要保持头部、颈部和脊椎处于同一直线上。

2. 席地而坐

席地而坐是东方人传统的冥想姿势。因为古代东方人日常坐姿便是席地而坐，所以，东方人的髋部比较灵活，能很容易、很自然地盘腿坐在垫子上。西方人可能刚开始需要先放松髋关节才能盘腿坐下来，这是有额外的好处的，能够减少年老后患关节炎的概率。但是，坐在椅子上或是金刚坐姿（Vajrasana，双膝并拢，坐在脚跟上的坐姿）要比尝试交叉双腿却导致垂头弯腰的姿势好得多。无论你采用哪种姿势，刚开始时最好利用一些物体来支撑住身体，帮助脊椎保持直立。当你的肌肉和关节已经达到一定的灵活程度和强壮程度之后，你就能不用支撑物而很舒适地坐下，这时可去掉支撑物。现在，有许多椅子和工具可以帮助你进行冥想练习。

在选择冥想坐姿的时候，要选择身体部位不会感到紧张的姿势。在练习初期，可以尝试坐在软垫或瑜伽垫上。只有当背部肌肉锻炼得比较有力时，才能做到在没有支撑的情况下保持较长时间的坐立姿势。如果席地而坐的坐姿让你觉得不够舒服，那么可以先尝试坐在椅子上练习。

一旦你选定了某种坐姿，就可以按照以下步骤开始练习：

臀部放平，坐直，保持身体基部的稳定与平衡。

髋部和双腿放松，这样双膝才能自然地靠近地面。

拉伸脊柱，保持背部挺立，打开前胸。

肩部放松，双臂下垂，双手放在膝盖上。

面部和下巴放松，下巴微微向下内收，拉伸颈后部。

目光柔和，注意力向下或彻底闭上眼睛，将注意力放在呼吸气流的自然流动上。

静坐时，留心脑中涌现的杂念，只简单地观察它们，而不能为其所扰，陷入其中不能自拔。一旦注意到有杂念涌入脑中，花一点时间通过吸气的方式将它们吸收进来。不要为之生气、恼怒或试图压抑它们，因为这样做只会使你进一步被它们所困。

把所有杂念都吸收进来，看着它、观察它、承认它、感觉它，然后再轻轻地、

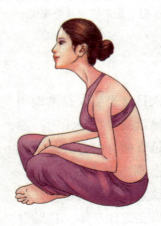

◀脊椎缺乏力量或是没有合适的支撑物往往会导致不利于冥想的坐姿，像图中这样：头部容易往前突出，脊椎无法直立，而且当后背拱起时，人体会自动地收缩颈部，从而限制了能量流动。这样的姿势不可能让人在冥想练习中感到舒适。

▶良好的冥想姿势从选择正确的坐姿开始：头部、颈部和脊椎要保持处于同一直线上，脊椎保持挺直，以防止疲劳。为帮助保持直立，还可以在双脚上垫一个软枕或一条折叠的毛毯来支撑脊柱底部。

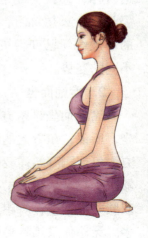

缓慢地用呼气的方式将它排出，这样既能清理思想，也能将注意力重新转回到呼吸的自然气流上来。经过一段时间的静坐练习后，思想会变得越来越安宁和平静，这时候你可以把注意力放在各种脉轮的位置、感觉或象征性意象及其含义上来。

借助支撑物

你的脊椎也许需要帮助才能保持长时间舒服的直立，你可以将一个靠垫放在椅背处或靠住墙（如果你是坐在地板上或床上）然后坐下。此外，坐在自己脚跟上也许是不用支撑而保持直立的最好办法。

在双腿盘坐的姿势中，髋部可能无法自由地张开到一定程度以使膝盖触地。此时，如果在两侧大腿下各垫上一个软枕则能使你从下背部向上伸展，而如将一块厚实的垫子垫在臀部下面来支撑尾骨，由于垫子的高度而使膝盖处于下方，从而有助于消除后背下端的压力。垫子的合理摆放能让坐姿无比舒适。

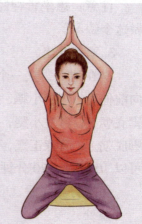

在臀部下面垫一块垫子能有效消除下背部压力。

打坐的六种基本坐姿

正确的冥想坐姿可以让两髋、两膝、两踝得到充分的放松，并且能够加强神经系统，减轻和消除风湿和关节炎，以此让我们的身体受益。高级冥想练习者都会选择打坐，打坐又再细分为六种，即简易坐、半莲花坐、莲花坐、至善坐、雷电坐、吉祥坐。下面就分别为大家介绍这几种坐姿。

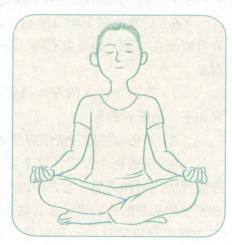

1. 简易坐

简易坐具体做法详见 P138。保持这个姿势，可以 10 分钟、20 分钟递增。

2. 单莲花坐

坐在地上，垫一个小垫，便于稳定，两腿向前伸直弯右小腿，把右脚紧顶再放

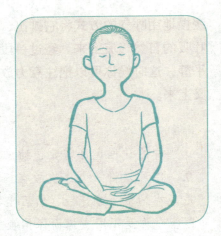

在左大腿内侧；弯左小腿，把左腿放在你的右大腿上面肩背正直，下颌内收，两手相叠，拇指相对放在腿上。保持这个姿势，可以10分钟、20分钟递增。

注意：患坐骨神经痛和骶骨疾病的不适合做这个练习。

3. 双莲花坐

坐在地上，垫一个小垫，便于稳定，两腿向前伸直；弯右小腿，把右脚放在左大腿上面，脚底朝上；弯左小腿，把左脚放在右大腿上面，脚底朝上；肩背正直，下颌内收，两手相叠，拇指相对放在腿上。保持这个姿势，可以10分钟，20分钟递增。

每次打坐完后，应按摩两膝、大腿、两踝和两小腿腿肚。

益处：

（1）盘着的双腿减少并放慢下半身的血液循环，从而加强上半身，特别是胸膛和脑部区域的血液循环。

（2）有利于直身端坐，使呼吸系统毫不受阻，极为有利于引发畅顺的呼吸。

（3）对患哮喘和支气管炎的人有益处。

（4）使神经系统充满活力，强壮脊柱和腹部脏器。兴奋消化系统，放松两踝、两膝，使大腿结实，使两髋、两腿变柔软。

（5）有助于预防及治疗风湿症。

（6）尽管流向下半身的血流减少了，却和普通坐在椅子上的坐姿不同，不会发生充血现象。

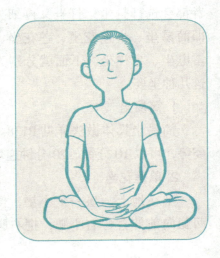

（7）有助于使人的身体稳定而安宁，心灵和平、活跃而警觉。

（8）对患有神经和情绪问题的人有益。

（9）从瑜伽角度看，这个姿势极为适宜于做呼吸练习和冥想。它之所以产生一种更为和平宁静而警醒的心灵状态，就是这个原因；它之所以对控制性冲动和维持禁欲修行者有用，也就是这个道理。

注意：每次打坐之后，要按摩两膝和两踝。一旦两膝或两腿开始感到难受，最好立即停止这个姿势。在你间歇地试做了一个月之后，如果还能感受到这样的疼痛感、辛苦感，那就不要再继续了。

4. 至善坐

至善坐被认为是最重要的一种姿势，瑜伽哲学中说人身上有72000条经络，而我们的生命之气就在这些经络里流通，所以至善坐有助于清理这些经络，使之畅通无阻。

坐在地上，两腿并拢同时向前伸展；弯曲左小腿，用双手抓住左脚，用左脚的脚跟紧紧顶住会阴部位；然后，弯曲右小腿，把右脚放在左脚踝之上；把右脚跟靠近耻骨，右脚底板则放在左腿的大腿与小腿之间，背、颈、头保持直立。

现在闭上你的眼睛，开始内视。内视，其实就是在闭上眼睛之后用你的心眼来看闭眼之后的一切。一般人会不知道该看什么、能看到什么，所以，当你闭眼内视的时候，就先让双眼凝视你的鼻尖部位，有了一个目标后就会舒服很多。

保持这个闭目内视的姿势尽可能长的时间，视个人情况而定。有些人刚开始可能就只能坚持几分钟，当可以慢慢地静下心时，就可以坚持更长时间了。

睁开眼睛后，放开双脚，休息几分钟，换另一条腿再做一次。

温馨提示：随意一点坐下也可以，但一定要背、颈、头保持直立。

功效：镇定安详，并且对脊柱下半段和腹部器官有补养增强的作用；提升生命之气，并且有控制性欲的效果。

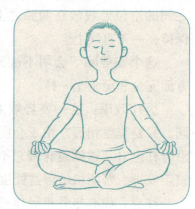

5. 雷电坐

跪在地上，两个小腿和脚背贴在地面上；两膝靠拢，两个大脚趾相互交叉，这样便使两个脚跟向外指了；伸直背部，将臀部放落到两个分离的脚跟之间。

温馨提示：动作非常简单易做，初次练习时会觉得两个脚趾相互交叉有点困难，多练习几次就可以了。

功效：可以在饭后5 ~ 10分钟后做，不仅能够非常好地改善我们的消化系统，同时还可以治疗胃酸过多、胃溃疡等胃部疾病。有助于按摩生殖器的神经纤维，对盆骨肌肉有伸张的作用，所以也适合产前练习。

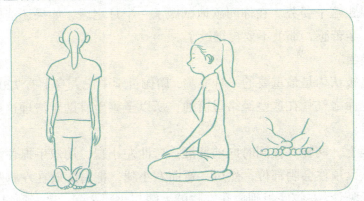

6. 吉祥坐

坐于地面，两腿向前伸直；弯曲左小腿，左脚板顶住右大腿；弯曲右小腿，右脚放在左大腿和左小腿腿肚之间；两脚的脚趾应该楔入另一腿的大腿和小腿腿肚之间；两手放于两腿之间的空位处或放在两膝之上，头、颈和躯干保持在一条直线上。

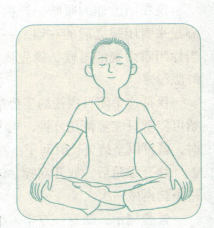

这个姿势除了会阴不被顶住之外，其他各方面完全和至善坐一样。

医疗效果：这一姿势效果和至善坐大致相同，只是程度稍逊。由于会阴并不被顶住，就不会自动地把性冲力引导向上、沿脊柱上升。这就意味着它不仅对性的控制没有与至善坐相同的效果，而且像镇定安神、警醒机敏等益处也多少有些减弱。

注意：患有坐骨神经痛或骶骨感染的人不应采用这个姿势。

冥想者的基本站姿

站立式是静态冥想的基本姿势，也是动态冥想的开始姿势。

冥想站姿的要点包括以下几点：

1. 双脚分开，与肩同宽，脚尖平行或者稍稍外倾。

2. 双臂自然垂直，置于身体两侧即可，掌心向内。

3. 背部直挺，保证脊椎和地面相垂直。有些人由于长期不良的身体姿势，背部有些微驼，这时，不妨使用这个方法纠正：双手手掌合并，向上举，手臂外侧紧紧地贴着自己的耳朵，尽量向上拔你的手臂。想象自己是一颗坚挺的大树，笔直地向上生长。这个动作能够让你的脊椎拉直，当你感觉到自己的脊椎已经直挺，就可以放下手臂了。

4. 头部和肩部自然和端正。这样能够矫正颈椎和肩周病变，也能够让身体气脉贯通。要让头部和肩部达到自然和端正，不妨采用以下的方法：双臂到背部，左手抓住右手的手肘，右手抓住左手的手肘，双肩尽量向两侧打开。这样，就能够彻底打开双肩了。

这样站定后，就可以开始冥想了。

冥想者的基本卧姿

一些冥想练习需要在卧姿的状态下进行。冥想中的卧姿，一般都不用枕头，而是利用瑜伽垫，平躺在地面上，平坦的地面恰恰能够帮助我们让脊椎平直。

冥想卧姿的要点包括以下几点：

1. 调节脊椎的位置，轻轻挪动你的颈椎和腰椎，使你保持直立，但是不要紧绷。调节肩部，使你感到肩膀和脊椎是垂直的。

2. 平躺下，让双手自然地放在身体两侧，不要紧贴身体，也不要离开太远。手臂伸直，但是不要有紧绷的感觉。放松肩背和手臂，直到你感觉到肩关节、肘关节和腕关节逐渐地松弛下来。双手保持自然松弛，可以半握拳，也可以掌心向上。

3. 双腿伸直，微微分开，两脚之间的距离约为肩宽的距离。放松你的双腿，让髋关节、膝盖和踝关节都很放松，你腿部的重量都均衡地分布在肌肉、小腿肌肉和脚后跟上。

4. 深呼吸，感受一下你的整个身体被安放在地面上的稳衡感。如果你感觉身体哪里还有紧绷或者不适的感觉，继续按照上面的步骤调节紧绷的部位。

冥想者的基本手势

手可以被看作内在自我的象征，也可以被看作是连接宇宙能量流动的通道。从古代的修行者开始，手就被用来祈祷，用来与宇宙的力量进行交流。在冥想练习中，手势扮演着重要的角色，每个手势都有其代表的意义。

下面是几种冥想中的常用手势，请大家体会一下，找到最适合自己的手势。

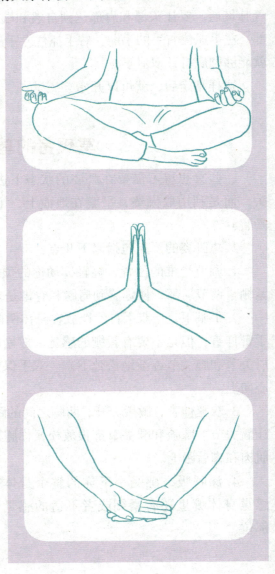

1. 打开的手掌

打开手掌的姿势象征着开放，并能创造一种途径，让有治疗作用的能量通过胳膊从手掌流到大气中。双手手掌自然打开，轻轻地放于膝盖上、手心朝上。

2. 祈祷的手势

双手的手掌合在一起，手指向上，想着自己坦白、虔诚、真心地想要接受宇宙的恩赐。

3. 参禅式手势

参禅式手势也叫作杯状手势，常常用于佛教冥想。左手手掌打开，右手轻轻放于左手之上。右手代表阳性和意识，左手代表阴性和心脏。这一手势表示，意识臣服于心脏，意识处在一种安静、专注的状态之中。

4. 食指和拇指之间相合

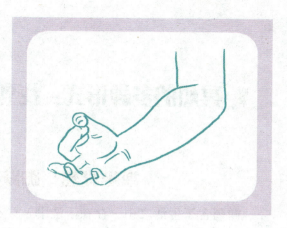

这种手势是两手每只手的食指尖和拇指尖合在一起。这个动作的含义是个人的和宇宙的意识的结合。由手指创造的圈代表"出生"，象征寻找知识和新的觉悟。

注意：要让拇指压着食指，而不是食指压着拇指。

第四章 冥想的多种形式：找到你最有效的冥想方式

禅坐冥想：跏趺坐上的觉悟

禅蕴含于生活之中，存在于洗手、穿衣、吃饭，甚至睡觉中。而坐禅冥想就是要减少无益的妄念，使大脑经常保持轻松与冷静的状态。

禅坐的功用在于训练自己的内心，让人从执着、成见、偏见、野心、贪婪和情欲中解脱出来，克服精神压力、紧张、焦虑、忧郁和敌意，是现代人寻求精神愉悦、清醒自我、放弃偏执最好的方法和手段。

1891年，法国画家高更离开繁华的巴黎，来到南太平洋的大溪地岛去作画。他刚来到这个岛上时，非常惊讶于当地人居然可以坐着不动达数小时，而周围安静得可以听到树叶飘落的声音。在他自费出版的一本书中这样记载："我正要离开（大溪地），年纪老了2岁，心情却年轻了20岁；比我抵达时更像一个野蛮人，但更聪明了。是的，野蛮人教导了我这个从腐败文明来的人许多事，这些无知的人教了我许多生活与快乐之道。最重要的，他们让我更加了解自己，他们教给我最深层的真理。"

在高更去世的前一年，他留下了《野蛮人的故事》这幅杰作，画中的土著人盘腿而坐，静气凝神，似乎在禅坐冥想。

什么是禅坐？其实就是坐禅。坐禅的基本要领是调身、调息和调心，三者之中，以调心为重心。

坐禅冥想在养心养身的同时，还是发掘和发挥人的潜在智能和体能的好方法。人如果受到过多杂乱妄念的影响，会消耗体能、降低智能，还会导致情绪波动、欲望强烈、愤恨、傲慢、失望等不良状态，使身体系统严重失调而失去平衡。坐禅会让人坚强意志，改变气质；在身体方面，可以获得新的能量和活力；在心理方面，会得到新的希望；对周围的环境和状况，会产生新的理解和认识。此方法需要长期坚持，多为佛道修行者采用。

　　当生活中各种杂乱的念头，尤其是使情绪激动的强烈的欲望、愤恨、傲慢、失望等，使得生理组织发生震撼而失去平衡时，禅坐冥想能够减少那些杂乱及无益的妄念，使头脑经常保持轻松与冷静的休闲状态。禅坐冥想的目的，就是要透过静态的身心训练，学习放下种种紧张、不安、焦虑和妄念，让身心清净和安宁。

　　人们经常看到，一些身体强健的运动员，一旦生病便无法抵御，甚至成为废人，而许多禅师、练功者，则往往能借助锻炼心意来驱除病魔。根据哈佛大学心脏科医师赫伯特·班森的研究，在 20 分钟的禅坐冥想以后，心跳的次数、呼吸速率、血压、氧气的消耗、二氧化碳的制造和血清乳酸的量都减少了。他称这种现象为"放松效果"。每天坚持 20 分钟的禅坐冥想 2 次，即使你的工作非常繁重，在禅坐之后也会像充了电一样，再度充满活力。

　　禅坐对于各种慢性疼痛也有奇效，特别是腰颈疼痛。腰颈疼痛大多是由于情绪不良，以及工作休息时身体姿势不正确，造成腰颈部肌肉收缩不协调。习惯禅坐后，会自然而然地注意保持正确的身体姿势，在一定程度上可以消除病因。

　　禅坐还会对人的心智产生深刻影响，使人思维敏捷，观察力增强。

　　坐禅冥想姿势为：双腿盘坐，右脚背压于左大腿内侧，左脚背压于右大腿内侧。采用腹式呼吸，将注意力集中在呼吸上，一开始不必强求腹式呼吸，顺其自然，保持平常呼吸。持续下去，日子稍久，放慢呼吸速度，从而逐渐达到腹式呼吸。一个练习禅坐的人，平常应常常运动，如慢跑、打太极拳、做体操、练瑜伽，等等。运动有助于血液中的化学平衡，使精神愉快、神经松弛，减少心理的紧张和焦虑。

　　在禅坐前后，均需做适量的暖身运动，并注意按摩全身各部位。禅坐前先运动后按摩，以期身心轻安，血液循环正常。禅坐之后，先按摩后起身，再做运动。按摩时先将两掌搓热，先轻轻按摩双眼，然后依次按摩面部、额部、后颈、双肩、两臂、手背、胸部、腹部、背部、腰部，再至右大腿、膝盖、小腿，再至左大腿、膝盖、小腿。

　　禅坐并不限定时间，只饭后半小时内不宜。一般人因工作繁忙，可选择早晚练习。时间随自己适应能力由短而长，短则 3 ~ 5 分钟，长则 1 小时或更长，乃至数小时或数日，一切随缘，不宜勉强。

静坐冥想：驯服心中的野马

静坐冥想和宗教性质的坐禅不能完全等同。坐禅是一门禅定的功夫，而静坐的现代含义是以坐姿入静。静坐所采取的姿势通常是放松舒适，又能够让脊椎挺直的。保持正确的坐姿，能够使人放下心中的执着，保持头脑的冷静和清醒，再进一步，便能产生智慧，开发精神的领域。静坐也是冥想的一种简单的放松心情的方法。静坐会使呼吸次数减少，心跳减慢，降低肌肉紧张的程度。心理和生理是分不开的，静坐可以增加自己的内控程度，促进自我实现，改进睡眠状况，而且在面对压力的时候，也会有更多的正向感受。

静坐要找个舒适、安静的地方，尽量排除外界的干扰，当然这是对于初学者来说的，这样有利于初学者更快地进入状态。一旦熟练以后，任何地方都可以静坐，例如，在飞机上、咖啡厅、公园里甚至在公共汽车上。初学者练习静坐则必须找一把合适的椅子，因为静坐和睡觉不同，它们会产生不同的生理反应。为了防止睡着，最好找一把直背的椅子，它可以帮助你把腰挺直，还可以支撑住背部和头部。

坐在椅子上静坐时，让臀部靠着椅背，双脚略微伸直，双手放在膝盖上，尽量让自己的肌肉放松。若坐的地方足够大，也可以选择盘腿姿势。然后，闭上双眼，吸气时心中默念"1"，吐气时则默念"2"。不要有意去控制或改变呼吸频率，要很有规律地吸气、吐气，如此持续20分钟。静坐时，头不要垂下来，要轻松地挺直脖子或者靠在长背的椅背上，因为垂头会使头部和肩膀的肌肉得不到有效放松。如何知道20分钟是否到了呢？你可以看看手表，若时间还没有到，则继续；若时间到了，则停止。在整个静坐过程中，看1～2次时间是不会影响静坐效果的。以后静坐次数多了，自然会产生20分钟的生物钟。

当你静坐完毕后，要让你的身体慢慢恢复到正常的状态。先慢慢地睁开你的眼睛，看房间中的某个固定点，再慢慢地看其他的地方。然后做几次深呼吸，伸伸腰，站起来，再伸个腰。不要匆忙地站起来，否则可能会觉得疲倦，或者有不放松的感觉。在你的血压和心跳都很慢的情况下突然站起来可能会产生眩晕的现象，因此，切记要慢慢地使身体恢复原状。

通常在静坐过程中不会有什么问题出现，但若感到不舒服或头晕眼花，或者有幻觉的干扰，只要睁开双眼，停止静坐就可以了。每天最好静坐2次，每次 20 分钟，最好是在起床后以及晚餐前各做 1 次。静坐可以降低新陈代谢，静坐以前应该避免饮用一切含有咖啡因等刺激性物质的饮料，如茶、可乐等。另外，静坐前不要吸烟，也不要在饭后静坐，因为在吃完东西之后，会有很多血液流往胃，而静坐则是希望血液能在全身流动，遍布手足四肢，饭后静坐血液循环较差，难以达到放松效果。

别把静坐看作只是每天花 20 分钟做的一种运动，在所有的静心系统中，静坐具有提升意识及觉知度的功用。当我们从静坐练习中恢复到日常作息活动时，意识会从由内凝聚转为向外开放，其实在静坐时，我们的心就已经敞开来了。

佛教对此有一段文字说明：

意识变得来去自如，

烦躁和清醒不会互相干扰，

这就像你驯服了心中的一匹野马，

完全按照你的命令行动。

静坐练习能让静坐者及其神经系统从粗糙状态进入精微状态，在静坐过程中，应该尽可能地延长放松感及均衡感的时间。在张开双眼前，花 1 ～ 2 分钟感受周遭的世界；然后张开眼睛，安静地坐 1 ～ 2 分钟，这总共约 2 ～ 4 分钟，只单单在体验"纯粹坐着"的感觉。接着，在保持清醒的状态下慢慢地伸开双腿，缓缓做几次呼吸，就可以起立去做其他事情了。

静坐所产生的清醒状态，应该带进每天的活动中。就像卧式放松法可以成为日常生活习惯之一，你也要把这种均衡的感觉随时运用在日常生活中：去菜市场、上班、搭公交车、从事田径运动，打网球、高尔夫球，等等。

就像在静坐时如果心跑走要把它抓回来一样，当你在日常生活中进行任何一件事时，每一片刻都要全心参与，一旦分神，要立刻拉回到觉知状态。

读书冥想：汲取灵性冥想之光

关于冥想，上班族总会有这样的烦恼：虽然想隐居山中，用一周时间好好注视反省自己，却苦于没有时间，但在自己工作和生活的附近，却找不到好的地方来进行冥想。对于难于抽出时间和找不到地点而苦恼的人，"读书冥想"是一个不错的方法。

在一定的时间内维持一定的内心波动，才能进入冥想的状态。如果没有这样的习惯做支撑，总是在意过多的事，任凭各种想法在心中穿梭来穿梭去，因为各种事情分心，人是无法进入冥想状态的。在这种意义上来说，读书冥想应该是上班族进入冥想的第一阶段。

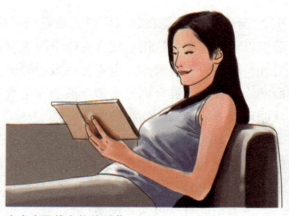

在书中寻找宁静的慰藉

读书冥想到底是怎样的冥想呢？是不是边看杂志边冥想就可以了？答案是否定的。只有精神境界高的读物，才能当作读书冥想的对象。那么，所谓精神境界高的读物，是不是像哲学一样的书籍就可以了？其实，这也不行。因为哲学类的书籍过于高深难懂，也不适合做读书冥想的对象。好的读书冥想的入门读物，可以选择幸福科学类的理论书籍和灵言集。

选好了作为读书冥想的对象，下一个要克服的难题是如何集中意识了。

普通人是很难长时间集中意识读书的。有的人看5页就腻了，有的人看15页就把书推到一旁了，有的人看20页想起了卧室的卫生还没打扫，有的人看30页就耐不住寂寞打开电脑上网去了。如此种种，都是不行的。

虽然读书冥想时，读书的时间因人而异，也没有规定说一定要读完全书，一半或者三分之一也行。但是在读书的这段时间内，一定要排除任何杂念，坚持读下去。

有的人会用边读边画红线的方法来使自己集中意识，这种方法不错。还有的人会特地利用坐地铁或公交车的时间来进行读书冥想。因为地铁或公交车里，特别是通勤时间，混杂着各种各样的信息，会看见各种人，听见各种声音，看见各种事物。如果能在这种环境中，不考虑其他事，持续读书一段时间，能做到这种程度，就算是达到很高的境界了。而且可以以此为跳板，让这种集中力向更高次元的方向、向更高的精神境界形成集中力。

在做这种训练的时候，应该先以较短的时间为目标，比如15分钟或30分钟。能在这段时间内做到专心致志，没有任何杂念浮上心头的话，再试着把时间拉长，比如1个小时，2个小时，甚至3个小时，逐渐进入到比较高的层次。

如果地铁或公交车里太过拥挤，连读书的空间都没有的话，这个时候不妨选择一个主题进行思考与冥想。可以是"生活目标的冥想"，可以是"让工作更顺利的冥想"，也可以是"关怀与爱的冥想"，总之，试试自己能不能在一段时间内对一个主题进行持续的冥想，这也是训练集中意识的一个好方法。

总之，锻炼集中意识，能让我们提高"读书冥想"的成功率，收获意想不到的效果。

断食冥想：清洁身心的妙方

吃饱的肚子没办法思考，断食期间，人的能量不需照顾较低层次的欲望，而使大脑特别清醒，是最好的冥想时机，许多伟大的修行者正是在断食期间的修炼过程中悟道的。

断食原本是古老宗教中的一种修炼方式，修行者通过断食来提升自身心灵的境界。其实，很多动物的生活中都会有这样一种情况，只有人除外，比如，冬眠的刺猬和每隔一段时间就会"绝食"一天的猫，可从没有听说过它们这样便会被饿死，断食反而让它们更加活跃，连精神也好了很多。

有一次，弘一法师从一本杂志上见到一篇关于断食的文章，说断食是身心"更新"的修养方法，自古宗教上的伟人，如释迦牟尼，如耶稣，都曾断过食。断食能使人除旧换新，改去恶德，生出伟大的精神力量。并且还列举实行的方法及应注意的事项，又介绍了一本专讲断食的参考书。

弘一法师对于这篇文章很感兴趣，便想找机会试试断食，可是并没有做过具体的决定。大约经过了一年，他竟独自去实行断食了，他的断食共三星期。第一星期逐渐减食至尽，第二星期除水以外完全不食，第三星期起，由粥汤逐渐增加至常量。据说经过很顺利，不但并无痛苦，而且身心反觉轻快，有飘飘欲仙之像。他平日是每日早晨写字的，在断食期间，仍以写字为常课，三星期所写的字，有魏碑，有篆文，有隶书，笔力比平日并不减弱。他说断食时，心比平时灵敏，颇有文思，恐出毛病，终于不敢作文。他断食以后，食量大增，且能吃整块的肉，自己觉得如脱胎换骨一般。他用老子"能婴儿乎"之义，改名李婴，依然教课，依然替人写字，并没有什么和之前不同的情形。

人的身体正如动物的身体一样，并不需要餐餐饱食，有时没有东西落肚，对身体也毫无伤害。相反，若身体未好好准备接受食物，勉强进食，身体不但不吸收，反而会受到伤害。这是因为人体的消化系统会受情绪影响，我们在疲倦的时候、心情紧张低落的时候、生病的时候，体内的分泌完全反常，倘若有食物进入消化道，则会滞留其中，变成有毒物质。

断食还是一种洁净身体的方法，偶尔来一次断食也是一件很美的事情——什么都不做，不吃东西。喝尽可能多的液体，只要休息，身体将会被清理干净。

每当你在断食的时候，身体就不需要去做消化的工作，在那一段时间里，身体的工作可以放在将死细胞和毒素丢出体外，它就好像某一个星期天或星期六，你休假，所以你回家大扫除。当身体没有什么东西可以消化，你没有吃任何东西，身体就开始自我清理。这一个过程会自动开始，身体就开始将所有不需要的东西排出，因为那些东西堆积在身上就好像是一个重担。

有时候如果你觉得需要进行一次时间较长的断食，你也可以这样做，但是要对你的身体有很深的爱。如果你觉得断食对身体有伤害，那么就停止；如果那个断食对身体有帮助，你将会觉得更有活力，你将会觉得更活生生，你将会觉得重新被赋予生命力、被赋予活力。它的准则应该是这样的：如果你开始觉得你变得更虚弱，如果你开始觉得有一种微妙的颤抖来到你的身体，那么你就要小心，如此一来，这件事就不再是一种净化，它已经变成破坏性的，那么就要停止它。

断食真正的意义是在灵修锻炼上，瑜伽论中断食的梵文名称为 upavasa，其意为保持最亲近至上意识的状态，亦即将个体心灵融入至上意识之波流中。因为断食的时候不需要用太多能量来消化食物，大脑会极度清醒，如果以适当的灵修方法引导这些能量，将可使他们的心智提升到最高的意识境界。断食除了灵修的目的外，也是最古老的自然疗法之一，即用来控制心智和食欲的方法。

佛法的创始者释迦牟尼就曾多次断食修行，不断地进行冥思苦想，并最终在菩提树下开了悟。基督教中的耶稣也有过断食的经历。

愿景冥想：提前享受愉悦

愿景冥想是借助人的想象，在脑中构建美好的愿景，以此来激发生命的能量，并实现内心的安详。当人们被教导通过想象放松的时候，多半会想蓝天、白云或者海滩，或者公园、飞鸟；还有人会想象自己十年后或者五年后的样子，想象着自己出人头地，名利双收，这也是一种愿景冥想，经常做这样的愿景冥想会极大地增强自己的自信心，给予自己很大的力量。

愿景，是我们每个人可以觉察到的动力和激情的来源。若不是心中有个"温馨的家"的愿景，没有人会愿意背负沉重的债务去贷款买房；如果不是心中有个"孩子将来一定要有出息"的愿景，父母们大概会选择去夏威夷度假，而不是节衣缩食为孩子积攒出国留学的学费。愿景，是我们生活最重要的精神支柱。

愿景的形成，不是一朝一夕，也不是随便就可以被否定的，是我们多年的生活经历所塑造的，因此，愿景本身，携带着巨大的能量。

在困难的时刻，我们就要动用这个力量，让愿景来帮助我们渡过难关。

在做愿景冥想的时候，你需要为自己决定你到底想做什么样的冥想，想要达到什么样的效果，这样设计之后的愿景冥想会更有效用一些。例如，你现在经济困厄，只是一个普通的小职员，你心里一直期待着自己能拥有一定的社会地位，经济富足。根据这样的渴望，你便可以设计自己五年后或者十年后的愿景，那个时候的你富有而且有名望，你尽可能地去想象，让这个画面清晰一些，甚至让里面的每个人都有清晰的形象，当然，最重要的是自己，还有你的家人，你的亲朋好友，等等，你都可以随便地想象。尽量避开任何会给你造成压力的东西，尽量想象正面而积极的场景。当你的冥想结束时或者你觉得你的冥想愿景设计好之后，你可以把这样一幅愿景收藏在你内心的某个地方，那就是你生活的目标。下一次冥想时，你仍然可以这样冥想，或者做一些改动，都没有关系。但是要记住：要产生积极的效果。

现在我们可以坐下来或者躺下来，放松自己，调整你的呼吸，让你的心灵从现实的烦琐束缚中抽离出来，向更深的地方探索。

请你把注意力集中到你的愿景上，不管这个愿景是什么，都集中地想它。一般来说，愿景是形象化的，而不是抽象的，例如温馨的家，总是伴随着一系列的形象，爱人的笑脸、舒服的沙发、你喜欢的装饰风格、窗帘的颜色、家具的款式和色彩……让这些形象显现出来，使你陶醉其中。

这时，你心里会出现一个声音，这个声音往往来自我们胸腔或者腹部或者某个部位的一种不舒适感，这个声音在说："好难啊，你做不到！"这就是这个练习所要解决的问题。

当这个声音出现时，你要控制你的注意力，不去搭理它，而是尽情地陶醉于你的愿景当中。要让自己有身临其境的感觉，让自己完全沉浸在成功的喜悦中，并牢牢记住这个感觉，牢牢记住这些景象。

当你回到现实中，面对困难和挫折的时候，请你深呼吸，然后仔细回忆这个景象、这个感觉。你的力量，将会因此而被唤醒。

也就是说，这个练习其实是两个部分。在冥想的时刻，要让愿景形象化和清晰化，并且深深地记在你的脑子里，然后，回到现实中，能够随时拿出来用。

冥想的时间，不要少于15分钟。总之，想得越丰富越真实，就越好。

语音冥想：与灵性振动同频

语音冥想，是指通过反复念诵一个音节，使人超越世俗的思想、忧虑、欲念、精神负担，等等。在帕坦伽利的冥想项中，开头就是"要完全地归顺你万能的主……他是通过神圣的'噢姆'或'嗡'音来显灵的。这个音咒要重复地念，才能真正理解它的精髓"（引述自阿里斯泰尔·希尔拉翻译的帕坦伽利《瑜伽经》）。"OM"或"AUM"，在很多文化里都存在，作为一种原始的声音，它的振动能把宇宙之气带入人体内。每天都重复"噢姆"咒，或大声吟唱，或悄声低语重复默念，这些都能对你产生累积的、深远的有益影响。

大声吟唱时，"噢姆"的声音——发音起来好像英语单词"家（home）"的声音——应该要深沉且饱满，并且在念诵时你要处在深度稳定状态。你可能有时候会听到一些余音，当一大群佛教僧侣同时以一个低沉的嗡嗡声念经时，同样的音符在更高的音调下就会产生一种微弱的声音，余音就像仙乐一样绕梁不绝。

"噢姆"的发音可以分成3个音节——A（发音为ah，意为万物的创始），U（发音为ooh，意为持久的现在）和M（发音为m，意为宇宙的消亡）。这三者恰好与真实、存在、至福相符。A是生命、时间和形态的开始；U通过宇宙之间的爱维持；M只有当我们亲自体验到灵魂就是一切——而其他的只是思维幻觉这一点时才会出现。

以下两种方式能够增强语音冥想的功效。

1. 用念珠来吟唱

一串念珠有108颗珠子。将它持于右手，穿过拇指（代表宇宙的意识）和中指（代表启发层

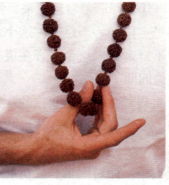

通常是右手持念珠，指位也有其象征意义：大拇指（代表宇宙意识）与中指（代表纯质古那）拨动念珠，食指（代表自我或个性意识）与念珠保持一定距离。

次）。每念一次冥想咒就拨过一颗珠子。从较大的那个珠子开始，当你念完108 次又回到这颗珠子时，不要拨过它，而是把念珠转过来原路再做一遍。

2.　一群人一起冥想时吟唱咒文

当一群人一起冥想时，冥想就变得尤其有效。每个人都发出自己的声音，所有人同时吸气（通过组长的指挥），然后在缓慢呼气时一起吟唱 A、U、M。冥想结束时，每个人用自己的声音和节奏吟唱"噢姆"，这样所有的声音融合在一起，直到自然地停止。接下来是一片寂静，直到结束时的伏地祈祷仪式。越多的人参与到吟唱"噢姆"的冥想中，它的力量就越强大，而接下来的安静也能持续得更长。

祷文冥想：宗教中常见的冥想形式

在世界上，各大宗教普遍采用的一种冥想方式就是祷文冥想，以念祷文的方式进行冥想练习也是最简单方便的冥想形式。佛珠或梵语中的"玛那"通常是祷文冥想的辅助工具。

对于不断重复一些简短语句的祷文冥想，人们有着不同的理解，有些人认为祷文冥想的意义在于深入探讨并理解祷文的内容，有些人却认为祷文的内容并没有多少意义，重要的是重复诵读的这些字句可以产生特殊的力量，能让人归于平静安宁，甚至有一派的学说认为声音和舌头导致的上腭震动可以影响人类的能源系统。

而关于祷文冥想的效用，也存在着许多不同的理论。有些人认为重复的声音能够影响人类的大脑和中枢神经系统，比如平时我们听到佛教音乐时，内心感觉很宁静很放松。但我们进行冥想练习时，多是以低语或默念的方式复读祷文的。而有些传统理解得比较深奥，他们认为重复诵读的祷文可以影响身体内的能量，使其发生微妙的流动转化。

虽然看法不同，但是这并不能成为我们冥想修炼的障碍，因为我们注重的是祷文冥想的练习效果。一些不同传统使用祷文冥想的经验表明，祷文冥想本身就具有刺激正面改变的效果。

祷文冥想的练习是十分简单的过程，只需要闭上眼睛，专心复诵祷文，最好在吸气和呼气的时候也不要中断诵读，也许别人听不到但你要时刻关注这个声音，营造出一种持续的能量流动。

最常见的祷文多是宗教性的。

而神经语言程序学家建议人们自创祷文，将一些肯定积极的正面语句植入潜意识里。比如："我很乐观，无忧无虑。""我健康快乐，心满意足。"但是，对于刚开始接触祷文冥想的朋友，建议大家最好找个专家指导你如何复诵，他可以是宗教里的大师也可以是世俗的高人，这样便于你尽快掌握祷文冥想的使用方法，让其发挥更好的效用。

另外，还有一个冥想工具是一些简短的重复字句，那就是咒语。咒语和祷文一样，可以在冥想中低吟、默念，它是一种神圣的声音，可以将所有事物内隐藏的能量发掘出来并充实冥想者的内心。

在古代语言中，咒语经常被使用，据说过去的人们离"本原"较近，所以他们的语言更具有精神力量。就像现在对祷文的理解不同一样，过去对于咒语也有不同的使用方式，有些冥想传统认为咒语只能念 101 次或 109 次，他们用珠串计算这个词被念到的次数，紧接着是无声的冥想，然后在声音的共鸣中放松，而其他学派要求整个冥想期间仍要不断地重复咒语，但这都不影响人们的修炼。无论是咒语或祷文，在重复了数次之后，都可以在冥想中把你带到思想的纷扰之外，起到镇定和平衡的作用。

芳香冥想：最优雅的冥想

芳香冥想是一种有嗅觉功效的冥想，冥想者选择适合自己的、喜欢的香薰精油，利用嗅觉慢慢释放心灵毒素，调节身体的压力和不适，以达到良好的减压和美容效果。

古埃及时代，芳香疗法就已经开始应用在美容保养方面，现在则有越来越多的人在芳香疗法中体验生活的幸福。芳香疗法主要运用精油来提升感悟能力，通过嗅闻和擦拭的方式，来影响人体的中枢神经和其他器官，进而产生镇定、松弛和提神的作用。在芳香的氛围中，轻松地排除身体毒素，让身心在芬

在芳香的气氛中，轻松排出身体毒素，让身心在芬芳中得到改善。

芳中得到改善。

传统的芳香疗法也可以用来排毒，通过皮肤表面按摩或呼吸吸收植物精油，来放松身心，缓解压力，排除身体积累的毒素。随着医药业的发展，以前对这些植物精华素是否能被人体皮肤所吸收的疑问，已经解决了。当这些植物精油分子随着血液流动到大脑时，会刺激大脑兴奋起来。如果我们吸入了这些特殊油的芳香，这些分子会进入鼻子，通过鼻膜，触动嗅觉神经，到达人体大脑，吸入这些油的香气是获益最快的一种方法。

最常见的芳香疗法包括精油沐浴排毒和精油按摩排毒。

1. 精油沐浴排毒

在进行精油芳香沐浴之前，先要用牛奶或大量的酒精将精油冲淡，这样会把精油溶解成很小的液滴，可以使精油和水融合在一起，稀释精油，从而不会造成皮肤的伤害。在浴缸里放满热水之后，取一勺冲淡剂，在其中加入几滴精油，然后淋在热水表面。关好浴室的窗户，尽量不要让蒸汽跑掉。这时，可以进入浴缸，把身体浸泡在水中，深呼吸，把混有精油的蒸汽吸入身体。让皮肤充分浸泡，放松身体，并吸收精油，就可以尽情享受这种舒缓的放松了。

2. 精油按摩排毒

先将植物精油稀释，然后将其直接涂抹在皮肤上，因为这些油浓缩的都是精华，未冲淡就直接用的话可能会引起皮肤疼痛甚至灼伤，也可以用植物油作为底油进行稀释，如橄榄、葵花子、红花、葡萄子、坚果和芝麻都是可以被利用的。这样的油几乎未经过再提炼，但这样的油是最天然的，极易被皮肤吸收，可充当滋润霜用。

把精油涂抹在皮肤上，自行按摩即可，按摩时尽量使这些精华油在皮肤上停留1小时，让皮肤在这段时间内一直吸收这些油。如果你在按摩结束后想穿衣服的话，请擦干所有的油，否则可能会把你的衣服弄脏或染上颜色。

3. 精油熏香冥想

选择好自己喜爱、适合的香精油，放入精油炉加热散发香气，选择坐式盘腿的方法，采用缓慢的腹式呼吸。想象着自己已经达到喜欢和向往的地方，从头部开始放松，接着是肩部、腰部、背部……然后告诉自己"我现在已经彻底地放松了，我的心灵找到了真正的安宁，我已经没有烦恼了"等类似的暗示语。

芳香冥想不仅是洁净心灵的一种有效方式，更是舒缓并唤醒肌肤和身体活性，提高身体敏感度的好方法。这种方法更适合具有感性的女性，在冥想的同时，还会提升自己优美的性情和高尚的情趣。

烛光冥想：聚焦中心的视觉

烛光冥想可以让人放下所有的私心杂念，感受当下的内在平静，可以使人解除压力，从而使心灵更加平静、精神更加饱满，自信心无形之中就会得到增强。

烛光冥想即"一点凝视法"练习的一种，一点凝视法在梵文中的意思是"中心的视觉"，按中文翻译即为"凝视"。当视觉干扰停止后，人们的心灵会很容易变成水波不兴的平静水面。所以这项练习是集中和冥想间的桥梁。进行这一练习还可以保养眼睛并改善有缺陷的视力。

烛光冥想时眼睛张开，不要眨眼，其实只要掌握了原理不使用蜡烛也可以掌握冥想，不使用蜡烛，把眼睛睁开，尽量不眨眼，可控系统达到非可控的时候，眼睛睁开一会儿，疲劳了需要眨眼来保护眼睛，但是你控制他，不眨，这时头脑的思维就停止了，这时候没有了任何思维。

用烛光冥想解除压力

烛光冥想通过凝视可以加快眼部的血液循环，而流出的眼泪又可以排出眼中的杂质。它可以提升自信心，练就有神的双目，让你能坦然地面对他人的注视，目光不会游离。它是一种极好的放松冥想的方法，通过凝视烛光和在脑海里捕捉火焰的影像，逐渐进入冥想状态，常练习可以使人解除压力，从而心灵更加平静、精神更加饱满，自信心无形之中得到了增强。练习后会明显感觉眼部疲劳得到解除，视力得到加强，眼睛明亮而灵敏，还可以有效治疗各种眼睛疾病。

接下来简要介绍一下烛光冥想的基本方法。

准备蜡烛，火苗的高度要和眼睛处于同一水平位置，身体距离蜡烛一臂半左右。视力较弱者对烛光的刺激更敏感，因此要稍微远离烛光。如果单眼的近视度数高于 400 度，那么距离应在 2 米左右。练习过程中，可以戴框架眼镜，但不能戴隐形眼镜。因为练习中很可能会流泪，从而让隐形眼镜移动，刺激角膜。

做过眼部手术的人（如近视眼手术）最好先咨询医生，一般是术后 3 个月可做烛光冥想，患有抑郁症的人不可以进行烛光凝视。

盘坐或者跪坐的姿势都可以，但是不要弓腰驼背。如果选择盘坐姿势，要让膝盖低于髋关节，柔韧性差的人可以用垫子将臀部垫高，这样能保证腰背部在练习过程中是挺直的。

眼部放松，闭上眼睛，深深地吸气，缓缓地呼气，腰背挺直，全身放松。首先将头转向左侧，视线落在左肩后方，再将头转向右侧，视线落在左肩后方；然后向上看，当你的眼睛朝上看的时候，你的视线应集中在鼻子上，最后是下方，尽量让你的下颚抵住锁骨。注意动作缓慢、均匀，然后做 5 次深呼吸，睁开双眼。接着是活动眼球，上下左右连续转动，每个动作的间隙，可以闭上眼休息一会儿。整个过程中，心要处于完全静止的状态。

烛光冥想做完眼部放松动作后，慢慢睁开眼睛。睁开眼时，你的视线不要直接落在烛光上，而是逐渐地从你的膝盖移到面前的地上，再抬高视线至烛台的下方，最后移到烛光上去凝视。凝视时眼睛要放松，尽量不要眨眼，等到感觉眼泪要流下或已流下时，缓慢收回眼光闭上眼睛，把掌心弓起，使手掌成碗状扣在双眼上，停留 5 ~ 7 次呼吸，放松一下。然后睁开眼睛直接凝视烛光，感觉眼睛发酸、眼泪要流下或已流下时闭上眼睛，双掌合拢揉搓后扣在眼睛上，让眼睛稍作休息。这个时候如果够专注，你的眉心会出现蜡烛的火光，用意识将它牢牢地抓住，火光会越来越小。当眉心的火光消失了，你再睁开双眼继续凝视烛光……这样反复注视烛光 10 分钟左右。

最后，让自己平躺下来，全身放松。放松完毕，深吸气，身体坐立起来，吹灭蜡烛。

在进行烛光冥想时，还应注意以下几点：

一是练习过程中，请注意手心不要碰触眼睛，此时眼睛非常敏感，让眼泪自然流出即可。

二是在练习过程中，只要是舒服的，就不要以任何理由、任何方式移动身体。

三是在暗室中练习时要保证空气流通，因为蜡烛在燃烧时，会产生少量的铅，对人体有害，空气的流动可减少伤害，但以不使烛光过度晃动为宜。

四是练习最好在晚上做，这样还可以改善睡眠质量。

五是练习过程中可能会有流泪或眼睛酸胀的感觉，这是正常的现象。如果感觉非常难受且的确无法集中精神，可以放弃而选择其他冥想方法。

音乐冥想：聆听宇宙调和之声

音乐冥想是最好的放松身心、获得活力的方法。闭上眼，在音乐的氛围中，放松自己僵硬的身躯和思想，在安静的音乐中让一切思绪趋于平稳。它是现代都市人在压力下，获得深度休息的最佳途径。

音乐冥想是一种优雅的冥想方式，没有固定的动作，只要自己觉得舒服和适合就可以。

冥想时，需选择一些舒心、放松和喜爱的音乐，最好是自然界声响的音乐，如浪涛、鸟语等，也可以是自然加上柔性的东西方乐器、神秘的电子合成音乐……这些音乐能够引导冥想者进入神奇的自然冥想状态，不同的音乐能带来不同的心灵境界。

音乐冥想在使人获得身心平和安宁的同时，还有激发无限的精神之爱和幸福美妙感受的作用，同时还能刺激心灵焕发新的内在能量、净化心灵、排出心灵毒素。

放缓脚步，轻闭双眼，让心灵小憩，让音乐如一股暖流，汩汩漫过倦怠的心灵，重拾久违的安宁与平和。在日常生活中，音乐能够给人们带来的欢乐是不言而喻的。同时，有研究证明，音乐可以帮助人们缓解紧张情绪，但是，什么样的音乐能够舒缓人的情绪呢？最近英国科学家发表的一项研究报告显示，速度舒缓的音乐能够对紧张的情绪起到放松的作用，而且等音乐停止后，听音乐的人心跳节奏和血液循环系统会得到进一步的调整，而那些有过一些音乐训练的人能够从音乐中获得更明显的健康效益。

音乐冥想疗法源于欧洲，可以说是欧洲的传统医术之一。在欧洲，许多家庭会在家中准备一个光碟以备不时之需。不同音乐有转化不同负面情绪的效

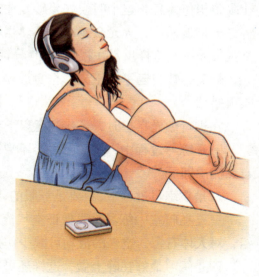

音乐像是一股暖流，汩汩漫过倦怠的心灵，重拾久违的安宁与平和。

果，令心理上的伤口——得到修补，使人能够以健康的身体、愉快的心灵去迎接新一天的挑战。

在医学研究中发现，经常接触音乐节奏、律动会对人体的脑波、心跳、肠胃蠕动、神经感应等产生促进作用，进而使人身心健康。音乐无形的力量远超乎个人想象，所以聆听音乐、鉴赏音乐，是现代人极为普遍的生活调剂。慢节奏、比较安静的音乐可以使人的呼吸器官放慢吸气和呼气的速度，从而可以产生安静的冥想空间。这也是通过科学研究第一次证明，音乐可以比较容易地使人的呼吸速度变慢。当人的呼吸速度变慢时，人的血压通常也会下降，而且还有助于肺部更加有效地工作。

音乐冥想比传统的冥想静坐方式更轻松更简单，适合忙碌的现代人，尤其是冥想初学者，他们往往无法进入"专注于一点"形式的冥想，因为那需要强力的专注、密集的锻炼，以及对各种冥想问题的克服，如昏沉、散乱。音乐冥想还可以触动感情，不需要过分依赖概念中心的分析。

音乐冥想的基本步骤是：

第一，以放松的姿势伸展背部，肩膀放松，然后轻轻地闭上双眼，倾听着美妙音乐的同时慢慢地呼吸。

第二，先尽可能地呼出体内的浊气，然后用鼻子吸气，让肚子鼓起来。同时，去感觉吸入周围的一切喜悦，一边在心里说"太好了！"一边吸进新鲜空气；也可以想象着吸进了许多宇宙的能量。

第三，接着用鼻子吐气。这时，想象自己接受了喜悦，以感谢的心情在心里说"谢谢"，同时心中描绘自己送出内心净化了的能量的影像。

第四，冥想中什么都不要考虑，只要全身心地沉浸在喜悦和感谢之中即可。

进行音乐冥想时，音乐的选择很重要。不同的音乐能带给人不同的心灵境界，但一般以柔和、愉快、轻松的音乐为佳。

当你出现焦虑、忧郁、紧张等不良心理情绪时，不妨试着在音乐冥想中看看《多瑙河之波》，逛逛《维也纳森林》，让自己在短时间内放松休息，恢复精力。

印度式冥想：在自然中获取能量

最初在恒河岸边打坐冥想的苦行僧，体验着印度宇宙神的灵性，在与大自然的接近中发现了真实的自我。冥想在诞生之初就与古印度灵性文化有着千丝万缕的联系，古印度人修行冥想，坚信只有在大自然中才能得到心思的静定和持久的平和。

古印度人追求最高的神性，这种神性是一种道德品质极高、意识极纯粹、灵性极深的东西，这种神性也要通过冥想与自然相统一。印度式冥想不是单纯的打坐，也不是把禁止欲念作为全部修行特征的坐禅，而是一种让身心返归原始自然的状态，让身体和精神同时得到疗养。

修行印度式冥想就要做到如同古印度人面对恒河水那样，感觉自然的母体力量在体内流过，同时对"神圣真理"保持企慕，这样才能用冥想的力量净化身心。这样一来，一方面可以借由内在的静定使身体完全放松，就像享受深度睡眠一样；一方面借由灵性使自己克服消极，吸收"光明"的力量。

古印度高僧们到深山老林中进行冥想，在与自然的深入且长期的接触之后，他们领悟到了很多自然法则：瑜伽中很多体式就是来源于此，比如鸟式、蝗虫式、猫式等。瑜伽这些体式能够松弛神经、伸展肌肉、镇静心灵。而将自然的法则应用到人类自身，可以感应人身体内部的细微变化，引导人们探索自己的身体，观察受到各种心灵体验的刺激之后，人体的反应。

苦行僧之苦还在于单身修行的人一直靠心灵力量忍受疾病之苦，疾病也被他们看作是生理本性的一种变形。冥想便是他们的一种天然疗法，用冥想来调理身体的健康，治愈精神的伤痛。

色彩冥想：曼妙的七色之花

把色彩运用到冥想之中就是色彩冥想，这种冥想是把色彩作为冥想的主要目标的练习方法。西方星相医学家认为，人是从宇宙的整个光谱里游离出来的一束光能，人本身就是一道缤纷的彩虹。因体能体质不同，继而影响每个人体内系统的振动频率和能量磁场，进而焕发出不同颜色的光彩。通过观察这些光彩的色彩组合比例，就能够探知被观察者的健康状况和心理状况。

每个人都能从色彩冥想中获益，脉轮是人体的能量中心，也被认为是和色彩联系最密切的，其中7个脉轮从下而上分别对应赤、橙、黄、绿、蓝、靛、紫等7种颜色。选择相应的颜色，集中思想到一个脉轮上，就可以解决相应的心理问题。当然也可以进入冥想状态，将抽象的颜色和客观事物结合在一起，对照脉轮，在生活中进行色彩能量的自然疗法，从而可以回归平衡的健康状态。

根据星相医疗的理论，火象星座中的白羊座、狮子座和射手座属红色调，红色就是他们的幸运色，他们对红色的反应也最自在，因而红色最能刺激他们发挥潜能。土象星座的金牛座、处女座和摩羯座则属棕色调；风象星座的双子座、天秤座和水瓶座则属蓝色系；水象星座的巨蟹座、天蝎座和双鱼座，则以绿色调为主。

你可以选择一个舒服的姿势坐好，放松下来，闭上眼睛。想象自己来到了一个非常美丽的地方，四周围满了新生的草木，满眼是丰富的绿，绿充满了活力，是和谐的大自然的标识，使人宁静。那新发出来的绿，会使你心中慢慢地被爱意填充。

色彩冥想法中除了绿色之外，其他不同的颜色也有不同的功效。红色可以使人活泼，改变冷漠，激发身体的潜能。蓝色平静祥和，可以帮助你缓解肌肉紧张，放松神经。紫色柔和镇定，可以用于催眠，也可以治疗精神紊乱。白色给人以明快清新，同时又很神圣，可以完全忘掉自我以及一切意识。

你可以选择一个最喜欢的色彩进行冥想。闭上双眼，放松身体，让脑中所有的思绪都慢慢地停下来。然后，有一种颜色会慢慢地呈现出来，越来越清晰、饱满，这就是你最喜欢的色彩。你不必在乎这个颜色究竟是白是红，色彩本非简单的赤、橙、黄、绿、蓝、靛、紫。颜色的种类何止千万，远远超乎人们语言的描述。让这种颜色停留在你的意识之中，将所有的注意力都集中到你看到的颜色上去，你需要做的就是用心去体会、去感受，从这个颜色中获得你所想要的能量。不论意识中呈现出来的色彩是几种，都无须把脑中出现的色彩抑制回去，而是让它们自然地呈现出来。自始至终，你都要用心去感受，这样就可以了。

曼陀罗冥想：解码心灵图谱

有许多冥想时使用的道具有深刻的意义，能够让冥想的功效加强。比如一些神像或者雕塑，他们不仅仅是人们信奉的物品，其本身的形态、姿势、手势等也具有象征性意义。曼陀罗就是这样一种带有象征性意义的图像，曼陀罗的复杂设计和线条图案，诉说着世界是一个有序的循环。曼陀罗是由各种各样复杂的图案组成，通常是圆形的，代表完整和统一——自我的完整，生活的统一和所有在宇宙中事物的统一。从"圆满"的这种词语可以得知圆形是图形中最完整的，而正方形具有平面空间不可缺的四方，而且也暗示着发展、展开。因此，也有一部分曼陀罗图案是方形的。

一直以来把曼陀罗当作沉思冥想的工具，使人类全神贯注地观照本质自我，一方面可以借以获得意义非凡的经验，另一方面可以产生一股心灵的次序。曼陀罗是内在心灵的地图，用来指引及支持有心想要提升精神意识者的心理发展。通过把思想集中于曼陀罗，刺激体内的宇宙能量的源泉，达到身心复原的目的，它同样也代表着生命周期的消长，因此通过凝视曼陀罗，使你感觉并了解你正处于某个特殊的生命周期中。

另外，我们也可以自己绘制曼陀罗图案。方法如下。

1. 选定好绘画材料

你可以随着自己内心的想法，选择要在什么介质上作画，可以是纸张、泥土、石头、木材、布料，等等，选择你想要作画的工具，铅笔、水笔、水彩都可以。

2. 选一个不被打扰的环境

选择一个能够让你内心平静的地点，在这里，你可以安安静静地绘制你的曼陀罗图像。

3. 让心灵安静下来

你可以通过调整呼吸等方法，让你的心意彻底安静下来，不要再去想生活中的琐事。

4. 开始绘制你的曼陀罗

开始绘制你的曼陀罗图案，绘制的时候，不需要考虑你应该选择什么颜色，选择什么团，只需让你的笔触跟随你的直觉即可。

5. 确定曼陀罗的方向

任意反转你绘制好的曼陀罗，从各个角度凝视它，重新定位出你心中觉得最恰当的方向，并标示出上面的位置。

6. 写上你的绘制日期

你会在绘制和凝视曼陀罗的过程中与更深层次的自我进行交流。

第五章　运动冥想：身动心静的独特修炼

行禅：体会步步奇迹

行禅的冥想方式可以和坐禅冥想互补，能够给冥想练习注入更多的活力。一般的冥想需要人们闭上双眼，而行禅则不需要，因为步行时需要我们用眼睛来辨别方向。行禅比传统的静坐冥想更容易成功，也更能够让人们体验到稳定感和安宁感。

行禅的方法很简单，只需要按照规定好的行走路线简单地绕室缓行就可以了。如果选择在室外进行行禅冥想，则要尽量选择空旷的场所，如果场所允许，光着脚行走能让自己感觉更加没有束缚。

在选定行走路线之后，从站姿开始，你可以双手自然下垂，也可以把手轻扣在身体前方或者后方。在行走的过程中，你的视线不需要锁定目标，放在前面几米的地面上来避免视觉上的干扰即可。

在行走之前，要专注于自己的身体，渐渐地找到平衡感，感觉到你身体的重量在自己的脚上，把注意力全部放在自己的身体上后，开始行走。专注细节的感觉，感觉自己两只脚的抬起、落下，并且感觉膝盖对抬脚的带动力。放松你的眼睛，让所在的风景在你的眼睛里流动，渐渐的，可以放宽你的专注力，体会走路时的所有感觉，比如：地板的轻微凉爽感，行走过程中脚底与地面接触时的微微震颤感，空气中的微微清风，光线的颜色，等等。让这些感觉流过身体即可，不要让大脑做任何评判。在行禅的过程中，不要让步伐像平时一样匆忙、不完整，而要放慢速度，让每一步都坚实、沉稳、平衡。

最后，让你的身体自然地停止并且再度感觉站立的感觉，结束行禅。

当你在一条静谧的小路上独自行禅的时候，你就会真正体验到这条小径的静谧。你需要一直敏于察觉，不管天气晴朗还是阴雨绵绵，不管小路上是平坦通畅还是泥泞难行，你都要保持这种觉察，如果你真的能够开放所有感官地行走于这条小路中，你就会觉得你所行走的每一步都蕴含着奇迹，内心的喜悦会像花朵一样绽放出来。

有的人会认为，能够在水上或空中行走才是奇迹，但是真正的奇迹并非在水上或空中行走，而是在大地上行走，感知自己正走在这不可思议的大地上。而此时此刻，存在本身就是个惊人的奇迹。

其实，在生活中需要步行的时候，我们就可以把这种行禅冥想转换成慢走冥想。走路，如今已经渐渐退出大多数人的生活——出门大都以车代步，偶尔走几步路也是大呼脚酸，赶路表情焦虑……走路真的那么烦吗？其实行走时把注意力放在姿势、呼吸和冥想上，哪怕环境再嘈杂，心灵都会变宁静，整个人也会因此大不同。

美国斯坦福大学医学院的健康教育、健身专家鼓励那些走路健身者改变自己的运动习惯，号召大家不妨边慢走边冥想。这种慢走式冥想可以帮助人专注思想，集中精神，同时让人从思维上、态度上保持一种平稳、稳定的心态。当你把这种心态带到生活与工作中去时，你将能够在一切波澜面前保持着稳定、平和的情绪。实验证实，一群人在慢走式冥想 16 个月之后，焦虑在很大程度上得到了减轻，对自己也有了较正面的评价。

无论是宽阔的马路还是狭长的小道，甚至地铁、楼房的楼梯，又或是公园、湖边，都是慢走式冥想的"幸福地"，现在请大家尝试能带来幸福的慢走式冥想吧！

瑜伽：借由身体姿势获得大智慧

瑜伽冥想能使人内心更为平静，有利于消除紧张、怒气等不良情绪。从某种意义上说，人的免疫系统和心情紧密相连，可以说，瑜伽冥想也是强有力的预防性良药。瑜伽冥想是运用瑜伽动作，使身体关节放松及拉伸，让心情彻底放松，把注意力集中在某一特定对象上的深思方法。瑜伽冥想是身体与精神双受益的方式，一般来讲，瑜伽冥想能够深度养心，因此能让人深度放松、调养身心，特别适合身心有问题的焦虑症、轻度忧伤状态、轻度强迫症、慢性失眠和更年期身心症等人。

冥想是瑜伽中最重要的内容，瑜伽冥想可以使人抛开种种物质欲念，缓解压力，修复人体受损的细胞，而这是深度睡眠也无法达到的效果。

在所有的冥想体系中，没有哪一种比得上瑜伽冥想的功效那么直接、久经时间考验或广为人们使用。瑜伽冥想练习极为简便易行。没有什么硬性的严格的规定。下面我们简要介绍一下瑜伽冥想的基本方法。

第一，开始练习冥想的时候，全身放松，要暂时放下一切思绪，全部的意念集中在身体上，把自己的处境幻想成一个鸟语花香的地方，很美很美，使身心得到完全放松。

放松了的身心，可以使整个人觉得就像是飘浮在空中，什么烦恼杂念都没有了，仿佛这个世界上就只有自己一个人存在。

第二，选择一个让自己感觉很舒服、放松的姿势来练习。如果可以的话，用全跏趺坐的姿势；如果你不能做这样的姿势，则可以选择半跏趺坐或简易坐，左脚脚心贴在右大腿内侧，右脚脚心反方向贴在左小腿内侧，双腿尽量平铺在地板上进行练习。

以上各种坐法，双手食指和大拇指指尖靠在一起，其余三指放松，但不弯曲，掌心向上，放在膝盖上。让背部、颈部和头部保持在同一条直线上，背勿靠壁，面向北面或者东面。正确、稳定的坐姿是冥想成功的关键，因为不稳定的姿势会使思想、意识也变得不稳定。

第三，先做 5 分钟的深呼吸，然后让呼吸平稳下来，建立一个有节奏的呼吸结构：吸气 3 秒，然后呼气 3 秒。

第四，如果你的意识开始游离不定，就把它轻轻地引回来。既不要强行集中注意力，也不要让意识毫无控制地东荡西游，散漫无归。安静下来以后，让意识停留在一个固定的目标上面，可以在眉心或者心脏的位置。

第五，利用自己选择的冥想技巧进入冥想状态。在冥想中，你要清晰地体验模糊不清的情绪，包括积极正面的情绪和消极负面的情绪，仔细回顾负面情绪产生的全过程，在哪个环节上做出了不符合事实的判断，或者是回想快乐的时光、甜蜜的时刻。

第六，约 15 分钟的冥想后，要调整呼吸，通过丹田运气来调节，从而排出体内浊气。这时，整个人昏昏欲睡，身心全放松了，静静地享受这份难得的宁静与清闲。

在进行瑜伽冥想时，还应注意以下几点。

1. 清晨和睡觉前是做冥想的最佳时段，其他时段只要你有空闲也可以做，但尽量不在冥想前吃东西，或在饭后立即冥想，否则会影响精神状态。

2. 选择一个专门的没有干扰的地方来练习，这样可以帮助你找到安宁感，易于进入瑜伽冥想状态。利用相同的时间和地点，会让精神更快地放松和平静下来。

3. 在冥想的过程中，要保持身体温暖，比如天凉时你可以围条毯子。

4. 如果你利用一种冥想方式练习几次都感觉不舒服，那么你可以放弃这种方式而选择另外一种更适合自己的方式。

5. 练习瑜伽冥想要循序渐进，开始时试着每天做 1 次冥想，以后可以增加到每天 2 次。冥想的时间应由 5 分钟慢慢地增加到 20 分钟或者更长，但不要强迫自己长时间地静坐。

6. 练习瑜伽冥想不能心急，不要期望在很短的时间内就达到预期的效果。

气功：调息、调形、调心

气功是中国人所独有的，有着几千年的悠久历史，有关气功的内容在古代通常被称为吐纳、导引、行气、服气、炼丹、修道、坐禅，等等。

冥想通过获得深度的宁静状态而增强自我知识和良好状态。在冥想期间，人们集中在自己的呼吸上并调节呼吸，采取某些身体姿势，使外部刺激减至最小，产生特定的心理表象，或什么都不想。气功也是通过调整呼吸、身体活动及意识为锻炼方法，达到健康身心、开发潜能等目的。

气功的"气"指的是通过后天的呼吸以及饮食所产生的能量，这些能量就像我们平时补充的维生素一样拥有丰富的营养，如果能将这些能量运用起来，可以使身体达到必需的平衡与和谐。通常人们会把重点放在呼吸和思想集中上的短时间练习来达到上述效果。

气功有三大要素，阴和阳以及对立平衡，具体来说就是帮助思想集中的镇静而机敏的心境；增强和循环气的自然深呼吸的能量；姿势和动作，比如挺直的背部。

你不妨把这三个要素当作练习顺序。第一，在练习之前需要镇静的心境，这种状态下的呼吸才是正确的，所以，先清除头脑里的杂念，让全身放松下来；第二，保持当前积极的心境，然后用平静的深呼吸使气聚集；第三，就是正确规范的姿势和动作（甚至连想象和呼吸也需要规范），它们可以帮助我们把气引导到正确的通道上去。当然，刚开始练习的时候你可能很难让浮躁的心境平息下来，但世上的所有事情都是贵在坚持，只要你每天坚持做练习，让它成为一个生活习惯，你就会发现做到这些非常容易、自然，全身心都会感到轻松愉悦。

承托月亮——这个特殊的气功练习对人体的脊椎有非常大的好处，它能滋补脊椎和脊椎平行的主要能量渠道，使"气"由身体中心向周围发散游走。这个练习适合中青年人群，因为它可以增强人们的性活力并使人们感觉好像年轻了几岁。

承托月亮和所有的气功练习一样首先需要一个镇静的头脑，然后选择自己感觉舒适的站姿。接着向前弯腰，把手向下伸，直到膝盖以下的位置，让你的身体呈现一个弧形，最后头随着弧形的弧度向下弯。保持这个姿势几秒钟，让身心放松，想象着气正沿着脊椎往头顶的方向上升。

接下来慢慢地挺直身体，手臂也随着抬起一直到向前伸直，然后一边吸气一边将手臂向上举起，让手臂和手尽可能地伸展，在最高点处把两只手摆成满月状，拇指与食指分开，其余四指并拢，两只手的虎口相对，眼睛看向两手的中间。这时候身体要轻轻向后弯一点，头也轻微后仰以保持身体的平衡，保持这个动作屏息几秒钟。最后一边呼气手臂一边下放，最终放于身体两侧，身体再次挺直。

你可以在呼气的时候想象一下，把气想成月光一样的光束从你的头顶照下来，它们经过你的身体洒在地面，带走了你所有的消极想法和情绪。它们就像不染尘埃的月光一样纯净，是净化思想的正能量。

太极拳：以柔克刚的智慧

太极拳，是一种武术项目，也是体育运动和健身项目，在中国有着悠久的历史。太极始于无极，分两仪，由两仪分三才，由三才显四象，最后演变成八卦。太极是依据"易经"阴阳之理、中医经络学、道家导引、吐纳综合地创造的一套有阴阳性质、符合人体结构、大自然运转规律的一种拳术，古人称为"太极"。同时，太极拳也是气功的一个分支，是800年前由一位道士创立。

太极拳理论，直接来源于道教思想，道教继承和发展老庄道家思想，在重生贵生、尊道贵德宗旨指导下，有一系列养生修身炼己、以求长生久视的锻炼功法，集中且精当地体现在太极拳功法拳理上。在太极拳中，借力打力，四两拨千斤，以柔克刚、以静制动，柔弱胜刚强都来源于老庄哲学，故太极拳被称为中国的"国粹"。

其实，太极拳的每一个姿势都是气功，借助镇静、速度以及气的统一创造一种虚实结合的状态来迷惑对手，达到以柔克刚、以静制动的目的。太极拳的动作比较缓慢柔和，速度和力量不好掌握，练习的时候最好有大师指导。

现在，太极拳成了大学生体育课上的必修课程，相信所有学生在学习之初都被要求先练习站姿，因为正确的站立姿势是太极拳的准备动作，所谓好的开头是成功的一半，可见这个准备是很重要的。双脚并拢，上身挺直，体重均匀地分布在两条腿上，还需要注意的是，手臂做动作时，两腿要保持这个姿势，同时，动作的频率与呼吸要协调一致。

准备动作做好了，那就开始学习太极拳吧。首先双腿分开，两脚之间的距离与髋部等宽，膝盖微微弯曲，然后慢慢地把手放在大腿上。如果刚开始你不能把握手臂的幅度和力量，可以找一个平面帮助你，比如墙壁。站在你刚好能把手放在墙壁上的位置，双手从身体两侧开始动作，手臂朝着墙上移动，指背轻微擦过墙壁为佳。在手指上升的过程中，主要依靠的是手腕的力量，由手腕控制手指的移动。当手腕上升到与肩膀等高时，手臂开始向下移动，手指再次在手腕的引导下划过墙面。当你感到手指将要脱离墙面的时候停止手臂的动作。这时，手指与髋部应该在同一条直线上，从这个位置开始上举手臂，然后再放下。需要指出的是在整个练习过程中，肩膀和手肘两个部位是完全放松的，手臂下落的同时，两腿也要随着微微下沉。

接下来需要使呼吸和动作协调起来，练习用腹部呼吸，手臂抬起的时候吸气，手臂慢慢放下来的时候呼气。最后双手应该放在大腿上，像练习的第一个动作那样，然后重新开始下一轮练习，依次循环。正确地练习腹部呼吸，可以减轻肌肉的紧张以帮助我们放松身体，还可以增加肺部的氧气供应。

练习太极拳可以帮助我们集中思想，让大脑和身体得以放松，所以练习的基础就是要求你专心致志，暂时忘掉那些让你感到焦虑的问题，让自己在生活和工作的压力下得到解脱，"偷得浮生半日闲"，哪怕片刻也是好的。

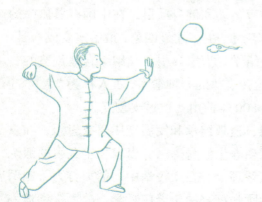

太极拳：以柔克刚的智慧。

舞蹈：释放积郁，体验宁静

舞蹈是八大艺术之一，它本身有多元的社会意义及作用，包括运动、社交、求偶、祭祀、礼仪等。

舞蹈是一种极具表现力的运动，我们从中感受喜悦、热情、悲伤，练习者在表现自己的同时培养了自信和气质。而对于冥想的舞蹈或动作，需要练习者有强烈的意识，并且伴随着音乐，身体要做出有意识而敏感的反应，最终把意识变得安宁和谐，从而达到冥想的效果。

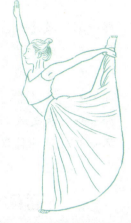

进入舞蹈的冥想世界，释放积郁、体验宁静。

你可以选择任何一首乐曲当作伴奏，可以是古典乐、爵士乐、民谣，甚至是现代摇滚乐，只要它能使你精力充沛和情绪高涨即可，最重要的还是舞蹈动作，它们需要带有你强烈的意识，是通过你的身体自由发挥而表现出来的。

让手臂跟着你的意识在头顶、身体两侧、身前、身后不断摆动，然后身体也随着做出各种动作，转圈、弯曲、扭动等刺激能量在体内流动，你可以试着去感觉能量的流动轨迹，从手臂、双腿、脊椎到达胸腔和肺部，你会觉得自己充满了力量。舞蹈是一种无声的语言，可以传达出你的心声，你的舞动就是对自己的表达与诠释。舞蹈家菲利普曾说"舞蹈是我与人交流的语言"，冥想舞蹈就是自我交流的一种方式。

随着社会的发展，人们的生活越来越忙碌，内心也越来越紧张，一些规则、教条束缚着人们的身体和精神，使它们变得僵硬滞涩。而冥想舞蹈可以帮助我们改变这种现状，在练习过程中，身体随着自己的意识做出动作，是一种最真实的变化而非刻意地造型，同时，你把注意力都放在身体上，就会暂时忘掉平时的压力和负担，达到一种不自觉的身心释放。通过直观流畅而不受控制的动作，你释放自我并给予自己以自由，与自我交流。

此外，舞蹈还可以让身材曲线变得更美，大腿肌肉和手臂肌肉也更紧实。它是一种有益身心健康活动，可以增强体质，使练习者的性格变得开朗，身体变得柔软，能全面刺激肌肉。另外，舞蹈还具备有氧运动的效果，使练习者在提高心肺功能的同时，能达到减肥的目的，而它的趣味性可以更容易让人集中和专注，忽略运动疲劳，是疏解情绪的好方法。

如果你正被生活压得窒息，身体累，心会更累，那就来舞蹈吧，打开音乐，进入舞蹈的冥想世界——

那一刻，我是云，掠过山顶，依偎着蓝天，俯瞰春色生机勃勃。

那一刻，我是光，透过雾霭，铺满了大地，感受夏日如火灼灼。

那一刻，我是风，穿过树梢，亲吻下硕果，演绎金秋累累收获。

那一刻，我是雪，告别云层，舞动出希望，掩盖寒冬片片残破。

那一刻，我是我，没有面具，挣脱掉绳索，拥抱自由真心真我。

那一刻，是一种仪式，是一场弥撒，让我们找回自己，释放自己……

插花：创造花盆与植物的和谐统一

插花起源于佛教中的供花，唐朝时已盛行起来，并在宫廷中流行，到了宋朝时期插花艺术已在民间得到普及，并且受到文人的喜爱，各朝关于插花欣赏的诗词很多。至明朝，我国插花艺术不仅广泛普及，并有插花专著问世，如张谦德著《瓶花谱》，袁宏道著《瓶史》等，从此插花被传播到了世界各地。

插花有东西方之分，其中东方插花是以中国和日本为代表的插花，东方插花的花型由三个主枝构成，因流派的不同称"主、客、使""天、地、人"或是"真、善、美"，虽然称号不同，却都表达了东方人的哲学思想。"天"代表人们的美好愿望和崇高的理想；"地"就是人们的日常生活；"人"就是平衡这两者之间的力量，我们首先要成为完全的人，然后利用我们的潜力去创造理想的生活。

把这个道理用在插花上，就是创造花盆与植物的和谐统一。插花中的大背景代表天，最下面的铺垫代表地，中间的花材代表人，你要用积极的感情使观赏者在心灵上产生共鸣，激发我们身体里由正面能量引起的对美的感受。

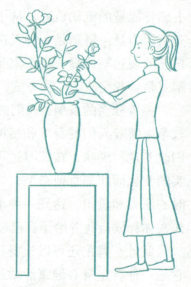

插花的过程就是与自然亲近的过程。

这时候你会发现，原来你离大自然是如此的近，你不用花费昂贵的费用去进行一次接触自然的旅行，只要在花盆与植物的摆放协调之间就能充分感受到大自然的神奇与美丽。

在插花形式上，自由式比"有型"式更不容易把握，但只要你相信自己的创造力就可以轻易克服这个困难，而创造力是每个人与生俱来的本能。首先选择一个合适的花盆，合适就是指它的造型要与花、叶、枝条以及插花需要的任何物品相匹配。然后在花盆的基础上想象你将要完成的插花作品，确定大致的摆放位置，并且在接下来的过程中认真考虑每个细节的美感，保持愉悦的心情和放松的头脑，关键是要有耐心。你还可以在插花的同时播放安静舒缓的音乐，或者在旁边放一杯清茶，相信效果会事半功倍。

所谓自由式，就是没有所谓的正规方法，你也不用受到任何的约束，只要随性而为即可，不用为了得到别人的认可而忽视自己的直觉。

茶道：茶道是极好的冥想练习

茶道被视为一种烹茶饮茶的生活艺术，一种以茶为媒的生活礼仪，一种以茶修身的生活方式。也许有人会认为，不就是喝茶嘛，哪里需要那么复杂的仪式，事实上，通过沏茶、赏茶、闻茶、饮茶来增进友谊，美心修德，学习礼法，是一种很有意义的和美仪式。喝茶能静心、静神，有助于陶冶情操、去除杂念，这与提倡"清静、恬淡"的东方哲学思想很合拍，也符合佛道儒的"内省修行"思想。茶道精神是茶文化的核心，是茶文化的灵魂。

在僧院及佛寺中，出家人都必须劳动工作，他们要整理寺院、扫地及煮饭，这一切的工作都是修行，以保持心灵的平衡，并不是只有静坐才算禅，生活中每一个细节都是禅。僧侣们把所有用具都视为珍宝，任何东西都很珍惜，如果有些许浪费或不小心，就代表没有用心生活，连用餐时都要心怀感激。一位葡萄牙籍神父赵·罗吉斯，对茶道的风行十分了解，他发现每套茶具都是"未经雕琢、完全真璞地反映出

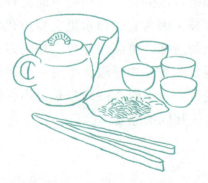

茶道不仅是一种诗意的消遣，更是一种自我实现的方式。

独特的个性"。而茶道就是训练人"产生谦恭、尊重、平静，使身心超脱外表的虚矫、狂妄，进而得以真实地面对一切事物"。

茶道最早起源于中国，中国人在唐或唐以前，就在世界上首先将茶饮作为一种修身养性之道，在唐宋年间人们对饮茶的环境、礼节、操作方式等饮茶仪程都已很讲究，有了一些约定俗成的规矩和仪式，茶宴已有宫廷茶宴、寺院茶宴、文人茶宴之分。对茶饮在修身养性中的作用也有了相当深刻的认识，宋徽宗赵佶是一个茶饮的爱好者，他认为茶的芬芳品味，能使人闲和宁静、趣味无穷："至若茶之为物，擅瓯闽之秀气，钟山川之灵禀，祛襟涤滞，致清导和，则非庸人孺子可得知矣。中澹闲洁，韵高致静。"

从唐代开始，中国的饮茶习俗开始传入日本，到了宋代，日本开始种植茶树，制造茶叶。到明代，真正形成独具特色的日本茶道。其中集大成者是千利休，他提出的"和、敬、清、寂"被称为日本"茶道四规"。和、敬是处理人际关系的准则，通过饮茶做到和睦相处，以调节人际关系；清、寂是指环境气氛，要以幽雅清静的环境和古朴的陈设，造成一种空灵静寂的意境，给人以熏陶。但日本茶道的宗教（特别是禅宗）色彩很浓，并形成严密的组织形式。它是通过非常严格、复杂甚至到了烦琐程度的表演程式来实现"茶道四规"的，缺乏一个较为宽松、自由的氛围。而中华茶道相对来说就比较放松、自由、和谐，就其构成要素来说，有环境、礼法、茶艺、修行四大要素。

首先找一个舒适、整洁的地方，室内或室外都可以，增加一些美丽的点缀，如简单地布置一些插花、雕像或者是图片，若有流动或沸腾的水声效果会更好，非常缓慢地、仔细地泡一杯茶，注意对细节的观察，但要保持完全地放松。如果可以的话，使用简单而美观的陶瓷茶具和品质优良的茶叶，不要用塑料水杯（因为它在热水里会释放化学成分）。茶泡好了，你就准备好享受它完全的滋味、美丽的颜色、茶的芳香和口味以及周围环境吧。在你自己创造的轻盈和秀丽中呼吸，把每一个制作茶和饮用茶的仪式的片刻都转化为冥想的过程。其中蕴含的道理是：当你使周围的世界平安美丽时，你的心和头脑就有了相同的感受。

第六章　把冥想纳入生活作息

冥想前请心存目标

我们已经知道了，冥想是一项有益于身心的运动，冥想能让我们的身体保持健康；冥想能让我们体验到灵性的提高；冥想能够帮助我们建立自信；冥想能够稳定我们不安的情绪，等等。投身于冥想这项运动之前，我们应该弄清楚自己的目的，我们是为了什么而冥想呢？

如果我们对于冥想的目标只有一些模糊的概念，那么冥想的功效自然也不会太大。这个道理就如同如果你不知道你航程的方向，你所走的所有路程都是一种无目的的浪费。我们可以在冥想之前想一个激励宣言或是目标，这样一来，我们就会自然而然地培养出冥想的纪律性。此外，冥想者在冥想的过程中会遇到杂念、沉闷等问题的困扰，因此，把焦点放在你想要获取的目标上，会增强冥想时的专注感。

以下是对于冥想目标和宣言的一些建议。

1. 认知自己的需求

有些人是为了配合疾病的疗愈而冥想，有些人是为了寻求内心的安宁而冥想，有些人则是为了舒缓压力而冥想。按照自己的需求，考虑清楚你是为了什么而冥想的。

2. 使用肯定陈述

用证明的、积极的、肯定的语言来形容你的冥想目标。比如：不要说"我这次口译考试一定不能紧张"，而说："我一定能够轻松地应对这次的口译考试。"

3. 用现在时态表示

把你的目标说成现在你已经实现了的，比如：不要说"冥想会让我慢慢找到真实的自己"，而说"冥想已经让我在寻找自我的旅程中有了显著的进步"。

4. 为他人着想

在指定和叙述你的冥想宣言时，不妨把他人也纳入其中。比如："冥想让我觉得心情舒畅，我也能够给别人带来更多的快乐。"

你的冥想目标和宣言不仅可以在冥想之前在心中默念，也可以在冥想结束的时候再次默想一遍，让整个冥想有一个系统化的结尾。

准备你的冥想笔记本

准备专门的冥想笔记本，有助于你更加规律地冥想，从而增强冥想的效果。在你的冥想笔记本上你可以记录的内容多种多样，比如：能够赋予你心灵有正面能量的句子或段落；你的梦想和目标；你在冥想时乍然出现的灵感；你梦境中的奇思妙想；你在冥想中的蜕变，等等。

那么，我们在记录冥想笔记的时候，需要注意些什么问题呢？怎样写冥想笔记效果更好呢？以下是一些建议。

1. 写肯定的话

将你喜欢的肯定陈述写在笔记本上，可以依照你的喜好，把不同的段落写在一页纸上，或者分别写在不同的页面上。如果你喜欢，可以配上简单的边框或者线条图，每次当你重温这些句子的时候，你都会体验到美好。

2. 写下你的奉献

当你通过冥想获得了正面的能量之后，你会在有意无意间把这份能量传递给身边的人。这种正面能量有不同的表现形式，可能是财务、时间、友谊、爱、贴心的帮助或是善意的微笑，记录下这些会让你体会到人际交往之间的温暖感受。

3. 写下你的成功

把你取得的每个成功写在笔记本上，当然，这成功不仅仅限于你的工作范畴，它可能是你在人际交往方面的进步、你克服了对他人的依赖、你超水平发挥做了一顿美味可口的大餐，当然，工作上的成功也是你获得幸福感和满足感的重要因素，职位的升迁、业绩的上升统统都可以写在你的冥想笔记本上。

4. 写下你的感恩

把你想要感谢的人、事写在笔记本上，将你曾经熟视无睹的人生财富列入你的感恩清单，比如你拥有健康的身体、和谐的家庭、让人羡慕的工作，等等。

5. 写下你的优点

把自己的优秀品质写在笔记本上，再细微的优点都可以写进去。比如你觉得自己拥有坚挺的鼻子，心地善良，能够迅速地适应变化的环境，等等。

6. 写下需要你帮助的人的名字

每个人的身边都会有一些生活得不太如意的人，他们或许身体欠佳，或许因为种种原因焦虑伤心，把这些人的名字写在笔记本上，并且根据每个人不同的情况写下肯定陈述。这样，当你翻看时，就会传递给他们正面力量。

7. 写下你的幻想和灵感

生活中我们总会有做白日梦的时候，也总会有灵光一现的时候。这些想法有时候看起来天马行空、触不可及，但是谁又能说这些想法没有价值呢。记录下你的幻想和灵感，会增强你的想象力和创造力。

不要小看冥想笔记本的作用，如果你能坚持每天在你的冥想笔记本上写上哪怕简短的一两句话，你都会惊奇地发现，冥想笔记本已经成了你生活中不可或缺的工具。

找个好老师

就冥想的效果而言，虽然自己一直数呼吸，也会打下不错的基础，但这样的效果自然不会有固定老师与支持团体的显著，而且只是自己一直数下去，也不会有真正地突飞猛进。所以，在练习冥想的时候，找个好老师十分重要。

对于选择老师或组织这件事，我们应该花时间多比较，从目前与以往的学生身上尽量了解不同的选择。就好像我们通常喜欢听别人建议医生、会计师、律师、健身教练或其他服务的提供者一样，选择冥想老师的时候也应该如此。

经过一段课程训练后，你可以自己做决定：这个课程的老师"言行一致，身体力行"吗？还是很拘谨、自我沉溺或毫无章法可循？你能够认同他，还是觉得你们生活在不同的世界里呢？这个人在冥想上可以给你带来启发与激励吗？你尊重这些人吗？如此在心里做衡量，以期挑选出最适合自己的冥想老师。

运气好的话，你可能不用花费太久的时间就可以找到一拍即合的人；运气不好的话，你需要花费一段时间才可以找到意气相投的人。但是，不管花费多久的时间，找到专家或者和你志同道合的伙伴都是很值得的。

为什么找到适合自己的冥想老师或志同道合的伙伴如此重要呢？

第一个理由，也是最明显的理由，就是没有书本可以像老师那样立即回应你在冥想时遇到的困难。这个道理和学习一门功课是一样的，有老师教导的人比自学的人进行得更快。虽然不少关于冥想的书里会列出重要的说明、效益与阻碍，但毫无疑问，在课堂中提问题会比从书中找寻答案容易得多。

第二个理由，老师也扮演着让我们持续受到激励与启发的重要角色，当你的身边没有家人、朋友或同事在冥想，只有你独身一人在进行修炼时更是如此。在平时的生活中，你承受着各方面的压力与负面能力。去上冥想课时，当有人提醒你体验真实的不同的方法，可以让你有种如释重负，觉得世界重回美好的感觉。而且，固定的课程可以强化新模式——真正重要的不是发生了什么事，而是内心的体验。有了合适的老师，冥想课可以提醒我们已经踏上了转变的道，试着把每周的课程当作免费的心理治疗，会让你重新燃起对人生的热情与兴趣。

之所以要找志同道合的伙伴，和他们分享经验，是因为经验分享可以让我们的行为更正常化。如果我们不接触其他的冥想者，只是在自己的封闭空间中进行冥想，很容易认为自己的行为是基于好的理由实则是走在社会的边缘，觉得还不如像其他人一样随着心中的浮念或蠢蠢欲动的购物欲行事的好。虽然，有可能我们踏进的冥想室里充满了沉溺其中的冥想者，可能也会因此确认自己的疑虑。但事实上，很多不同的组织都开设了冥想课程，以适应多种不同的偏好。由此，需要我们从中找出最适合自己的老师与支持团体，这可以算是一大挑战，也是推进冥想效果的必经之路。

而且，一起修炼的同学也可以互相提供相关的修炼信息。开始冥想时，我们总会有各种各样的疑惑，有时候，即使有机会询问老师，但我们担心自己问的问题太过简单而显露自己的无知。这时候，不如和修炼时间比较久的人交换想法，不仅可以获得有用的建议，也会让我们有坚持下去的动力。

总之，当你决心开始修炼冥想时，找个适合自己的好老师和志同道合的同伴是十分重要的。

让冥想成为生活的一部分

冥想就像流经生活的河流，刚开始的时候，仿若山泉，修炼时间不长，不太稳定，仍在摸索中，后来逐渐才平稳下来，形成有规则的律动。渐渐的，我们修炼的次数与时间越来越多，就会变得越来越成熟，最后就会像大河一样，广纳其他的一切，变得有力量。河流有时可能还会遇到阻碍，但因为河流已经衍生出平顺且无法停顿的动力，所以阻碍对它来说不再会产生什么影响，它只会绕过阻碍或直接流过。

但是，我们如何从安第斯山脉流向亚马孙河口？如何把冥想修炼成一股挡不住的平稳心流？

答案其实很简单，只需把冥想纳入我们的日常作息，"经常修炼"即可。正如要达成某项技能，需要长久的练习一样，冥想也是如此。没有毫无阻碍就能直接通往喜乐心境的快捷方式，要想获得喜乐心境，只有靠长时间的修炼才能达到。

关于冥想的类别，选择自己最喜欢的即可。偏好行事简单的人，可以一三五练数息法，二四六练观想，周日则是看心情决定练什么。

刚开始的时候，冥想的修炼时间应维持在自己觉得比较自在的长度。选择冥想几分钟比一次性长久的冥想效果要好。因为冥想初期十分容易受挫，易出现"我都练了这么久了，还是没有什么效果，大概这对其他人有效，我的个性、内心、生活状态不适合冥想"或"我没有合适冥想伙伴"或者"我已经这样练了挺长时间的了，但专注力还是和我刚开始的时候没什么两样，我大概不适合练冥想吧"这样的想法；因为怨恨自己在冥想上花的时间而放弃的人也不在少数。

而且刚开始就选择长时间进行修炼，反而不容易集中注意力。每位冥想者在某个阶段都会有"我的表一定是停了，明明已经过了不止两分钟"这种情况吧！这正是因为选择冥想的时间过长的原因所在。

就冥想的频率来说，每天冥想几分钟比周末练几个小时的冥想都要有效。我们需要塑造的是经常的心流，以此抵消我们心中一直感受到的浮念。

关于冥想的时间与地点，没有特性的规定，依据自己的情况与性情，选择对自己最有效的即可，重点是要经常练习、天天修炼。

同时，冥想最好维持在轻松好做的形态：时间短，集中注意力，尤其要坚持到最后一刻。

试着把冥想纳入你的日常休息，你会发现它对你的影响越来越多，你的精神状态也会向正面发展。

沉着的态度必不可少

决定冥想成功或失败的最重要因素是什么呢？沉着就是其中一个。

当你发现自己坐在冥想垫上，连两三分钟都坚持不了时，你会是什么心情呢？第二天，当你发现这样的情况又重演时，你会是什么样子呢？之后还是如此呢？大多数人估计都会沉不住气了吧！

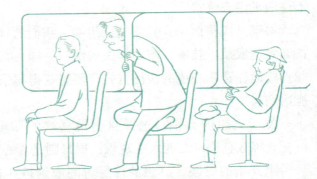

任何时间和地点都可以进行立即冥想

其实大可不必如此，之所以会出现不沉着的情况，是因为我们太过注重结果。一旦出现不顺利时，就会马上推论冥想太难了不适合自己，或提出其他类似的不理性想法。但你忘了其实每个初学者都是如此，你的情况或许并没有那么糟糕。

那些能够坚持修炼下去的人，和半途而废的人最大的差别就在于态度。只有我们能够接受一再的挫折、忍受短期内所有恼人的现象，成功就离我们不远了。

有一位冥想者说，如果他在冥想中发现自己分心了好几次，在冥想结束时，他就会恭喜自己注意到了自己分心的问题。他认为这样做比长时间分心一直到冥想结束好多了，事实的确如此！

我们在冥想中发现自己的浮念时，应该心存感激，因为这样可以让我们做出响应。有一些严格的修炼者认为，我们应该把浮念看成是小孩子，坚定但温和地引导它回到我们希望它存在的地方。

一次冥想不好或者一周甚至一月冥想不好时，并无大碍。即使你分心了，研究也证实冥想还是可以产生效果的，你并没有在浪费时间。冥想就好比股市，有涨也会有落，但就长期而言，冥想的专注力会像股市一样上涨。更为重要的是，练习冥想几个月或几年后，你会发现，一次冥想不顺不算什么，它并不代表下次冥想还会不顺，沉着也是靠经验自然而然地练出来的。

随时随地，立即行动

虽然特意腾出时间修炼专注力、正念与觉察是必需的，但这并不表示我们在冥想时间以外就不能进行简短的或立即的冥想了。

立即冥想和正式冥想不同，它不需要脱鞋，也不需要在公交车里、办公桌旁、会议室里摆出七支坐法的冥想姿势，而是趁着每天的工作空闲时间回想，并重新体验一些内心平静或正式冥想时的其他特质。

生活中，我们有不少需要等待的时候，比如等公交车、等红绿灯、等着使用复印机。有时候，这些等待的时间可能会被我们用来规划一下接下来要做些什么，下班后吃点什么，或者什么也不想，只是发呆而已。其实，我们可以利用这些时间来进行回想，如果我们过得不怎么顺利，恰好可以利用这些等待的时间来转换心情。你只需迅速检视你的姿势，放松地坐在椅子上，挺起肩膀，深呼吸，缓缓吐气，同时回想你的动机就可以了。

这些步骤看似简单，却是十分有必要的，因为这是我们在有意地打断内心杂念的一般形态，如果能在吐气后接着做一下冥想效果会更好。这种时候，呼吸冥想是最适合的，一边专注呼吸，一边等公交车或继续做日常的活动。专注地数完一两回的呼吸后，随之而来的放松效果会让你大为惊讶。但你结束简单冥想时，你虽然不会觉得整个世界因此而变了，但心情一定会比前一两分钟好了不少。

此外，利用去洗手间的空当进行立即冥想也是十分合适的。试着把一天里的心思回归轻松的状态，休息一下，不管时间有多么短，等你再回去面对挑战或困境时总觉得会比较容易。

你常常因为交通堵塞而等候好几分钟吗？你还在为这段时间苦恼不已、用手机打不必要的电话，或聆听相应的广播节目吗？其实，何不利用这时间数几回呼吸？参加午餐餐会时，你总是被迫聆听演讲者无聊的演说吗？何不利用机会用对象聚焦冥想仔细端详桌上的花？

把日常的琐事拿来练习冥想，把平凡单调的活动变成对个人有意义的事，我们将会越来越能影响自己的心理命运。时刻提醒自己冥想的目的，让自己从涓涓山泉逐渐变成源源大河。

离开垫子也能冥想

有这样一个故事：

小僧侣询问资深的大师："什么是开悟？"

隔一会儿大师回答："我走路，进食，睡觉。"

他的简单回应让小僧侣吃了一惊，他说："但是我也走路，进食，睡觉。"

大师笑着说："没错，我走路时，专心走路；进食时，专心进食；睡觉时，专心睡觉。"

小僧侣恍然醒悟。

我们大多数就像小僧侣一样，没有该走路时专心走路，没有该进食的时候专心进食，没有该睡觉时专心睡觉，没有真正的活在当下。

大多数人可以很轻松地列出自己最爱喝的饮料，本地哪家咖啡店的拿铁最好喝、提拉米苏最好吃，某葡萄园酿制的红葡萄酒味道最醇正。但是一年中，我们真正能喝多少这些饮料呢？又有多少次，我们是用愉悦的心情在喝这些饮料的呢？

坐在环境幽雅的咖啡店里喝着晨间咖啡、看报纸，专注地浏览着当天的时事、房地产价格、股市等新闻。等回过神来的时候，高价的咖啡已经快喝完了，但我们真正享用的没有几口。

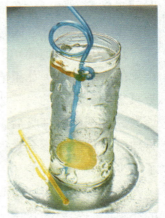

视觉想象越详细，你就越能融入想象的场景中去。这种体验就好像大夏天喝冰饮的感觉，清爽怡人。

黄昏后吃过饭，拿着一杯冰凉的白酒坐下来，我们小心翼翼地品酒，心情愉悦地享用每一口，还只是在啜饮前面几口时细细品尝而已，然后就只顾着聊天，看电视或忙家务。

这些是我们原本应该享受的活动，是应该让我们感到愉悦的事，但却被我们忽视了。那些其他的时间又是如何呢？那些我们处理基本事务，从甲地到乙地，完成日常任务或投入休闲的时间呢？尴尬的是，我们和此前一样，其实都没有留神。

我们可能在天气晴朗、空气清新的早上开车上班，但心里已经预期昨天上交的报告，可能会因为写得不好而被经理骂；我们没有善用安静的下午做事，而是不断思考该如何应付心情不好的女朋友；我们可能身在某处，但心里的脱缰野马却在其他地方嘶吼，使我们焦躁不安。

以上种种情况，都是因为我们没有活在当下，没有意识到当下是我们唯一拥有的，离垫冥想是克服这种情况的方法之一。

虽然坐在垫上修炼正念是直接对付内心浮念的方法，但是刻意培养其他活动的正念来搭配前述经验也是十分有用的。就像立即冥想可以把修炼的效果延续更长时间一样，如果我们想拉回脱缰的野马，掌控思考方式，试着离垫冥想会是一个不错的方法。

练习离垫冥想时，最好可以找出一天中可以练习的时刻。这个道理对于练习正念也一样。尝试着把最不喜欢的琐事拿来练正念，会让事情变得更加有趣。

如果你不喜欢洗碗，你可以试着对自己说，"下次我要把整理厨房，并把碗盘放进洗碗机当成正念实验"，这是一个很有趣的转换技巧。与其怨恨休闲的时间被浪费了，还不如把它变成优质的冥想经验。这样做可

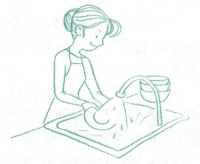

你在刷碗时是否感受过手中盘子光滑的质感呢

以帮我们改变对洗碗的态度，从必须做的事中找到更多的意义。

所以，下次当你不得不洗碗时，与其在脑中核算着自己今天花了多少钱，或者想着周末应该如何解放一下自己，不如把所有的注意力放在手中盘子的光滑与质感上。注意叉子的线条、握柄的设计、洗洁精的香味。或许你会因此发现过去五年来从未仔细端详的整套陶器的美感，会对洗碗或清扫厨房产生前所未有的感受，甚至感觉到了不少的乐趣。

有的人在刚开始的时候可能会觉得把正念用在平凡单调的事物上可能会过于刻意或造作，其实你大可不必让这种感觉困扰自己。因为一整天里在不同情境下使用不同的正念技巧，你会把以前从不太留意的事物变得比较留意。

虽然内心的脱缰野马仍在，但它会随着正念冥想的进行，被我们渐渐抛在后方。我们不仅可以在正念修炼中发现其他改善生活的经验，如体验内心平静或和其他人有更多的联系等，还会用正面的态度取代负面的态度。你甚至还会发现，你竟然开始希望每一刻都可以冥想。

坚持，总有一天你会有大惊喜

开始冥想的时候，几乎没有很顺心的情况。如果你一开始练习冥想就顺心无比，你可以和大师约一下，找出你上辈子是哪位道行高深的冥想家，大多数情况下都会困难重重。虽然发现自己在冥想中总是有浮念，很容易让人觉得自己是在白费工夫，认为自己不管做什么，问题都大到难以招架，不如干脆放弃算了。

其实碰到这种情况，你首先要做的就是放轻松，你并不是唯一一个碰到这种情况的人。如果你没有碰到这种情况，反而觉得自己离完美专注力不远，那才是令人担心的。

另外，还有一点不容忽视，虽然在冥想时，我们并不觉得自己有多大的进步，但即使是些微的改变也会对我们的人生产生显著的影响。这就好比饮食习惯不好的胖人和饮食习惯稍好的稍胖者，只需稍稍改变他们的饮食，前者比后者会有更明显的效果。这是因为肥胖者的饮食习惯太糟了，只需几个稍小的改变即可达到明显的成果。

每天喝 10 杯奶茶的女人改喝 10 杯无卡路里的饮料，她可能并不觉得自己做出了多大的改变，但其实她每天少吸收了 100 茶匙的糖分。相反的，每天通常只喝两罐无卡路里饮料的女人则必须对膳食习惯做出更大的改变才能达到那样的成效。

同样的道理。你可能并不觉得自己每天做 5 ~ 10 分钟的低度冥想能起到多大的效果，但是我们就和多年来每天喝高热量饮料的女人一样，并没有注意到自己的极度浮念。

开始经常性冥想就像改喝零卡路里饮料一样，我们可能并不觉得自己做了很多，但对内心空间的影响却是显著的，而且持续得越久，效果越好。

我们可以在正式的坐禅外，搭配随时的立即冥想或经常修炼正念，这和女性因一开始的减肥效果受到鼓舞，进而减少每日吃垃圾零食的数量一样。我们将展开一段全新的旅程，不再回归之前未受启发的状态。

在这段旅程的初期，当你的心里开始出现浮念，觉得自己虽然坚持修炼，但却一点效果都没有，完全就是在浪费时间，还不如在床上多躺 15 分钟时，你可以迅速浏览冥想的好处，把注意力放在对你最具吸引力的冥想的好处上，然后在心里反问自己，把这些时间用在其他时间上，真的会比冥想更重要、更有效果吗？一年后，你希望自己是在持续地练习冥想，还是多花几分钟躺在床上呢？五年后，十年后，你又希望如何呢？这时，你应该会明了希望这趟旅程把你带到哪里，你也就会有继续坚持下去的动力。

追踪冥想的进步

在前面的叙述中，我们知道了冥想的过程是一个循序渐进的内在工作，那我们要如何来追踪冥想的进步呢？使用"九住心"是一个不错的方法。九住心是对内心进步过程的一个描述，从最开始频频分心无法专注，到最后你能够毫不费力地想专注多久都可以，一共有九个阶段。

第一阶段：内住

在这个冥想阶段中，你冥想时往往会经常分心，专注的时间很短暂。这个阶段是冥想的开始，如果你坚持下去，会有更大的进步等着你。

第二阶段：等住

在这个冥想阶段中，你也会时不时地分心，但是你已经能够持续保持 2 ~ 3 分钟的专注状态了。

第三阶段：安住

在这个冥想阶段中，你专注的时间已经比分心的时间更长。即使当杂念干扰你的时候，或者你偶然感到了沉闷，你也能迅速调整状态，找回专注的感觉。

第四阶段：近住

在这个冥想阶段中，你能够持续专注的时间比安住阶段更长，大概能持续 5 ~ 10 分钟。

第五阶段：调顺

在这个冥想阶段中，虽然你还是会偶尔分心，最主要的调整是轻微沉闷，但总的来说你已经可以不受杂念和沉闷的干扰了。

第六阶段：寂静

在这个冥想阶段中，虽然你还是会偶尔分心，最主要的调整是轻微杂念，但总的来说你已经可以不受杂念和沉闷的干扰了。

第七阶段：极致寂静

在这个冥想阶段，你的专注力较第五、第六阶段更加强。

第八阶段：完全专注

在这个冥想阶段，你只要稍作调整，就能彻底进入冥想的专注状态。

第九阶段：等持

在这个冥想阶段，你能够轻松地想冥想多久就冥想多久。

以上就是冥想的九住心，通过冥想来达到内在发展是一个循序渐进的过程。这个过程和一般的时间长短并不一致。如果你想要拿到教师职业资格证书，那么半年规律而认真的复习会让你在考试的时候胸有成竹；如果你想要练得好身材，坚持每天在健身房锻炼 1 小时左右，过不了多久，身体的变化就会凸显。但是冥想却不同于这些，冥想的进步需要更加长的时间。在冥想过程中，你也不要试着给自己制定诸如"我坚持冥想 4 个月之后，要达到第五级的水平"。也许有时候你内心的平静感如此之小，你甚至感觉不到进步，但是，如果和三四年前的你相比

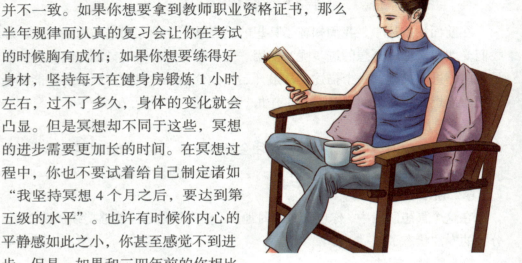

呢，当下的你是不是更加平和？请不要总和昨天、上星期的你相比较，而要和几年前的你做比较。如此，你就能发现你内在的进步。当然，这也是为什么我们会强调，冥想者需要具备沉着的态度。

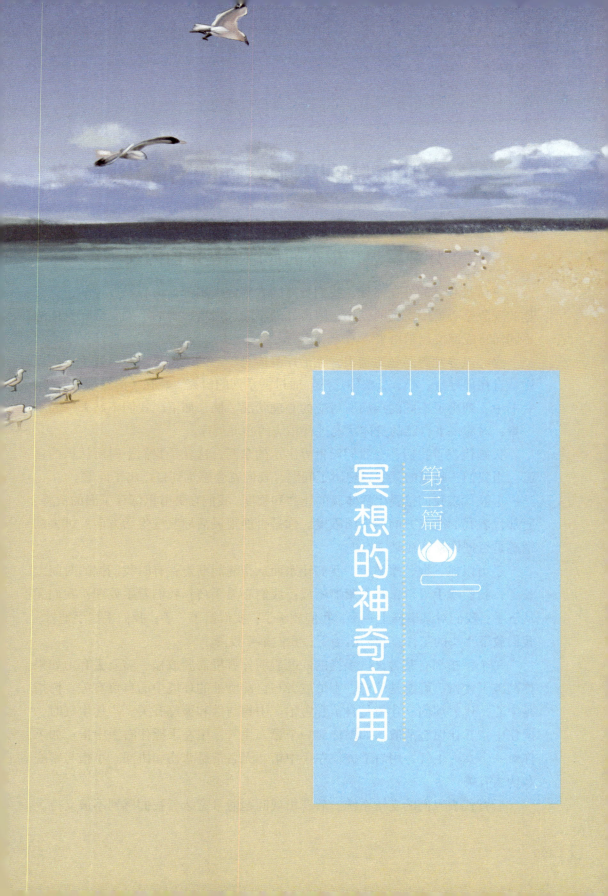

第三篇

冥想的神奇应用

冥想加快和平顺疾病的治愈进程

疗愈冥想：根本的疗愈总是来自内在

身体是心灵的外在体现，我们身体的大部分疾病都是由心灵产生的，更有趣的现象是心灵所受到的创伤，因事件的不同、情绪感受的不同，会在身体的不同器官或部位显示出来。

身心灵导师露易丝海指出，光治疗身体是不够的，还要从心灵着手，所以她一直在倡导身、心、灵整体疗法。通过一系列的研究，她在《治愈你的身体》一书中，列出了不同的疾病所对应的心理状况，摘录如下。我们不妨来一起看一看，对应一下自己的身体状况进行相应的心理治疗。

头脑代表了我们，是我们给世界出示的东西，这就是我们平时所认识的自己。当我们头脑里的某些思想出了问题，我们就会感觉到自己出了问题。

上肢代表我们接受生活体验的能力和程度。我们在关节里储存了旧的情感，肘部代表我们改变方向的灵活程度。你是否能很灵活地改变生活方向？过去的情感是否把你禁锢在某一点上？

手可以抓、握、攥拳头。我们让东西从指缝间溜走；有时我们握的时间太长了；我们唾手可得；我们紧抓不放；我们心灵手巧；我们着手处理；我们无从下手；我们对某事插上一手；我们放手了；我们留了一手；我们手把手地教；我们放下手头的工作；我们出手了；我们举手投降。

每个手指都有其含义。手指的问题表明你哪里需要放松、需要丢弃。如果你割破了食指，可能是愤怒、害怕或者与目前所处的环境中的自负有关。拇指是中心，代表烦恼。食指是自负和害怕。中指与性和愤怒有关。当你生气时，握住中指，让愤怒消散，如果你对一个男人生气，用左手握住右手中指；如果你对一个女人生气，用右手握住左手中指。无名指是悲伤和协同。小指与家庭和伪装有关。

后背代表我们的支持系统。后背出现问题通常意味着我们感到不被支持。

我们经常会想我们只是被我们的工作、我们的家庭、我们的配偶所支持。然而，实际上我们完全被宇宙支持着，被生活本身支持着。

后背上部与缺乏感情支持有关。我的丈夫、妻子、情人、朋友、老板不理解我或者不支持我。后背中部与内疚有关，哪些东西成为我们背上的负担。你是否害怕向后面看，或者你的背后藏着什么？你是否感到背后有伤痛？你是否感到真的筋疲力尽？你的经济状况是否一塌糊涂，或者让你非常担心？如果是这样的话，你的后背下部可能会有些麻烦。感到缺钱或者害怕没钱会导致后背下部不适，这与你真正拥有的钱的总数无关。

呼吸是我们生命中最珍贵的东西，尽管我们都理所当然地认为在我们呼气之后下一口气就来了，如果我们不再吸气，我们连3分钟都坚持不了。如果造物主给予我们足够的呼吸次数让我们受用终生，那么我们怎么会不相信他也会给我们所需要的、足够数量的其他东西呢？

肺代表我们生活中的输入和输出的能力。肺出现问题通常意味着我们害怕从生活中汲取，或者可能我们感到我们没有权利充分享受生活。

乳房代表母性准则。当乳房出现问题时，通常意味着我们过于母性，母亲的责任之一就是允许孩子成长。我们需要知道何时放手，何时松开保护的臂膀让他们自己行走。过度保护会使孩子无法自己处理自己的事情。有时我们专横的态度会使事情变得更糟。

心脏代表爱，血液代表快乐。我们的心脏很乐意把快乐送往身体的各个角落。当我们拒绝我们自己的爱与快乐时，心脏便枯萎了、变冷了。结果是，我们走向了贫血、心绞痛和心脏病等，并不是心脏病在攻击我们，而是我们经常忘记去注意生活中的小欢乐，只是被我们自己编写的肥皂剧所吸引。我们花了很多年，把所有快乐都从心脏里撵走，使它逐渐陷入疼痛之中，心脏病只攻击那些从来不快乐的人们。如果他们不拿出时间来感谢生活中的快乐，那么他们将很快为自己制造出另一次心脏病发作。

溃疡不外乎因为恐惧——对于不够好的极大恐惧，我们害怕成为不够好的父母，我们害怕成为不够好的老板，我们不能消化我们是谁，为了试图取悦别人，我们不惜撕裂自己的消化道。不管我们的工作有多么重要，我们内心的自我估价很低，我们害怕别人会发现这一点。

生殖系统代表女性的阴柔或男性的阳刚，以及人们各自的男性、女性准则。当我们对于自己的男性或女性角色感到不适的时候，当我们对自己的性别特征感到肮脏或罪恶的时候，我们的生殖系统就会出现问题。

疾病是心灵的伴侣，正是因为疾病的外在表现，疾病无情地揭露隐藏在深处许久的心灵。阴影的各部分被身体化为症状。因此，当身体出现病症的时候，我们首先要检查一下自己的心灵是否背负了一些重负，治病治心，治心才能治本。

因此，请你把疾病当成幸福对你心灵负担的提醒，治愈你的身体，从呵护你的心灵开始。

冥想，探索你的身体意识

身体是我们暂时的栖身之地，是美妙的家园，我们需要尽一切力量照顾好我们的这片家园。对外我们要拒绝不合理的方式侵扰身体，保持健康的平衡；对内要探索身体意识里的信息，及时排除心灵上的毒素。冥想有助于我们探索自己的身体意识。以下的冥想练习可以帮助你了解身体的意识。

找一处安静、无人打扰的地方，可以根据自己的喜好，放一些轻音乐，准备好笔和纸。选择一个舒适的坐姿，闭上你的眼睛，把注意力逐渐积聚到身体之上，将每个部位都尽量放松，驱散紧张感。然后深呼吸几次。接下来的几分钟注意自己的呼吸和气流进出身体的感觉。

当准备完毕后，把注意力放在你希望进一步了解的身体部位上。问自己以下的问题，尽量用直觉来回答。写下你的答案，即便看起来琐碎无用。

1. 身体这部分的功能是什么？它可以做什么？它是如何与身体其他部位相联系的？它可以让你有能力做些什么？

2. 身体的哪半边比较困难？这半边与哪些方面相关？

3. 为何感到困难？你能说出它的本质吗？尽量用自己的语言来讲。身体的这部分有什么感觉？刺痛？燥热？僵硬？抽痛？描述你身体内部的感受。说不出来？问问你身上的疼痛和伤病，看它们是怎么想的。

4. 描述这部分的颜色、温度和形状。如果换个地方，它会变吗？是不是让你想起了一些事情？

5. 你的身体情况对你的生活有什么影响？写下你不想继续做的事和你想做的事。你觉得改变是一种损失吗？还是欣然接受改变？

6. 现在回顾一下过去几周、几月、几年内发生的事。发生了哪些意义深重的大事，你觉得自己已经完善处理了这些事情吗？在表象下是不是还有更微妙和无法把握的情感？过去的痛楚是否曾经浮上心头？当经历离婚、亲人死亡或者其他悲痛的周年纪念日时有什么特殊感受？与孩子之间存在沟通问题吗？与父母之间呢？存在工作危机？试图在压抑即将爆发的情绪？还是备感失落，情绪低下，感到被排斥被虐待？

7. 你以前患过这类型的病症吗？当时是否也正被相似的情绪影响？试着为自己的生活写下大纲，记录下所有疾病和身体问题，以及当时一段时间内你遇到的情感问题。

8. 疾病对你意味着什么？你是否因此感到受挫折？你会有愧疚感吗？你给了自己足够多的时间吗？对你而言，疾病是不是相当于不用工作、不用面对责任？它是否帮助你从恐惧和不安中解脱？它对你的人际关系有什么影响？你是否因此从某件事情中脱身？或者你暗地里觉得这是发生在你身上的最好的事？

9. 生病时，你是否也得到了一些方便？让你感觉有些特别？你是否因为得到呵护而感受到温暖的爱意？病情是否让他人因为之前对你不公而愧疚？你是否觉得生病是自己做错事情招致的惩罚？还是觉得你需要这场病？

10. 你认为自己能够完全康复吗？如果你在轮椅中，你能想象出自己独立行走的样子吗？如果你很沮丧，你能想象出自己高兴和大笑的样子吗？如果有人主动为你提供治疗，你会怎么想？诚实回答，你会接受他的治疗吗？如果身体完全康复，你会在余生中做些什么，会受到这次生病的影响吗？

记录下感觉、想法、思想、思考和经历，可以有效地帮助你和自己建立联系，有利于身体的自我治疗。仔细记录你的每句话，细心体会其中的意思，咀嚼那些文字，它们是否有更深层的意思？它们是否影射了你生活的其他方面？这些文字与其他人或事有联系吗？

从写下的所有字句中，你能看得出身体试图表达的信息，了解真实的内在自我，这样才能改变不理想的心理状态，拥有自外而内的健康体魄，从而可以身心统一，积攒健康的能量。

倾听身体的语言

马萨·贝克在《奥普拉》杂志中写道，倾听身体的"语言"，让我生活中的每个方面都得到改善。当我们的身体和意识开始更加清晰、更加全面地了解对方，你可能会发现疾病带来的种种症状一个一个地消失了。

　　我们的身体中隐藏了许多不同的故事，就像我们拥有独特的嗓音，每个身体也有其特有的表达方式。举个例子，背部、膝盖、踝关节、承重关节出现的问题都有可能意味着你没有受到足够的支持或者被过重的责任压垮。

　　发现自己身体意识表达的方式，需要关注平时可能并不在意的细节，需要仔细聆听身体和你的交流。你的身体知道下一步该做什么，你要做的只是听懂它的语言，理解它的意图。

　　聆听你的直觉、感觉和身体，是一个循序渐进的过程，由此打开通往心灵深处的大门。生活中，我们通常都会被同时出现的象征着不同方向的念头、思路搞得头昏脑涨。

　　要聆听自己的声音，你首先要进入自己的身体，把注意力集中到身体里面，而不是外面的世界。这一点非常重要，因为内在的声音可能是轻微、羞涩、微妙的，需要你凝聚所有的注意力才能够听得到。

　　耐心也必不可少，你要耐下心来对待自己的身体，因为身体里面也许已经积累了太多被压抑、否认或者忽视的问题，就算你试图一起释放，身体也不会立刻发生改变，症状和疾病也不会陡然消失。如果你能够静下心来，拿出一段时间，思考自己的身体如何体现思想或者情感，解决了心理和情感上的问题，你会自然而然地发现身体发生了变化。

　　聆听的方法有很多种，比如留心、对话、记录和静思。

1. 留心

　　留心的意思是让自己警觉起来，把每一件事情都看在眼里，记在心上。当你留心周围的世界，你会注意到走路时脚下的土地，天空中飞鸟的鸣叫，轻风掠过脸庞的感觉。你会沉浸在现在的世界中，而不是沉湎于对过去的悔恨，或者为不确定的未来而感到惊惶。你会注意到痛楚和不适来自何处，而不会陷入由之引起的悲伤往事之中。你注意到身体是如何

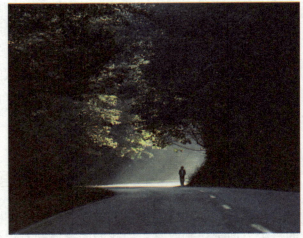

精神进化的冥想之路可以使我们远离恐惧的黑暗，通向真理的光明。

运作，自己的弱点和长处在哪里，什么事情会让自己沮丧，什么会限制和阻碍自己前进的步伐，哪里的肌肉如此紧绷抓住你的情感不放。一开始或许只能够体会到一些细枝末节的事情，但是只要足够留心，你就能够更深刻地理解自己。

建立起对自己的知觉之后，你会发现自己面对着无数以往的行为模式，你的思想被许多本应当被忘却的记忆影响着。把这种知觉带入思想、情感、身体、行为的互动之中，就可以打开那些曾经被压抑、否认、忽视的情绪，让那些紧锁的能量从黑暗中爆发出来，有时候，这正是你一直在渴求的。让隐藏的感受重现光明，意味着你对它的理解、接受，将它们容纳进自我的存在之中。

建立起对自己的知觉，是接受自己的第一步。你无法接受你不知道的事情，无法知道你没有留心的事情，无法留心那些你不曾看到、聆听到的事情。最深处的情感是最压抑的情感，了解并且接受你内在的痛楚会给你带来温暖、柔和以及放松。有时候这一过程非常艰难，你会想到退缩、逃避，重新掩盖伤痕。然而，你要明白，只有勇敢面对，你才能够真正成长。

2. 听自己说话

注意自己说出的每一个词是聆听自己的方法之一。比如，如果你患上了背痛，你会怎么说？"我受不了了""简直要了我的命""我完全撑不住"或者"我怎么会摊上这样糟糕的后背"。注意听你和他人交流时的语言，聆听你自己的想法，观察你的念头和话语如何限制了自己的身体，甚至导致了生理上的问题。然后，问自己为什么会这样想，或者为什么会有这样的感觉。

仔细调查你对身体的态度不仅可以帮助你建立起积极的态度，而且可以挖掘出内在的沮丧、否认以及导致这一状况的行为模式。通过留心自己的行为，聆听自己的感觉，你会慢慢接触到自己的生活态度和感受的根源。在那里，你能够清楚地看到哪些地方需要改变。

每一种症状都是身体和你交流的语言，它就像一句话或者一则信息，症状就像通向你身体内部的一扇门。如果你能理解症状展现给你的所有信息，你就能通过这扇门到达下一扇门，越走越深，直到最根源的问题。

聆听自己的症状时，你可能并不能够一次就得到清晰的信息。你可能只得到一丝似有似无的感觉，一幅模糊得不能再模糊的画面，你很难去完全理解它，它就像一幅梦中的画一般，难以捉摸。坚持下去，它也许会变，也许会变得更清晰。

3. 对话

你也可以和身体进行对话，进行双向交流。首先，静静地坐下或者躺下，让身体深度放松，把注意力集中在带来冲突和痛楚的地方，在它的内部和四周仔细探究。如果你能做到，可以将自己的思想带入身体的那个区域，然后问自己一些问题，比如"病症或者困难想要告诉我什么事"或者"我身体的这个部位需要什么"。可能要过一段时间才能得到回答，在此之间保持平静、注意力集中。尽量不要"想出"一个答案，不要评判或者抵触任何事情，即便你不能理解。

当你接收到一幅画面，或者你"感觉"到一个回答时，就继续下一个问题。你可以旁敲侧击，反复考察遇到问题的部位，用下一个问题来跟踪每一个感觉或者画面。

4. 静思

静思是通往以上所有交流方式的钥匙，它为这些交流提供了一处安静的角落。静思之中，你与自己相会，以一种崭新的方式互相对视，它提升了自我知觉和自我尊重的程度，释放恐惧和自怨自艾的情绪，赋予你强大的能力来处理愧疚、伤痛等被压抑的问题。静思为你提供了一个空间，观察思想的工作方式，观察思绪的上下浮沉。然而，你不会因为心怀悔恨在往事中迷失，你会用更加客观的眼光来看待事情。你不再需要评判自己的故事和生活中的细节，你是自由的，你的思想也是自由的。

静思还是一种无价的治疗工具，传统的瑜伽术利用放松身体和静思技巧，可以把心脏血管和神经系统的发病率降低80%。詹姆斯·戈顿医生是乔治城医学院的临床医学专家，他认为："在我为病人开处方时，几乎都会提供一种静思的方式来帮助他们康复。静思和药物从根源上是一致的：关心、治愈。"现在有些医院甚至会提供静思疗程作为控制疼痛的一部分，静思疗程的目的是释放紧张和阻力，降低导致紧张激素的分泌，寻求更深层次的放松。

除了要听懂身体给我们的语言，我们也要不停地为它输入积极的信息，告诉它，你想成为什么样的人。我们不妨也学着露易丝·海（《生命的重建》的作者）每天都给自己的身体朗读一段这样的话：

在我广阔的人生中，一切都是完美、完整和完全的。
我认识到我的身体是我的好朋友。

我身体的每一个细胞都充满了神圣的智慧。

我倾听身体的声音，我知道它的忠告都是正确的。

我永远是安全的，神圣的力量在保护着我，指导着我。

我选择做健康和自由的人。

我满怀爱心倾听着身体的信息。

清洗淋巴的冥想

这个冥想练习需要你准备一些精油和其他液体，在使用精油的过程中，一定要格外小心，虽然这些精油属于无毒的草本植物，但切勿食用。另外，为了避免过敏反应，在使用前，要先在你的皮肤上做过敏测验（把不同的精油融入水中，在胳膊上涂一点，如果在 24 小时之内出现了红斑，说明你对此种精油过敏），如果你对某种精油过敏，就不要使用了。

这种冥想练习需要准备以下材料：

1 ~ 2 把矿物盐、1 ~ 2 杯苹果醋（用于排出淋巴结中的毒素）、1/4 杯牛奶或奶油、3 滴黄春菊油、3 滴熏衣草油、3 滴迷迭香油。

在浴池中放好温度适中的热水，将以上物品倒入水中。身体浸入水中，颈部和头部尽量后仰，在热水浸透皮肤时，开始进行深呼吸。

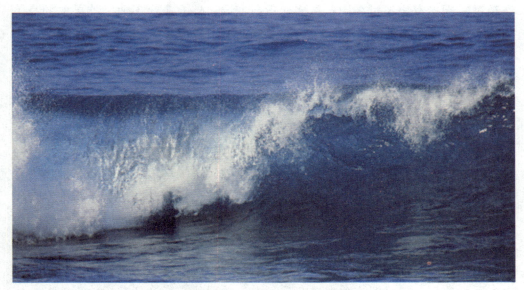

当西藏颂钵发出最响亮的声音时，内心的声音，或纳达，与海浪的声音相似。

把注意力集中于尾椎骨，感觉呼吸就像一池水一样聚集于脊柱底部。想象有一棵树缠绕在你的脊柱底部，树干是空的，树干在土壤和岩石中穿梭，一直延伸到地心。这树干是你的接地通道，你可以通过这根中空的树干把你体内的毒素和能量障碍排到地下。

观察你的淋巴结，主要的淋巴结在耳朵后面，沿颈部、腋窝下面成串排列，还有腹腔和腹股沟。这些淋巴结形成一个庞大的网络，像电路系统一样，将体内液体排出。

在浴池的水面上以固定的节奏前后摆动你的手，这种节奏就好像是海浪缓缓搏击沙滩的节奏。水波穿过你的全身，穿过淋巴管，想象你的淋巴结在水的冲击中被净化，你体内的毒素就会随着水波排除。

将注意力转移到你的接地通道上，让所有的毒素集中到你的脊椎末端，让它们经过接地线排到地下。当毒素被排到地面上后，将被转化成为新鲜的能量。

把注意力集中到呼吸上，慢慢地调整状态。接着，用流动的清水冲洗全身，把所有毒素残留物都冲掉。

拍击鼻窦缓解鼻塞

你是否出现过这样的症状：眼睑和面颊出现红肿（感染的征兆）；鼻窦堵塞超过一周；发烧超过一周；鼻涕变黄或变绿，伴有鼻窦不通。如果你的身体出现了这样症状，那就是身体在给你敲警钟了。

你可以试试下面的方法来治疗鼻窦堵塞：

1. 拍击鼻窦，减轻鼻窦堵塞；
2. 前倾弯腰，疏通鼻窦通道；
3. 清理鼻窦通道，缓解持续堵塞。

用上面的方法可减轻鼻窦堵塞的次数，使用起来很方便。轻击 1 ~ 5 分钟，必要时可以重复数次。

这项练习可以站着做，也可以坐着做。将手指放在眼睛下方 2 厘米左右的颧骨顶端，用手指快速地拍击颧骨。这对窦腔产生了刺激，有助于液体的流动。拍击有时会引起不适，这取决于窦腔的敏感度。将注意力集中在呼吸上，然后，从右指到左指交替拍击，从紧靠鼻子的地方开始向外穿过颧骨。将手移到眼眉上方反复拍打，同时把注意力放在呼吸上。然后从右指换到左指轮流拍击，从眼睛中线上方开始，拍击手指向太阳穴两侧移动。

结束这一组练习时，注意做几次深呼吸。时间长度，重复次数当然都要依据你的健康状况决定。

弯腰俯身疏通鼻道

讲述这一方法之前首先要提示患高血压病者不要用这种方法。

前倾弯腰，减轻鼻窦堵塞持续 1 ~ 2 分钟就行，必要时可重复几次。根据身体状况决定，在需要时即可做此动作。

如果前弯腰感觉不太难受的话，可先试用"淋巴排污促进淋巴循环"这一方法辅助治疗。

"淋巴排污促进淋巴循环"需要站着做，站立时背部离墙30厘米。双膝适当弯曲，以便让臀部不要太紧张，缓慢开始向前弯腰，必要时让臀部轻轻靠在墙上，颈部和头部都要完全放松，两肩和胳膊自然下垂。

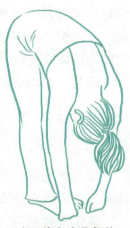

弯腰俯身疏通鼻道

全神贯注于呼吸的同时将嘴略微张开一些，让头部向地面方向移动，前倾度要适当，注意不要让臀部和后腿太紧张。停在这个位置，让上肢重量向地面移动，这时可能会感到头部有一种来自被堵塞的窦通道的压力。这是意料之中的，反向位置可以加强血脉和液体向头部和穿过窦腔的流动。

全神贯注于你的呼吸，借助氧气的运动清理窦腔。呼吸会使发炎的窦腔出现好转，使窦腔慢慢地开通，让氧气更加畅通地流动。关注呼吸的同时，要保持这种姿势 1 ~ 2 分钟，然后慢慢地直立起来。需要注意的是，移动时动作要慢，以便降低晕眩感或是轻微的头痛感。

清理鼻窦通道缓解鼻塞

缓解持续的鼻窦堵塞，也有相应的练习。鼻乃清窍，为清阳之居所，清气之通道。

需时即用，时间也是 5 ~ 7 分钟，必要时可以重复，这项练习需要有持续注意的能力。首先，选择你喜欢的坐姿，轻轻地闭上眼睛，进入腹部呼吸状态。

做一组呼吸，用食指和拇指捂住鼻孔，闭上嘴轻轻吹气，感觉就像吹气球一样。此时已经遣送气体进入耳朵中部，并将耳咽管迅速打开。你会感到一些压力，具体感觉视阻塞程度而异。中耳腔鼓室内的耳咽管是一个软性管道，它是中耳与外界大气相交通的唯一通道，将注意力再次集中在呼吸上，想象你能通过耳咽管从内部呼吸，就好像从中向外拉一根稻草一样。设想有一种明亮的蓝光，这束光沿着这条通道，从鼻腔后部向内部贯通。耳腔照射的同时，想象这腔内的障碍消融。

最后，调匀呼吸状态，睁开双眼。

抽出热量式冥想帮助退烧

发烧的时候，我们总是能感觉到一股热流充斥着我们的全身。我们不妨利用冥想，来减弱这股难耐的热量。

这个冥想练习是让冥想者通过双脚把体内的热量抽出。需要冥想者准备以下的工具：一双厚羊毛袜子、凉水、毛巾、毯子。注意：要先将袜子泡在凉水里浸湿、浸凉。

坐在椅子上，把湿袜子穿在脚上，把毛巾垫在地面上，然后把脚放在上面，用毯子裹住全身。闭上眼睛，把注意力集中在呼吸上。每次呼气的时候，都想象脚掌有一道光流出，这道光在地上扎根。随着你的呼吸，这道光在地下越扎越深，你能够感觉到自己已经被牢牢地钉在地上。随着这道光，你体内的热流也被排出。

把你身体内的热流想象成是一种从头到脚充满全身的红色热流，这股红色热流通过你的脚底排出体外，冷袜子有助于你将热量通过光扎下的根不断送入地下。

当你感受到你体内的热流已经不再那么强了的时候，睁开眼睛，结束冥想换上干袜子。

蓝色能量可以消除疼痛

通过冥想可以缓解关节疼痛和僵硬，这组冥想也是需时即用，只需要 5 ～ 10 分钟的时间。

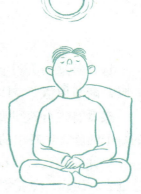

首先要保持注意力集中。选择满意的坐姿或仰靠姿势。闭上眼睛，用舌头抵住上腭，开始注意呼吸，按自然节律呼吸。想象头顶上方 25 ～ 30 厘米处有一个蓝色能量冰球，这个蓝色冰球带有一种气，能起治疗作用的宇宙间的气。当你全神贯注地感受这个蓝色冰球的时候，它的治疗功效会变得更加集中。

吸气，经头顶将这个蓝色能量吸进去，就像用塑料管吮吸饮料一样，感受能量的慢慢涌动。这份能量进入体内，如同平静的凉水一样流动。接着，将注意力转向身体不舒服的某一关节，将蓝色治病能量导引至该关节，感受这股能量深深地穿透该关节。如果可以的话，对着该关节区呼吸几次，蓝球的冰冷力量会使发炎后的灼痛冷却。

把头顶上蓝色球的能量吸入体内

接下来将这股气引入关节的缝隙处，疼痛会开始减弱、消融，肿块消散……然后就可以将注意力转向另一处疼痛的关节，重复相同的步骤。如此反复，直到做完每个关节。

调整呼吸，稳定心神后将蓝色冰球这一意念放走，开始正常呼吸，睁开眼睛，稍作调整。

扭扭法缓解恶心

选择一个你最舒适的坐姿坐下，最好是坐在地上的垫子上，坐直将双腿向前挺直伸出，如果觉得不舒服，必要时可将膝盖弯曲。

双手抱住右腿的后部，膝盖弯曲，并将其拉近身体，脚跟与臀部靠近，保持这个动作，做几次深呼吸。双手交叉，放在右膝前，用左臂围住膝盖，用你的肘腕内侧搂着膝盖。伸出右手握住左手腕，挺胸，吸气，缓慢并轻柔地向右转动胸部和背部。

只要身体能够承受，尽量加大转动幅度，如果感到不舒服，那就停止继续转动，保持这个动作，坚持一会儿。调整呼吸，使你的每一次呼吸尽量延长，然后松开手，让身体慢慢转回原位置。

这组冥想每节 2 ~ 3 分钟，根据需要重复，经常练习可以促进消化。

利用冥想激活免疫反应

选择舒适的冥想姿势，闭上双眼，把注意力集中到呼吸上，随着你的一呼一吸，渐渐地感觉身体得到了放松。

接着，进行深呼吸，每次呼吸之间停顿一下，感觉你吸入的氧气冲击着你的每个细胞，你呼出的气中带有你体内的毒素。

将你的注意力转移到胳膊和腿部的骨骼上，想象着你的呼吸经过空心的骨骼进入软组织。免疫系统的细胞在骨髓里形成，这些"辅助细胞"监视着全身，搜寻着自由基毒素和污染物。想象着这些白色的免疫"辅助细胞"在与细菌搏斗，在心中默想"我的免疫细胞充满活力，它能够消除我体内的病毒"。

重新将注意力集中于呼吸上，睁开眼睛，缓缓地舒展一下身体，结束冥想。

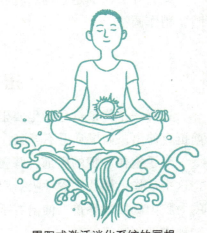

胃阳式激活消化系统

人们熟悉的"胃阳"在腹腔神经丛中的第三个脉轮，这个脉轮中心主要控制消化，对应的冥想色彩是黄色。

首先，选择你满意的坐姿，坐正。闭上眼睛，舌头抵住上腭，将你的全部注意力放在呼吸上。开始吸收阴气，就像地面涌出的喷泉一样，感到这股阴气流向你的脚底，通过你的脚掌上升到小腿，大腿。继续往上，进入你的腹股沟和小腹时，去追寻和体会这种能量在腹部均匀的流动。阴气向上流动，并在第三个脉轮处——腹腔神经丛停下，阴

胃阳式激活消化系统的冥想

气在这个如同储存室的脉轮处聚集填充。

分散一部分注意力，去关注你的头顶，想象着头顶处有一束灿烂的金色阳光。用你的呼吸聚集这股阳气，将这股阳气吸入并引导到腹腔神经丛。

在你的腹腔神经丛里，阴与阳，两种天地能量互补、融合，进而达到平衡。全神贯注于阳光般灿烂的黄色，吸进金灿灿的黄色，将这种黄金般的色彩引向你的整个胃部。推动着这股暖流向外扩散，给胃膜披上一件舒适的外套，将胃部的紧张与不适一扫而光，感受这股力量的浑厚，然后睁开眼睛。

调整你的呼吸，慢慢平静心神，冥想结束后，活动活动你的身体。

按压脚掌反射点缓解哮喘

这组冥想的目的是减轻肺堵塞并打开支气管通道。

时间大约要 10 分钟，觉得自己需要时，可以试试这种冥想。这种冥想时易于掌握的辅助疗法——"支气管开放治疗支气管病症"。

选择合适的位置赤脚坐下，将一只脚盘在大腿上，以便让脚掌向上。用手握住脚，并用拇指按肺反射点，肺反射点遍布脚的上部。两拇指并排放上，使劲按这个反射点。

你会感觉到在这个部位有种酸痛的感觉，使劲吸气数到 4，慢慢呼气数到 8，同时不停地按压，重复做 8 次。然后两拇指轮流按压，一个拇指按完另一个再按。按摩时上下用力，逐渐使劲往深压，继续集中注意力于呼吸次数。换到另一只脚上，每只脚反复做 5 次以上。准备好以后，将双脚放回地上。

做几次清洁呼吸，将注意力重新放到外在事物上，结束练习。

舞步想象缓解血压紊乱

这种冥想需要有保持注意的能力。每日可做 5 ~ 10 分钟的冥想，可以缓解高血压或低血压。

选择满意的冥想姿势，闭上眼睛，将手放在冥想姿势位置。尽快调整到舒适位置，做几次清洁深呼吸，保持自然呼吸节奏。呼吸一张一弛，小腹按轻柔的舞蹈节律，一起落、一起胀，一上一下、一张一弛。

在冥想中，你的生活就像舞蹈一样，从一个动作走向另一个动作，从一步走向另一步。是舒展流畅的狐步舞，还是抑扬顿挫的华尔兹？当你感受压力的时候，舞步很可能会变快。这个时候就要注意你生活舞步的节奏，掌握它，让它慢下来。让你的生活舞步减速，让你自己站在思维的高度里，能够审视它们，在冥想中体验华尔兹的优美和缓的节奏：1，2，3……1，2，3……1，2，3……去感受每一步节奏的跃动，你的舞伴就是生活。

同时可以渐进式放松肌肉，深层次地放松。当反射出你生活节奏的时候，在一个动作和另一个动作之间停顿一下……利用动作间的停顿，你就可以欣赏其过程的美妙并从连续动作的疲惫中解脱出来。

丰富多彩存在于前进道路的每一步之中，在舞蹈中，每一步都很重要。而且，每一次停顿也同等重要，没有心理、心脏和身体的协调运动就谈不上有舞蹈。

审视你自己是否与驱动你生活的音乐同步，让舞蹈慢一些，设想自己能把握时间的停顿，把握每日活动的节奏。感受自己的呼吸，顺着自己的节奏去聆听你的心率，身体追随着这个节律，让心理与身体为伍。

调整回到正常呼吸状态，可以试着从 10 向 1 慢慢倒数，回到清醒状态。

第二章 运用冥想收获健康与美貌

身体是你的幸福之本

在这个世界上，身体是智慧的永恒伴侣，整个生命机器的状况好坏都取决于它，健康的身体是幸福之本。我们的身体都只有一个，那么善待我们的身体，才是对自己和他人最负责的态度。善待身体，就要抱有一种感激的态度来面对它。

我们都知道健康的重要，但也许并不真的知道。如果真的知道，稍稍花点力气，健康就能获得。通常的情形是，平时没概念，等到诸病缠身，这才着急起来。我们攻克疾病，就像攻克一道难题，一旦拿下（症状消失）便又开始松懈。然后等待下一轮的发作，再着急，再治疗。这简直是恶性循环，使我们终身与疾病相伴，病病歪歪地直到死亡，无疾而终在今天成了一个神话。正常情况下，大家都是死在医院里，并且在此之前，已经在医院里住了很久。并且在我们的一生中，已经无数次地进出医院，当真是熟门熟路、驾轻就熟。

医院成了保障我们健康的权威机构，有了它就可以高枕无忧。不仅医院，还有现代医学、药物、诊疗手段以及医生，构成了关于健康的某种幻觉，给了我们所需要的虚假的安全感。我们对于身体的态度完全是被动的，我们的身体就像是家用电器，只管使用，而保养和维修则由厂家和商家负责。一旦运转不灵，花钱交给专门的技术部门处理就算尽了责任。在今天，我们的身体到底在多大的程度上属于自己？脱离了个人的责任，它只能是社会性的。有人制造，有人加工、装配，有人使用，更有人负责"售后服务"，甚至"废品回收"。我们的确爱这个身体，爱它的性能和马力，但这种爱绝不会超过对你私人轿车的爱。也许是，我们对物质商品的态度在今天已经大大地影响了我们对自己身体的态度，受其传染，身体仅仅成了外在于我们的某种可供使用、娱乐和折腾的工具。

善待身体就要主动为身体负责，为它的健康、疾病以及出现的状况负责，就是把身体当成上天馈赠的礼物，而不是花钱就可以维护和升级的电脑。慎重、珍视和爱惜是一种品质。它（身体）首先是藏品，而不仅仅是使用品，需要我们小心翼翼地对待、敬畏、了解和与其对话。在今天，又有多少人能以对待艺术品的态度与自己的身体对话呢？身体的的确确是一件艺术品，有它自己的智慧，这智慧是超越我们头脑的。和身体对话，聆听它的声音，就会获悉有关的信息，身体会告诉我们该如何做，如何才能获得健康。相反的做法则是，以头脑的偏见为依据，自以为是和随心所欲地支配和使用身体。说到底，可供使用只是身体比较粗俗的功能，它极为深湛可观的奥秘是指向生命本身的。在这里，身体与心灵结合起来，身心成为一体。在追寻幸福的路上，我们要对拥有如此神奇而偶然的身体心存感激。

因此，身体不可避免地导致心理学，不可避免地成为某些宗教的主题，对身体的尊重、虚心求教不仅是为了健康长寿（这只是它可能的附带结果），更不是保命哲学。我们不妨这样看待我们的身体，它不是欲望的工具，或许也不是礼物，而是别人存放在我们这里的东西，把它保管好，一旦时机成熟，将其完整地交还是符合人之常情的。

健康的身体是人生的第一幸福，健全的灵魂寓于健全的身体，不论多么出众的才能和力量，一旦失去了健康的身体，人生就将化为乌有。冥想最重要的效应就是带给你一个健康的身体，就让冥想为我们的身体保驾护航吧。

身体和情感的关联

身体的运转是无意识的，你的身体很可能被一些你没有察觉到的东西压抑着。你感觉不到你的手指是不是被愤怒的情绪压抑着，如果你能感觉到，你就会活得很痛苦，愤怒的情绪会把你的手指愤怒地往下拉。大自然的机制让你感受不到手指上压抑的愤怒，你意识不到愤怒累积在那里，但它成了你身体结构的一部分。

身体机制的运转是在无意识的情况下完成的，你不会感觉到它。当任何东西从意念移向身体，它就会从意识移向无意识。身体是无意识的，当你悲伤的时候，你意识到了悲伤，却没有意识到身体释放这个能量的化学反应。不管你有没有把悲伤表现出来，你都察觉不到这些注入血管中、以特定能量产生的攻击行为背后的化学反应。如果你没有用掉它，它一定保存在某处，你将延伸出一个复合体，这个悲伤的能量变成你肌肉结构的一环，变成你身体的一部分。

但是身体本身也能表现出我们内心的感情，因为内心的感情会影响我们身体的姿势。身体和内心的情感有很深的关联，特定的内心感受会让我们产生特定的身体姿势。如果姿势改变了，内心的情感会跟着改变，内心的情感改变了，姿势也会改变。

印度人在过去从来不使用椅子，因为椅子会在一定程度上改变你的身体姿势。当你坐在椅子上的时候，你就产生了特定的姿势，渐渐地，这种姿势就会成为部分固定的你。

如果一个人可以毫无禁忌地表达自己的感情，想哭的时候就哭，想笑的时候就笑，那么他的身体姿势一定不同于一直压抑自己感情的人，两者的身体结构、形态也是不一样的。

当一个人笑的时候，他不只是在笑，他的整个身体都在因为笑而改变。你的笑会影响你的身体形态，一个经常开怀大笑的人的肚子形态和一个严肃苦闷的人的肚子形态一定是不一样的。

现在社会中，人们的身体敏感度大不如以前，人们在拥抱的时候没有感觉存在，在亲吻中也感觉不到能量，很多冥想工作坊都立志于帮助人们找回身体的敏感度。的确，如果身体丧失了深度的敏感度，身体就不是活的。

在运动时运用冥想

在人们意识里，冥想似乎是一个安静的词同时也是一件安静的事，其实，冥想有各种不同的形式，不是只能保持一个坐姿闭上眼睛想象，即使在运动中我们也可以运用冥想。

运动中的冥想可以帮助我们提高自己的运动技能，更好地达到锻炼身体的目的。不管你正在进行什么样的运动，都可以在其中运用冥想，当然也可以在运动结束以后，利用放松的时间进行冥想。

假如你正在跑步机上跑步，你可以让自己的精神放轻松然后进入冥想，想象自己正跑在一片一望无际的草原上，蓝天下你跑得像羚羊一样轻快、自由。想象你每一步都跳得很高、跨度很大，你跑得几乎要飞起来了。你还可以想象自己正在跑道上竞赛，你超越了所有人第一个冲到了终点，你听到了周围的欢呼，你觉得自己是最棒的。假如你刚刚经历了一场酣畅淋漓的运动，现在放松下来，想象你经过这次运动后身体变得更强壮、体形更优美、跑得更快、跳得

更高，总之就是给自己肯定。如
果在运动中冥想时配上你的肯定
陈述，效果会更好，也会让你更
加享受运动带来的体验。

　　而假如你做的是瑜伽或普拉
提这类的静力性健身运动，锻炼
时你要把意念放在身体的柔软度
和肌肉的塑造上，你要想象它们
正在被拉伸和强化，你感觉自己
的身体变得非常柔软，每块肌肉
都变得很放松。

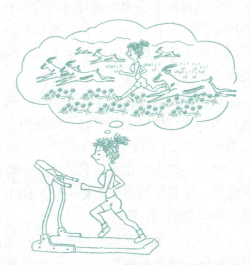

　　你可以选择你喜欢的任意运

在运动中冥想，会让你更享受运动带来的美妙体验。

动项目做冥想练习，想象你对这
个项目的技能掌握得越来越熟练，想象你胜过了所有人，你是这个运动的王者。
经常进行这样的运动冥想你会发现你的身体不仅得到了锻炼，你的运动技能也
的确越来越好。

利用冥想把每天的例行事务变成美丽的仪式

　　我们要学会对自己好一点，生活中要定期地为自己做一些有益的事情，让
自己和身体时常享受被呵护、被照顾的感觉，运用冥想可以把每天的例行事务
变成美容仪式或健康疗法。

　　比如，你每天洗澡的时候，可以想象热水让你感到彻底的放松，你感到所
有的疲惫都被溶解在了水里，这是一个舒服的释放过程，而且水从你身体流过，
让你变得干净、自然，从内到外变得焕然一新。这样对你有比较有效的治愈功能。
你在往脸上和身上涂润肤液的时候，想象你的皮肤正在变得越来越白皙、光滑、
紧绷，你也变得越来越美丽。

　　或者在洗完头发之后，将注意力放在你的手指上，你坚信经过你的手，你
的头发会变得越来越有光泽、浓密、健康；刷牙的时候，想象随着你的动作，
你的牙齿一定会更牢固、更亮白。当然，还有运动冥想练习时，肯定自己经过
锻炼会变得健康、强壮。饮食仪式后告诉自己吸收了丰富的营养，自己的身体

也变得健康有力量，等等，你可以在生活中的任何活动中这样做，多给自己一些爱、一些关心，让每一件都成为美化自己的仪式。

饮食仪式中的冥想

古人讲"民以食为天"，说明吃东西是一件很重要甚至可以说是神圣的事情。因为通过吃东西我们把宇宙中自然存在的能量转化成我们身体里的能量，用在冥想的练习中，那就是一个能量转化的仪式。

但是看看我们现在的生活，食品安全问题困扰着每一个人，人们一边担心食物会致病一边强迫自己吃下去；爱美的女孩子们则是一边担心食物让自己长胖一边挡不住胃的渴求。这两种情况都是在紧张不安中进食的，而其产生的结果也是人们最不想看到的——生病和减肥失败。还有一种情况虽然吃得没有压力，却不能很好地享受这个过程，或者是无法充分吸收食物的营养，就是吃得心不在焉或是匆匆忙忙，比如加班的时候、赶时间的时候、和别人讨论问题或思考事情的时候。

在这里，我们介绍两种饮食仪式，你在吃任何东西的时候都可以用来做冥想练习。

当食物摆上桌以后，坐下来闭上眼睛，做一会儿深呼吸，让身体放松下来。在这期间你要在心里默默地感谢宇宙，感谢与这份食物有关的所有生灵，人类、动物、植物以及阳光雨露。然后睁开眼睛，看着食物，看它的形状、颜色，闻一闻它的香味，想象一下它的味道，食用的时候不要狼吞虎咽，要慢慢地品味，享受它的滋味。食用的同时在心里告诉自己，这份食物所蕴含的能量正在进入你的身体，并且正在被你的身体转化成它健康生长所需要的生命能量。不需要担心一些多余或不好的能量流入，因为你的身体可以自由地选择它所需要的，轻松消除它不需要的。你要想象这份食

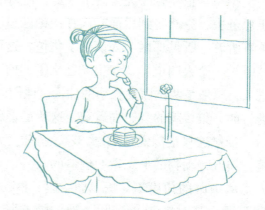

慢慢品味和享受美食的滋味，你吃下去的食物是你的身体所需要的生命能量。

物会让自己更加健康、强壮、美丽、精神。即使你并不喜欢吃这份食物，你都要完成这个练习过程。

需要注意的是，进食的过程一定要缓慢，不一定要吃得非常饱，只要你觉得足够了就停下来，享受一下胃因为满足而散发出的温暖，然后回味整个进食过程。你要相信，只要你坚持每天进行这种饮食仪式，你就会越来越健康、美丽。

下面这个仪式更加简单：

水也是一种食物，我们在喝水的时候也可以进行冥想练习。每天晚上睡觉前，或早晨起床后，甚至可以是一天当中的任意时间，给自己倒杯冷水。喝水的时候告诉自己，这水是宇宙中最纯净的生命之泉，想象它正在清洁你的身体，洗掉疾病和污物，带给你能量、健康和美丽。

你还可以在进食的时候对自己说一些与之相关的肯定语句，比如："我吃的每样食物都会使我更健康、更美丽、更年轻。""身体正在吸收能量，我会变得更精神、更有魅力。""疾病正在远离我。""我正在做对身体有益的事，我愿意继续做下去。"

这些饮食的仪式让我们在冥想中改变身体状况，在享受食物的美味时也提升自己的魅力和健康。面对食物你还没有胃口吗？快进入饮食仪式中，冥想开始了。

养生冥想妙法：五禽戏

据说华佗年轻时去公宜山采药，爬到半山腰时发现了一个洞穴，他很好奇，正想进去，忽然听到里面有人在谈论医道，他就站在洞外听。他听得入了神，听着听着，听见那两个人谈起了华佗，这可把他吓坏了，他正要转身离开，忽然听见一个人叫道："华生既已来了，何不入内一叙？"华佗只好硬着头皮走进去，原来是两位白发长须的仙人。他们向华佗传授了一套健身功法：模仿虎、鹿、熊、猿、鹤的姿态去运动，这就是著名的"五禽戏"。

当然这只是传说，"五禽戏"是华佗总结前人养生的经验，模仿虎、鹿、熊、猿、鹤五种动物的形态发明创造的。

从中医的角度看，虎、鹿、熊、猿、鹤五种动物分属于金、木、水、火、土五行，又对应于心、肝、脾、肺、肾五脏。模仿它们的姿态进行运动，正是间接地起到了锻炼脏腑的作用，还可以使全身的各个关节、肌肉都得到锻炼。

现代医学研究证明，五禽戏是一种行之有效的锻炼方式。它能锻炼和提高神经系统的功能，提高大脑的抑制功能和调节功能，有利于神经细胞的修复和再生；它能提高心肺功能，改善心肌供氧量，提高心脏排血力，促进组织器官的正常发育；同时，它还能增强肠胃的活动及分泌功能，促进消化吸收，为机体活动提供养料。

就五禽戏本身来说，它并不是一套简单的体操，而是一套高级的保健气功，一种运动冥想形式。华佗把肢体的运动和呼吸吐纳有机地结合到了一起，通过气功导引使体内逆乱的气血恢复到正常状态，以促进健康，后代的太极、形意、八卦等健身术都与此有若干渊源。无疑，它在运动养生方面的历史作用是巨大的。

中国的气功向来注重内气的运行，但是，内气的运行如果没有动作的指引，一味依靠思想，会容易出现走火入魔、血气不通等负面现象。五禽戏通过肢体动作导引，使内气顺着经络运行，从而推动气血运行。并且，五禽戏讲究的是形、神、意、气的统一。形，指的是动作的外形，做到学虎像虎，学鹿像鹿；神，指的是神态、神韵，不仅要在动作上学的像，还要在神情上学的像；意，指的是意念、意境，在做五禽戏的时候，要保证心无杂念，凝神入定；气，指的是动作升降开合要配合呼吸吐纳、起吸落呼、开吸和呼。也正是因为五禽戏对形、神、意、气的统一，同时间做到了调身、调吸与调心。

通过上面的论述，我们对五禽戏的功效有了一定的认识，但对于它的内容及具体操作方法大家是否了解呢？

五禽戏的内容主要包括虎戏、鹿戏、熊戏、猿戏、鸟戏。

虎戏：自然站式，俯身，两手按地，用力使身躯前耸并配合吸气。当前耸至极后稍停，然后身躯后缩并呼气，如此3次。继而两手先左后右向前挪动，同时两脚向后退移，以极力拉伸腰身，接着抬头面朝天，再低头向前平视。最后，如虎行般以四肢前爬7步，后退7步。

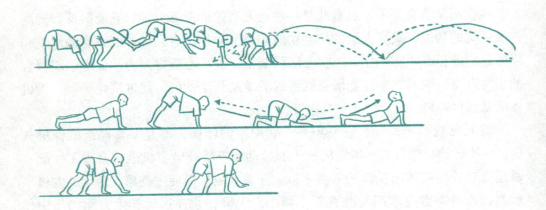

虎戏

鹿戏：接上四肢着地势，吸气，头颈向左转，双目向右侧后视，当左转至极后稍停，呼气，头颈回转，当转至朝地时再吸气，并继续向右转，一如前法。如此左转3次，右转2次，最后恢复如起势。然后，抬左腿向后挺伸，稍停后放下左腿，抬右腿如法挺伸。如此左腿后伸3次，右腿2次。

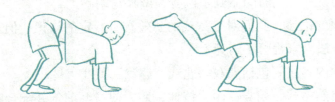

鹿戏

熊戏：仰卧式，两腿屈膝拱起，两脚离床面，两手抱膝下，头颈用力向上，使肩背离开床面，略停，先以左肩侧滚落床面，当左肩一触床面立即复头颈用力向上，肩离床面，略停后再以右肩侧滚落，复起。如此左右交替各7次，然后起身，两脚着床面成蹲式，两手分按同侧脚旁，接着如熊行走般，抬左脚和右手掌离床面。当左脚、右手掌回落后即抬起右脚和左手掌。如此左右交替，身躯亦随之左右摆动，片刻而止。

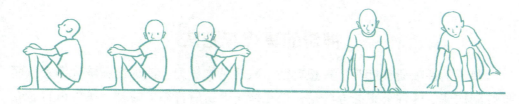

熊戏

　　猿戏：择一牢固横竿，略高于自身，站立手指可触及高度，如猿攀物般以双手抓握横竿，使两脚悬空，做引体向上7次。接着先以左脚背勾住横竿，放下两手，头、身随之向下倒悬，略停后换右脚如法勾竿倒悬，如此左右交替各7次。

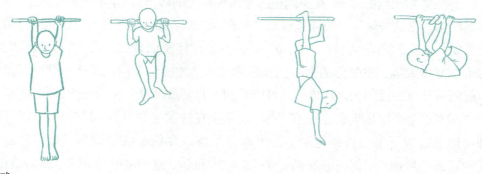

猿戏

　　鸟戏：自然站式。吸气时跷起左腿，两臂侧平举，扬起眉毛，鼓足气力，如鸟展翅欲飞状。呼气时，左腿回落地面，两臂回落腿侧。接着跷右腿如法操作。如此左右交替各7次，然后坐下。屈右腿，两手抱膝下，拉腿、膝近胸，稍停后两手换抱左膝下如法操作，如此左右交替各7次。最后，两臂如鸟理翅般伸缩各7次。

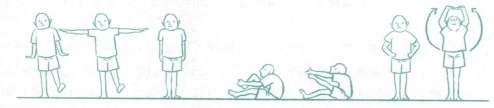

鸟戏

神奇的冥想减肥法

最近的一项研究表明，冥想有助于减轻精神压力，能加速新陈代谢，从而使减肥加速。这种冥想的方法是：坐在椅子上，后背靠上椅背，头可以直着靠上去，也可以倾斜着，根据你的习惯，舒服就好。闭上眼睛，回想过去那些让你感到愉快的事情，或者是想象你看到过的自然景观，比如，美丽的草原，秀丽的山谷，繁星满天的夜空，等等，目的是让你的精神放松下来。

除此之外，我们在平时的生活中，也可以通过几个冥想的小练习，控制身体的"横向"发展。

想象你减肥后的样子，在头脑里描绘出你理想的体形，但是不要想得过于完美，你要根据自己的身体情况想象适合自己的样子，这样也会让你在练习中充满自信。先设定一个比较简单的目标，比如，减掉3公斤体重或者瘦大腿，容易实现的目标可以减少失败，增强你的信心。如果你是后来才胖起来的，那么，就可以把你以前的照片贴在镜子上，让你每天可以看到，时刻激励着你向最终的目标靠近。

另外，无论你是坐在办公室工作，还是坐在沙发上看电视，甚至是正在开车，都可以通过以下练习保持你腹部的平坦和紧绷。那就是收紧腹部，把你的意念放到腹部的肌肉上，保持收腹的姿势15～30秒钟，这期间呼吸正常，然后放松，接着再收腹，如此重复5～10次。

其实，减肥的根本就是减掉你身体内多余的热量。只有当摄入的热量小于燃烧掉的热量时，减肥才开始产生效果，所以不管是从哪里来的热量，只要能把它们消灭掉就是胜利。这方面可以通过运动锻炼来达到目的，锻炼不是达到目的的方法，它本身就是目的。它不仅可以帮助你减肥还可以让你的身体更健康、更强壮，所以，你要从内心里热爱锻炼。试想当健腹器把你的小肚子减下去以后，你会放弃使用健腹器吗？其实，健腹的过程就是收益，而平坦的腹部是其中的副产品，只有这样想，才会对健身永远充满激情，才能让你坚持下来并最终受益。

当你解决了工作上的一个难题，当你解除了和好朋友之间的误会，当你经过努力取得了想要的成绩，你都可以用锻炼的方式来庆祝，你可以出去跑跑步，爬爬山，骑上车去公园转一圈，用锻炼来奖励自己的成功，也会让你对锻炼更加的热爱。当然，无论是做什么运动你都要坚信，自己正在消耗身体里的脂肪和热量，相信自己会变得越来越瘦，最后成为自己想要的样子。

希望每个正在为减肥发愁的姐妹都能找到适合自己的方法，恢复苗条的身材。

心怀美丽信念做抗皱冥想

皱纹是女人美丽的一大克星，伴随着年龄日益增长，岁月的痕迹便会在人们的脸上留下痕迹，原本滋润光滑的皮肤上也会开始出现许许多多的干纹，渐渐地，还会演变成为高低不平的皱纹。随着时光的流逝，这种皱纹还会变得日益明显，哪个女人都不想让自己的容颜衰老，不如从现在开始，每天坚持做抗皱冥想吧。

冥想能够抗皱，这并不是无聊的人杜撰出来的事情，而是经过科学验证的事实。当你冥想时，大脑会产生一种激素，使你的遗传因子按照冥想对象不断地调整，使你控制肌肉、软组织甚至骨骼形态的信息码发生相应变化。如果你经常冥想一位皮肤光滑细嫩的少女，可延缓你脸上皱纹的发展。

选择舒适的姿势，调整呼吸，可以点一支蜡烛，凝视火焰让自己进入冥想状态。

脑海里浮现出你在一个美丽沙滩上的画面，你正用心呼吸海的味道，倾听棕榈树叶掉落的声音，阳光照在海面上，晒在你的皮肤上，沙子从你的脚趾间滑落。你在海滩上悠闲地散步，海浪轻轻拍打着你的脚，你的紧张情绪仿佛也随着海浪冲入大海，消失得无影无踪。此刻，你得到了心灵的宁静。慢慢的，你在沙滩上躺下，想象自己的肌肤变得细腻柔滑，充满光彩。此时此刻，你的身体和心灵都被海浪冲洗得澄净而透明。

调整呼吸，结束冥想。

注意，在做抗皱冥想时，一定要保持专注，并且心怀美丽的信念。这个冥想可以在每天晚上你洗漱完毕之后进行，如果同一时间进行植物薰香和聆听着冥想音乐，效果会更好。长期坚持，你会发现它的效用强过任何抗皱产品。

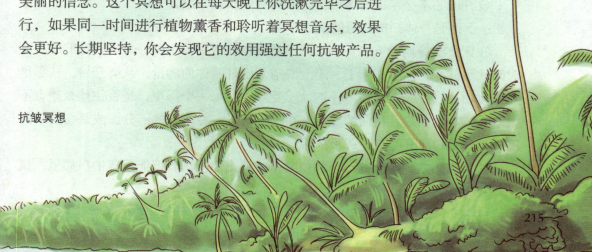

抗皱冥想

第三章 身体扫描冥想，放松紧绷的身体

冥想练习：身体扫描冥想

你是否会注意到这样一个现象，当你能感受到身体的时候往往是在你的身体有一些紧张或者不舒服的时候。比如，如果你的肩膀没有疲惫酸痛，你能觉知到你的肩膀吗？而当你处于放开来的状态时，你的身体是完全放松的，你就不再只是一个身体，你能体验到自己的存在。在这种忘记身体的状态下，你就会隐约地感受到隐藏在你身体里的一个新现象——灵性的本质，而这是你走向伟大灵性旅途的开始。你开始散发出身体里永恒的东西：真、善、美，你的美、你的慈悲与你的光辉都会在放开来的状态中呈现出来。也许你并没觉知到，但那些更深层次的东西确实若有若无地显现了出来。

很多时候，我们因为忙碌，因为各种事情的困扰，每天从早到晚地工作，没有自己的时间。我们没有给自己的心灵时间，没有给自己心灵对话的时间，忘记全然地放松自己的身体和心灵。其实，要放松不需要很多智慧，它是一种每个人一生下来就掌握的艺术，所有的冥想方法都只不过是帮助我们回忆起那个放松方法的艺术。虽然你知道它，却被社会所压抑了，因为太久不用它，许多人都渐渐遗忘了。其实这种艺术早已存在于我们的体内，我们要做的只是让它从蛰伏状态中苏醒过来。

放开的艺术必须由身体开始，借由身体扫描冥想，我们可以让身体彻底地放松。下面是身体扫描冥想的具体步骤：

在床上安静地躺下来——这并不需要什么特别的东西，只需要睡前的一点时间就足够了。你躺在床上，闭上眼睛开始观照你的能量，从脚开始，从那里开始移动，只要向内观照，仔细地感受身体的每一个部位，是否在什么地方不太舒服，有紧绷或者扭曲的感觉？在脚的部分、在小腿的部分，或是在肚子的部分、肩膀的部分？有没有紧张感？

如果你感觉到身体的某个部位紧张，那么你就试着把能量集中在那里，试

着放松它，除非你觉得那个部分已经从紧张中解脱了，否则不要从那个点移开。集中能量的时候你可以通过你的手，因为你的手和头脑相连，你的手就是你的头脑。

如果你的右手是紧张的，那么你的左脑也会是紧张的；如果你的左手是紧张的，那么你的右脑也会是紧张的，所以首先要经由你头脑的分支——你的双手——最后到达你的头脑。

身体只不过是头脑的延伸，所以当整个身体处在放松的状态时，头脑就已经有 90% 放松了。这时在你的头脑里面只有 10% 的紧张，你要用全力去观照那 10% 的紧张，凭借观照，你头脑里的 10% 也会渐渐地放松开来。

对你而言，完全唤醒这种放松的艺术也许需要花上几天的时间，也许会花上几个月的时间，这因人而异，它是一种诀窍，能够重新恢复你孩提时代的经验，在那个时候，你会是非常放松的。但是有一点你要知道，没有人会把这个诀窍教给你，你需要自己在身体里好好地探寻一番才能完全掌握它。一旦你完全地掌握了这门艺术，那么在任何时间，即使是白天，你也能够调节你的身体和头脑，让它们处在放松的状态。

金球滚动式冥想放松全身

选择舒服姿势平躺或斜躺。闭上眼睛，开始腹部呼吸。

想象你头顶的正上方悬浮着一个明亮的金色能量球，随着你的呼吸，球向下滚过你的前额，球的热量使你前额的肌肉放松。接着，让金球冲洗你的眼睛，带走了眼部的干涩与疲劳。金球滚过你的双颊、嘴唇和下颌，融化了脸部肌肉的紧张。金球的光和热穿透皮肤，你的身体得到了更深层的放松。

让金球继续向下滚动，经过喉咙到达肩膀，消融了脖颈和肩膀的酸痛感和紧绷感。接着，金球来到了你的胸前，你的胸膛开始放松，温暖和放松的感觉在胸膛蔓延，并且，延续向下到胳膊，穿过双手。金球继续向下，滚过你的腹部、耻骨和腹股沟，在这

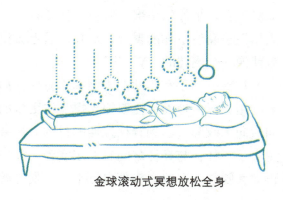

金球滚动式冥想放松全身

些地方，你都感觉到了金球的温暖气息融化了身体的所有疲劳。金球继续沿着你的大腿和小腿向下滚动，直到你的双脚和脚趾。接着，金球又滚向你的背部，由下向上开始温和地移动。

当你对这种金球的运动路线驾轻就熟之后，你可以把金球快速地沿着身体滚动几圈，直到你的身体得到完全放松。

狗式伸展缓解背部紧张

狗式伸展这个名字虽然有些难听，但经常练习狗式伸展却能够让你的背部保持健康舒展。以下是这个冥想练习的步骤：

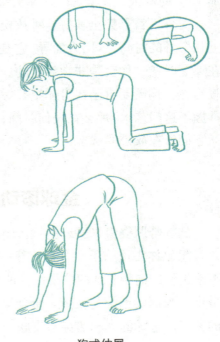

双手分开，与肩同宽，手撑着地；两膝分开，与髋同宽，跪在地上。你的膝盖可能会觉得地板太硬，你可以把柔软的垫子垫在膝盖下。

手掌撑着地，手指最大限度地分开。

脚趾朝里弯曲，撑着地。

把身体的重心后移至腿上，就像你要蹲起来一样。手臂不要弯曲，保持挺直的状态。

把膝盖抬起来，离开地面，重心继续后移，至双脚。直到你把膝盖伸直，双脚直立。把你的臀部向后移，就像有

狗式伸展

人用绳子套住了你的臀部，把它往后上方拉一样，腹部收紧。现在你的身体姿势就像一个倒转的"V"字。

接着，用手和胳膊的力量撑着身体往后挪动，让胸部尽可能地贴近双腿。双脚用力撑住地面，让双腿支撑身体更多的重量。尾椎骨绷紧突起。把肩胛骨向后向下收紧，达到脊柱拉伸的目的。你会有这样一种感觉：背部的肌肉似乎脱离了脊柱，与脊柱之间有一定空隙。如果你的身体柔韧性足够好，就让胸部再向大腿靠近一些。头部自然下垂。最开始练习的时候，可能会稍有困难，当

你熟练之后，每次保持这种姿势 1 ~ 3 分钟。

保持这个姿势，让呼吸到达腹部，进行 3 次呼吸计数。然后把重心移到手臂和肩膀上，用手和膝盖支撑着，跪在地上。

以上动作为一组练习。每次重复 3 组这样的练习。

自生训练缓解头痛

自生训练是 20 世纪 30 年代发明的冥想方法，经过科学证实，这个方法对治疗偏头痛有显著的效果。

平躺或者斜躺，让自己的身体放松，闭上双眼，将注意力集中到呼吸上，感觉自己吸入了宇宙能量。

渐渐地，把注意力集中到你的右腿上，并且在心中默念"我的右腿暖和而坚实，我的右腿暖和而坚实，我的右腿暖和而坚实，我的心情非常平静。"

然后，把注意力集中到你的左腿上，并且在心中默念"我的左腿暖和而坚实，我的左腿暖和而坚实，我的左腿暖和而坚实，我的心情非常平静。"

接着，把注意力集中到你的右臂上，并且在心中默念"我的右臂暖和而坚实，我的右臂暖和而坚实，我的右臂暖和而坚实，我的心情非常平静。"

接着，把注意力集中到你的左臂上，并且在心中默念"我的左臂暖和而坚实，我的左臂暖和而坚实，我的左臂暖和而坚实，我的心情非常平静。"

接着，把注意力集中到你的心跳上，并且在心中默念"我的心跳平稳规律，我的心跳平稳规律，我的心跳平稳规律，我的心情非常平静。"

接着，把注意力集中到呼吸上，并在心中默念"我的呼吸绵长而放松，我的呼吸绵长而放松，我的呼吸绵长而放松，我的心情非常平静。"

接着，把注意力集中到你的腹部上，并在心中默念"我的腹部平坦而放松，我的腹部平坦而放松，我的腹部平坦而放松，我的心情非常平静。"

最后，把注意力集中到你的额头上，并在心中默念"我的额头清爽没有负担，我的额头清爽没有负担，我的额头清爽没有负担，我的心情非常平静。"

以上是一组的练习，将这个冥想练习持续 10 ~ 15 分钟，直到达到让你满意的效果为止。深呼吸几次，睁开眼睛，结束冥想。

按压虎口穴缓解头痛

虎口穴是一个广泛应用于减少疼痛的穴位，在我国古代的时候，拔牙之前大夫会针灸此穴作麻醉之用，这个穴位位于大拇指和食指的连接处。拇食两指张开，以另一手的拇指指关节横纹放在虎口上，当拇指尖到达的地方就是本穴。按压虎口穴可以缓解头痛、牙痛、肩颈痛，等等。需要特别说明的是，如果你怀孕了，一定不要按压虎口穴，这会导致早宫缩。

在按压虎口穴以缓解身体部位疼痛时，可遵循这种方法：如果你的膝盖疼，掐住虎口，同时轻轻地运动膝盖；如果肩膀疼，掐住虎口，同时轻轻地转动肩膀；如果是关节疼，可掐住虎口穴，同时挪动疼痛的关节。在这里，我们以头痛为例。

在做这个冥想时，选择一个舒适的冥想姿势，做几次深呼吸放松身心。

找到一只手的拇指和食指之间最疼的

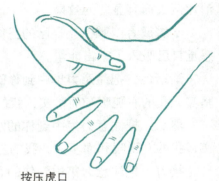

按压虎口

肌肉，用另一只手的拇指和食指掐住这个地方，让被掐的这个地方感到微微疼痛。

让呼吸缓慢而平稳，掐住虎口穴的同时，把头稍稍向前面移动，保持 1 ~ 2 分钟。

然后，换掐另一只手，重复上面的步骤。

在做了几次上面的动作后，你的头痛会减轻。如果没有，继续做下面的动作。

掐住虎口穴的同时，把头轻轻地从左向右移动。然后，向右垂头，让右耳靠近右肩，接着，向左垂头，让左耳靠近左肩。然后，换掐一只手。注意：两只手掐住虎口的时间要一样长。

做完上面的动作后，深呼吸几次，结束冥想。

蓝色冰块缓解身体燥热

在办公室里工作久了，我们常常会有一种浑身燥热的感觉，尤其是在闷热的夏天。这时，我们不妨通过观想蓝色冰块来缓解身体的燥热感。

选择一把舒适的直靠背椅子，以坐姿形式进入冥想。闭上双眼，把注意力集中到呼吸上。渐渐地，你感觉你的身体越来越沉，你的全部身体重量都在椅子上。

把注意力集中在你的顶轮上，想象一块蓝色的冰块在这里形成，你的头顶在蓝色冰块的作用下冷却下来；接着，你的眉心轮处也感受到了凉意；接着，随着你的吸气，你感受你的喉轮处也体验到了凉爽、舒适的感觉；接着，蓝色的冰块缓缓地滑向你的心轮，冰爽的感觉浸润着你的前胸后背，并且让你的身心感到松弛与平静。

蓝色冰块继续缓缓下移，到达你的腹轮、脐轮、根轮，并逐渐使冰爽的感觉到达全身。接着，将注意力重新转移到头顶，想象蓝色的冰块化作冰雾，从头顶开始流入你的身体内。

慢慢地，将注意力集中到呼吸上，睁开眼睛，结束冥想。结束冥想后，可以喝一杯凉开水。

温暖光球增加关节韧性

运用冥想以缓减关节疼痛，增加关节韧性，需要 7 ~ 10 分钟时间。

首先调整身体姿态，站立或坐立，双脚分开，与肩齐宽。脚与阴气或地气相连，这样一来，在用手做动作的时候，你就会将阳气聚集。将双手抬至胸前，手心相对，掌跟合实，双手闭合、分开缓慢地交替。

当手掌靠近时，去体会和追寻某种痛感，这时候，能量就会像羽毛一样，有一种可触摸的感觉。也许你可能什么也感觉不到，如果你什么也没感觉到，努力去追寻就是了。重要的是你驾驭这种微妙能量的意念，不是感觉到它，而是追随它。

举起双臂，对着天空，将阳气聚集在手臂和手上，然后取下来放在胸前。让天上的能量变成一个温暖的小光球，再举双臂聚集更多的阳气，反复几次，以便让此能量得到强化和集中，将呼吸集中在光球上。

想象每次呼气和吸气都使阳气得到加强，然后用手将球放在患关节炎的地方，如果是指关节，用一只手引导就行了。将能量球置于上方，随着每次呼气、吸气，使治疗能量从手掌转入关节内部。在凝神于呼吸的同时继续将手置于关节上方停顿一会儿，需要时将气球导向别的关节，重复相同步骤。

练习完成时，抖动双手，将阳气及可能来自关节处的残余能量排出体外。

疼痛释放对抗慢性疼痛

选择合适的冥想姿势，闭上眼睛，进行腹部呼吸，让身体完全放松。感觉你的全身每个细节，有哪个部位出现了紧绷或者疼痛，把注意力集中到紧绷或疼痛的部位，让你的呼吸从不适感中轻轻穿过。体察自己在疼痛瞬间的情绪变化或者当时的想法，告诉自己，你一边呼吸一边体查身体的不适感受是一种绝对安全的行为。

接下来，开始问自己，"我应该如何描述我现在体验到的身体不适？""我的这种疼痛是不是独一无二的？""这种不适是我的身体经常出现的老毛病吗？""这种不适感超出了我所能忍受的范围了吗？""这种不适感具有某种结构吗？""这种不适感是钻心的，还是火辣辣的，还是沉重的？"

将你的呼吸集中到身体的不适部位，这样做具有积极意义，呼吸能够为你紧绷和疼痛的部位注入一种轻松平静的暖流。冻结你身体的不适感，让它不再扩散。

向你身体的不适处呼吸，这样呼吸可以帮助你把注意力集中于紧绷或疼痛处，为仔细体查不适腾出空间。你一边接受这种身体疼痛，一边释放它。

随着你的一呼一吸，你感受到了接受、释放、愈合的过程。呼吸让压迫在该部位的紧绷与疼痛逐步纷纷飘散而去，渐渐地，你会感受到你的紧绷感和疼痛感得到了缓解，你的身体像是躺在一叶扁舟上飘荡。你感受到了时空的宁静，置身于深深的放松状态，你想象着金灿灿的阳光倾泻而下，照耀着你的全身。

渐渐地，将注意力转移到你的身体上，轻轻地动动脚趾、手指，从 10 慢慢地数到 1，然后睁开眼睛，结束冥想，稍作调整以适应周围的环境。

色彩释放缓解疼痛

色彩释放冥想源自芝加哥大学心理学家尤金·金德林博士的注意力聚焦法。进行此冥想 5 ~ 10 分钟，可以有效缓解身体疼痛。

选择舒服的冥想姿势，闭上眼睛，进行腹部呼吸。当身体感觉松弛之后，把注意力集中到疼痛的部位，问自己几个有关于疼痛的问题：这种疼痛有多强烈，是怎样一种疼痛？把你的疼痛想象成一种颜色，如果你身体的不同部位有不同的疼痛感，就把其想象成不同的颜色，把注意力集中到这个色彩上，做深呼吸。

接着，想象什么颜色可以缓解疼痛，想象这种止痛的颜色随着自己的吸气吸入自己的体内，到达了疼痛的部位。反复几次，就会感觉到自己的疼痛有所缓解。

当身体所有的疼痛都缓解之后，回到清醒状态，睁开眼睛，结束冥想。

第四章 深度放松紧绷的大脑

健脑第一步：放松大脑，带大脑去散步

　　散步是一种全身性的周期性运动，对神经系统、呼吸系统、血液循环系统、消化系统、肌肉，特别是下肢和腹背肌都有益处。中医认为"久视伤血，久卧伤气，久立伤骨，久行伤筋，久坐伤肉"，保持乐观的心情，经常到森林、河边散步，多呼吸新鲜空气，进行适当的体育运动以疏通筋骨。散步也是一种运动冥想的形式，散步可使人心情恬静，精神愉快，气血冲和。夏天锻炼时间最好选在清晨和黄昏，宜在平坦的地面行走，每次 30 ~ 40 分钟，距离为 1500 米。轻松、从容地踱步，把一切琐事暂时抛开，以解疲劳、益智神。散步宜循序渐进，量力而行，做到形劳而不倦。若持之以恒，久之能振奋精神，兴奋大脑，使下肢矫健有力。

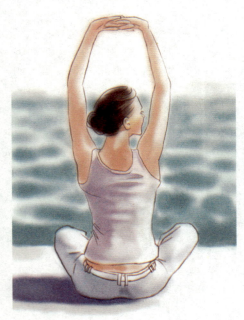

放慢生活的脚步，带大脑去散步。

　　很多人长期坚持"每天一万步"的健身方法。如在离家还有一段距离，下车步行回去，周末到近郊散步。"慢运动"可以为常常心急火燎的人"去去火"，就在慢慢走的同时，你将收获身心的健康和愉悦，因"慢运动"具有塑身、减压、美容、治病等功效，所以成为不少上班族的首选。更多的人不希望做"时间的奴隶"，在运动中适度地放慢节奏，对人自身来说，是一种和谐。对于压力大的上班族来说，慢运动是最适合的一种运动。

　　在忙碌的现代生活中，只有放慢脚步才能找到生活的美，才能在自己的生活体验中发现新的深度。漫步在幽深的小路

上，呼吸着清新的空气，透过树荫，怀着悠闲的心情细数阳光洒在地上碎石般的条纹，或者闭上眼睛，感受扑面而来的淡淡花香。仰天长望，几朵白云在轻轻地飘，哼一首无名的小曲，默念一首小诗，这些都能让你的大脑进入一种放松的冥想状态。让你充分地感受到生活之美的同时，更能够放松紧绷的大脑。

品味生活，在于抓住生活的空隙。一些不经意间发生的事情，往往会带来许多欢乐。生活的意义，正如一杯清茶，越泡越香，越品越醇，谁都能体会到它的清苦，可只有细细品味，才能体会到其中的香醇。

当我们不再忙碌时，所有的感觉就会比较敏锐，我们享受生活的潜力也会无限扩张。经过这样的觉醒，我们才能够更充分地体验到生活带给我们的审美感受。因此，在忙碌的生活中，不妨放慢你的脚步，牵着你的蜗牛去散散步，这样你就可以捡拾很多可能在忙碌中错过的美景，重新为自己找回简单、悠闲的心境。

放松大脑的基本练习

很多人会有这样的亲身体验，当学习或用脑工作较长时间后，常会感到头昏脑涨，注意力集中不起来，学习和工作效率降低，这是大脑疲劳的表现。脑疲劳是一种亚健康状态，尤以脑力劳动者和在校学生为甚。据专家调查分析，在我国青少年群体当中，至少有50%的人存在着不同程度的脑疲劳，令人忧虑的是，这种现象还有逐步蔓延、上升的趋势。大脑疲劳不仅会降低工作和学习效率，还可能诱发神经衰弱、焦虑症、失眠症以及抑郁症等精神障碍性疾病。

冥想是一种古老的修炼方法，科学研究发现，"沉思冥想"不但有助于修炼大脑，还能大大降低高血压患者患心血管疾病的概率。

我们对于"生命在于运动"的理解通常局限在肢体运动，这种看法颇有局限性，全面的运动还应包括脑运动。英国神经生理学家科基里斯与米勒经过多年的研究指出："脑子用得越少越易老化，脑子开始工作的时间越早，延续的时间越长，脑细胞老化的速度越慢。"脑运动，才能促进脑健康，通过脑协调与控制全身的功能，达到真正的健康。现代世界医学已经公认：人的衰老，主要是脑细胞的死亡，而判断死亡的标准也是看一个人的脑细胞是否停止运动。从事一些需要冥思苦想的活动，在反复推敲之间，积极运转大脑，让大脑得到充分运动的机会。

　　叩齿也可以帮助大脑放松，叩齿产生的振动是自下而上的轻微振动，对整个大脑都有按摩作用。把上下牙齿整口紧紧合拢，且用力一紧一松地"咬牙切齿"，咬紧时加倍用力，放松时也互不离开，每次做数十下。这样可以使头部、颈部的血管和肌肉、头皮及面部有序地处于一收一舒的动态之中，能加速脑血管血流循环，使已趋于硬化的脑血管逐渐恢复弹性，大脑组织血氧供应均充足，既能消除因血液障碍造成的眩晕，又有助于防止发生脑中风。俗话说："清晨叩齿三十六，到老牙齿不会落。"因为经常叩齿可巩固牙根和牙周组织，对保护牙齿、防止龋齿很有好处。此外，中医认为，肾开窍于耳，齿的坚固与肾有关，所以，常叩齿还有助于肾气充盛，对预防腰痛和耳聋目肿等也有一定作用。

　　除了叩齿之外，打天鼓也是一种古老而简单的健脑方式，而且可以分泌荷尔蒙，防止老化。具体方法是先将两手中指、无名指、小指屈下，再把耳郭掩在耳穴上，即将此屈下的手指，压在耳郭上，然后将食指弹打耳后头骨10次，打时嗒嗒作响。

　　舌头是大脑的先行器官，舌头的神经和大脑的运动神经联系十分密切。同时，人的味觉是通过面孔神经而传到大脑的，因此，为了防止大脑萎缩，应该经常使舌头活动，这就可以间接地对大脑进行刺激，从而减缓大脑萎缩和防止面部神经及肌肉的老化。做舌头操，还可预防老年痴呆。

　　可以采用站姿或者坐姿，颈椎直立，先放松颈椎，然后闭上眼睛，把注意力集中到你的舌头上，首先用舌尖去摩擦你的上颚，然后改变角度，去摩擦上部的牙齿，要尽量把舌尖运动的方向和区域扩大。快速伸缩舌头，要尽量地快，就好像青蛙捕食那样。如果你可以的话（有些人因为生理原因舌头无法卷起），然后把舌头卷起来，横向和纵向均可，卷起来，然后展开，然后再卷起来，要求同样是尽量地快速。

　　这几项健脑冥想只要坚持3～5分钟就行，在工作之余或是茶余饭后练上几分钟，并坚持不懈，一定会有收益。

按摩大脑的冥想练习

　　这个冥想练习综合了放松术、呼吸和观想，虽然有些难度，但是能达到很好的放松大脑的效果。

　　采用站姿，后背挺直，闭上眼睛放松身体，调节自己的呼吸。抬起双手，展开双手掌心向内，覆盖在眼睛上，掌心对准眼球，感受到一股温暖的力量通过手掌传递到眼球，帮你进行按摩，这股温暖的力量使你的眼睛开始微微发热。

接下来，手掌沿着太阳穴方向按摩两侧的大脑，头微微前倾，双手向后，十指交叉然后返回到眼前，想象着力量源源不断地通过手掌传递，完成大脑两侧的按摩以后，开始按摩大脑顶部。依然是从双眼出发，平行地向上、向后移动手掌，头自然前倾，至颈椎处停止，然后沿原路返回。始终要想象这股能量温暖着自己，掌心、头皮、大脑内部都会从中得到滋养，连续做这个动作 3 次。

然而，手部的每一次移动最好不要碰触你的皮肤，每次的能量输入都要靠你的冥想来完成。完成练习后，身体慢慢恢复直立，做几次深呼吸，然后睁开双眼，适应外部世界。

这组按摩大脑的练习，动作并不复杂，难就难在需要靠自己的想象来体会能量的传递，而不是靠触感。在开始练习的时候也许你会觉得这种冥想有些困难，但是没关系，只要多加练习就可以了。

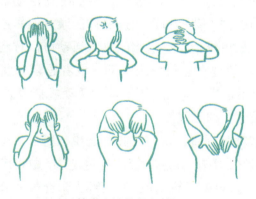

按摩大脑的冥想练习

转动肩膀式缓解头脑紧绷

这是一个非常简单的冥想方法，都市白领在办公室的椅子上就能轻松练习。

平稳地坐在椅子上，双脚踏地，保持背部直挺，臀部稍向前倾（这样你的背部下部就不会有什么压力），做几次深呼吸让全身放松。

把头向前倾，做一次深呼吸；把头向后倾，做一次深呼吸，重复这组动作6次。

把头向右倾，做一次深呼吸，并且在吸气的时候停顿 3 秒钟；把头向左倾，做一次深呼吸，并且在吸气的时候停顿 3 秒钟，重复这组动作 6 次。

把双肩耸起，让肩膀紧绷，与此同时，开始数"1000、2000、3000、4000……"，数完后让肩膀突然放松垂下，嘴里发出"哈"的一声，这个动作也重复 4 次即可。

把双肩向前缩，再让双肩向后拉开，重复这组动作 10 次。然后，反过来，先让双肩向后拉，再让双肩向前缩，重复这组动作 10 次。注意，在做上面这两组动作的时候，将注意力放在呼吸上。

这个冥想练习能够让你的头部和颈部肌肉得到最大限度的放松，每天坚持几分钟，你能收到很好的效果。

5 组深呼吸，唤醒脑活力

气是生命活动的原动力，人们日常生活中的一切活动都会消耗气。如体力劳动，我们知道适当的体力劳动可以促进身体健康，但是过度的体力消耗就会伤元气而影响健康。如思维活动，适当的思维活动可以有利于大脑的开发，但是如果一天 24 小时不停地在进行思维活动，或者思索一些妄心杂念，就会消耗你体内的元气，得不偿失。总之，不论体力活动或脑力活动，都要把握好度，否则就会消耗你为数不多的元气。

养生法中就有"呼吸到脐，寿与天齐"之说，所以多练习腹式呼吸，可以让身体获得充足的氧气，能有效舒解压力，促进健康。做腹式呼吸时，腹部鼓起，会让位于肺部下方的横膈膜下降，使肺的底部大量充气，吐气时肚子往内缩，使横膈膜上升，压缩肺部，挤出里面的空气，这种使用横膈膜的呼吸法可给肺部充足的氧气，使细胞充满活力，让人精力充沛。

另外为大家介绍一种通过呼吸缓解大脑疲劳的冥想方法：

选择舒适的站姿或坐姿，挺直脊柱，闭上眼睛。

深呼吸，尽量深地吸气，吸气以后就憋住，同时双肩尽力向上耸，感觉肩膀要和耳朵贴在一起。憋气到憋不住了，就慢慢吐气，同时双肩放松，尽量放松。

如此循环 5 次，能够达到放松大脑的功效，其实这个冥想练习的原理类似以毒攻毒，是利用更大限度的紧张驱赶疲劳。但是，心脏病和高血压患者不宜做这个冥想练习。

冥想 5 分钟，迅速改善思维混乱和眩晕

有人说 21 世纪是信息爆炸的世纪，每天有无数的信息撞击着我们的大脑，而且每天的工作和生活不仅需要我们的专业技术和知识，还需要考虑人际交往、工作时机、环境因素、行动方式、行为后果，等等因素。若是再加上超负荷的工作、大脑缺氧，我们的大脑会像一台过热的发动机，轰鸣阵阵，但是效率却不高，思绪混乱、头脑眩晕，在需要做出决策的时候，往往不能正确决断。

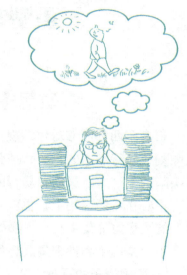

超负荷的工作会让大脑缺氧，不妨腾出 5 分钟的时间来冥想吧。

在思绪混乱的时候，不妨试试这组冥想：端坐或是站直，后背挺直，闭上眼睛，放松身体，调整自己的呼吸。在脑海之中想象一朵雪花的飘落，把全部的注意力都要放在这朵雪花上，"看"雪花如何缓缓从空中飘落，慢慢落到地上。当雪花落到地上，结束观想。调节呼吸，放松自己是这组冥想的第一步。需要特别提醒的就是时刻保持注意力集中，坚持 1 ~ 3 分钟就可以了。

要缓解眩晕也有一组练习：停下手边的一切活动，也不需要做任何观想，这个时候要让大脑充分休息。去一个空气比较新鲜的地方，如果站立有困难，就坐下来，但是不要躺着。

闭上眼睛，深呼吸，用手蒙住眼睛，眼前一片漆黑。慢慢低头，把头埋进手中，注意力从呼吸转移到眼前的黑暗，借助黑暗的力量给大脑减压。保持呼吸绵长缓慢，感觉得到舒缓以后，慢慢睁开双眼，抬头，此练习 3 分钟就够了。

在思绪混乱、头脑眩晕的时候，千万不要勉强自己继续工作，而是要停下来休息一下，给大脑一个缓冲的时间，这样才会头脑清明。

第五章 重塑专注而灵动的大脑

冥想练习：物件聚集冥想

很多东西都能够对你的视觉产生吸引力，比如一块纹路特殊的石头、一个被雕刻成独特形态的木头、一张特别的画像或者一朵美丽的花朵。如果你想培养头脑的专注力，最简单易行的冥想方法就是把你的注意力集中到你在看但并没有用心在看的事物上，也就是我们所说的物件聚集冥想，这个方法需要你把所有的注意力都集中在一个物体上。

下面是两个物件聚集冥想的示例。

1. 凝视橙子的冥想

坐在一个质地比较硬的椅子上，把橙子放在水平视线30 ~ 50厘米的位置，周围不要有其他物体干扰。

闭上双眼，用舌尖顶住上颚，然后开始慢慢地呼吸，把注意力集中在每一次呼气与吸气上，慢慢放松身体。然后睁开眼开始注视橙子，把橙子之外的物体慢慢忽略、虚化，变成橙子的背景。

认真观察橙子的轮廓、形状、颜色，然后闭上眼，用记忆描绘出橙子的轮廓、颜色。然后想象把橙子拿起来，一点一点地剥开，放进嘴里，想象牙齿咀嚼着橙子，想象橙子的味道多么甜美。

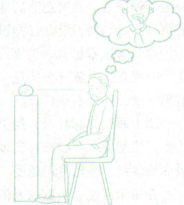

凝视橙子的冥想练习

如果突然间走神了，就睁开眼重复以上步骤，直到不会再忘记这个橙子的样子和味道。

慢慢地，把注意力重新集中到呼吸上，睁开眼睛，结束冥想。

2. 凝视水晶的冥想

席地而坐，把你选择好的水晶放在地板上，与坐的位置距离30～50厘米。

闭上双眼，用舌尖顶住上颚，然后开始慢慢地呼吸，把注意力集中在每一次呼气与吸气上，慢慢放松身体。然后睁开眼开始注视水晶，把水晶之外的物体慢慢忽略、虚化，变成水晶的背景。

把注意力集中在水晶的透明度、形状上，注意水晶有多少个小平面，每个平面是粗糙的还是光滑的。想象水晶的重量，想象水晶放在手掌中将会是怎样的感觉，那种感觉是温暖的还是冰凉的。

接着，关注水晶的颜色，也许水晶的颜色让你想到了大自然，比如金黄色的麦田、碧蓝的海洋，或者绿色的森林。如果你想到了这些，不妨想象一下这种气味，让自己沉浸在这种自然的体验中。

慢慢地，把注意力重新集中到呼吸上，睁开眼睛，结束冥想。

需要注意的是，在进行物件聚集冥想时，你要尽可能多地利用感觉，特别是你的想象力，借此才能更好地锻炼头脑的专注力。

冥想是激发大脑活力的有效手段

爱因斯坦说过："人类最伟大的发现之一，就是对大脑无限潜能的认识。而人类在未来面临的最重要的问题，就是对大脑潜能的充分开发。"

人脑与生俱来就有记忆、学习与创造的巨大潜力，而且能力比你所能想象的还要大得多。据研究，人的大脑在理论上的信息储存量高达1012～1015比特。有人推算，这个数量，约等于美国国会图书馆藏书的50倍，即人脑的记忆容量相当于5亿本书籍的知识总量，而且这种记忆能保持七八十年以上。

大脑的潜能，几乎接近于无限，但是，到目前为止，人类普遍只开发了大脑的5%，仍有巨大的潜能尚未得到合理的开发。也就是说，一个人的大脑只要没有先天性的病理缺陷，就可以说他拥有可以成为天才的大脑，只要大脑的潜能得到超出一般的合理开发，就会在学习能力、思考技巧、职业技能和个人发展上达到惊人的高度，他的能力绝不会比爱因斯坦逊色。

科学研究表明：人的大脑具有极强的可塑性，通过对大脑部位的刺激和训练，能激发脑细胞活力，促进脑细胞的生长发育和神经信息的传递可以使大脑思维更加活跃，激发大脑潜能，而冥想正是激发大脑活力的有效手段。

科学家研究发现，长期的冥想练习也让大脑产生了结构性的改变。冥想不仅仅能使人感觉舒畅，心情平和，还可以改善人的脑结构，起到健脑作用。研究人员为了弄清冥想的大脑机制使用了核磁共振成像设备，他们用这种技术扫描了15名惯于冥想者的大脑，然后将扫描结果同另外15名普通人的大脑进行比较。他们发现，冥想者的大脑皮层在一些地方比普通人更厚。有规律地冥想，可以调节大脑神经，让处于压力下的大脑得到放松。因此，冥想者比一般人更容易达到平静而快乐的状态。一些大脑神经系统专家利用复杂的成像技术做测试，得出的结论更是让人激动：在深度冥想中，大脑如同身体一样会经历微妙的变化，冥想可以训练头脑，重新改造大脑。

很多人在工作和生活中都会有这样的体会，自己的脑子越来越记不住事了。那么，不妨通过冥想来重塑一个专注而灵动的大脑吧。

冥想：用宁静激发灵感

当我们遇到不能解决的问题时，即使不去想它，但潜意识还是在不断对我们的知识结构进行整合、更新。当整合接近解决问题时，在某个点上，就会被突然触发，产生灵感。以研究超导体而获得诺贝尔物理学奖的布莱恩·约瑟夫森就往往借由冥想获取灵感，他曾说："以冥想开启直觉，可获得发明的启示。"

下面这个冥想练习有助于激发大脑的创造力，让灵感喷涌而出。

选择舒适的冥想姿势，闭上眼睛，把注意力集中在你的呼吸上，进行几组深呼吸，让自己完全放松。

想象你身处一个独具特色的工作室中，这个工作室能够落实你的各种新点子。在这里，你成了一个天马行空、主意不断的人，你的脑子里有无数的新想法。工作室中正好有一个创造性的任务需要你去完成——需要你动用你所有的创造力，运用工作室中的任何工具和素材，创作一幅画。你找到一块巨大的帆布，打算在这块帆布上面开展

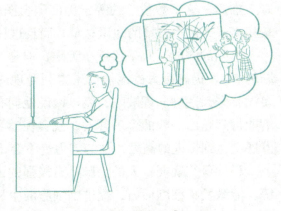

用宁静激发灵感

你的创作。你用水彩颜料在上面做了个潇洒的泼墨，然后将发着闪闪金光的彩色玻璃碎片有层次感地粘贴在帆布上，用微小的镶嵌片创造出狂热的设计，在创作这幅独特的画作的过程中，你的头脑十分专注和活跃。

当你完成了这幅作品之后，你听到工作室的门铃响了，你去开门，发现是你的三五个同事，你邀请他们进来。他们发现了你的作品，并且惊讶于你能够创造出如此独一无二的作品，然后他们久久地注视和讨论作品的内涵，你感到十分自豪。

接着，你们一起把你的作品挂到工作室中最显眼的位置。你注视着你的画作，回想当你创作这幅画时候的情感体验，并且，为自己拥有的创造力惊叹不已。

慢慢地，把注意力重新转移到呼吸上，睁开眼睛，结束冥想。

冥想结束之后，你可以立即投入到你之前没有解开的工作难题上，让冥想后的创造性头脑解决这些难题。

进入你的灵感花园

根据科学的实验证明，当人进入冥想状态时，大脑的活动会呈现出规律的 α 脑波，此时，人的想象力、创造力与灵感便会源源不断地涌出。一般人对僧侣的参禅打坐十分费解，以为那样辛苦异常，而且全然无功，其实不然。僧人们在打坐时需要保持内心的虚空，而右脑的思维会变得非常活跃，不断会有灵感涌现脑中，并且能够将经书中的理念一一参透，于无形之中提高自己的生命价值。下面，请你微微地闭上双眼，将心智内敛陷入沉思，进入你内心的灵感花园。

调整均匀的呼吸，呼吸要绵长、缓慢。深深地吸一口气，想象你正漫步于洒满阳光的林中小径，阳光明亮却柔和，一阵微风吹来，轻轻地拂过我们……

在静默的小径中，漫步行走，突然看到一片花海，每一朵花都芬芳迷人，开得夺目。各种颜色的花争奇斗艳：白色、淡黄、橘色、柠檬黄、大红、天蓝、深蓝、紫罗兰，光红色就有朱红、粉红、梅红、桃红、樱桃红、橘红、石榴红、枣红、莲红等。花瓣有的大，有的小；有的光滑，有的看得见纹路。绿叶和浓荫陪衬着花海，花园周遭的空气清新而愉悦。你忍不住要深吸一口气，将这芬芳吸入我们的腹底，让我们的身心得到净化。在一片盎然生机中，有一种熟悉的喜悦正感动着我们的生命，开始回忆我们人生中最令人感动的一幕，回忆最让人动容的爱的故事，在这里陷入爱的冥想，并沉浸一段时间，感受这份爱，想象那些让我们动情的爱的感觉。

你的灵感慢慢出现，每朵花对你来说都是一种概念，是你的一个点子。有的花是一段故事，有的花是一段回忆，有的花是你的某段旅程。花海在蔓延，你采下花朵，想采几朵就采几朵，将花儿扎成花束。花园一直都在，一直都是花团锦簇，不论春夏秋冬，不论晴初霜旦，全年盛放，等着你去采撷，这就是每朵花存在的意义，花儿怒放的目的就是帮你制造创意。

只要你想，你随时可以来到这片花海，给花海编织出形状，用花儿去创造、去生产。

保持这段冥想，时间长短视个人而定。心情慢慢地平静下来，意识开始恢复到正常的状态，感受此刻的安详、心旷神怡，体味冥想带来的快乐，在心中默数，然后回到清醒状态。

调动肢体配合大脑冥想训练

人脑是由五个部分组成：脑干（生命中枢）、小脑（运动之脑）、大脑（由左右两个脑半球构成）、大脑基底核和边缘系统（动物之脑）、大脑新皮质（人脑）。其中，大脑新皮质不仅是人类区别于其他动物的主要标志，而且也是人类生活走向复杂化的起点。因此，我们所谓的对大脑进行冥想训练，其实就是对大脑的新皮质进行训练。

在这里需要指出的是，对大脑进行冥想训练，不能仅仅依靠大脑的主观意识，而应该借助人体的肢体动作来配合大脑向有益的方面集中。为了塑造专注而灵动的大脑，我们需要在冥想中"入静"，这里所说的"入静"，并不是瑜伽和坐禅时的"入定"，让大脑进入一种空旷无物的世界，而是让大脑集中精力关注身体某一部位的肢体动作，通过对肢体动作的有效指挥来达到"身心合一"的目的。

有些对大脑的冥想训练中，过分强调了对人的主观意识的引导，而忽视了调动人的肢体来有机配合，这样一来，不仅仅没有让人在冥想中放松精神，反而使人的精神更加紧张。

这种冥想将意识训练和行为训练结合在一起，意识训练一般要求静立、静坐和静卧，集中精神，调整呼吸；而行为训练则是用轻柔的动作来放松肢体。

为什么两种训练能缓解压力呢？这是因为呼吸的调节、身体的放松确实能够起到缓解压力的作用。如果放慢呼吸，心脏适应其速度后，就会随之放慢跳动节奏，对脑部的供血也会改变，从而实现对情绪的某些影响。

这种对大脑的冥想训练法分为六个阶段：

第一阶段：重感训练

所谓的"重感"，就是要让身体"感觉到一种重量"。在"重感"训练阶段，我们要让双手双脚感觉到重量，步骤如下：有节奏地自言自语：右手重！——左手重！——右脚重！——左脚重！保持平缓的速度，切勿心急，重复几次这样的自言自语，直到你感觉到了你的双手双脚有一种抬不起来的感觉。

第二阶段：温感训练

所谓的"温感"，就是要让身体"感觉到一股暖意"。温感训练同样是要让自己的双手双脚感觉温暖，有节奏地自言自语：手脚温暖、手脚温暖，直到你的手脚慢慢产生温暖的感觉。

温感训练的目的在于促动体内血液循环流畅，使全身各处都得到氧气的补充，同时驱动 β – 内啡肽从松弛的大脑中分泌出来。

第三阶段：心脏训练

人的心脏跳动虽然不以人的意志为转移，在心脏训练中，我们要尽量通过意识对心脏的跳动施加一些影响，自言自语："心脏跳动平稳均匀"，促使心脏向着理想的状态调整。

第四阶段：呼吸训练

在这个阶段的训练中，冥想者尽量采用腹式呼吸的方法，不仅可以促进脑内吗啡的分泌，同时还可以促使血管扩张，加快血液中荷尔蒙的产生与流转。

第五阶段：腹部训练

腹部训练可以调节肠胃、肝脏、胰腺等内脏功能，从而获得更大的身心松弛。在这个阶段训练时，冥想者需自言自语"肚子暖和"或"肠胃慢慢蠕动"。

第六阶段：额部凉感训练

医学中有"头凉脚热"的说法，让头部感觉清爽是一件有益健康的事。做这个阶段的训练时，冥想者要把注意力集中到额头，自言自语："额头凉爽舒服！"直到额头产生凉爽感。

以上就是大脑冥想训练中六个阶段的实践方法，这个冥想方法是1932年德国神经生理学家舒尔茨发明的。需要特别指出的是，这六个阶段的训练要因人而异,有时候无须全部实践,有时只需要锻炼一种方法,也能达到理想的效果。

头部中心式培养专注力

这个冥想练习可以培养专注力和对待事物的客观性,整个冥想过程持续在 10 ~ 15 分钟。

当你已经培养出较好的集中你的注意力的能力,你可以在冥想时把注意力集中在眉中。

选择一种舒适的坐姿,闭上眼睛,观察你的呼吸。

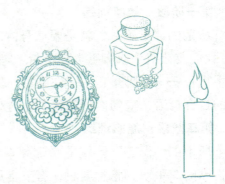

蜡烛、精油和时钟是帮助你进入和保持专注的冥想工具。

想象你的尾椎骨处有一个充满能量的光球,想象着整个光球逐渐上移到你的小腹部位,大约位于肚脐下方 5 ~ 7 厘米处,进行几次深呼吸,注意自己的所有感觉。继续把这个球向上移到你的腹腔神经丛处,深呼吸,同时注意体验腹腔神经丛的所有感觉,继续把球向上移到心脏部位,体验此时的感觉。继续将球向上移到喉咙,体验此时的感觉。最后,将球向上移到眉间中心,让球在这里停留,这是你头部的中心,是产生意识的中心位置。呼吸,集中注意力于光球上来,体验这个中心的感觉或特质与其他中心有什么不同。头部中心是观察你的内在心灵和外界感觉但不做任何判断和评价的地方。在这里,你可以客观公正地综观你所产生的想法和感觉。

将这个能量球变成一道明亮的蓝光,让这道蓝光变成光环扩散到你整个头部,在光环中体验精神的净化。接着想象光辐射到你的头部之外的周围空间,光的波纹进入到你的气场之中,就像湖泊中水的涟漪一样向外扩散。蓝光伴随着你的呼吸不断向外辐射、扩张,你的身体越来越融入蓝光的辐射中时,渐渐地,想象你身体的轮廓开始模糊、消融在蓝光之中。心灵的纯净使你能清楚地意识到自己的身体、情绪和精神的体验。把向外辐射与扩张的蓝光拉回到你身边,包围你,覆盖你,就像是给身体披了一条舒适的毯子。

慢慢地让注意力回到呼气和吸气上来:通过从 10 倒数到 1,让自己的意识清醒过来,然后睁开眼睛,结束冥想。

专注冥想的辅助工具：蜡烛、精油、时钟

在处于冥想的专注状态时，人的大脑反射出更多的 α 电波，持续释放正面能量，与处于高度活跃的状态相反，处于专注状态时，身体处于一种几乎休眠的状态，对周围的刺激几乎不会察觉。如此一来，我们才能体会到什么是"心无旁骛"。

保持专注对冥想者来说十分重要，但是，并不是人人都能够轻松地保持专注。为此，我们可以准备一些道具，有助于我们进入和保持专注。

1. 蜡烛

在冥想中，烛光是十分奏效的辅助工具，把注意力集中到烛光上，能够让人迅速进入专注状态。这是因为，烛光的亮度能够形成鲜明的视觉暂留，并且，烛光的光亮强度并不刺眼，能够让眼睛长时间地注视且不至于太过疲惫。

在凝视烛光的过程中，你的内心会渐渐地平静。

2. 精油

冥想过程中配合适当的精油会得到更加显著的效果，精油为大脑和身体做好了充足的准备，能够帮助我们排除杂念，引导冥想朝着我们想要的方向发展。

有些人习惯在冥想时点上香薰，其实，这和使用精油是有差别的。一则是市场上的香薰大多含有添加剂，因此远远比不上纯天然精油的效果；二则由于嗅觉自身的适应性，当香薰弥漫整个房间的时候，你可能会很快闻不到整个气味了。

质量上乘的精油不会含有任何的添加剂，是纯粹在植物中萃取的，并且代谢的速度很快，不会在人体内残留。在你心烦意乱的时候，你

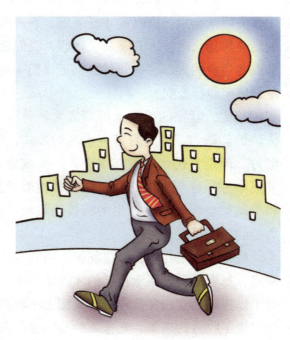

紧张而自信的工作也是一种冥想的形式。

可以将 2 ～ 3 滴气味沉香的精油滴到手心，摩擦之后靠近鼻子闻一闻，这个味道会带给你心绪沉静的感觉。你把注意力集中到这个气味上，就会慢慢地进入专注状态。

3. 时钟

时钟是人人必备的生活用品，它不仅能够让我们明了地知晓时间，在冥想中，它也能够锻炼我们的专注力。利用时钟来锻炼专注力的方法很简单：只要选择你满意的冥想姿势，闭上眼睛，让自己全神贯注地聆听时钟传来的"滴答"声就可以了。另外，我们可以在练习呼吸的时候与时钟的声音相结合，其效果有二：一来可以提升自己的专注力，二来可以找到你的呼吸与时间之间的关系，你可以清楚地计算出你进行一组呼吸训练所需要的时间，这样一来，在特定的冥想训练中，你不需看表就能知道时间了。

在工作中也能体验到冥想的幸福感

很少有人把工作和冥想联系起来，我们总在抱怨每天紧张工作带来的压力。工作的时候会想什么时候才能下班，下班后会想什么时候才能休假，而休假一周后会想什么时候才有下一次休假，我们总是羡慕那些不用工作的人，甚至羡慕那些失业的人。"失业者得到了我们一直希望得到的东西——彻底地休息，他们还抱怨什么呢？"

其实，紧张的工作也可以成为一种冥想，在工作中我们可以自由地发挥头脑的创造力。创造有许多不同的形式，即使许多人没有意识到自己的创造能力，但是它仍然潜藏在每个人的头脑中：当你创造性地工作，头脑会放松和集中——这与冥想的过程是非常相似的。一旦你让自己有了创造性，心灵和头脑就会吸收自然产生的积极能量流，头脑会变得异常专注，会进入自我内心的更深层次。

另外，在工作中我们也能够体验到自我满足感，我们每个人都有被认可的需求，都有向别人展示自己的才能的渴望。如果失业者比有工作的人更快乐，这个世界将会变成什么样子？我们无法想象。其实，失业者抱怨的原因不仅仅是失去了收入的来源，更重要的是因为失去了存在的意义，失去了被需要的感觉。他们不能通过工作向别人展示他们的才能，也不能向自己证明自己的价值。因此，失业者会抑郁，而且容易得上心理疾病。所以说，失业甚至可以和疼痛、慢性疾病以及长期压力一样成为幸福的杀手。

美国心理学家米哈里·齐克森提出了一种名为"心流"的理论，指的是一个人将精力完全投入到某种活动上的状态。心流产生的同时会有高度的兴奋和充实感，它不同于由刺激带来的短暂的兴奋，而是在动机和环境完美结合的情况下产生的一种注意力、动力和环境同时达到最优时的一种冥想状态。为了证明这种理论，米哈里·齐克森举了个简单的例子："童年的时候，我们都会觉得洗碗是件非常无聊的事，可母亲却要求我每天必须帮助她洗碗。不过，在这项无聊的工作中，我学会了用各种花样来使它充满乐趣，我用左手把碗抛向空中，然后用右手接住，这样一来，我的洗碗时光也变得有趣了许多。起初是抛碗，后来变成抛汤匙，甚至还会抛刀。通过洗碗这件普通的事，我学会了一项简单的杂技，我真正进入了心流状态。"

沉浸在心流中是一个过程，并不是一个时刻。心流就像壁炉的火，而不像秸秆点燃的火，壁炉的火由完整的树根燃烧并持续释放热量，从而慢慢变成烧红的炭。我们不必经常站起来添加燃料，我们可以静静地思考，任由心流把我们带到哪里。

如何沉浸在心流状态，不取决于你做了些什么，而取决于你是怎样做的。我们已经知道，冥想就是心注一处，而我们要想在工作中让自己的身心达到冥想状态，最重要的因素就是让自己全身心地专注于工作之中。心理学家肯·威尔伯说："人类发展到最高阶段的标志就是心流随时发生。"就让我们在工作中进入心流，享受投入与专注的幸福吧。

第六章 累了就冥想，回归能量充沛的最佳状态

冥想练习：回到最初的状态

手机或是 U 盘出现问题，我们比较常用的方法就是恢复出厂设置或是格式化，这就是我们所说的回到最初的状态。回到初始状态这个思路，同样可以帮助我们解决过大的心理压力，这个练习，我们要采取静坐的方式。我们不是僧人，静坐时只要以端正的姿势盘腿而坐就可以了，练过瑜伽或是禅修的人，选择自己习惯的坐姿即可。

通过静坐，能够使人体阴阳平衡，经络疏通，气血顺畅，还能有效地排除心理障碍。不过，初学者必须先请专人指点正确坐姿和相关理论再尝试，比如坐姿，静坐时必须端正坐姿，端坐于椅子上、床上或沙发上，面朝前、眼微闭、唇略合、牙不咬、舌抵上腭；前胸不张，后背微圆，两肩下垂，两手放于下腹部，两拇指按于肚脐上，手掌交叠捂于脐下；前腹内凹，臀部后凸；两膝不并（相距 10 厘米），脚位分离，全身放松。

初学打坐，往往会感觉身体不适，腿酸麻、腰疼、肩膀发酸等，这些都不要紧，重要的是坚持。练习时要循序渐进，不必强迫自己坚持很长时间，练习结束后，要放松自己的腿部肌肉，活动一下肩膀和颈部。如果方法正确，你可在静坐中，借规律的呼吸，将肌肉放松，同时使心灵宁静无杂念，让思绪清新。

我们要通过打坐回到生命的最原始状态，将纠结和烦恼自然消解，成年人模仿胎儿的身体姿态就是打坐。为什么这么说呢？因为婴儿的状态就是生命最原始的状态，婴儿的能量很单纯却也十分巨大，他们精力充沛，对外物充满好奇。他们对外界的一切

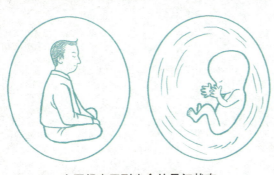

在冥想中回到生命的最初状态

认知都是空白，毫无经验，也没有既定的成见、看法和态度。我们的烦恼和痛苦很多时候来自我们的看法，因此，只要改变看世界的眼光就可将烦恼消解。

根据医学知识我们知道胎儿在母体子宫中是蜷缩着身体的，这个姿势似乎和打坐毫无关联。殊不知，胎儿的蜷缩是因为子宫的包裹和胎儿发育的限制。其实胎儿的姿势是端正的，身体两侧呈现轴对称。而且，因为空间限制，胎儿的脊柱不能伸展开来，也不能弯曲和扭转，同时手脚相对。而打坐的姿势是与胎儿在子宫中的姿势最相接近的，打坐，也就意味着回到最初的状态。

打坐的时候端正身体，调节呼吸，想象自己已经回到了母亲的子宫里，感觉自己正被一个温暖、黑暗的空间保护着，你虽看不见，但是你是安全的、舒适的，因为母亲与你同在。

越是感觉到安全、舒适、放松，越是能够帮助自己回到最初的状态。在这个状态下，所有的烦恼、痛苦都会自然消解的，你又是一个积极向上、精力充沛的自己。

金色阳光导入体内恢复精力和元气

选择满意的冥想姿势，闭上眼睛，将舌头伸出，依照自己的心理状态呼吸。此时，想象头顶上方 5 ~ 30 厘米处有一束温暖而明亮的金色阳光，通过冥想的力量将这束金色阳光经由头顶导入体内。

你会感觉到有一股热流在头顶涌动，这股力量使你的口部和脸部肌肉放松；接着，这股暖流通过颈部向两肩扩散，肩部自然下垂并得到放松；暖流涌向胸部和后心并向胳膊扩散，经由肩臂进入手掌。

慢慢进入越来越放松的状态，遵循呼吸的规律，引导热流不断地进入腹部、臀部、背部下部，热流顺着腿部进入脚踝和双脚。体会脚下的地面是多么坚硬，重力在牵动着你。随着完全的放松，内心归于宁静，进入一个宁静的世界，从 10 向 1 倒数，任心灵向更深处的宁静之所飘去……

去体会心跳平稳的节奏"怦怦……怦怦……"，呼吸也要伴随这个节奏，感受这个节奏轻轻地跃动和涌动，让这个节律主宰你的心神，什么也不去想。你的身体也与这个节律互动，这个节律可以带你进入越来越放松的状态。

当你准备进入清醒状态时，从 1 数到 10，慢慢感受此时的清新和精力的恢复，感受元气的跃动，稍事调整以便适应外部环境。

缓解视觉疲劳的冥想练习

因为信息传递，科技发展，很多人的工作都离不开电脑。长期在电脑前伏案工作，最先危害的就是我们的视力，因此缓解视疲劳对很多人来说是一件刻不容缓的事儿。

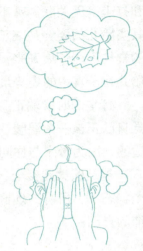

首先离开电脑，找一处光线较弱的地方，选择坐姿或是站姿。坐姿或是站姿要端正，后背挺直，闭上眼睛，放松双臂，放松整个身体，调节自己的呼吸。

然后，双手蒙住眼睛，掌心向内，不要压迫眼球。当一切视觉影像全部消退后，不受任何光线的刺激，让眼睛在一片漆黑中放松。当眼睛充分地适应黑暗后，开始想象视野中出现了一片绿叶，这片叶子翠色欲滴，十分健康，没有黄斑，也没有蒙上尘土，十分干净，

缓解视觉疲劳的冥想练习

连叶脉都清晰可见。叶子上还滚动着露珠，细致地观察这片叶子，这片叶子离你越来越近，你慢慢地进入叶子内部，眼前是一片翠色。

冥想 5 分钟，慢慢将意识收回，睁开眼睛，适应光线。

观想珠宝解除疲劳

身上佩戴玉镯、水晶手链或是挂件的人，或是手边有这些玉石制品的人都可以进行这项冥想。

在垫子或是椅子上端坐，将手链或是挂件摆在手边，仔细凝视 1 分钟左右的时间。在这 1 分钟里，细细观察它的色泽、光度、通透性、纯净度，将这些感知一并牢牢记住。

选择坐姿，坐姿要端正，后背挺直，闭上眼睛，放松双臂，放松整个身体，调节自己的呼吸。

然后发挥想象，想象自己处在一个无重力的境界之中，就好像在太空之中。手链或是手镯变得巨大无比，手链围绕着你，你处在圆环的中央，全身都在圆环的能量中心。接着想象手链慢慢旋转，能量从各个方位传递到你的身上，此

时你的全部毛孔都打开，接受着能量的传递。

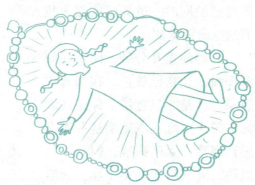

手链反射的光芒、折射的光泽覆盖在你身上，为你按摩、洗浴，清除身体的疲劳和不适。你的身体开始变得透明，这美丽的光泽甚至能够穿透你的身体，将你体内潜藏的疼痛和紧张一一修复。随着几次呼吸，你的身体开始发生变化，皮肤光洁，血液鲜

在观想珠宝冥想中接收珠宝散发的正能量

艳，肌肉充满弹性，大脑清明，心肺充满活力。当你慢慢觉得体内充满能量时，就开始结束这次冥想，调整呼吸，将注意力收回。

观想清澈的水面

选择舒适的冥想姿势，站立或者放松，保证颈椎与地面垂直。闭上眼睛，做几次深呼吸。

想象你现在在很清澈的水中毫不费力地悬浮着，在阳光和水草的映衬下，水面呈现出碧绿色，波光粼粼。不时有气泡从水底冒出，升起然后消失，你凝视着这些气泡，仔细观察他们升起和消失的过程。

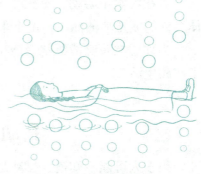

观想清澈的水面

保持这种想象 3～5 分钟，也可以把你喜欢的事物加进去，比如游动嬉戏的鱼儿，美丽的珊瑚等。

慢慢地把注意力转移到呼吸上，睁开眼睛，结束冥想。

让疲劳喷涌而出

我们接受了太多的信息，要考虑太多的事情，所以变得容易疲倦，效率也越来越低。这个时候，需要做的就是给大脑减压，清空自己的思绪，做一组清理冥想。当我们开始觉察自我内在，向内探索，开始清理自己、清除自己、归

零自己的同时，世界也将因为我们的觉醒而觉醒。

静静地坐几分钟，闭上眼睛深呼吸，让自己放松。在脑海中想象自己是一只蓝鲸。你正在大海中游弋，海水清凉但是并不会感到寒冷，太阳耀眼，但是不会炽热，天气晴朗并不干燥。天空中有白云朵朵，远处有海鸟飞过。

慢慢将意念收回，集中在头顶的百会穴——头顶的正中央位置。这时，百会穴就相当于鲸鱼

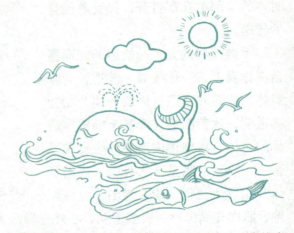

想象自己是一只在大海中游弋的蓝鲸，疲惫从你的喷气孔喷涌而出

的喷气孔，延长你的每一次呼吸，深深吸气；慢慢呼气，感觉你的喷气孔在向外喷射海水，就像一只喷泉。

你在海水中游动，每次呼气，都会喷出高高的水柱。在每一次的呼气中，体会你的疲惫喷薄而出，留下来的只有深深的快乐和活力。

当你感觉头脑清醒就慢慢将呼吸恢复正常，闭眼缓冲一会儿，继续正常的工作和生活。

抖动身体，抖去疲劳

很多人可能不知道，抖动是一项对身体非常有益的运动式冥想。抖动能够运动身体的各个部位，全面调节你的身体，比如能够让脊椎得到矫正，使内脏的位置得到复原，增加胃肠的蠕动，达到促进消化和改善新陈代谢的作用，这是一种很好的自助式按摩。抖动不仅可以使我们身体堆积的疲劳消失，还能让心中的负面情绪得到缓解。

选择站立的冥想姿势，双脚分开与肩同宽。闭上眼睛，把注意力集中到呼吸上，让自己平静下来。

想象着你刚刚冒雨从户外跑进室内，全身都是水，现在你要做的就是把这些水从身体上抖掉。

现在开始抖动，让你身体的每个关节都开始抖动起来：颈椎、双肩、双手、

腰部、髋部、双腿、小腿肚子、臀部，等等。
抖动过程中，不必很快，也不必太用力，如果
你想按照一定的节奏抖动，不妨放一些节奏鲜
明而稳定的音乐。

在抖动的过程中，我们要注意以下两点：

1. 确保你的脊柱是垂直于地面的。

2. 过程中，双腿的动作不要停顿，简单
的膝盖快速弯曲的动作要一直保持。这样的抖
动效果类似武术里的扎马步，能够使我们的身
体素质大大改善，让关节、肌肉和内脏器官的
功能都得到显著改善。

根据自己的情况，抖动 5 ~ 15 分钟。注意，
抖动时间过长也许会加重你身体的疲劳感。

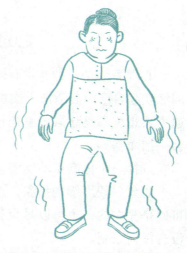

身体的疲劳随着你的抖动全部消失了

肾充电和色彩充电补充能量

肾是人体能量的储存库，肾充电和色彩充电，能够将能量传达到肾和肾上
腺，促进身体健康和谐，达到补充能量的效果。

选择盘腿而坐的冥想姿势，保持膝盖松弛；身体前倾，双臂向前伸直，与
此同时，把注意力集中到呼吸上；挺直脊柱，双臂尽量向后摆动；挺直腰，吸气；
身体再次前倾，做 3 次深呼吸，与此同时，用手掌交换拍打腰部，重复 4 ~ 8 次；
静坐一会儿，结束冥想。

开始时选择自己满意的冥想姿势，闭上双眼，进入腹部呼吸状态。

当感觉到身体完全放松时，将注意力集中于腹腔神经丛第三中枢（与调节
肾功能有关）。想象有一个活跃的黄色能量球在你的腹腔神经丛中按顺时针方
向旋转着，集中注意力将这些黄色能量球吸进去，持续 1 ~ 5 分钟。

完成以后，将这些色彩释放出来，睁开双眼。每天在腹腔神经丛想象这个
色彩，持续 21 天。

心理海绵唤醒生命活力

心理海绵是一种非常有效的缓解疲劳、恢复活力的手段。冥想者可以通过回忆唤起自己内心激情与愉悦感的任何相关情境，自我开导，找回生命的活力。这个冥想练习是让冥想者把日常的琐事和杂念统统忘光，由此带来的紧张感也会一扫而空。

选择一个你满意的坐姿，闭上双眼，进入腹部呼吸状态。

想象一块海绵的形象，这块海绵可以是一块膨胀力强大的小海绵，其颜色可以是亮白的，也可以是金黄的。总之，它可以是任意大小和形状的，材料也没有任何限制。

这块海绵来到了你熟悉的生活场景中，让它吸收你曾在这里遗失了的能量。也许它来到了你的办公室，留心观察你在某一课题、某一问题上或与同事的某一次谈话中所丢失的能量，将它列入你的每日议程中，留心观察你在未来事件中可投入的能量，让你的海绵把这些未来能量收回到当前状态。也许它来到了你的卧室中，你匆匆起床上班的时候，你把你的一些能量丢在了卧室中，在你睡觉或做梦的时候你或许也将能量丢下了，海绵吸收了你丢在卧室中的能量。

当海绵收回了许许多多你遗失的能量之后，你把它放置在你头顶上方约20厘米的地方。在它周围，形成了一个金色的太阳，这个太阳中蕴含着巨大的能量，伴随着你的呼吸，你感受到太阳变得更加辉煌、更加温暖。然后，你将海绵所吸收的你遗失的能量都挤到你的体内，直到海绵挤干为止。

将注意力转移到呼吸上，睁开眼睛，结束冥想。伸展一下你的身体，相信你已经感受到了前所未有的生命活力。

第七章　睡不着就冥想，让你安睡八小时

静呼吸助你平静安睡

呼吸是冥想中十分关键的一环，而运用呼吸疗法，可以有效地减轻失眠症状。呼吸疗法加上意念练习，能使交感神经和副交感神经之间的不平衡得到纠正，改善腹部经络血气运行，自然有益睡眠，尤其对于自主神经功能紊乱导致的失眠疗效显著。现就介绍几种常见的呼吸疗法，供有失眠症的朋友们参考、使用。

1. 自然呼吸疗法

首先我们躺在床上要先放松头部，从头发开始，放松头发，然后放松眼眉。眼眉放松之后做深呼吸，慢慢地深呼吸。吸气时让腹部自然鼓起，呼气时让腹部徐徐松下去；吸气时间较短，呼气时间较长，两者时间比例约为 1：2。进行呼吸运动时还要有一种意念，即吸气时好像一股气从脚跟往上升，一直到头枕部，呼气时好像一股气从头部慢慢向下推移，最后从脚趾排出。这样循环往复地一呼一吸，人就不知不觉地进入了梦乡。

2. 腹式呼吸疗法

相对于生气紧张时以胸式呼吸为主，腹式呼吸与放松有关。学习腹式呼吸可以让身体放松，在不知不觉中，进入睡眠状态。而这样的入睡，由浅入深，可达到自然入睡的境界，醒后神清气爽、精神饱满。具体方法如下：

（1）仰卧在被窝中，双手自然放在身体两侧，闭目，用鼻慢慢吸气，将吸入的气运入腹部中央，充满肺下部。将双肋向两侧扩张，以便吸入的气体能渗透到肺部的各个部位。

（2）接下来，徐徐呼气。先轻轻收缩下腹，待下肺部的气体全部呼出后，屏息 1～2 秒钟，再开始下一次的吸气动作。

（3）吸气时，慢慢举起双手至头上，手臂举到头顶部位；呼气时，慢慢将手臂沿弧线转回到身体两侧。无论是吸气动作，还是呼气动作，均要缓慢进行。

3. 深呼吸催眠法

"深呼吸，闭好你的眼睛，全世界有最清新氧气……"听着羽泉的这首《深呼吸》，你练习深呼吸催眠法的时候可能更有感觉。深呼吸催眠法，就是通过深呼吸来达到催眠效果的一种方法。这种催眠法延长了呼吸的时间，可使人的身心得到彻底的放松，同时，还可调节中枢神经系统，使心率减慢，烦躁、焦虑或忧愁的心情逐渐趋于平静，因而能使人尽快安然入睡。深呼吸催眠的方法要领如下：

（1）失眠者全身要自我放松，心中不要有杂念，全身心投入，平躺在床上，双手放在身体两侧，闭目。

（2）呼吸时要闭嘴，用鼻。吸气时要细、要沉，吸足气后再呼气，呼气时要缓慢，呼出后再吸气，如此循环往复。

（3）掌握好深呼吸的时间，一般宜在 15 分钟左右，以轻松入睡为度。持之以恒，可显著提高睡眠质量。

不管采用哪种呼吸疗法，都应注意以下几点：保持卧室清新的空气，睡前要开窗换气 10 分钟左右，否则污浊的空气侵入人体，不但起不到催眠作用，反而对人体造成伤害。有严重呼吸疾病患者或身体虚弱者不宜用此方法；要注意卧室四周环境，以防光线、噪声影响疗效，使人难以入睡。

听息法让你平安入眠

疲惫的现代生活让人们每天都消耗着大量的元气，与此同时，人们在安静下来的时候，脑子中还会经常想这想那，以至于自己虽然身心疲惫，但还是无法入眠。

冥想是一种既能够控制元气消耗，又能够让你心无杂念入眠的有效的方法。从古至今，人们练习的冥想有很多，其功用无非是使形体和思维都安静下来，减少体力活动，排除杂念，以保护体内的元气。

这里为大家介绍一种简单的冥想方法——听息法。所谓听息法，就是听自己的呼吸之气。刚开始时，只用耳根，不用意识，不是以这个念头代替那个念头，更不是专心死守鼻窍或肺窍（两乳间的膻中穴），也不是听鼻中有什么声音，而只要自己觉得一呼一吸的下落，勿让它瞒过，就算对了。至于呼吸的快慢、粗细、深浅等，皆任其自然变化，不要用意识去支配它。这样听息听到后来，神气合一，杂念全无，连呼吸也忘了，就渐渐地进入睡乡了，这是神经得以静养和神经衰弱恢复到健康过程中最有效的时候，这时就要乘这个机会熟睡一番，切不可勉强提起精神和睡意相抵抗，这对疾病和健康有损无益。

睡醒之后，可以从头再做听息法，则又可安然入睡。如果是在白天睡了几次，不想再睡了，则不妨起来到外面稍做活动，或到树木多、空气新鲜的地方站着做几分钟吐纳（深呼吸），也可做柔软体操或打太极拳，但要适可而止，勿使身体过劳。然后，回到房内或坐或卧，仍旧做听息，就可能达到熟睡的境界。即使有时听息一时不能入睡，只要坚持听息就会对全身和神经有益处。

瑜伽调息助你平静入眠

从瑜伽理论上讲，人身体上的疾病主要是由于体内生命之气流通发生紊乱或障碍所引发的。通过练习调息使整个经络系统中的生命之气畅通无阻，就能使你获得健康。在精神方面，一般把调息作为瑜伽冥想的准备阶段。换言之，瑜伽调息能有效地促进血液循环，调整神经、脊髓、心脏等内脏器官的功能，并能清除因身体紧张而引起的思维混乱。瑜伽对神经系统（特别是对脑部）有良好的调节效果，影响睡眠质量一个很大的原因就是心理压力和变化，通过一些瑜伽练习可以很好地调节和缓解我们心理的压力，从而使我们更快速地入睡。下面为大家介绍一种简单有效的助眠瑜伽冥想练习。

晚上盥洗后，仰卧在床上，闭上眼睛，头下可以放一个薄枕头，双手轻轻放在肚脐上，注意力集中于自己的呼吸。吸气时，把空气直吸向腹部，手随腹部抬起；吸气越深，腹部升起越高；呼气，发出"o"的声音，然后合上嘴唇，发出"m"的声音，腹部向内朝脊柱方向收，直到把所有废气从肺部全部呼出来，然后再吸气重复 3 ~ 5 分钟。注意发出的声音要足以让自己的耳朵听到，注意力集中在语音上，体会它在大脑中的回音。这样可以放松大脑皮层，使你进入安静的内心世界，直到自然而然地睡着为止。

五式瑜伽，让你今夜好入眠

瑜伽是运动冥想的一种形式，练习瑜伽可以有效地缓解压力、调节情绪、强健身体，对治疗失眠很有帮助。下面介绍五种简单易练的瑜伽姿势供人们日常练习，希望对你能有所帮助。

1. 增延脊柱伸展式

作用：增强人体的弹性，滋养、加强脊柱神经，强壮双肾、肝脏和脾脏，改善头面部和心脏的血液循环。

动作：站立，双膝保持伸直，呼气，身体向前弯曲，先把两手手指放在两脚旁，再将手掌心贴地，尽量抬头，伸展脊柱，2次深呼吸后，再呼气，进一步放低躯体让头部向小腿，保持 20 ～ 30 秒钟，吸气，抬头，双手先不离地，深呼吸 2 次，直起上身，重复 2 ～ 3 次。

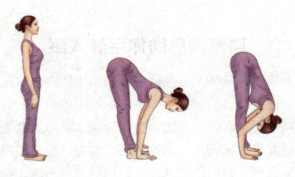

2. 双腿背部伸展式

作用：伸展强壮背部、腿部，增加脊椎弹性，滋养和强壮内脏器官，调解脑下垂体。

动作：挺身坐直，两腿前伸并拢，吸气，两臂向上伸展，举过头顶，身体略后倾，呼气，从下背部开始向前弯身，两手抓住小腿或两脚，两肘向外向下弯，保持 10 ～ 15 秒钟，还原放松，重复 3 ～ 4 次。

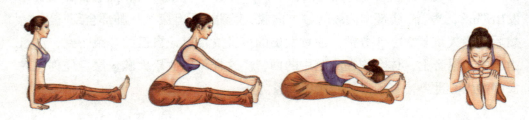

3. 眼镜蛇式

作用：伸展脊椎，消除背部与颈部的僵硬和紧张，促进血液循环，强壮神经系统，腺体活动得到平衡。

动作：俯卧，两手放在身旁，前额贴地，吸气，眼睛向上翻，头部后翘，用背部肌肉的作用一节一节地抬起脊椎，直到不能再抬的时候，然后手臂慢慢推，让背部继续上升（腹部尽可能贴地），当达到最大限度时，放松身体，保持10～15秒钟，然后还原放松，重复2～3次。

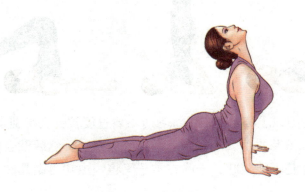

4. 蝗虫式

作用：增加对脊柱区域的血液供养，滋养脊柱神经，增强下背部与腰部范围的肌肉群及韧带。改善失眠、哮喘、支气管和肾功能失调的毛病。

动作：俯卧，两臂放在体侧，掌心向上，呼气，双手握拳，同时抬起你的头、胸膛、双臂、双腿，升离地面，双手、双臂、双腿、肋骨高出地面，腹部贴地，保持10～15秒钟，重复2～3次。

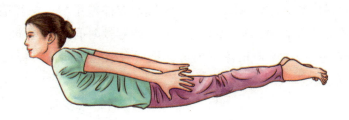

5. 犁式

作用：对整个脊椎神经网络极为有益，使整个身体都得以伸展，有助于消除腰、髋、腿部脂肪，滋润面部，按摩内脏器官，改善新陈代谢。

动作：仰卧，两臂放在体侧，掌心向下，吸气，慢慢升起双腿，垂直于地面，呼气，卷起腹肌将两腿落在头顶上方的地面，保持10～15秒钟，重复2～3次。

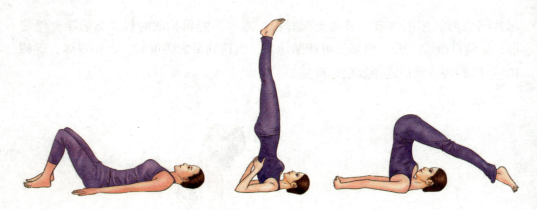

晚上临睡前，练习以上姿势之后（练习时不要过度拉伸，特别是初学的人，妇女在月经期不要练习犁式），躺在床上做仰卧放松功，然后就会自然而然地进入梦乡。如果你还是不能入睡，干脆在被子里将蝗虫功再做几次，让自己身体疲惫后，再入睡。

瑜伽参禅式释放杂念安心入睡

这个冥想练习适合在睡前做，它能去除你心中的杂念，保证你的良好睡眠。

在做冥想练习的时候，先准备几个枕头。枕头的高度要达到你坐着的时候齐胸或齐腰高，以便能够到。你坐在码好的枕头的后面。

冥想时的正确坐姿是：双腿交叉，将一只脚压在另一只脚上，使两个踝骨成一条线。双臂向后，手掌朝外，右手轻轻地握住左手腕。深呼吸，呼气时慢慢地开始向膝部弯腰，将前额顶在枕头上（如弯腰时有不适感觉，就再放几个枕头）。这是心灵归于平静的象征姿势，把所有杂念都向枕头释放过去。

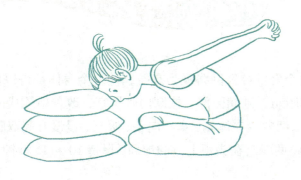

每次的身体伸直、前倾算是一组动作，在做这组动作时，要保证呼吸的均匀和绵长。冥想者可以根据自己的实际情况，选择进行几组练习。当你通过这个冥想练习达到了释放心头杂念的目的时，你也就能很快安心入眠了。

三种治疗失眠的简单冥想练习

心理因素虽然是导致失眠的重要原因，只要失眠患者能够运用冥想治疗法来进行自我调节，就能够逐渐地摆脱失眠的困扰。以下是几种简单的治疗失眠的冥想练习。

1. 松笑导眠法

平卧静心，面带微笑，行六次深而慢的呼吸后，转为自然呼吸，每当吸气时，依次意守（注意力集中）头顶——前额——眼皮——嘴唇——颈部——两肩——胸背——腰腹——臀和双腿——双膝和小腿——双脚，并于每一次呼气时，默念"松"且体会意守部位松散的感觉，待全身放松后，就会自然入睡，必要时可重复 2 ~ 3 次。

2. 逆向导眠法

对思维杂乱无法入静的失眠者，可采取逆向导眠法。就寝后，不是去准备入睡，而是舒坦地躺着，想一些曾经历过的愉快事件，并沉浸在幸福情景之中。若是因杂念难以入眠时，不但不去控制杂念，反而接着"杂念"去续编故事，而故事情节应使自己感到身心愉快，故事的篇幅编得越长越久远越好。这些有意回想与"编故事"既可消除患者对"失眠"的恐惧，也可因大脑皮层正常的兴奋疲劳而转入保护性抑制状态，促进自然入眠。

3. 紧松摇头法

仰卧床上后，先行双上肢收缩用劲，持续 10 秒钟后放松，并体会放松的感觉，重复 3 次后，同法依次做下肢、头、面部和全身的紧张后放松训练。待彻底放松后，微闭双眼，将头部以正位向左右摇摆，摆身为 5 ~ 10 度，摆速为 1 ~ 2 秒钟一次，一边摆一边体会整个身体越来越松散深沉，摇摆的幅度和速度也渐小，这样的自我摇摆仿佛婴儿睡在晃动的摇篮中，睡意很快就会来临。

以上几种冥想方法，对于纠正失眠，改善睡眠状况，确有很好的疗效，失眠患者不妨一试，尤其是由心理因素所致的失眠，采用以上方法加以调节，其疗效会更为彰显。

美妙音乐助你踏上舒眠快车

清代医学家吴尚先曾说："七情之病，看花解闷，听曲消愁，有胜于服药也。"的确，音乐是改善睡眠的一帖"良药"，是既赏心又悦耳的"催眠师"。音乐对人体生理功能有明显的影响，音乐的节奏、模式和旋律可明显地影响人的心率、呼吸、血压。随着音乐的频率变化，作用于大脑皮层，会对丘脑下部、边缘系统产生效应，调节激素分泌，促进血液循环，调整胃肠蠕动，促进新陈代谢，改变人的情绪体验和身体机能状态，进而使人们的睡眠得以改善。

优美、舒缓的音乐，犹如股股清泉涌入心田，顿时，心情变得豁然开朗，身体也得到了最大、最好的放松。临床实践亦证明，让神经衰弱、失眠或患有其他睡眠障碍的人，常听一些舒缓的民乐、轻音乐等，通过音乐的节奏、旋律、音色、速度、力度，可使其情绪平稳、放松，起到镇静、安眠，改善睡眠质量的作用。

运用音乐疗法改善睡眠时，最好选择在晚上睡前 2～3 小时，采取舒服的卧位，根据个人爱好、文化水平、失眠类型等选择乐曲种类；音量以舒适为度，掌握在 70 分贝以下；时间不要过长，以 30～60 分钟为宜；不宜单一用一曲，以免生厌；听音乐时应全身投入，从音乐中寻求感受，并且还可以随乐曲自我哼唱。

已经被国内外实践证明具有催眠效果的曲目主要有：《梅花三弄》《良宵》《高山流水》《小城故事》《天涯歌女》《太湖美》《意大利女郎》《游览曲》《平湖秋月》《春江花月夜》《二泉映月》《雨打芭蕉》《春风得意》等。

再有，适宜的环境对疗效有着重要的影响，运用音乐催眠时，要创造一个冷色、安静的环境，尽可能排除一切干扰因素，以保证音乐助眠的顺利进行。

在芳草气息中安然入眠

紧张是人的一种本能反应，适度的紧张是正常的，但过度紧张则会给人体带来很多伤害。大多数失眠是由于压力或伤害引起的精神疾病所致。精油具有良好的镇定、安抚、放松的作用，微小的精油因子直接作用于中枢神经，可以帮你释放压力、转换情绪、放松肌肉、降低脑活动，在适当的冥想练习后，运用精油作为帮助睡眠的辅助手段，二者相得益彰，能够让你更轻松地进入梦乡。

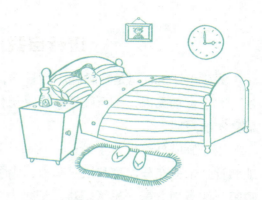

在精油的镇定安抚功效中安然入眠吧

1. 适用精油

薰衣草、葡萄柚、洋甘菊、甜橙、佛手柑、薄荷、橙花、檀香、依兰依兰、快乐鼠尾草、天竺葵、香蜂草、花梨木、马郁兰精油。

2. 魔法配方

熏香配方：任选适用的精油单独或混合熏香。

沐浴配方：薰衣草精油 4 滴 + 佛手柑精油 2 滴 + 依兰依兰精油 2 滴。

按摩配方：薰衣草精油 12 滴 + 佛手柑精油 7 滴 + 依兰依兰精油 6 滴 + 荷荷巴油 50 毫升。

3. 使用方法

吸嗅：直接将纯精油滴在枕头上或是枕巾上，也可以将精油滴在化妆棉或卫生纸上，将之置于枕头套的四个角落中。当你躺下时如同置身于盛开的薰衣草花园中，心情开朗，情绪放松。

熏香：在熏香灯里滴入 3 ~ 4 滴薰衣草或马郁兰精油，芳香的气息飘散于室内，能使人心情平静、安然入梦。

沐浴：将调制好的沐浴精油 6 ~ 8 滴滴入浴缸热水中，泡上 20 ~ 30 分钟，能让身心彻底放松，帮助睡眠。

按摩：清洁身体，用按摩油按摩全身，能迅速让肌肉得到放松，心情宁静。

4. 使用须知

（1）控制使用剂量，过量使用不仅不能改善睡眠，还可能引起兴奋。

（2）使用精油熏香时，要注意室内通风。

进行自我催眠冥想

人生的 1/3 时间是在睡眠中度过的，睡眠与健康的关系历来受到人们的重视。"宁可食无肉，不可睡不寐"是历代中医学家对失眠给患者所带来的痛苦最真实的写照。

由于睡眠持续性发生障碍，从而导致睡眠质量下降而引起的患者不同程度地感觉到未能充分休息和恢复精力，因而出现躯体乏困、精神萎靡、头昏、心慌、嗜睡、注意力分散、思考困难、记忆力减退、反应迟钝、情绪低落焦躁等生理问题，这些问题的病症就叫失眠症。那么，如何运用催眠的方法治疗失眠呢？现在先介绍一个最常用的入眠的自我催眠法。

1. 诱导

诱导实际上相当于一种放松入静的过程，可以选择一个静悄无声、灯光昏暗柔和的房间，端坐在椅子上，双手平放于膝，选一件与眼睛水平或略高的物件（或墙上的某一点），安静而平稳地凝视着它。做深吸气，尽量屏住气，并使全身肌肉绷紧，特别是双手应用力，然后缓慢将气呼出，并逐渐放松全身肌肉，如此重复做几次，从 300 慢慢往回倒数，如果中途忘了，可以从头开始，或从任意一个数开始往回数。在数数的同时，意念双脚肌肉放松，直到双脚柔软松弛几乎无知觉，然后由脚开始向上放松踝关节、小腿、大腿、臀部、腹部、胸部、双手、前臂、肘部、肩部、颈部、面部，此时上眼睑尽量下垂，渐渐闭合，头部也可轻缓地前倾、下垂。

2. 加深

加深即是在诱导放松的过程中进一步入静。这时，可以在脑海中重复回忆某句话或某物，或者，想象着某种可以使自己大脑平静下来的场面。比如，可以想象着自己处在一个充满人群和商店的大厅中，随即踏上升降梯，飘飘然来到另一个四周安静无人、光线柔和的地方，仿佛这里除了自己以外再无别人，在这里，身体一会儿漂浮，一会儿下沉，直到达到理想的深度。或者，想象自己站在毛毛细雨之中，雨珠轻轻地从自己头上往下淋，身体逐渐漂浮起来，若有若无，好似进入美妙的仙境。

3. 指令

指令也就是为达到某一目的而不断地重复的某一字句，或者，告诫自己平时意欲去做而又难以做到的事。比如，你想减肥，想使自己达到理想的体形和体重，这时，你可以想象自己站在一面大镜子前，在镜子里，可以见到自己焕然一新、十分理想的形象，你不断地告诫自己："如果我达到了那种理想的体重，会显得更精神、更美丽。一旦我体内的营养够了之后，我就不会再有饥饿感，不再多吃东西了。这样，我就会保持美好的体形和充沛的精力……"国外有人买了自我催眠术磁带，试图用来减肥。据说，有人当天晚上录音还没听完便睡着了，第二天吃午饭时，虽然觉得很可口，但只吃了平常的一半量就饱了，并有一种从未有过的感觉，被认为是催眠术所起的作用。有人坚持在几周内每天做 2 次自我催眠术，结果是，可以在放松入静时给自己留下这样的指令：我置身于一个宁静、舒适、优雅的环境中，一切烦恼忧愁都不会到这儿来打扰我，我将美美地睡上一觉，睡得那么香甜，待我醒来时，一切疲劳和痛苦都会消失。从此，我再也不会受失眠或梦中惊恐的困扰了。

　　以上几个步骤，在一开始的练习中，效果也许不太理想，但只要耐心坚持，几次练习之后，便可以达到预期的效果。

接地通道式平衡内心

　　如果你在入睡前内心怀有痛苦、焦虑和恐惧等负面能量，那你很可能无法安睡。此时，你需要做的就是把这些负面情绪排到体外，并且给身体补充新的正面能量，以平衡内心。如此，你便能欣然入睡。接地通道冥想正是如此的冥想，它是欧洲古代传统中的一种普通冥想练习，整个冥想过程持续在

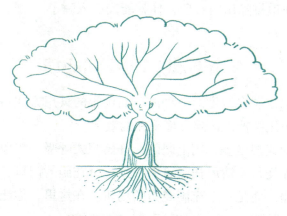

接地通道平衡内心的冥想练习

10～15分钟左右。

选择你喜欢的冥想姿势，闭上眼睛，舌头顶住上颚。双手张开放松，放于膝上，观察你的呼吸，让身体随着每一次的呼吸节奏变得越来越沉稳、平和、温暖。

把注意力集中于尾椎骨，感觉呼吸就像一池水一样聚集于脊柱底部。在头脑中想象你最喜欢的树的形象，想象树的枝干和叶子温柔地缠绕在你的尾椎骨，你似乎也是树的一部分；把自己想象成一个小孩，你爬上树干，躺在粗大的枝干上，你的呼吸流入到树干中、流入树叶中；想象树干是空的，树干在土壤和岩石中穿梭，一直延伸到地心，你的呼吸也随着中空的树干流入到地心，感受着地心的灼热温度。你会感觉到身体越来越沉，并且仍然不断地被地心引力吸引着。这根空的树干就是你与地相连的通道，与地相连起到的是吸尘器的作用，帮助你把不需要的感觉、感情或想法排出体外。

再次把注意力集中到你的身体，进行一次"精神清理"，搜索你想要排除的痛苦、焦虑或是恐惧，把这些负面情绪想象成烟气，让它们顺着中空的树干排到你的体外，就像是洗澡水从浴缸里排出一样。如果进行一遍"精神清理"后，你仍然感觉到身体中有负面能量，你可以重复进行几次这样的"精神清理"，直到你觉得自己的精神已经得到彻底的净化。

每当你把体内的负面能量排出后，你需要补充新能量，此时，你可以想象你头顶20～30厘米的地方有一道明亮的金色阳光。把这道金色阳光吸进你的体内，引导它补充到你排出能量的地方，当你觉得你已经吸收了足够多的金色能量后，进行几次深呼吸，然后轻轻睁开眼睛，结束冥想。当你把体内的负面情绪通过接地通道排除出内心后，你就能安心入睡了。

花园式冥想平和心境

花园式冥想是源自印度的一种简单而优雅的冥想方式，是一种引导式观想的练习，能够净化精神，达到心境平和的效果。

选择舒适的冥想坐姿，闭上眼睛，开始腹式呼吸。想象你的呼吸是一阵清风，温柔地把你托起，清风托载着你来到一个花园的门口，你能感受到这不是一个普通的花园，而是一个充满魔力的场所。在这里，你能够通过你的意愿改变或是创造任何事物。

你走进花园，映入眼帘的是各种灿烂的花朵，你在这满园花色中感受到强烈的喜悦感。深呼吸，吸入花朵散发的香气；侧耳听，听到小鸟的歌声和昆虫的啼叫；伸手触摸花朵和叶子，感受那细微的触感。

你漫步于花园之中，感受着大地的温度。别忘了你在这个花园中拥有可以改变和创造事物的能力，你可以控制天气的阴晴、温度的高低、风力的强弱，你可以毫不忌惮地在你理想的花园中休憩。

最后，看花园最后一眼，准备离开。回味一下你在花园中的经历，渐渐地把注意力转移到呼吸和自身，告诉自己，当你回到清醒状态时，你会焕然一新、精力充沛。当你感觉你已经完全清醒了的时候，睁开眼睛，结束冥想。

第八章 冥想解压，体会压力的缓解和释放

冥想练习：清理练习

就像计算机清除废弃的文档程序一样，我们也要随时清理心里的废物垃圾，而这些废物就是暴躁、怨恨、嫉妒、报复、自私、冷漠等不良情绪，它们对我们的生理和心理健康都有伤害，虽然不能从潜意识里根除，但我们可以用正面积极的想法将它们压下去，还自己一个健康的心境。

找个安静的环境，坐在床上或地上，双腿伸直平放，双手很自然地放在膝盖，抬起头盯着某一点看，这样做的目的是为了让你的眼皮逐渐沉重，让眼睛感到疲倦，这时候你要不时地眨一下眼，就像很困倦的时候拼命保持清醒一样，你努力想要睁开眼睛，但越来越困难，直到你的眼睛完全闭上。

然后，想象自己是一个充满了气的气球，你感到被压力包围着，想要解脱想要放松，想象你的手握着气球口，松开手，所有的压力都会被释放，你感到很轻松。慢慢地做几次深呼吸，让你的整个身体从头到脚的每块肌肉都放松下来，你的内心也感到很平静，现在进入深度的放松状态吧。

想象你正走进一个山洞里，除了头顶偏暗的淡蓝色的灯光周围什么都没有，你感到非常放松，就像在睡梦中一样，没有任何压力，没有烦心事，你轻松自在地慢慢走着，走着，然后你看到了不同于山洞中的亮光，那是山洞的出口，你走到那里，你的潜意识打开，你看到一幅美丽的画面，姹紫嫣红的花朵，清澈见底的小溪，温暖的阳光，和煦的微风，在枝头歌唱的黄莺，温顺的小鹿，活泼的兔子，一切都是那么和谐美好，包括你自己，你也成了这幅景象中的一部分。你感觉自己变得很轻，你穿过花丛，像飘在其中一样，现在让自己深深地沉浸在潜意识里，在心里默默对自己说出下面的话语：

我接受我的过去，不管它们是好是坏，都是我的经验，是它们塑造了今天的我。我现在回头看它们，原来每一份回忆都是美好甜蜜的，我从挫折和失败

中吸取教训，从成功中总结经验，我以后的路会越走越好，我会变得更坚强、更勇敢、更智慧。

我要和所有的负面情绪说再见，我爱自己，爱我的家人朋友，爱每个认识我和我认识的人。每个人都有自己的优点，我要多看他们的优点和长处，我要学习他们的优点，让自己变得更优秀。我希望每个人都幸福，我希望全世界的人都被爱滋润。我热爱生命，感激生命，感激帮助过我的人，我原谅自己的过错，也原谅伤害过我的人，我珍惜生命中的每一天。

你看到了一座房子，你走进去，看到一面大大的落地窗，但是上面积满了灰尘，看不到外面的景色，那些灰尘就像你心里堆积的嫉妒、自私、怨恨等负面想法，你要把它们清理干净。现在你拿起水壶向窗户上喷水，然后用抹布把灰尘都抹掉，将窗户擦拭得焕然一新，你心里那些负面的想法也随着消失不见。这时候你通过窗户看到外面的花朵、溪流、动物，整个世界都变得清晰明亮了，你感到由衷的轻松、喜乐，充满了对生命的热爱和感激。

现在开始往回走，你要慢慢回到清醒的状态，再次走进山洞，你感到头脑里、内心里都轻松了，你把焦虑、烦心、压力都清理掉了，你只感到自在、感到乐观。你走出山洞，带着全新的想法，你看到生命的美好，整个世界都变得善良、温暖。睁开眼睛，冥想结束。

疲惫的心灵需要冥想的清明

对一个人来说，身体的健康，心灵的健康是非常重要的。而事实上，现代人的代表性疾病就是各种生活压力造成的，因为压力使人变得烦躁不安，进而导致各种疾病，而冥想恰恰是治疗各种压力的一个最简单、最有效的方法。

我们不妨抽出 5 分钟的时间，做一做下面的冥想练习，让我们疲惫的心灵在冥想中体会片刻的清明。

选择你感觉舒服的冥想姿势，然后，想象这样一个图景：远处有瀑布泻下的声音，你深吸一口气，手中有玫瑰散发的幽香，你认真地去体会，自己忽而飘浮在安静的湖面上，忽而又深入到葱郁的山谷中。你要用心去感觉，你的身体变得很轻很轻，轻得几乎能在空中飘浮着；你的身体又变得很重很重，重得就要陷入地下。慢慢地，你是否已经陶醉在这心灵构建的美好图景中。当你沉浸在心灵构建的图景中时，你开始慢慢回想生命中美好的往事，可以是你儿时在海边嬉戏的场景，也可以是你与心心相印的朋友促膝长谈的情景。

我们如果感到压力大、情绪不好，不妨在家中试着做上面的练习。在充满紧张、压力的现代社会，人们无不在找寻能获得身心平和宁静的方法；无人不渴望获得解决生命一切问题的智慧；无人不希望生活在不受破坏、污染的环境中，而冥想能为我们指引正确的方向，为我们的进步奠定了良好的基础。有研究报告指出，在许多城市有1%的人口练习冥想，每天2次，每次15～20分钟，整个城市的犯罪率、疾病发生率、意外发生率都会有显著的降低。这些现象表明，个人凭借练习冥想可以创造社会的秩序性、和谐性及对人类的生命力产生积极影响，进而为成功奠定下一个稳固的基础。

让沐浴成为更大的享受

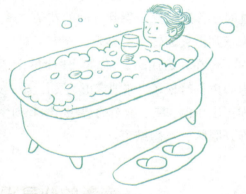

让沐浴成为更大的享受。

享受生活，放松身心，并不一定要用多么奢侈的方式方法，有时候，很简单的日常行为，只要用心，就是一种解除压力的最好方法。

沐浴就是一种很好的缓解压力的方式。你脱光衣服，与自己赤裸相见，这本身就是一件具有正面意义的事情。在古老的时代，冥想者最大限度地赤裸身体，为的就是能够直面自己的身体，最大限度地回归本来状态。

很多人累了的时候，都想洗个热水澡，然后蒙着头睡个大觉。但洗澡对大多数人来说，也许最多的还是为了清洁，有时候甚至会觉得有些厌烦，恨不能立马倒头便睡。其实，何不利用每天睡前的这个大好机会，把它作为一种放松的手段，好好享受一把呢！

想要更好地放松，一定要选择在浴缸里舒舒服服地泡上1个小时左右，淋浴虽然也很舒服，但是起不到舒展全身的效果。如果觉得太麻烦，可以不用每天都泡澡，利用周末的晚上，烧好一浴缸的热水，然后轻轻地让热水把自己的整个身体都淹没，如果可以的话，在浴室里放上一段轻音乐，闭上眼睛，静静地欣赏，随着音乐的旋律，让思绪和情感随意地飘飞、流淌。女性朋友为了美丽和芳香，还可以在浴缸里放入一些花瓣，让花瓣将自己包围，是不是会觉得在享受贵妃般的待遇呢？

泡澡的时候，随心随意，慢慢地享受，切不可心急，如果只是为了洗澡、为了清洁，想要快点结束，就达不到放松的效果了。记住，这是我们放松的一种方式，学会静静享受这个过程吧。

除了沐浴之外，做个全身按摩也是放松身心不错的选择。累了一整天，整个身体都变得沉沉的，很想让全身解放一下吧，听说全身按摩很舒服，就是觉得太奢侈，好像是有钱人才能享受的"贵族待遇"，所以，可怜的上班族们总是望而却步，累了倒在床上蒙着头睡个大觉就觉得是幸福中的幸福了。别总是虐待自己的身体，偶尔去享受一把也不为过。让劳累的身体享受享受这优厚的待遇，就当是这么长久以来辛勤工作的一种犒劳吧！

闭上眼睛，什么都不用想，不但让身体得到放松，让大脑也暂时小憩一下，让整个身心都舒坦下来，按摩师会让你进入另外一个世界，感觉就像在云中漂浮，身体一下子变轻了，这才知道什么叫作享受。

不用考虑太多了，去吧，对自己好一点，享受也是为了明天能以更加充沛的精力工作。当你精神饱满、满心愉悦地迎接新一天的工作和生活时，你才明白生活真的是需要调剂的，懂得劳逸结合才是真正会生活的人。

喊吧，让压力畅快淋漓地发泄

都市审美疲劳，快节奏生活的负担，繁忙工作的压力，大大削减了人们的生活幸福感。释放自己，可以缓解压力带来的痛苦。

当厌倦了都市喧嚣，感觉身心疲惫时，利用节假日到郊区散散心，亲近一下大自然，呼吸呼吸新鲜空气，吃顿野餐，在旷野中尽情呐喊，或者放声大哭，都可宣泄内心压力。当你感觉工作千头万绪，不知所措时，与其自己一个人郁闷、烦恼，不如找一位知心好友，或专业辅导员，或有经验的长

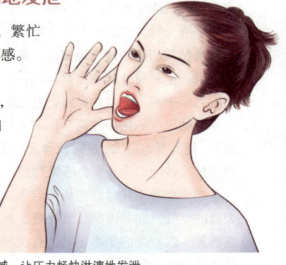

呐喊，让压力畅快淋漓地发泄。

263

辈，说出内心的恐惧和问题。有时候，你所遇到的问题并不严重，只是你在心慌意乱时无法冷静思考，如果能够经过倾吐、发泄，或听听别人的意见，看清问题的症结所在，找出解决方法，即可豁然开朗。

谈到释放压力，有一个很好的办法，就是呐喊。呐喊，首先要选择一处适合的场所，首要的要求就是可以尽情释放，同时不会干扰到别人，也不会引起不必要的误会。如果是在家中，可以关闭好门窗，打开音响，放一些摇滚乐或是 Rap，然后尽量释放自己。电影《考试一家亲》中面临高考的儿子压力很大，就是选择在自己的卧室，放摇滚乐，并跟着音乐大喊"别理我，我烦着呢，这样的生活我已经受够了"。你不必跟着音乐喊出歌词或是句子，可以深吸一口气，大声地喊出来。

要喊就喊个够，你不必委屈自己，悲愤、压力在你心中酝酿已久，你需要爆发，需要释放。喊吧，喊吧，喊吧，喊吧！

放开对世俗的顾忌，喊到你舒畅为止，最好用丹田之气来喊，否则声嘶力竭，对嗓子是一种伤害。即使嗓子嘶哑，但是换来内心通畅，当然也是值得的。

"抽风"和蹭墙，让压力一扫而光

"抽风"这个词让人难以理解，总有胡言乱语、发神经、行为举止不正常的意味。然而，感到压力巨大，而且深感不安时，可以试试这种减压方式。不安有不同的表象形式：暴躁易怒、焦虑恐惧等。担心身边发生不幸的事，或是身处逆境，就需要这种看似非常规的发泄方式。

虽然我们心中清楚地知道，焦虑、忧心不会对事情的发展起到帮助和改善的效果，但是身处其中之时，理智会降低，甚至不见影踪，取而代之的是巨大的压力和痛苦。所以，我们要先把压力释放掉，冷静地面对困难和坎坷。

"抽风"和蹭墙这两个练习方法都很简单，先说"抽风"。用洗脸盆打一盆水，把脸浸泡进去，这样就会无法呼吸，坚持半分钟，你就会感到紧张和恐惧，再坚持几秒钟，你甚至会感觉到死亡的气息，看自己能坚持多久。

当你坚持不住时，把头抬起来。你此时呼吸急促，因为此刻你的肺部需要大量的空气，你可以疯狂地呼吸，将腰快速地弯曲、伸直，弯曲、伸直……一直重复。以较高的频率呼吸，每次呼吸都要到达腹部，直吸到肚脐的位置，这就需要身体的配合。这个状态下，你会觉得眩晕，体温升高，眼泪、鼻涕、口水也许会随之流出，暂时不去管他。不要在意此时自己会有多狼狈，全身心投入"抽风"中，直到筋疲力尽。

仰躺下来，平复自己的情绪，可以配合呼吸让自己慢慢平静。做这个练习，最大的要求就是投入，在挑战身体极限的同时将压力释放掉。需要注意的是高血压、心脏病患者不适宜进行这种练习。

蹭墙，相对来说简单易行得多。背靠墙壁，身体和墙壁的倾斜角度大约是15度，切记不要失去重心，也不要太坚持自己的重力支撑，可是离开墙壁的支撑你会站不住。闭上双眼，通过弯曲和伸直膝盖让脊背沿着墙壁上下蹭。自己掌握节奏和速度，时间不要少于15分钟，任何人都可以进行这种练习。选择一面光滑的墙壁，穿一件耐磨或是磨破了也不会心疼的衣服，就可以了。

把自己想象成婴儿，保持安详和纯真

新生儿除了吃奶以外，大部分时间都是在睡眠中度过的，宝宝的睡眠好坏与他的睡眠姿势密不可分。婴儿一般都是仰卧、平躺，因为这样婴儿的脑低睡平，形成所谓的"方头大脸"，而且婴儿的内脏器官受到压力较小，宝宝的四肢能够自由地活动。这样的睡姿没有压迫感，自然放松，让宝宝感到比较舒服，也不会对宝宝的心、肺、胃肠和膀胱等全身各脏腑器官造成压迫。我们的练习就是模仿婴儿的睡姿，使身体摆脱头脑的束缚，自由而放松。

想象自己是一个婴儿，身体柔软而放松，就连你的每个关节都是柔软的。自己躺在一个舒适的环境里，柔软的床铺，或是蓝天下的草地，或是母亲的怀抱，去感受这份安全和舒适。如果这个方式累了，可以选择一个你习惯的方式，只要保持平躺即可。

克服自己的自律，找到一种随意、随心的感觉，把自己还原成婴儿，哪怕刚开始只是模仿也没关系。在冥想中，尽量细化到每个细枝末节，柔软的头发、细嫩的皮肤，甚至胖瘦……越是仔细生动越好。不用刻意追求什么效果，达到什么状态，瞌睡就自然睡去，精神不集中就天马行空地想象。

保持安详和放松，就是这组冥想练习的目的。坚持半个小时，慢慢恢复正常状态。

超然物外，你可以像山一样广阔

这个练习需要采用观想的方法，打坐、坐式、静卧都可以。

所谓"观想"，是包含了"观"和"想"两种不同的概念。先"想"，想专一后，自然就可以"观"出来了。一般人可能会以为观想就是把心静下来，然后用脑筋去幻想一样东西，从没有影像幻想到有影像幻想，以观想莲花为例，有人会以莲花池或图片中所看到的莲花，甚至凭感觉去想象，集中念头硬是把它想出来，而且还要让它发光，最后这朵莲花似乎是用心灵的笔把它构成线条稿一样，毫无生命。其实不应该这么拼命地想，最重要就是你的专注，具体过程不必苛求自己。因为我们的观想是放松精神的，如果反而增加了你的压力，那与我们的初衷就背道而驰了。

调整好呼吸以后，想象自己的身躯变得越来越大，像一座山一样。你在山顶，俯瞰忙忙碌碌的众生，像蝼蚁一样疲于奔命。你不必帮忙，也不必干预，只要在观想中静静地注视，时刻注意你的呼吸，任何时候你的注意力不能集中了，就把注意力放到你的呼吸上。

你如大山一样巨大，顶天立地，众生在你脚下变得非常渺小，他们的痛苦

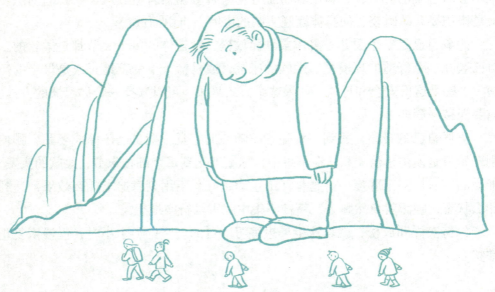

想象自己的身体像山一样巨大，众生在你的脚下变得渺小。

在你看来，都是微小的。你在这个状态下，需要做的就是默默注视这烦恼的大千世界。你所看到的不过是这个世界本来的样子，这一切与你无关，却息息相关，你有机会选择自己的道路和方式。你岿然不动，是永恒的，强有力的。你头顶蓝天，呼出的气体就是流云，清风轻拂着你的脸，你的双腿、双脚和大地相连，在你的脚下是来往的人群，在你的身边是开不尽的繁花。

天空是你，大地是你，海洋是你，群山是你，江河是你，风雨雷电是你，人间是你，众生是你。观想着这一切，你因这一切而真实、完整。也许在现实中，压力如同山石一样压在你的胸口，然而现在，你是一座更雄伟的山，这些压力也会变成山间的特产或是珍贵的矿藏，变得让人欢喜。

感受你的身体，感受压力的聚集和流动，深呼吸。压力会随着氧气进入你的血液，进入你的细胞。不需惧怕压力，此刻你和压力结合在一起，它变成了你身体的一个部分，你伟岸的身躯完全可以扛起这些压力。

深深呼吸，用呼吸化解你体内的压力。当压力消解以后，慢慢停止冥想。这组练习最好不要超过 30 分钟。

在对水的观想中驾驭压力

《老子》曰："上善若水，水善利万物而不争。"意思是说，最高境界的善行就像水的品性一样，泽被万物而不争名利。上善：至善，最完美；水：这里喻指与世无争的圣人。达到尽善尽美的境界，就和圣人差不多。这句话可以理解为：水有滋养万物的德行，它使万物得到它的利益，而不与万物发生矛盾、冲突，故天下最大的善性莫如水。

水造福万物，滋养万物，却不与万物争高下，这才是最为谦虚的美德。江海之所以能够成为一切河流的归宿，是因为他善于处在下游的位置上，所以成为百谷王。世界上最柔的东西莫过于水，然而它却能穿透最为坚硬的东西，没有什么能超过它，例如滴水穿石，这就是"柔德"所在。所以说弱能胜强，柔可克刚。水是不见其形的东西，却可以进入到没有缝隙的东西中去，由此我们知道了"不言"的教导，"无为"的好处。

车尔尼雪夫曾经写过这么一段话："水，由于它的灿烂透明，它的淡青色的光辉而令人迷恋，水把周围的一切如画地反映出来，把这一切委曲地摇曳着，我们看到的水是第一流的写生家。"就连玻璃杯里面透明的水，喝的时候心都要很细。喝到嘴里面，你要用舌头去感觉水的味道，去感觉水的清凉，要把这个感觉也记到心里，不单单观水，还有水的味道，水是滋润的，是可以解渴的，水是清凉的，水是柔软的。

你心里面如果有了这样的水，那你就会得到清凉，就有智慧，就会有定力，且水主财、主智慧，如果你观想出的水是源源不断的、流淌的、清净的，这也代表你的子子孙孙永不断绝。

下面是这个冥想练习，通过对水的观想让你释放心中的压力。

最好采用打坐的姿势，一般的姿势也可以。在调整好呼吸以后，观想聚集在一起的水：湖泊、河流、小溪、深潭或是海洋。要观想自然的，有一定水域规模的水，想象自己就坐在水边，周围是环境清幽明丽，有绿树、小草、鲜花、鱼虾、山石。接下来集中注意力在水面上，感受水带给你的清澈、安详、心旷神怡。在观想的状态中，进入水中，慢慢下沉，不必担心你会溺水，你在水里完全可以自由呼吸。你感受不到身体的重量，也感受不到任何压力，只有水的温暖和流动。用你的心和水交流，感受水的力量，这股力量温柔却绵长、强大。

渐渐地，你的身体变得透明，完全消失在水中，你和水完全融合在一起，你的意念和水的意念也融合在一起。现在，你就是小溪、河流、海洋……

享受这种感触半个小时的时间，如果愿意，可以延长一些时间。慢慢调整自己的呼吸，平复自己的状态。

落地生根释放压力

与地相连是冥想解压说中的一个重要概念，是一种以自身为中心，释放由于压力和紧张所积累的多余能量的方法。在与地相连的冥想练习中，你可以把你的身体想象成一个透明的瓶子，瓶子里面装着你的生命能量。当你没有压力和束缚的时候，这个瓶子内所装的生命能量是清澈透明的，但当你的身心处于压力和紧绷状态时，瓶子里的生命能量就会浑浊不堪。就像地下泉水不断地流动一样，你身体这个瓶子里的水也是循环的，与地相连能让瓶子内的生命能量进行新陈代谢，瓶子里污浊的生命能量排出去，让你重新获得清透有力的正面生命能量。

无论是生活还是工作，都会对你的身心产生压力，与地相连是一种很好的解压方法。与地相连实际上是让你的身体与地之间建立一种特有的联系。在你与大地建立了这种有力的联系之后，你的内心会有一种踏实自然、身系于地的感觉。以下是与地相连的具体方法。

选择一把舒适的直靠背椅子，以确保你的双脚可以平稳地放在地上。坐在椅子上，背部靠在椅背上，身体放松。闭上眼睛，舌头顶住上颚，双手张开放松，放于膝上。观察你的呼吸，让身体随着每一次的呼吸节奏变得越来越沉稳、平和、温暖。

想象你的头顶上方 30 厘米左右的地方有一道耀眼的金光，这道光象征着宇宙力量，它照亮了你的生命。想象这道光越来越亮，并且你把这道光吸入到你的体内，从头顶到脚趾，这道光到达了你身体的每一个空间、每一个缝隙。

继续专注于你体内的金光，想象这道光穿过了你的脚底，它从你的脚底延伸，直穿地底，你身体多余的能力顺着这道光排出。随着你的一呼一吸，这道光越来越深地进入地下，成为你的身体和大地之间的连接线。你的脚底感到越来越坚实，你的身体越来越暖和，你的身体正在随着射到地下的金光而进行一次大扫除。注意检查你身体和心灵的每个细节，是否有紧绷和紧张感，让所有的紧张和不适汇集到这道金光上，变成一团雾，把这团雾导出你的身体，从你脚底排出体外，大地吸收了这团雾，把它变成了正面的能量。

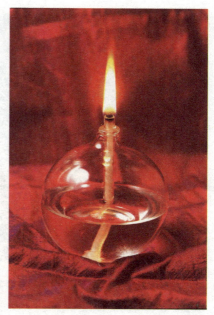

想象最根本，最永恒的自己，就好像心房中有一盏亮着的灯。

当你不再感到身体和心灵的压力了，就把注意力转移到简单的呼气和吸气中，慢慢睁开眼睛，结束冥想。

想象放松，让愉悦感代替压力

夜间入眠前或早晨刚醒来时进行想象特别有效，因为此时头脑和身体已是深深地放松、容易接受的。你也许喜欢躺在床上进行想象，但如果你这样会睡着，最好还是坐在床上或椅子上，背要直、要挺。中午时分，稍做一段入静和想象，会使你放松且重新充满精力，使你在白天过得更舒畅。

下面介绍一种想象放松法来帮助你放松心情，想象放松法主要通过唤起宁静、轻松、舒适情景的想象和体验，来减少紧张、焦虑，控制唤醒水平，引发注意力集中的状态，增强内心的愉悦感和自信心。

想象你在床上伸展全身，想象着水泥柱制成的双腿过于沉重而陷进床垫里。把手和胳膊也想象成水泥的，它们也很沉重，给床造成重重的压力。想象一个朋友走进屋来，他抓住你的脚，想要抬起来，但是腿太重，他抬不起来，对于手、颈部等也可以进行这种想象练习。

想象你的身体是个大木偶，你的双手被线松松地系在手腕上，小臂被线松松地系在上臂上，上臂又同样系在肩膀上，你的双脚、小腿和大腿也由一根线

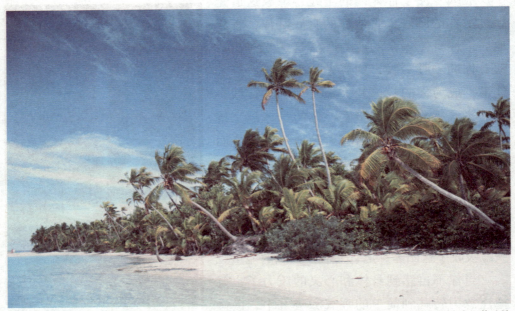

热带海滩风景秀丽、气候宜人，能愉悦我们所有的感官，因此它是意想的理想场景，可用来帮助我们营造愉悦的内心世界。

连在一起。你的颈部是一根软线，控制你下颚和嘴唇的线放松，使下颚无力地耷拉在胸前。联系你身体各个部位的细线都是又松又软的，你的整个身体就这样松散在床上。

想象你的身体是由一系列充了气的橡皮气球组成，打开两脚底下的阀门，空气开始从双腿漏出。你的腿瘪了下去，最后像抽了气的橡皮管子一样瘫在床上。你胸部的一个阀门接着也被打开，空气开始泄漏，你整个躯干也同样瘪了下去，软绵绵地瘫在床上。

很多人发现，最能放松的一种练习就是回忆过去所体验到的轻松和愉快的情境。每个人在一生中总有某段时间会感到轻松、安定、与世无争。从你的往事中挑选最轻松的图像，详细地追忆往日的景象。这幅图像可能是在山中湖边垂钓时的一片宁静的景色，那么，要特别注意环境中微小的细节。追忆水面上轻轻泛过的涟漪，想象你是否听到树叶的沙沙声。也许你回忆起很久以前坐在壁炉边，轻松悠闲，甚至有些倦意。木柴是不是噼噼啪啪地发出火光？还有其他什么景象？也许你追忆起在充满阳光的沙滩上的轻松景象，沙子摩擦着身体时你有什么感觉？你是否感觉到温暖的阳光像某种东西在身上抚过？是否有习习的微风？是否有成群结队的海鸥？你追忆起的细节越多，效果也就越好。

夕阳中的释压冥想

西下的夕阳如同一个年迈的老人，缓缓下降，它伴着彩霞下降，彩霞淡去，它未曾带走什么，只带走了白天，只带走了一天的美丽和灿烂，而它带来的又是漫长的黑夜。天终会黑，然而，白与黑交替的那一瞬间，却是一种永恒的美丽。在夕阳西下之时冥想，能够在冥想中体会到自然的无穷力量。

正如白天与黑夜的交替，人之一生，也是由灿烂的白天走向落寞的黑夜，然而，这是人生必经之历程，没有人生只有白天，黑夜会在适当之时降临，你无法阻止，也难以控制。但是，人却不能为了自然的交替而哀伤，我们应该想到，天空之中的白云为我们做伴，而小鸟为我们歌唱，一个成功的人不会在乎夕阳西下后的黑夜降临，要学会欣赏夕阳西下刹那间的美丽，夕阳西下总会到来，只要你不在这之前离去的话，那么这世上就会多出一力，而这一力有可能就会成为撑起整个世界的巨石。

傍晚的时候，坐在山上，或在楼顶，这个时候，太阳的光线已经不那么刺眼了。如果远处有河，看着夕阳淡淡的光洒在河面上。看着微风吹过，河面上泛起的层层细浪，河水浮光跃金，许许多多的光点似颗颗神奇的星星，在波光粼粼的河面上调皮地蹦跳着、玩耍着。看着夕阳柔和的光照在路边的树上，使它们的叶子显得更加翠绿，闪烁着迷人的光泽。

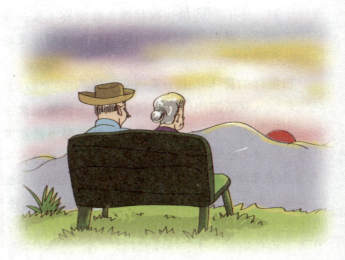

和爱人一起，看看落日的余晖，感受自然白天与黑夜交替的瞬间美丽。

看着落日的余晖，犹如大海退潮一般，不经意间，肃然地、慢慢地、悄无声息地退去，烟色的黄，由亮变暗、由深变浅、由浅变淡。慢慢地，黑暗就会泛上来，眼前的景色悄悄地藏在黑暗里，一切都不见了，时间也好像停止不动了，好一个安静祥和的世界。

静静地坐在这片安静祥和里静思冥想，你会感觉到一切烦恼和压力都消失得无影无踪了，可能你会想起过去的那段岁月，有过坎坷、有过风雨、有过失去……也许你会在豁然间开朗，这一切都不重要了，只有这恬淡中的安宁，这满足的、无忧无虑的、毫无负担的笑。

在美妙的旋律中感受平静

不要抱怨生活给你带来太多的烦恼，快乐或是不快乐，有时不过是一种习惯。当快乐成为你生活中的习惯时，你会发现在每一个生命的瞬间，都留下了欢歌笑语的足迹。

音乐是个好东西，很多音乐都能让你把日常生活中的沉重压力释放出来，你能因而得到精神上的舒缓、休息和平和，享受这些美妙的旋律，让你自己感受那恬静的气氛，享受到音乐的轻抚，重拾信心。

忙碌了一天，晚上回到家里，不妨选取一组你喜欢的音乐，在一个安静的房子里，开着音响，如果你怕影响到其他人，戴着耳机也行。给自己一个比较舒适的姿势，斜倚在沙发上，或者半躺在躺椅上，或者干脆随意地让自己倒在床上，总之，你觉得怎么舒服怎么来。

然后微闭眼睛，倒不用刻意地去留意音乐表达了怎样的一种情感，只是很随性很随意地让音乐缓缓地流过，通过你的耳朵，传到你的心里。你可以随意地让自己的思绪飘飞，音乐让你想起什么，你就随着自己的心绪，不必强求，也不必压抑，一切都是那么的自然随性。

也许刚开始你无法完全沉浸在那片海洋，没有关系，慢慢地让自己的所有神经都放松，不要再把心思放到那些扰人神经的烦恼的事情上，抛开外面的一切，听音乐吧，想象这片音乐的世界里发生了什么，它可能是一个浪漫的爱情故事，也可能是在诉说满腔的情思，也可能在表达对理想的渴望，对未来的希冀，它也有可能让你回想起从前，从前的某些人某些事，也许你已经许久都不曾想起，重拾往事，是不是会让你有一些新的感悟？

也许，在音乐的世界里，你的意识在慢慢变得模糊，不要紧，让自己慢慢放松吧，即使睡着了也无妨，这本是一个放松的空间，让身心得到完全的休息，不要因为自己在音乐的世界里睡着而感到惭愧，而应该感到幸福，让音乐伴着你入眠，是多么美好的一件事。

第九章 慢动作冥想：让焦虑全消失

放慢灵魂的脚步

在现代社会，生活节奏越来越快，各种压力纷至沓来：考试升学的压力，就业的压力，职场中的压力，来自恋人的压力，来自父母的压力，来自子女的压力，来自房子、车子与更高级的毕业证书的压力，来自身体的压力……压力众多的都市生活让现代人在忙碌中愈加茫然。

不懂得及时刹车，及时休息，整天忙得跟陀螺一样转个不停。现代人总觉得自己的生活疲惫，无暇享受此刻美好的生活，这是因为大家总是担心时间不够，就像总是觉得钱不够一样。冥想能让我们停下脚步，享受当下的点滴快乐。

如果天上的星星一生中只出现一次，那么每个人都会仰望，而且看过的人一定都会大谈这次体验的庄严和壮观。星星果真只出现一次，我们一定不愿错过其美，不过它们每晚都闪亮，所以我们很少抬头望一眼天空。

正如罗丹所说："生活中不是缺少美，而是缺少发现。"不会欣赏每日的生活是我们最大的悲哀。其实我们不必费心地四处寻找，美是随处可见的。然而整日匆匆忙忙的人们不曾注意过水面上的阳光，那光芒是多么温柔。太多忙碌的人被日常的例行公事占据，因此他们忘了，也许他们从来就没有认识过这个地球的丰美。休息是什么？就是为了能够让我们的灵魂，能够追得上我们赶路的疲惫的身体。当你放慢灵魂的步伐时，你就会发现惊喜。

保持一颗宁静的心，放慢我们匆忙的步伐，看看路边的风景，静静地

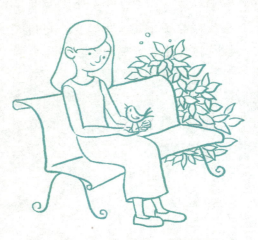

安静而温柔地坐着，你会惊喜地发现鸟儿落在你的身边。

欣赏落日的彩霞，斜挂树梢害羞的新月，以及漫天的星星，这时，我们的心一定不能被问题、烦恼及臆测所占据。只有在我们的心非常安静时，才能真正地去观察，然后我们的心才能对美好的事物感到敏感。

当鸟儿安静地落在地面或者树枝休憩的时候，如果有人走近它们，它们一定会飞走。如果你走近鸟儿，它们都不飞开，而是任由你抚摸它们，那该多好啊！如果你独自一人安静地坐在一个角落里，极其安静、温柔地坐着，很快你便会惊喜地发现有鸟儿来到你的身边，在你的附近飞舞，你可以观察到它们纤巧的爪子、极为强韧美丽的羽毛以及敏捷的动作。但是这样的喜悦需要你具备极大的耐心，你必须心中充满爱，不带有任何恐惧，因为我们的恐惧能够被动物所察觉，一旦它们察觉到，便会升起同样的恐惧而逃离。

你可以试着在树下非常安静地坐着，可是不要只坐几分钟，因为鸟儿不可能在这么短的时间内习惯你的存在。你应该每天到这棵树下安静地坐着，渐渐地，你会感觉到身边的每样东西都是活的。你会感受到树木的颜色是那么富有感染力，从它们身上你能体会到生命的强健和不屈服；你会觉得小草在阳光的照耀下闪出耀眼的光，看到天空中那只美丽的风筝安然地享受微风的抚慰，看到鸟儿不停地雀跃着，它们会落到你的肩膀上，任由你温柔地抚摸。你若想享受这份喜悦，请你放慢灵魂的脚步。

慢慢喝水：慢动作冥想初尝试

通过本书的相关介绍，大家对冥想的原理以及方法都有了一定的认识与了解。慢动作冥想是冥想中一种简单有效的方法。慢动作冥想很适合忙碌的现代人练习。通过慢动作冥想，能够帮助人们消除焦虑、平衡能量。下面"慢慢喝水"的练习，就是慢动作冥想法。

喝水是我们每天都进行的一项习以为常的动作，慢动作冥想就是要把喝水的这个习惯动作步步分解，体会这个简单行为带给你的每个细微感受。

慢慢伸出你的双手，并在心中默默地情景化自己的细微动作，感受伸出手臂时肌肉的细微变化；接着，慢慢用手握住杯子，感受手掌与杯子之间产生的奇妙触感，感受杯子的温度；慢慢把杯子拿起，在拿起杯子的时候，感受杯子的重量，感受你的手臂，因为承受杯子的重量而产生的轻微紧绷感；慢慢喝下一口水，感受嘴唇与杯子边沿触碰的感觉，感受嘴唇与杯中的水触碰到的那一

瞬间的感觉，感受水缓缓流入口
腔中的感受；慢慢地把水咽下，
感受水流经喉咙时，喉咙吞咽水
的感觉，感受水通过喉咙流经身
体；慢慢放下杯子，感受口腔中
残留的湿润感；结束慢动作冥想。

　　在第一次进行慢动作冥想
时，你可能无法彻底感受每一个
细节，心中也许还会被杂念占据。
不要太介意，如果有杂念或是觉
得自己的动作不够缓慢，只需重

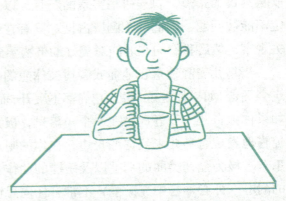

慢动作冥想就是要把喝水的这个习惯动作步步分解，
体会这个简单行为带给我们的每个细微感受。

新开始即可，经过几次练习，你就能掌握慢动作冥想这种冥想方法。当然，慢
动作冥想不仅仅限于"慢慢喝水"，生活中的任何行为举动，你都可以把它分解，
感受此行为举动中身体的每个细微感受。

慢慢进食：消除内心浮躁

　　慢慢进食也是一种慢动作冥想的形式，法国人在用餐前必向同桌人说：
bon appetit（祝你胃口大开），而我们中国人则说：请慢用。仔细想想，"慢用"
两字更有深意，只有美好的东西才值得我们花时间，慢慢享受。所谓"慢食"，
并不只是"反快餐"，它更在意的是在大量生产模式下全球口味的一致化，传
统食材及菜肴的消失，以及快餐式的生活价值观。

　　慢餐起源于 1986 年意大利的偏远小镇布拉，起因是意大利美食评论家卡
洛·彼得里尼看到，几十位年轻人坐在罗马著名的"西班牙广场"纪念碑台阶
上大嚼麦当劳汉堡所受到的震惊。作为一位负责任的饮食文化传承者，卡洛·彼
得里尼发动了"Slow Food"运动，并衍生出慢餐文化，其作为一种生活态度，
致力于消除人们内心的浮躁、引导人们感受生活的美好与情调。主张慢食的人
认为：慢慢地进食，认认真真、全心全意、花时间和各种官能感知去慢慢地享
受一顿美食，学习并支持这顿美食背后的努力及传统。这对饮食文化所能带来
的影响，是超乎想象的。

　　慢餐作为一种新的饮食文化理念，也作为慢动作冥想的一种形式，对它的

理解绝不能仅限于细嚼慢咽，而应更深入地探求，对此，宋爱莉教授在《爱上慢生活》一书中做了详细的阐释，她认为"慢餐"主要有三层含义：

首先，从字面来理解，慢餐就是细嚼慢咽，但慢餐不仅仅是简单的细嚼慢咽。作为一种新的饮食理念，慢餐首先注重原材料的选购。制作慢餐食品的原材料一定得是绿色食品，而不能是转基因食品，也不能是现代社会大规模机械化生产的产品，绿色材料是慢餐饮食的第一关。

其次，是慢餐食品的烹饪手法要慢。慢餐食品的烹饪讲究更精细，全部要用手工烹制。在制作上，要求把食品的口味放在第一位，而不是赶时间。习惯了快节奏的人们养成了不由自主赶时间的烹饪习惯，慢餐在烹饪中所要改正的就是把量放在其次，首先要把注意力放在食品的质上。

最后，就是进食速度。慢餐是一种进食速度，但慢餐不等于一吃就几小时。有的朋友聚会喝酒，一吃就是几小时，于是觉得自己在享受一种慢餐文化。其实，这不叫慢餐，慢餐不仅仅讲究进餐之慢，更体现人的一种生活态度、生活方式。

在进食这场特殊的冥想仪式中，你可以注意观察盘子里食物的颜色和造型。提升你的感觉——意识到食物的香味，欣赏食物的味道、香味和结构，要意识到进餐时这些感觉的结合和注意味道在你嘴里停留了多久。

总之，慢餐的真谛在于引导那些被现代社会快节奏、物欲横流的大潮挟裹着的人们放慢脚步，选择一种新的生活方式。

此外，慢餐还是人生的美好享受，细嚼慢咽秉承了人类关注自然、追求生活质量的天性。一家人聚在一起用餐，细细品味每一道菜肴，有一种天然的宁静和温馨，更能充分享受天伦之乐。

慢慢呼吸：让呼吸深、长、匀、细

呼吸是我们每时每刻都在进行的事，人离不开呼吸就像鱼儿离不开水，但是很少有人了解呼吸中的张弛之道。

经常坐办公室的人到下午通常会感觉头晕、乏力、嗜睡，很多人认为这是因为经历了一上午的工作，劳累所致，其实这里面就有呼吸方式的原因。现代人基本都是用胸式呼吸法，每次的换气量都非常小，身体在正常的呼吸频率下根本吸收不到足够的氧气，体内的二氧化碳也不能完全排出，因此二氧化碳越积越多，氧气越来越少，无法满足大脑需求，人就会疲惫、嗜睡。

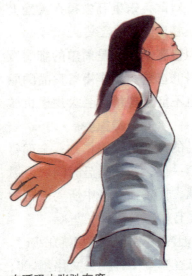

在呼吸中张弛有度

那么，我们在呼吸中如何做到张弛有度呢？这就需要我们在平时有意识地注意并调整呼吸，我们不妨试一试慢呼吸冥想。

常见的呼吸方式主要有两种：胸式呼吸和腹式呼吸。我们常做的呼吸就是胸式呼吸，但是在胸式呼吸时只有肺的上半部肺泡在"工作"，占全肺4/5的中下肺叶的肺泡却在"休息"。这样长年累月下去，中下肺叶得不到锻炼，长期废用，易使肺叶老化，进而引发疾病，所以胸式呼吸并不利于肺部的健康。

所谓慢呼吸冥想，指的就是腹式深呼吸，腹式深呼吸可以弥补胸式呼吸的不足，是健肺的好方法。所谓腹式呼吸法是指吸气时让腹部凸起，吐气时压缩腹部使之凹入的呼吸法。常做腹式深呼吸运动，可使机体获得充足的氧，也能满足大脑对氧的需求，使人精力充沛。腹式呼吸运动还对胃肠道有极好的调节作用，许多中老年人大腹便便，极易引起心脑血管病、糖尿病等，使健康受到损害，缩短自己的寿命。如能坚持做腹式深呼吸，既可锻炼腹肌，消除堆积在腹部的脂肪，又能防范多种代谢性疾病的发生。

一些冥想修行者认为，一呼一吸6.4秒，这样才是人体经气与自然界阴阳气化相应的最佳节奏。而现代人，呼吸速度比最佳节奏要快1倍，一呼一吸只需3.33秒，原因在于社会因素的重大影响。由于社会环境的影响，人与人之间关系的复杂化，生活节奏不断加快，紧迫感日甚，导致今人的呼吸节奏比古人快1倍。

所以，现代人应该尽量减慢呼吸节奏，与天地同步，把注意力集中在下腹部，使腹部随着呼吸进行隆起和收缩。呼气的时候腹部隆起到顶点，吸气时也收缩到极点，这样自然就会把呼吸放慢，起落一开始要用点力。这样的慢呼吸每天至少要做2遍，每遍60次，开始会有点不习惯，经常练习就会变成一种很自然的呼吸方式。

慢呼吸时要做到四个字：深、长、匀、细。深，深呼吸，就是一呼一吸都要到头；长，时间要拉长，要放慢；匀，要匀称，出气呼气要均匀；细，就是要细微，不能粗猛。

慢呼吸时还要讲究："吸入一大片，呼出一条线。"吸进去的是自然环境中的清气，要吸入一大片；呼出来的是体内的浊气，要慢慢呼出，呼出一条线。另外需要注意的是，慢呼吸也要用鼻子呼吸，不能用嘴呼吸；否则就不能保证吸入的是自然界的清气，反而会对人体造成污染和损害。

慢慢运动：让生命更慢、更长、更柔

伏尔泰说："生命在于运动。"这句名言流传了近300年，对世人产生了深远的影响。是的，生命对于我们每个人而言既是宝贵的，也是脆弱的，人生苦短犹如白驹过隙，珍惜生命自然离不开运动。经常运动可以保持体力不衰，适当用脑可以保持脑力不衰。"流水不腐，户枢不蠹"，运动（体力的和脑力的）是延缓衰老、防病抗病、延年益寿的重要手段。关于运动的好处太多太多了，以致使很多人误以为，运动得越多、强度越大，对身体就越好，身体就越健康。其实，身体的运动，特别是比较剧烈的体育运动会刺激体内细胞的新陈代谢，从某种程度上会加速其死亡的进程。

以动物为例：老鼠和蓝鲸一生的心跳次数都是1亿次左右，不过老鼠会很快地用2年跳完，而蓝鲸缓慢地用80年才跳完。生态学家认为物种的体形越大，它的能量传输越慢，新陈代谢也就越慢，寿命越长。生命似乎有一种生命能量，生命的长短就在于生命体以什么样的速度使用它。

生命快慢的效果在人类身上也是很明显的。人们以气功、太极拳、瑜伽这样的慢而柔软的运动冥想来养生；长寿地区或寿星都有生活节奏慢的共同点，而快节奏的生活容易令人陷入亚健康状态；职业运动员的平均寿命较短——因为他们经常有高频率的心跳。

由此我们可以得出结论：生命其实不在于"更快、更高、更强"，而在于"更慢、更长、更柔"。如果不是为了特别锻炼某部分肌肉，或者为了减肥，而是以强健体魄为锻炼目的，选择比较缓慢柔和的运动——冥想来调养身心吧。

慢动作冥想的5个关键步骤

在进行慢动作冥想之前，有5个关键步骤需要大家注意。严格地遵守这5个慢动作冥想前的关键步骤，你可以更敏锐地体会到慢动作冥想的乐趣。

1. 你需要放下你手边的一切事物，什么都不要做

慢动作冥想很重要的一点就是停止你身边的活动。每天有很多事情需要我们忙碌，在进行慢动作冥想时，你不妨先"假死"一会儿。眨眼睛、咽口水、抓鼻子、挠头发，或者你忍不住想换个姿势待着，这一切都请你尽量避免。但是，即使你在"装死"，有一件事情你也在做，那就是：呼吸。尽量把你的注意力集中在你的呼吸上，这样，能够避免你想要乱动的冲动。

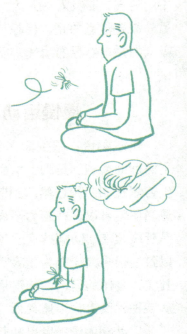

"装死"是慢动作冥想的热身阶段，这一步骤主要是培养你的专注力，当你想要进行慢动作冥想时，不妨给自己的身体发送一个信号，让自己进入"装死"状态。

2. 寻找身体的感觉

我们的身体从头到脚都有各式各样的感觉，但是，我们平时很少细致地留意这些感觉。可能我们头痒了会下意识地用手去抓，但是，除非是身体有

试着对所有的感觉置之不理

剧烈的疼痛感，我们都很少留意身体各个部位的感受。慢动作冥想的第二步，就是让自己专注于身体各个部位的感觉。

当我们体会到了身体的感觉之后，我们要做的是对此置之不理。我们不要去回应身体的感受，感觉痛不要去揉，感觉痒不要去抓，我们的身体要始终丝毫不动。

3. 停止思考

在第二步中，我们都感觉到了身体的种种感觉。之所以如此，是因为我们的心是被感觉污染的。当身体上产生了感觉，我们就会去捕捉这种感觉，然后我们的头脑会产生出与之相应的情感。随着这些情感的积累，每个人自以为是的主观世界就出现了，欲望、妒忌、烦恼、忧愁、焦虑等负面情绪都是由感觉所引起的。

人人都会有感觉，感觉本身没有善恶之分，但是，一旦我们开始对这种感觉做出判断和思考的那一刻，我们的心就被污染了。所以，在这个步骤中，请大家试着停止思考，唯有如此，我们的心才能恢复到清净的状态。

4. 放慢动作行动

这个步骤的具体做法是慢慢地活动你的身体，不慌不忙地雕琢你的每一个动作，比如，慢慢地抬起手臂，慢慢地放下手臂，你能感受到每个动作都是在优雅舒缓的状态中进行的。

在做慢动作的时候，我们不要用眼睛看，只用身体感觉就可以了。另外，不要改变动作的速度。还有很重要的一点，就是在你做慢动作的时候，你的头脑仍然要保持第三步时的状态——不要思考。

5. 挺直背部

挺直背部是很好的消除疲惫感和懒惰感的方法，挺直背部的正确方法如下。

背部腾空，不要靠在椅背上或墙上；将臀部牢牢固定，臀部用力；将意识转向背部，从臀部开始慢慢地将脊椎伸直，就像将折叠起来的脊椎骨一块一块地往上堆，记得要同时进行实况转播，默念"脊椎，伸直伸直伸直伸直"；收回力气，此时也要实况转播，默念"力气，消失消失消失消失"。

这里需要注意的是，不是转播"收回"，而要当作别的事来转播"消失"，一边实况转播，一边将意识从头顶慢慢地往下移，一直移到臀部。

像这样挺直背部的话，上半身就会处于放松的状态。

慢动作冥想：向停止思考挑战

做慢动作冥想时需要我们停止思考，越是努力让自己不思考，智慧越容易显露；越是努力不思考，心中的焦虑就会缓解；越是努力不思考，心中的压力就会消失。

我们教育儿童去集中思想、去专注，因为如果孩子无法专注，他将来就难以在社会上生存。专注的头脑是生存所需的，专注的能力让我们能够集中精力地去做事情。专注的头脑会摈弃专注对象之外的一切事物，专注其实是一个头脑窄化的过程。举例来说，你想要走路，那你就必须把意识集中到你想走路这件事情上。

窄化头脑是每一个要在社会中生存的人的需要，专注更是生活中使用的技能，头脑窄化得越小，它就越能在某一个领域中取得成功，你会变成那个领域的专家。专注的思考能使能量更加集中，当你屏蔽了外界的一切干扰，专心思索某一件事时，你体内的所有能量就会会聚在那一个点上。同时，你的身边会

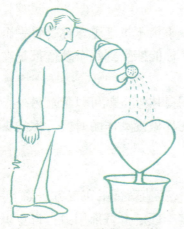

敏感是心灵的一种典型品质。

形成一个强大的气场，其他对你所思考的事情有利的条件都会被吸引过来。

我们的头脑固然是伟大的，但是，现代人越来越多地依赖头脑，用理智的头脑去衡量世间一切。生活中有各种条条框框限制着我们，我们的习惯和行为都会变得机械，头脑习惯了忙忙碌碌地运转，即使是在没有事情可做的时候，它依旧不停地运转。当你在做游戏的时候，你也不会放松，你不是在用心灵享受游戏的过程，而是受头脑指示，想要一个赢的结果。正在进行的事情的过程已经不重要，头脑一心一意地只想要一个结果。也就是说，头脑在不需要专注与窄化的时候，仍然没有停下来休憩。

如果一个人只依照头脑行事，却不会用心灵感知，他怎么可能会幸福呢？如果一个人心灵敏感，即使是微小的幸福也能够被他所感知。敏感的内心和幸福是无法分离的，因为真正的幸福就是对宇宙万物敏感的喜悦状态。

现代社会中的大多数人机械而迟钝地生存着，心智就像一层厚厚的壳一样包围在我们鲜活的本体之上。虽然有些时候，这层外壳可以帮助我们降低受伤害的概率，可以保护自己不被侵犯，但更多的时候，它限制了我们的发展，让我们无法了解真实的自己与真实的世界。我们对自己和外界的敏感性都大大降低，对万物万事失去了曾经最直接、最单纯的感受，已经钝化的心灵，逐渐消磨了我们对生命、对周遭、对爱的感受力。我们认为，快乐总是稍纵即逝、难以持久，有时必须借助外在的刺激才能让自己的神经兴奋起来；每当感受到自己仍活着的现实，就忍不住怀疑生命存在的意义。

如果有人告诉我们，现在所受的痛苦和伤害都是因为我们不再拥有敏感的心灵，活在重重防卫和障碍里，我们可能会嘲弄着说："这是多么幼稚好笑的说辞啊！我们只有足够坚强，拥有足够的理性，才能应付来自于自然和社会的竞争压力，得到良好的物质生活，我们的情感也会自如而不痛苦。"为了生存，我们自己给心灵装上了厚厚的铠甲，也渐渐与幸福失之交臂。

敏感是心灵的一种典型品质，拥有敏感的心灵表示我们能捕捉到任何细微的变化，能够完全地放开自己去感受幸福。

我们在做慢动作冥想的时候，就是最敏感的时候，能感受到任何细微的变化。当我们的内心充满幸福，就会感觉到自己正臣服于万物之下，而我们依然心如止水。在这种真幸福中，我们内在所有的窗户都打开了，没有任何想要保护自己的企图，没有任何保留，也没有自己和他人之分。当我们进入到这种状态之后，我们会发现自己彻底变得坚强了，不会再受到任何伤害。

冥想时，不分析，不期许

冥想者之所以能够让心意平静，能够进入冥想的三摩地状态，是因为他们在冥想的时候，停止了头脑的思考。让头脑停止思考，是一件很具有挑战性的事，而这正是进行慢动作冥想的关键：不分析、不期许，让大脑停止运作。请大家记住，在进行慢动作冥想的时候，一定要注意以下两点：第一，让头脑停止分析；第二，不要期待通过冥想你可以发现或者获得什么。

在进行慢动作冥想时，你的头脑必须是沉静的，当所有的思想都归于沉静时，我们的感知就是一种冥想的状态，它不是夜深人静时的静止无声，而是指当思想及其所有相关的意象、言语和理解力都完全停止时的寂静。

心能不能彻底安静下来？我们的心永远都在喋喋不休，永远都在转动不已；换句话说，思想时刻都在回顾、记忆、累积知识，它总是不断地在改变，使自己积累越来越多的概念和名词。我们的感知必须基于思想的记忆和经验，假如我们说"我不知道"，那就意味着尽管我们已经搜罗了头脑中所有储存的知识，但是我们还是没有感知到。

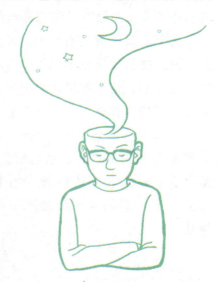

近代英国哲学家贝克莱有一个著名的观点："存在就是被感知。"他认为我们个人的主观精神如意念、思想、观念、感觉、经验、意志等是感知这个世界的基础和根源，所有存在的东西都在等待着我们的头脑去感知，否则存在就没有意义。我们的父母给了我们宝贵的生命，我们的爱人和孩子给了我们家庭的温情和关爱，大自然

让思想安静下来，才能得到整体的感知。

的空气、水提供给了我们能量，然而心烦意乱、贪得无厌的我们是否能够真实地感知到这些存在？我们能够用一个不安静的头脑来随时随地感知到周围的事物而不扭曲它们吗？答案显然是"不能"。

如果我们想要了解某个事物，那么头脑应该是沉静的，思想应该安静地站到一边，只剩下敏感的觉知。思想必须把它以前积累的知识全部清除，这不仅仅是为了精神上的自由，而是为了理解那些不属于时间、思想或任何具体活动的事物。通过努力、分析、比较、选择、谴责等任何形式的思想斗争，使我们无法完全了解事实。当我们看着妻子或丈夫时，我们的思想会立即跳出来，提醒我们昨天刚刚吵过架，他对我大发脾气、言辞刻薄。今天的他也是如此，我们带着昨天旧有的思想和经验累积形成的意象来和当下的这个人交往，因此会导致冲突不断，双方之间根本没有真正的交往。基于思想和意象的交往无法让我们自由、纯粹地和他人交往，无法让我们感知到爱和美。

因此，只有让思想安静下来，才能得到整体的感知。为了有效率和真正地觉知自己内在与外在的事物，我们就必须有一颗安静、敏感与机警的心，因为一颗安静的心具有无比的能量，它是所有能量的总集。

当头脑在不分析、不期许的状态下，我们会感知到一种纯真而又敏锐觉知的状态，这是思想无法企及的，思想从来都不纯真。冥想意味着终止思想，感知亦是如此，要对生命进行全盘地感知和了悟，我们需要一颗极其敏锐的心，在其中所有支离破碎的思想都被停止了。

感知需要摒弃所有的语言，因为语言是思想，无法让头脑宁静。在宁静状态下开始的行动完全不同于语言所引发的行动，敏感的觉知让头脑摆脱一切语言、意象和记忆。如果我们把美丽和丑陋划分出快乐和痛苦，那是语言将生活划分成了快乐和哀伤，而全心全意地感知并不是这种分裂的活动。

在慢动作冥想状态中的感知就是觉察每个念头和每个感受，绝不加以是非判断，而只是观察，从这份觉察中我们会认清思想及感受的所有活动，寂静就会在这份觉察中出现。如果思想者能了解自己念头的生起和本质，并了解为何所有的思想都是陈旧的局限，在这中间产生的寂静，才是真正的冥想。

留意周围事物带给你的细微感受

你是否有过生病后一个人静静地躺在床上的时候？我们能听见自己的呼吸、心跳，秒针的震动、衣服的摩擦；另外一个房间里猫的呼噜声和醒来后弓起身子打哈欠的声音；不远处孩子嬉闹和远处摩托车、汽车的引擎声和鸣笛声；我们注意到不知何时落在床头的一根头发、窗台上一只忙碌却似乎找不到方向的蚂蚁、窗外雨后的柳树在风中摇摆的闪亮的树叶。我们的心似乎突然变得十分柔软，对这一切都充满着深深的爱意，带着这样的爱意，我们能进入十分香甜而深沉的梦乡。

慢动作冥想就是要让我们能够这样安静地体会周遭事物的点点滴滴，让我们的感官增加幸福感知能力。

虽然我们的视觉、听觉时刻都开启着，但是，我们却对太多周遭的美好视而不见。我们不会用那么多的时间去关注办公桌上的盆栽，我们也不会留意午餐中薯条那金黄的颜色，我们只顾着匆忙完成当天的工作，我们只记得吃过这顿午饭之后还要去和客户谈判。我们的心实在太嘈杂，我们已经习惯了带着不敏感的觉知生活。只要我们能发现这一点，保持敏感的心灵去倾听、观察、接触、感受，将慢动作冥想带入到生活中的点点滴滴，我们就会发现很多被我们遗忘和忽略的快乐。

当我们倾听时，不要带着我们的投射，不要带着欲望和情绪，否则就只能听见自己想听的和让自己满意的。我们的心智是一个过滤器，通过心智，我们只能听见自己的欲望。我们需要的倾听是倾听一切，这样我们才能听清街道的喧闹，鸟儿的喳喳私语，远近车辆的声响，潮涨潮落的大海，亲人、朋友或陌生人的声音。

我们以生命存在的不同深度去倾听，总是带着种种预设或者某个特定的观点。我们不会简单地听，总是有一些思想、结论和偏见的屏幕在那里干扰。去听，必须要有一种内在的宁静、一种从欲求的紧张中释放的自由和放松了的注意力，在这种觉察而被动的状态下才能听见那超越于言辞结论的内容。话语容易产生混淆，它只是交流的外在手段；那超越于语言噪音的交流必然建立于一种觉察的被动性之上。大多数人追逐一个结果和目标的完成，一直在克服和征服什么，所以不可能有真正的倾听，而只有在真正的倾听中，一个人才能听到言语的歌声。

如果一个人带着自己的整个存在，用全部活力和生命力去聆听，那么这个聆听的行为本身就能带来内心的解放。其他事物也都是这样的，如果想了解一片树叶，我们必须真正地去看着它，去看它对称的纹理和鲜活的质地，去看这片树叶里蕴含的美、活力和生命，你必须带着全部的强度去看。

放慢脚步，每天抽出一点时间去做慢动作冥想，用一颗敏感的心去倾听和观察，我们的生活中会随时充满生生不息的喜悦。

不思考就不焦虑

也许有很多人都在努力成为一个思想者，刻苦地学习，认真地生活，不断地积累知识，以便解决生活中遇到的一个又一个问题。这促使他们对任何事物都持有自己的见解，生怕自己被他人轻视。生活中，如果你评论一个人说"这个人没有思想"，这似乎是对对方最沉重的审判，我们的思想真的那么重要吗？

有一天深夜，一位巡回推销员在又黑暗又偏僻的路上，发现自己汽车的轮胎被扎了，需要马上更换，但不幸的是他车上没有带千斤顶。他看见不远处有一家农舍里透着光，于是他向前走去。但他一边走一边心里面想着："要是他们听不到我敲门声怎么办……要是他们没有千斤顶，不是白费力了吗……要是他们有千斤顶但是又不愿借给我怎么办……"

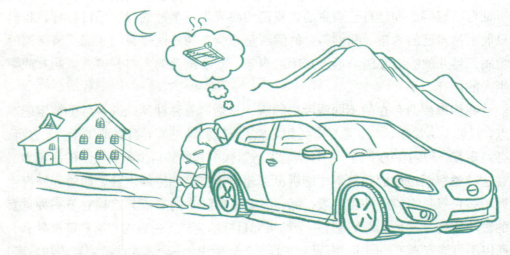

空想的头脑阻止了我们实际的行动

这位推销员就这样反复盘算着，越想心里越着急越失望，于是当他已经走到门口后干脆又折了回来，连门都没敲。

这个故事的可笑之处在于，一个只会空想的头脑甚至连行动的能力都没有，尤其是头脑里那些负面的胡思乱想，只会干扰我们的实践活动，它会把我们的行为引向一个缺乏实际行动的误区里面。我们的生活就像是在旅行的途中，思想就是我们的导游者，没有导游者，一切都会停止。可见，思想在我们的生活中占据着多么重要的位置。

一个被大家普遍接受的理论认为，人类区别于动物的最大特征，就在于人类有思想。但又如笛卡尔说过的，人类一思考，上帝就发笑。上帝笑的不是我们的机灵和智慧，而是笑我们的思想，因为思想实际上是世界上最荒谬的东西。

美国某大学的研究人员曾做过这样一个实验：他们请好莱坞著名的化妆师在实验者的脸上画了一条伤痕，画好之后，工作人员拿来小镜子让每个实验者看一看自己的脸。随后他们收起镜子，告诉实验者需要在这条伤痕上搽一些粉，这样这条伤痕才不会被轻易抹去。而实际上，化妆师在这个过程中擦去了实验者脸上的那条伤痕，由于屋里没有镜子，这些实验者看不到自己脸上的伤痕已经消失不见了。接下来，研究人员把这些实验者分派到各大医院的候诊室中，让他们观察身边人对待自己这条"伤痕"的态度。结果，这些实验者在返回后全部表示：人们总是盯着自己的脸看，而且对待自己的态度很不友好，甚至有些粗鲁！

这个实验被称为"伤痕实验"，也是解释思考力量的一个形象例子。虽然脸上的伤痕已经被擦掉，但那触目惊心的样子留在了人们的心智中。因此，实验者受到了心智的干扰，认为其他人因这条伤痕对自己的态度很不友好，造成这一实验结果的原因就是人们认同了心智，并且毫无理由地相信它。有些人感觉到生命中总是重复出现一些不友好的人或事，而实际上，这些不友好的东西完全出自心智。也就是说，你所看到和感觉到的一切外部世界往往都是你内心深处的反映。

正确的心智虽然无形，却能给人们带来有形的财富，这里的财富，不仅仅指金钱，还包括健康、梦想、价值观以及你与外界的各种关系。正确的心智以一种积极的观念投射在外界，让你与所有美好的事物相遇，让你的能量处于一种自然流动的状态；而错误的心智正好相反，它阻碍了自身能量的流动，割裂了你与外在的关系，从而让你忽略了一个重要的事实：世间所有的存在都是一体的。心智在个人觉醒的过程中扮演着十分重要的角色，一旦人们认同它，就必然会受到心智幻象的影响。心智正是这样创造了一个虚拟的世界，让你没有任何理由去怀疑这些幻象，你因此常常会觉得世界本身就是这样的，自己也就本该如此。

那么，心智既然有如此大的力量，如果我们已经建立了错误的心智，还能不能摆脱它呢？答案是肯定的。唯有摆脱了错误的心智干扰，你才能实现内在的能量流动，从而获得真正的解脱。

也许我们很难不受心智的迷惑，因为它早已固定在我们的内心，但我们可以先试着把注意力集中在内在的能量场中，从内在感受自己的身体与思想。因此，你首先要做的就是——聆听内在的声音，并且尽可能多地聆听内心深处的声音，不管这个声音是好的还是坏的，你都需要以一种旁观者的角度去听。在聆听的过程中，你需要多关注那些总是重复的想法，它们经常会让你不自觉地陷入一种循环的状态中。

你可以站在一个全新的角度去聆听内在，就像是一个听一只小鸟鸣叫的路人，不带有任何偏见，也没有任何指责与批判。自己只是一个旁观者，而你听到的内容却是内心深处最真实的声音。在这个聆听的过程中，你不但觉察到了内在，更发现自己正站在一个客观的角度观察内在。这样你才会在一个新的高度上，从而进入更深层次的意识。

通过进行聆听与观察，那种安静稳定的氛围会让你渐渐与本体合一，从而发现最本真的自己，你会感受到一种由内心深处散发出来的微妙感受，那就是来自于心灵深处的能量源头。在这种状态下，一切外在的约束对你都不重要了，情绪、思维、外界的烦扰都像是被隔离开了一样，你能强烈地感觉到自己正处于一种充沛的能量之中。它带领你超越自我，与能量的源头连接并提升了内在能量循环的频率与过程，达到了一种无我的境界。

也许有一天，当你发现自己能与脑海中的另一个声音和平相处时，就意味着你不再那么依附心智，并且，你也不会再那么认真地对待它提供的内容了。一旦你不再认同现有的心智，它就会失去控制你的力量，那种不自觉的、不和谐的生活就会终结。此时，你已经赋予了心智全新的能量，这种能量会带给你不一样的思想与行动，从而让你强烈地感觉到由内在散发出来的极大的喜悦与满足。

因为思考丢失的喜悦，我们通过冥想来找回

人生旅途看似繁杂纷沓，但只要我们仔细观察，就会发现，生活是日复一日机械般的枯燥重复，每一天发生的事情都似曾相识，每一个熟悉的瞬间都恍然如梦。我们都是独来独往、行走江湖的孤独客，也是浮光掠影、走马观花般游戏人间的路人，我们内心无休无止的思考让我们无法停下来感受自己的本体及整个世界，让我们切断了与整个世界的连接。我们变得麻木、焦躁不安、冲动易怒、害怕孤独，是思考让我们丢失了喜悦。

我们的思考停不下来，我们就没办法单纯地感受世界。有些思考的过程是非常散漫的，比如我们看到富士山的图片后想到了日本，然后想到了樱花，再想到了桃花、故乡、鲁迅、孔乙己、昨天喝醉的老头吐了我一身……想到这里我们的负面情绪就升腾起来了。我们看到富士山的照片并不会有负面情绪，可是经过漫不经心的思考后就引起了负面情绪，这就是思考的影响。思考似乎也能带来积极影响，比如最后由孔乙己想到了昨天电视节目中说相声的老头，这会引发我们再一次看相声的欲望，接着欲望又会驱使我们做很多事情，我们下班后急匆匆赶回家看电视。在等待的过程中，每一个广告都让人心生反感，节目开始了，老板却打电话来了，我们的心情突然变得很不好……这样连锁的事件天天在我们身上发生着，我们却不知不觉，依然被心智驱使着。

如果我们早起时看到太阳，便只是看着太阳，把自己的心智放下，把自己的头脑放空，看着它的美丽和光芒，感受自己与它是一体的，我们的心情就会变得喜悦，我们会感受到天地万物的灵性存在，而不会滋生任何欲望和负面情绪，更不会出现被心智驱使的连锁事件。

我们需要思考，却不需要无休止的思考，更不需要被思考掌控，在冥想中，我们能够让狂奔的心安静下来，当我们回归本性后，便能够在思考时收放自如。也只有这样，我们因思考而丢失的喜悦，才能够重新为我们所体验。

第十章 呼吸冥想：你可以更淡定

冥想练习：数呼吸冥想

生活中有太多让我们不淡定的事情，早上上班快要迟到了，你坐的公交车还一路堵车；这个月马上就要把工作内容交给老板，你却突然发烧，但无奈还是要抱病赶工作进度；好不容易到了周末可以放松一下了，好久不联系的朋友却突然说要来找你玩，让你当免费导游。

慌乱的生活状态，上紧了我们背后隐形的发条，我们的心也很少有儿时无忧无虑的状态了。在这样一个兵荒马乱的生活中，拥有一颗淡定的心显得尤为重要。下面这个数呼吸冥想法，能够让你从忙乱中抽身出来，感受片刻的清明。

选择你喜欢的冥想姿势，做几次深呼吸，尽量让自己不去想任何事情，把所有让你牵挂或者烦心的事情统统丢到一边去，就像是一天下班之后，不再去想工作上的任何事情，一头栽到你舒适的大床上一样。仔细倾听你周围的任何声音，但是，不要做任何评判。

接着，把注意力集中到你的一呼一吸上，让你的呼吸自然、平稳、缓慢，感受空气吸进鼻子、胸腔的感觉，感受你体内的热气呼出去的感觉；感受你胸部和腹部的微微起伏。

当你的注意力已经完全集中到呼吸上时，你开始呼吸计数。在呼气的时候，你默数 1，再一次呼气的时候，默数 2，再一次呼气的时候，默数 3……以此类推，一直数到 10 算是一组，接着你可以继续开始新的一组。

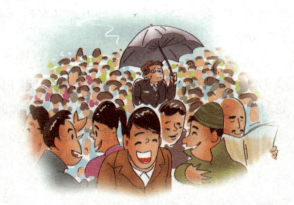

快节奏的城市生活把我们重重包围，我们仿佛被罩上了一个面具，连呼吸都那么急促和不安。

290

在数呼吸的过程中，如果你走神了，忘了自己数到几了，也不必介意，走神是冥想中出现的正常现象，你只要重新从 1 开始数就可以了。如果你觉得这样计数对你来说有一定困难的话，你可以先随着自己的呼气和吸气在心中默念"呼气""吸气"，习惯之后，再默默数数。

当你进行几组呼吸计数之后，你的心会彻底地安静下来，这时，你会感觉到呼吸带来的愉悦感。你会惊叹于呼吸如此神奇，为你注入了生命的活力。

这个冥想练习大概需要 5 ~ 10 分钟，你就能获得平静的内心了。

当你在生活中遇到棘手的问题，都可以通过呼吸来调节你不安的内心。你可以把呼吸看成一个锚，让那些在你意识中飘来飘去的各种想法和感觉定位。当生活中你习惯了随时对自己的呼吸保持关照，平静感就会随时伴随着你了。

呼吸是一把健康的钥匙

呼吸是一把健康的钥匙，德国伟大诗人和思想家歌德就曾发出这样的赞叹："一呼一吸，是上帝的恩典，使得生活美妙无边。"《瑜伽经》中亦有云："改变你的呼吸，就改变了你的身体；改变你的呼吸，就改变了你的心灵；改变你的呼吸，就改变了你的命运。"瑜伽之所以能够有效解除压力，一个重要的因素便是正确地呼吸，透过呼吸方式的调整，借以放松心智，强化器官正常运作，同时提升精神能量，赶走坏心情。

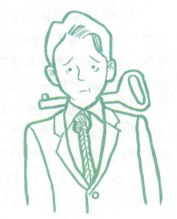

呼吸是一把健康的钥匙，不正确的呼吸方法犹如束缚在颈上的绳索一样威胁我们的健康。

呼吸的影响力不仅仅是在身体方面，它还与情绪、思想息息相关。例如，当人们受到惊吓时，会倒吸一口气并屏住呼吸；当人们感到疲劳和烦闷时，呼吸会被拉得很长，会打哈欠；当人们感到生气或难过时，呼吸就变得没有规律而且起伏很大；当人们感觉紧张、担心或焦虑时，呼吸就会变得很浅；当人们心情愉快时，呼吸就会变得平稳、徐缓。而不当的呼吸方式，会让人变得容易精神紧张、燥郁，负面的情绪及压力自然无法得到释放与疏解。因此，如果你能控制呼吸，就有可能减少情绪的波动。

关于呼吸与情绪的关系，医学家阿维森纳的《医典》第 1091 条说："呼吸于是就在原创力的混合体中产生，并逐步接近神圣生命体。它是一种发亮的物质，是一束光线。"第1092条中又说："这就是当人看到光明时心中充满喜悦，处于黑暗中便感到失落的缘由。光明与呼吸是和谐的，黑暗却恰恰相反。"

冥想的练习，历来重视呼吸的作用，它们利用呼吸去实现不同的目的，因为调节自身的呼吸方式对于情感、情绪的自控有独特功效。通过呼吸调节，很容易将自己的"注意力"从情感的冲动源转移到自身的呼吸上，将自己的精神统一到呼与吸的行为上，从而达到控制冲动、平息激情、恢复理智、实现自制的目的。

呼吸是我们心理健康的反映，改善呼吸对许多有情绪障碍的患者是一种有效的医治良方。美国精神卫生家亚历山大曾经研究抑制呼吸对情绪造成的障碍，根据观察，精神分裂症病人多趋向使用上胸部呼吸，而神经症病人则用表浅的横膈式呼吸。因此，有的医生会教病人采用正确的呼吸方式，帮助病人逐渐恢复正常生活。

从现在开始，请大家学习正确的呼吸方法，以此减轻焦虑、紧张的情绪。当你与人争论而气恼时，或正准备做首次演讲和演出而感到紧张时，或正设法解决一个难题而感到焦虑时，建议你停下来，做几次深呼吸。这时，你就会感到放松，不再皱眉头、发脾气。

具体在冥想时的做法是：闭目坐在椅子上，努力使自己的心情平静下来，然后慢慢地、较深地吸气，缓慢而有节奏地吸气。充分吸气之后，几秒钟之内停止呼吸，然后把气徐徐吐出，吐气时，要比吸气时更慢。一边做这样的深呼吸，一边在每次吐气时心中数着"1、2、3……"连续反复多次后，肌肉会从紧张进入松弛的状况，可以使紧张的情绪得到相应的缓解。

合理的呼吸对于冥想至关重要

冥想时或者在进行冥想前的准备活动时，合理的呼吸方式至关重要，因为呼吸能带来一种全新的精神意识，并且让人体感受到能量流动，达到放松身心的效果。

呼吸是人类最基本的生命体征之一，一些冥想老师指出，呼吸的微妙程序是让我们有别于死亡的唯一东西。但是，大多数人从来不会有意识地关注自己的呼吸。呼吸是一种介乎于有意识和无意识之间的行为，呼吸既不像伸手抬腿那样完全听从我们意识的掌控，也不会像胃肠蠕动那样完全不为我们左右，呼吸是连接我们有意识和无意识的桥梁。冥想的目的就在于唤醒无意识的潜力，从呼吸入手是达到这个目的的不二法门。呼吸可以单独练习，也可以作为冥想的一部分。

一些起源于印度的冥想方法强调 prana 的重要性。Prana 是梵语，意思是"能量""绝对的精力"，即宇宙生命力。印度医学体系阿育吠陀认为，人的身心灵是相通的。根据阿育吠陀的说法，当我们呼吸的时候，不仅仅吸入氧气，也会吸入 prana，以维持我们的生命力，增加人体能量。

呼吸是非常方便的冥想主题，许多冥想新手都是通过体察呼吸入手，让身心渐渐放松下来。当我们把注意力集中在呼吸上时，我们会感觉自己的身体渐渐放松、心灵也渐渐平静下来，这样有利于帮助我们进入更深层次的冥想状态。

冥想的需要是深呼吸，让自己的呼吸平稳而绵长。缓和、加深呼吸的练习可以给我们的身体带来良好的感觉，也可以放松大脑。我们常常会有这样的体验，当我们的内心被紧张、愤怒、悲伤这些负面情绪包围的时候，我们常常会不自主地做深呼吸运动。经过几次深呼吸，我们内心就会平静舒畅。深呼吸会使我们吸入更多的氧气和能量，增加血液的血含量。同时，平稳而缓慢的呼吸会减缓整个新陈代谢，让我们更加放松。深呼吸还能够更大更深限度地增加胸腔和横膈膜的运动幅度，这样既可以增强肺功能，还能够间接按摩内脏，激发内脏的活力。

人们都认为呼吸是理所当然的事情，并没有可以观察自己呼吸的必要。快节奏的生活方式让人们的呼吸急促，多数人呼吸都是浅且不完整的。这样一来我们吸入的生命能量减少，生命能量的流动也就大大减少。接下来就让我们追随冥想者的步伐，学习深而完整、正确的呼吸方法吧。

控制呼吸就是控制身心

你的呼吸应该像潺潺流过沙地的溪水一般，轻柔、稳妥、流畅自如。

你的呼吸应该是安静的，安静到离你近在咫尺的人都听不到你呼吸的声音。

你的呼吸应该是优雅流动着的，就像鱼儿欢游在水中。

控制自己的呼吸就是控制自己的身心，当我们用尽各种方法都无法收回自己涣散的心思的时候，那么我们就该控制自己的呼吸了。呼吸能够自然有效地防治神思游离，所以，练习用呼吸来维持正念是极为重要的，呼吸能统一你的身体和思绪，是连接生命与意识的桥梁。每当你觉得自己没有专注于当下的时候，呼吸是你信手拈来的工具，可以用来调整你的身心。

深深地吸入一口气，并觉知你正在深深吸气的事实，然后，再深深地吐气，并觉知你正在深深吐气的事实。在整个呼吸过程中保持觉醒。

《正念经》中教导我们这样控制呼吸。

吸气时，觉知你在吸气；

呼气时，觉知你在呼气。

深深地吸进一口气时，你知道，"我正深深地吸进一口气"。

深深地呼出一口气时，你知道，"我正深深地呼出一口气"。

浅浅地吸进一口气时，你知道，"我正浅浅地吸进一口气"。

浅浅地呼出一口气时，你知道，"我正浅浅地呼出一口气"。

"吸气，了了分明地觉知整个身体。"你就这样训练自己。

"呼气，了了分明地觉知整个身体。"你就这样训练自己。

"吸气，让整个身体平静下来。"你就这样训练自己。

"呼气，让整个身体平静下来。"你就这样训练自己。

在寺院里，每个人都学着使用呼吸这件强而有力的工具来克服心思游离，并且以此增强定力。定力能帮助人们开悟，通过修习正念能获得这种力量。所以，当一个人能够自如地控制自己的呼吸的时候，他就已经开悟了，要想维持长久的正念，我们就必须不间断地关照自己的呼吸。

我们可以想象一下，有一座高耸的墙，从墙的顶端看去是一望无边。但是，却没有能让人爬上墙顶的工具，只有一条从墙顶端向下垂下来的两条细线。聪明的人会在细线的一端绑上粗一点的绳子，然后从墙的另一端把细线拉下来，绳子就会被牵引到墙的另一边去。接着再把绳子的末端绑上牢固的粗绳索，当这根粗绳垂到对面墙根而且被固定住时，你就能轻松地爬上墙了。

我们的呼吸就好比是那条细线，只要我们会正确地使用它，它就能在那些看似无望的绝境中帮助我们。呼吸是身体和心灵相互连接的桥梁，有协调身心，让身心合一的作用。呼吸与身心状况互相呼应，呼吸不但能启发身体，并且能给心灵带来安宁与平和。

正确的呼吸能给人的身心带来无尽的好处，这是许多人都知道的，正确的呼吸能给人体的每个器官增加无穷的活力，能让肺更强健，能增强血液循环。人在生病的时候，正确的呼吸甚至比药物治疗还重要，借由呼吸，可以让疾病痊愈。

呼吸是一种工具，呼吸本身也是正念。虽然，正确的呼吸能够让我们的身心受益无穷，但是我们不能把这些好处当成是学习呼吸的目的，因为这些好处仅仅是修习正念带来的副产品。

平稳而有规律的呼吸增加正能量

平缓而有规律的呼吸是保持淡定的首要方法，假设你此时在与他人争吵，你的身体会有怎样的反应呢？你的心脏一定会比平时更强烈地跳动，呼吸加速，甚至会觉得身体中有股气息要冲破胸膛而出。此时，如果你降低呼吸频率，并做深呼吸为自己的内在带进充足的氧气，你一定会发现，当你的呼吸频率降低以后，心脏也不会跳得那么快了，愤怒的情绪也会随之减少了许多。

由此可见，呼吸的力量不容小觑，平缓而有规律的呼吸可以使烦躁的心绪平静下来，也是一个人保持淡定的基础。除非你一直过着田园生活，否则你一定深深懂得呼吸一口清新的空气是一件多么幸福而又难得的事情。如果你想让自己的周围一直存在淡定安宁的能量场，那就找个机会进行一次练习呼吸的旅行吧。

你可以利用周末或是假日，从温暖的被窝中出来，避开嘈杂纷乱的车水马龙，以及人声鼎沸的闹市，这些环境都会干扰你平缓的呼吸，如果条件允许，你可以去郊外旅行，因为那里空气清醒，也少有嘈杂。在出门之前，请放下生活中的一切烦恼和负担，以开阔宽广的胸怀来拥抱大自然，感受大自然，因为生活中的所有琐碎小事都会与你淡定的能量场相碰撞。这并不只是一次简单的呼吸旅行，还是对心灵的洗涤。

如果要去郊外，最好大清早的时候就能赶到那里，因为早上的空气是最清新的，而且清晨是万物苏醒的时刻，你会感觉到大自然的生机盎然，从外到内，你都会有种生机勃发的感觉。接下来，最好找一个有山有水、有花有草的地方，这些美好的事物可以净化你的内在，同时让你散发出的能量也变得纯粹。请闭上眼睛，用心聆听鸟儿的鸣叫，是不是感觉它们其实是在歌唱？它们是在歌唱美丽安详的世界，幸福快乐的生活；再看一看碧波荡漾的湖水，如果没有湖，一条小溪也不错，看落花随着流水移去，听溪水淙淙流动的声音，就像是生命在流动，你会觉得这个世界是鲜活的、灵动的。

当你酝酿好一切的情绪之后，请深深地呼一口气，像是要把内在的负能量全部释放出来一样。所有的愤怒、怨恨、痛苦都随着你的呼吸排出体外。接着，请再深深地吸一口气，将你周围的一切安宁与平静都完全吸进身体里，一次深呼吸之后，你就已经掌握了其中的技巧。接着，让你的呼吸逐渐变得平缓、绵长而富有规律，在呼吸之间感受内在与外界的安宁，感受身体内外缓缓流淌的能量。

呼吸平稳了，心情自然会变得宁静，而你身边环绕的能量场也自然会平静安详。在这个范围中，所有负向的能量都会被反弹出去，不会侵扰到你。在习惯于平缓而有规律的呼吸之后，你的心绪就会随之平静下来，也就找到了修炼淡定力的方法。淡定有着巨大的力量，当你的周围只存在淡定的能量场时，周围的一切人或事都会被你的能量所吸引，从而使整个天地处于和谐宁静的状态。

培养健康的胸式呼吸法

胸式呼吸是人们日常的自然呼吸方式，虽然我们每天都在进行胸式呼吸，但并不是每个人都懂得如何正确地呼吸。因为它太平常了，所以我们也就很少去关注它，甚至忘记了它的存在。就像不良的坐姿一样，不良的日常呼吸方式也会影响身体健康，不过同样也是可以通过练习改正的。练习胸式呼吸，就是为了让我们以科学的态度和方法重新把握日常呼吸，改善自然呼吸的质量，使我们的身体更加健康。人的一生要呼吸数亿次，所以这绝不是什么小事，而是关系到一生健康的大事。

所谓胸式呼吸，顾名思义就是用胸部呼吸，吸气和呼气都出自胸腔。所以，胸式呼吸的操作要点首先是将呼吸的支点放在胸部，具体的操作就是吸气时胸部膨出，呼气时胸部回缩。

确定了呼吸支点对于呼吸锻炼很重要，不同的呼吸支点对身心的影响是不同的，有些特定的呼吸支点还可能有特殊的治疗功效。人的主要呼吸器官是肺，而肺位于胸部，所以，将胸式呼吸的呼吸支点放在胸部，是符合人的自然生理结构的。

不管是站式还是坐式，都要收腹，挺胸，抬头，使胸部自然舒展，头颈挺直；如果是站式，双手要自然下垂；如果是坐式，那么双手可自然放在大腿上，姿势既要端正又要自然。

呼吸时要用鼻子，不要用嘴，同时要注意保持吸气与呼气的均匀、流畅。

吸气时，胸部缓缓膨出，直至气体充满胸腔，但并不是要百分之百吸满，吸到自然终止即可，不要过度用力。如果百分之百吸满，胸腔就会形成气息望滞，从而影响呼吸的自然过程。

呼气时，胸部缓缓回缩，直到胸腔的气息完全呼出。但也不是要百分之百呼干净，胸腔里多少要留一点余气。如果呼气太过，就会影响呼气与吸气的转换，出现头晕、胸部不适等不良反应。

在练习过程中，要处理好吸气与呼气之间以及两次呼吸之间的停顿，让这两种停顿自然出现和结束，不要故意缩短和延长。自然呼吸状态下，通常呼和吸的转折非常明显，但时间较短，而两次呼吸之间的停顿则稍长些。另外，呼和吸转换的节奏，以及两次呼吸之间连接的节奏均应该大致保持平稳。

练习的时候可以用手表计时，看看自己日常呼吸的次数是多少，成年男性一般为每分钟 12～16 次，女性则要快一些。但每个人之间的差异会很明显，通常情况下，身体健康状态较好的人每分钟呼吸的次数较少。

理想的练习场地是室外空气新鲜、灰尘少、花草树木较多的地方。如果在城市里，应避开早晚上下班时间，因为那两段时间汽车尾气较多，空气不够清新。一般说来，市郊公园的空气质量较好，街心公园空气质量较差，因为街心公园经常被车辆环绕。如果不能到郊外，也可以选择居住小区内的绿地，这里的空气质量比街心公园要好一些。如果要在室内锻炼，那么应该打开窗子通风，让室内的空气保持清新。每日可练习 15 分钟左右，练习的周期应不少于 100 天，最好在日常生活中养成有益于健康的胸式呼吸习惯。

丹田呼吸法和腹式呼吸法

使自己精神放松，然后进行冥想训练，这样就能够轻松地看到出现于大脑的心像。为此，我们首先应该学习让精神得到放松的松弛训练。

要使自己的精神处于松弛状态，直接进行内心调节是极为困难的。谁都有过这样的实际感受，靠自己的意志自由自在地控制自己的意识或者内心状态是一种非常不容易的事。

然而，自古就流传下来一种使人容易控制自己意识的秘诀，那就是"丹田呼吸法"。据说这种秘诀是释迦牟尼在修行时发现的，他就是通过冥想和丹田呼吸到达了大彻大悟的境界。

丹田呼吸法能够调和身心，使自己的身心与天地调和之气保持一体化。这样我们就可以得到和宇宙的一体感，发挥出通常发挥不了的超常能力。

每个人的身心其实都具备着仙人般的卓越能力，通过丹田呼吸法就可以发掘出这些能力。现在我们就把古时候流传下来的方法活用到冥想上。

丹田呼吸法的具体方法如下：

进行呼吸的时候，在呼气时，尽量使下腹部往里收缩，同时用力使横膈膜收缩，保持下腹部的用力状态；在吸气的时候尽量使下腹部向外膨胀，并使下腹部达到弧形的形状。为此，人们也将丹田呼吸称为"弧形呼吸"。

在进行丹田呼吸时，呼气产生了强力腹压，因此，腹腔内的各种器官的运行处于停止状态，静脉血被送到心脏，继而进入肺部血管，而在吸气的同时动脉血则进入了肾脏以及肝脏。

此外，在呼气的时候，我们要想象体内的恶气完全排出了体外；在吸气的时候想象宇宙的能量从头部顶端（百会穴）进入到脸部、颈部、胸部和腹部，全身都充满了宇宙的能量。这样可使容易上扬之气下沉，使容易下行之血上扬。

我们把将血液提升到横膈膜以上、将气下抑到横膈膜以下的状态，称为"交"，而不能达到这样的状态则称为"不交"，"不交"的状态是达不到身心调和效果的。

呼气时加长呼气，能够使人的上半身神清气爽，下半身温和舒适。这种上部清凉、下部温暖的状态，就是"交"的状态，是平衡调和的状态。在这种状态下我们方能与宇宙保持一体化。这时，我们的身心非常松弛。

多练习丹田呼吸，可以让身体获得充足的氧气，能有效舒解压力，消除紧张情绪，让人精力充沛。

除了丹田呼吸外，腹式呼吸对人体也很重要。腹腔内藏着除心、脑、肺之外的全部脏器，包括消化系统、造血系统、泌尿生殖系统、内分泌系统及淋巴系统的一部分，并拥有大量的血管、神经，因此腹腔是非常重要的。

人在学会直立行走以后，就逐渐变为胸式呼吸了，可这种呼吸方式会导致胸部横膈膜的运动较小，使呼吸多集中在肺部的上、中部进行，这样就造成了肺的偏废和偏用；再加上人人都有一根腰带，更限制了腹式呼吸。如此长期偏用偏废的结果是致使肺的下部组织萎缩，甚至纤维化，从而损害健康。

如果每次都通过腹部呼吸，可使中下叶全部肺泡及时开发，还会通过腹壁的前后运动、膈肌的上下运动使腹内胃、肠、肝、胆、脾、肾等器官得到锻炼，有利于加强这些脏器的气血循环和发挥它们的正常功能。

腹式呼吸也是一种良好的按摩，可以促进胃腹运动，改善消化机能。腹肌又是排便的动力肌，有规律的腹式呼吸还能防止习惯性便秘。当然，最重要的是，这种呼吸方式是紧张时的一剂"减压药"，多练习腹式呼吸，可以让身体获得充足的氧气，能有效舒解压力，消除紧张情绪，让人精力充沛。在任何时候，如交通堵塞时，参加重要面试时，在考试过程中，下班后仍无法从紧张忙碌的状态中脱离出来时，都可以进行腹式呼吸。

那么如何进行腹式呼吸呢？腹式呼吸的方法并不复杂，具体方法有两种：

第一，顺式呼吸。盘腿而坐，全身放松，两手自然放在膝盖上，头微微下垂。呼吸时下腹部要暗暗用力，吸气时，腹部鼓起；呼气时，腹部缩紧。

第二，逆式呼吸。逆式呼吸就是反过来，吸气时将腹部收缩，呼气时再把腹部鼓起。做腹式呼吸时要注意把握以下几点：一是呼吸要深长而缓慢；二是用鼻呼吸而不用口呼吸；三是一呼一吸掌握在 15 秒钟左右，每次 5～15 分钟，当然时间再长一点更好；最后一点就是呼吸过程中如有口津溢出，可徐徐下咽，不要吐出。

当你习惯了运用腹部做平稳顺畅的深呼吸后，你会发现，即使在一整天繁忙的工作后，你依然会活力充沛、神采奕奕。如果能在睡前练习一下腹式呼吸，你将能获得良好的睡眠；上班时若是觉得精神不继、疲倦烦躁的话，抽空做个腹式呼吸，也能帮助你保持头脑冷静，做出正确果断的决策。

适合冥想初学者学习的随顺呼吸法

有一种呼吸方法叫作"随顺呼吸"法，这是一种很适合冥想初学者的呼吸方法。

虽然吸气和呼气是靠肺来运作，并且都在胸腔内进行，但是，胃也是一个很重要的部位。当肺充气的时候，胃会鼓起来。刚开始呼气的时候，胃会向上鼓出，但是当呼气到 2/3 的时候，胃就会瘪下去。

这是为什么呢？胸腔和胃部之间有一层肌肉膜，也就是横膈膜。当你呼吸正确时，空气会先充满肺的下半部，然后充满肺的上半部，横膈膜就会往下推到胃，让胃向上鼓起；当肺的上半部也充满空气的时候，胸腔会往外扩张，这

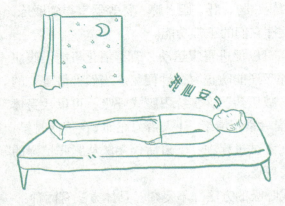

随顺呼吸法，让平静与安宁在心中定格。

样一来胃就会瘪下去。

这就是为什么古人说，呼吸开始于肚脐而终于鼻尖。

对初学者而言，不妨躺下来练习呼吸，防止太过努力。你需要注意的是，太过努力会给肺带来损害，因为肺常年不正确的呼吸而变得很虚弱。开始练习时，修行者需要背枕着垫子或毯子躺下，双臂自然放在身侧，头不要枕枕头。把精力集中到你的呼气上，在心中默数：1、2、3……，看看它持续了多长，缓慢地测查它。这样，经过几次之后，你就能知道自己的呼气长度，比如你的呼气长度是5，然后，试着延长呼气的长度，多数1~2个数，让呼吸长度变为6或7。接下来开始一边呼气，一边从1数到5，数到5时，不要像以前一样马上吸气，试着让呼气延长到6到7。

这个方法能够清空你肺部的气体，呼气结束时，停顿一会儿，让你的肺自发地吸入新鲜的空气，让肺自己不需要费力地能吸入多少空气就吸入多少空气。吸气通常要比呼气短一些，默默保持稳定的计数，测量吸气和呼气的长度。

持续几个星期这样的练习，躺下时永远对你的吸气和呼气保持觉知，并且在你走路、坐下、站立时测查你的呼吸，尤其是在户外时，行走时，你可以用脚步来测查呼吸。差不多一个月后，你吸气和呼气的长度就会基本上一致，然后渐渐再相似，最后变得完全相同。如果你呼气的长度是5，你吸气的长度也会是5，如果你在练习时感到疲惫应该立刻停止。疲惫是一种出色的身体机制，是最好的警示，会告诉我们是该休息还是该继续。但即便你没有感觉到累，这种长且平均的呼吸也不适合长时间地练习，适宜的练习次数是每次10回或20回。

关于测查呼吸的长度还有一个小技巧，除了用默数来测查，还可以用你喜欢的、有韵律的句子。比如，如果你的呼吸长度是6，你就可以用6个字来代替数数，比如："当、下、我、心、安、宁"；如果你的呼吸长度是7，你就可以用7个字代替数数，比如；"我、行、走、在、绿、地、上"。

呼吸六字诀

"六字诀"古已有之，是儒、释、医都推崇的一套吐故纳新、祛病延年的养生功法。它是通过"吹、呼、嘻、呵、嘘、嘶"6个字的不同发音口型，唇齿喉舌的用力不同，以牵动不同的脏腑经络气血的运行。"六字诀"锻炼分别对应人体的肝、脾、肾、心、肺、三焦六个部位，根据金、木、水、火、土相生相克之原理，弱则补之，强则抽之，使人体阴阳五行平衡，从而达到健身祛病的目的。

练六字诀分两个阶段：第一阶段着重呼吸、吐音；第二阶段转到处理意念、吐字出气流。练"嘘"字功，睁眼练，其他字可以闭目吐，每个字吐6次。吸气时鼓肚子，呼气时瘪肚子，吐字呼气，吐尽吸气，嘴呼鼻吸。

在练功之前，还要做好准备工作，最主要的是身体一定要松静自然，这是气功锻炼的共同要求。所谓"松"，是指身体各个部位从关节到肌肉都要做最大的放松，放松后才能达到"气遍周身不少滞"；"静"，指意要静，凡人皆有所思，我们要求在练功时，把放出的心暂时收回来，用一念代万念；"自然"，就是动作协调平衡，不强求，强求就容易出偏差。

准备工作做好了，就可以开始练习了。

1. "吹"字功

在人体器官中，"吹"对应肾，因此常练习此功，可以补肾气，对腰膝酸软、盗汗遗精、阳痿早泄、子宫虚寒等肾经疾患有很好的疗效。

练习方法：舌向里，微上翘，气由两边出。足跟着力，五趾抓地，足心空起，两臂自体侧提起，绕长强、肾俞向前划弧并经体前抬至锁骨平，两臂撑圆如抱球，两手指尖相对。身体下蹲，两臂随之下落，呼气尽时两手落于膝盖上部。下蹲时要做到身体正直。呼气尽，随吸气之势慢慢站起，两臂自然下落垂于身体两侧。共做6次，调息。

2. "呼"字功

在人体器官中，"呼"对应脾，所以常练习此功，可以培脾气，对腹胀、腹泻、四肢疲乏、食欲不振、肌肉萎缩、皮肤水肿等脾经疾患有很好的疗效。

练习方法：撮口如管状，唇圆如筒，舌放平，向上微卷，用力前伸。足大趾轻轻点地，两手自小腹前抬起，手心朝上，至脐部，左手外旋上托至头顶，同时右手内旋下按至小腹前。呼气尽吸气时，左臂内旋变为掌心向里，从面前下落，同时右臂回旋掌心向里上穿，两手在胸前交叉，左手在外，右手在里，两手内旋下按至腹前，自然垂于体侧。再以同样要领，右手上托，左手下按，做第2次吐字。如此交替共做6次为1遍，做1次调息。

3."嘻"字功

在人体器官中，"嘻"对应三焦，常练习此功，可理三焦之气。对由于三焦气机失调所致耳鸣、耳聋、腋下肿痛、齿痛、喉痹症、胸腹胀闷、小便不利等症有很好的疗效。

练习方法：两唇微启，舌平伸而微有缩意，舌尖向下，用力向外呼气。足四、五趾点地。两手自体侧抬起如捧物状，过腹至两乳平，两臂外旋翻转手心向外，并向头部托举，两手心转向上，指尖相对。吸气时五指分开，由头部循身体两侧缓缓落下并以意引气至足四趾端。重复6次，调息。

4."呵"字功

在人体器官中，"呵"对应心，常练习此功，可以补心气，对心神不宁、心悸怔忡、失眠多梦、健忘、口舌糜烂等症有一定疗效。

练习方法：练功时，足大趾轻轻点地；两手掌心向里由小腹前抬起，经体前至胸部两乳中间位置向外翻掌，上托至眼部。呼气尽吸气时，翻转手心向面，经面前、胸腹缓缓下落，垂于体侧，再行第二次吐字。应注意念"呵"字之口型为口半张，腮用力，舌抵下腭，舌边顶齿。亦要连做6次，然后调息。

5."嘘"字功

在人体器官中，"嘘"对应肝，常练习此功，可以平肝气，对肝郁或肝阳上亢所致的目疾、头痛以及肝风内动引起的面肌抽搐、口眼歪斜等有一定疗效。

练习方法：两手相叠于丹田，男左手在下，女相反；两瞳着力，足大拇趾稍用力，提肛缩肾。当念"嘘"字时，上下唇微合，舌向前伸而内抽，牙齿横着用力。两手自小腹前缓缓抬起，手背相对，经胁肋至与肩平，两臂如鸟张翼向上、向左右分开，手心斜向上。两眼反观内照，随呼气之势尽力瞪圆。呼气尽吸气时，屈臂两手经面前、胸腹前缓缓下落，垂于体侧。吸气尽后，稍加休息，再念"嘘"字，并连做6次。

6."嘶"字功

在人体器官中，"嘶"对应肺，常练习此功，可以补肺气，对于肺病咳嗽、喘息等症有一定疗效。

　　练习方法：两唇微向后收，上下齿相对，舌尖微出，由齿缝向外发音。两手从小腹前抬起，逐渐转掌心向上，至两乳平，两臂外旋，翻转手心向外成立掌，指尖对喉，然后左右展臂宽胸推掌如鸟张翼。呼气尽，随吸气之势两臂自然下落垂于体侧，重复 6 次，调息。

　　这套呼吸冥想功法简便易行，针对性强，所耗时间短，效果好。做一遍"六字诀"只需 10～15 分钟。功法较温和，不会出偏差，只要放松自然、持之以恒，定能收到祛病强身的效果。

三字真言呼吸法

　　"三字真言"出自佛教密宗的修持方法。所谓真言，就是真实的、不虚妄的话。三字真言呼吸法是在呼吸时发出"唵、啊、吽"这三个音。从现代科学角度来看，三字真言呼吸法其实是利用了声音共鸣的原理，用以震动身体内部的气脉，调动活力，激发身心潜在的能量。

　　唵（Weng）、啊（Ya）、吽（Hong）三个字来自梵文，这三个字的声音并不难发，但要求必须字正腔圆地诵读出来，读音要庄重、沉稳，并持续一定的时间。

　　三字真言呼吸法的关键，就是运用声音的共鸣。前面介绍的风呼吸、六字诀都没有利用共鸣，但三字真言必须充分利用共鸣。唵、啊、吽三个声音都是能够引起良好共鸣的声音。三字真言呼吸法的功效，主要来自于这三个字的发音所引起的人体不同位置的共鸣。

　　"唵"字的发音主要应用于头腔共鸣。发这个音的时候，要使整个头部有震动感，使声波穿透整个头部，传向遥远的地方，向宇宙空间弥散。"啊"字的发音主要应用胸腔共鸣，发音时要使胸部有震动感，使声波透过胸腔向四面传播。"吽"的发音主要应用腹腔共鸣，声音自丹田发出，使声波在腹腔震动，并穿透腹腔。有共鸣就会有震动感，所以发音时必须找到震动感，如果没有找到，就说明没有产生共鸣，或者共鸣不充分。

　　共鸣会影响到内气的运行。按顺序发出"唵、啊、吽"这三个声音时，上、中、下三个共鸣依次发生，内气受到共鸣的激荡，也会自上而下，一气贯通。如果共鸣运用得当，内气的贯通就会产生相当强大的力量，使人有荡气回肠之感。练习者会感觉到被共鸣调动起来的内气从头顶一贯而下，荡涤淤滞、疏通脏腑，浑身上下无比爽快。

做这个冥想练习时最好采用站立姿势。因为站式可以自如地采用胸腹联合式呼吸，有利于充分利用腹腔共鸣。当然也可以采用坐式，但效果明显不如站式，因为此时腹部的运动会受到一定的限制，腹腔共鸣不如站式充分，但胸腔共鸣、头腔共鸣与站式差别不大。双手可以叉在腰上，也可以自然下垂。

练习时用鼻子自然吸气，不必考虑呼吸支点。由于共鸣需要吸入较多的气息，而且共鸣会涉及胸腔、腹腔，所以需要采用胸腹联合式呼吸。但吸气不宜过满，过满会影响对气息的控制，顺其自然、从容舒适即可。

"唵"与"吽"发音时的口型基本一致，都是口唇向前伸出、撮圆，舌体稍隆起，口腔中空，气息充满口腔，为产生共鸣创造条件。"啊"的口型是双唇张开，嘴张大，舌体稍向下压，口腔内空阔而充满气息。"唵、啊、吽"三个音的口型转换很容易，主要是口唇部位的变化。

练习三字真言的呼吸方法有两种：一种是"一息一音"，另一种是"一息三音"。一息，即一次呼吸。所以，第一种方法是三口气完成三字真言的发音，第二种方法是一口气完成，两种方法各有优劣。

一息一音的练习可以充分地做好每一个音不同位置的共鸣，使每一个共鸣产生最大的效应，但共鸣之间的连续性较差。一息三音照顾到了共鸣之间的连续性，能够使共鸣所产生的内气效流从头至腹，一贯而下，但每一个音的共鸣不如一息一音充分。因此，可以依据锻炼的目的选择不同的方法，如果想侧重于身体一个部位的共鸣，可以选择一息一音；如果想取荡涤之势，就选一息三音。

一息一音很容易做到，一息三音的难度则比较大，因为它需要较长的、大量的气息，发音口型也必须转换自如。所以初练时最好采用一息一音的方法，熟练之后再练习一息三音的方法。等两种方法都掌握好了，就可以根据需要自如运用了。

练习三字真言呼吸法仍然要选在空气清新的地方，但最好是在空旷有回音之处，这样可以更好地体验共鸣效果，也会增加锻炼的趣味性。由于三字真言发音呼吸运动量大，单次练习时间不宜过长，每日练习 20 ~ 30 分钟即可，周期 2 ~ 3 个月。

日出呼吸法，让你瞬间平和

日出冥想呼吸将体位、调息和冥想的练习与益处结合在一起，通过脊椎张力发出的热量将很快传遍全身，心里同时变得非常专注、柔顺和平静。以下就是日出冥想呼吸的基本方法。

盘腿坐，或简易坐均可，背部挺直。

双手放在肋骨两侧，掌心向上，肩部放松，保持自然呼吸。

深吸一口气，然后一边呼气、低头，一边双手翻转，手臂伸向身后，并尽量伸直靠拢，呼尽。

慢慢吸气，抬头挺胸，脸朝上，同时双臂从身体后侧慢慢上举，手掌在头顶相碰，然后分开，脊椎感觉向上拉伸并略后弯，手臂感觉正抱着一个很大的能量球。吸满，屏气，保持5秒钟或者更长。

慢慢呼气，双手在头顶合十后，慢慢沿着身体中线放下，从额头到鼻尖到胸口到肚脐，脊椎前曲，含胸，就如鞠躬一样。

再次吸气，打开双手，掌心向上，向前伸出，并慢慢抬高直至头顶，这个过程脊椎逐渐挺直。

慢慢呼气，双手慢慢降落，从头顶上方，到面部前方，到胸部前方，呼尽时，回到肋骨两侧。

重复以上动作，练习8～15分钟。

结束时，双手从肋骨两侧放下，右手放在左手的掌心里，大拇指轻轻相触，保持平和的呼吸。

在练习过程中，眼睛可闭上或微微张开，若睁开请专注于鼻尖。

练习的最佳时间是早晨，最好面对升起的太阳方向。

五步鼻吸放松法，瞬间恢复好心情

生活在一个人与人交往日益密切的社会里，这时候发生情绪问题，让自己心情不好的时候该怎么办？发泄吗？很难找到一个让自己能够彻底发泄的时间与场所；倾诉吗？不想把这些消极的情绪带给身边的亲朋好友。总之，就连处理心情不好也排在了工作之后，没有时间、精力和耐心去调整自己的心理状态。

这时候，放松心情将会帮助你恢复好心情。

下面就介绍一套行之有效、方便易行的方法，还你一个轻松愉悦的好心情。这套方法被称为五步鼻吸放松法，它能够很好地帮助你调节心情，特别是当你心里不愉快，又没有其他的发泄方法的时候，这个方法，能让你不依靠他人，方便快捷地帮助你完成情绪的调整。开始之前，你可以选择任何你喜欢的姿势，如坐在凳子上，或者自然站立都可以。

第一步：鼻吸气，让身体按原有姿势保持不动，尽量放松；然后用嘴呼气，同时发出"哈——"的声音，这时候，仍然保持身体不动，并且让自己的身体随着呼气吐音慢慢放松，感觉放松的过程从胸部开始一直慢慢延续到下腹部，然后将以上动作重复3次。

第二步：鼻吸气，然后合拢唇齿，将放置在身体两侧的手臂向上抬起，一直到头部上方停止，保持掌心斜相对，如环抱状，此时，保持身体其他部分静止不动，并尽量放松；然后再鼻呼气，同样合拢唇齿，呼气的同时弯曲双肘，两手臂从身体前面往下移动，一直下移让自己能按在小腹前，保持两手的指尖相对，然后保持身体的自然放松，再将手臂还原到身体两侧，这套动作仍然重复3次。要注意，在做整套动作时，都应该保持平缓的速度进行，切不可用太大力，或过急过躁，时刻注意放松自己的身体。

第三步：先放松全身，用鼻吸气，吸气的同时将头微微仰起，身体的其他部位静止不动；然后再用嘴呼气，并发出"哈——"音，然后慢慢将头颈放松还原，并感觉自己身体的背面随着自己慢慢呼气吐音而逐渐放松下来，一直放松到尾闾骨，整套动作重复3次。

第四步：鼻吸气，在吸气的时候将头微微仰起，将放置在两侧的手臂慢慢抬起，保持掌心向下一直抬起到头的两侧上方，身体其他部位尽量放松不动；然后嘴呼气，并发出"哈——"的声音，让头和手臂随着呼气慢慢还原，同时感觉到自己的上肢和侧面伴随着呼气吐音和动作逐渐放松下来，整个动作重复3次。

第五步：鼻吸气，吸气的同时将头仰起，同时腰部下沉，尽量将尾骨高高翘起，将放置在身侧的两手臂从身体前方慢慢向上提起，膝盖微屈；然后嘴呼气，口吐"哈——"的声音，吐气的同时将身体慢慢还原，手臂重新落至身体两侧，感觉自己整个身体，尤其是腿部随着呼气吐音和还原动作在逐渐放松，整套动作重复3次。

被坏心情困扰的你再也不用担心郁结于心的难受怎样发出，做完上述的呼吸冥想，你会发现好心情重新又回到了自己身上，你又可以精神愉悦地开始工作了。

释放情绪的呼吸法

呼吸也能够调节情绪？初次听到这样的说法你可能会很惊讶。冥想几分钟并集中注意于呼吸，我们可以有意使白天令人愤怒和受到伤害的体验记忆进入大脑意识，通常这种体验记忆会带来瞬间的情感反应。然而在冥想的宁静之中返回我们头脑中的记忆，不再带有任何的情感波动。我们就会以超然的目光来审视它，这是从冥想中学会的对待压力甚至任何思想的态度。

以下是冥想的步骤：

第一，选择一个不被打搅的时间和安静的地点。

第二，直立地坐在椅子上，或双腿交叉盘于硬垫之上，双手轻握放在大腿上，整个冥想的过程中保持上身直立，别让头或肩倾斜或背部朝后仰，同时尽可能地放松肌肉。

第三，闭上双眼，把注意力集中于呼吸，保持一切轻松自然。

第四，让自己对呼吸的感觉占据你头脑的全部意识，无论你聚焦于鼻孔还是腹部，选择一个焦点并坚持到底，别让注意力随呼吸而转向全身，让它始终停留在你所选择的焦点上。

第五，你也可以在呼第一口气时默数1，第二次数2，第三次数3，一直数到10，然后往回数，每呼一次数一次，一直数到1，又往回数到10，这样循环往复。不要害怕在计数过程中走了神，你可以再回到1，从头开始。

第六，如果脑中有各种想法出现时，把注意力集中于呼吸，不要聚集于想法，让它出入你的头脑，既不追随，也不阻止。

第七，冥想过程结束后，慢慢从座位上站起来。在从事各项活动时，保持住冥想过程中体验到的平衡意识，用意识呼吸的方法去努力意识周围的所见所闻，不要急于脱离联想链。

冥想练习：“定”的冥想

生活中有许多美好，但也有很多挫折和伤痛，当我们被这些伤痛压得喘不过气时就会产生一些负面情绪，比如愤怒、暴躁、焦虑等。而且这些负面情绪还会传染给周围的人，尽管我们经常说控制自己的情绪，但真正能做到的却没有几个人。现在，让我们不妨用冥想练习来控制情绪，体会一下“定”的感觉和状态。

所谓“定”的冥想，就是利用冥想的状态让你形成一种平和包容、安宁通透的意识，不会被负面情绪引导，也是一种真正健康的心理状态。下面让我们进入“定”的冥想练习吧。

首先，闭上眼睛，利用腹部呼吸法做几次缓慢的深呼吸，你可以集中注意力去感受肚子、胸口、肩膀等部位随着呼吸产生的起伏。当你完全放松下来以后，把注意力收回来，用心回想你以往的感情色彩，你要以一种客观公正、不带私人感情的眼光去看待它们，不管是愉悦的、难过的，还是中性的。还要让你心中的公正无私不断壮大，体会这时你心中的平和与安宁，冷静地面对过去的感情带给你的想法和感受，你的情绪和意识都会越来越客观、越来越平稳、越来越淡然。

然后，听听你周围的声音、窗外的蝉鸣、孩子的欢笑、汽车的喇叭声，体会你听到声音时的感受，但不要被那些声音和感受所影响，你只是一个聆听者，可以有各种想法但不要被这些想法缠住，并且你还要用一个局外人的身份去分析你的感受和想法，看它们到底属于哪种感情色彩。但是你不需要去认同它们，接受它们，只要用一个旁观者的身份体会它们的变化即可，要知道，生活中我们的确需要用到它们，但不必拥有它们，更不必听从它们的指挥。

接下来，把你体会到的感觉和想法与你的意识分离，不要被其影响，慢慢地脱离它们，做到既不留恋快乐的感受，也不痛恨和抗拒难过与挫折。让你的意识停止反应，面对愉快的感觉，它就只是愉快，你不需要对它有任何反应，不愉快和中性的感觉也是如此。你要争取让自己处于一个不偏不倚、没有任何倾向性的精神状态中，而这种状态就是“定”，你的思想和意识都是自由的、安宁的。不断尝试进入深层次的“定”，体会极致的自在、轻松和满足。然后，睁开眼睛，看你面前的一切，并用“定”的精神状态去对待你所看到的，不管它们的感情色彩是怎样的，都不要对此做出反应，把它们客观地放进你的意识里就好。

最后，冥想结束，活动一下身体各部位，公正无私地体会每个部位的感受，不受影响、不被蒙蔽。尽可能长时间地保持这种"定"的状态，至少每天做一个"定"的冥想练习，经过一段时间之后，你会发现不仅你自己能压制怒火，能控制负面情绪爆发，你周围的亲人朋友也都获益匪浅。

冥想为你创造随时可以造访的心灵居所

运用冥想时，首先要做的一件重要事情之一就是：为自己创造一个随时可以造访的心灵居所。在这个心灵居所中，遇见最放松、最舒适、最本真的自我。以下是这个心灵居所的具体创造方法：

选择舒服的冥想姿势，闭上眼睛，把注意力集中到呼吸上。在头脑中想象你最喜欢的场所，可能是草原、可能是森林、可能是海边、可能是你童年生长的乡村，甚至可以是云朵间、深海里。在这个场所里，你感到彻底的放松，不依附任何事物你的心就能感受到愉悦。然后，开放你所有的感官去感知这个场所的一切，听这里的声音、闻这里的气息。接着，想象一座房子在这里慢慢浮现，房子的模样正是你从小到大渴望的理想居所的样子。如果你愿意，可以在这里举办一个小小的仪式，告诉自己的内心，这是属于自己的独一无二的宝地。

当你把心灵居所创造出来之后，每次你想见到它的时候，你只需闭上眼睛，就能随时前往了。

哲学家马卡斯·奥里欧斯说："人们为自己寻找退避之所——乡间、海边、山上的房子，你们也一定非常希望得到这些房子。殊不知这是一种平凡人的做法，因为无论何时你想退避独处时，其力量掌握在你自己手里。一个人想退到更安静、更能免于困扰的地方，莫过于退入自己的灵魂里面，特别是沉潜在平静无比的思绪里。我敢肯定地

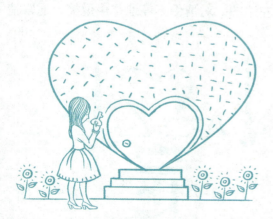

在冥想中为自己创造出一个随时可以造访的心灵居所

说，除了宁静是心理的最好状态外，别无他物。那么，不妨马上退避，重整你自己！"那么，我们不妨现在就进入冥想，创造自己的退避之所吧。

冥想让意识处于"定"境里

这里所说的"定"，就是镇定、平静、心无杂念。当你的意识保持"定"的状态，你就处在一种完美的、不可动摇的平衡状态。处于"定"的状态的人，不会抓着兴奋愉悦的体验不放，也不会让某种看似不幸的经历激起悲伤的感受。

佛教大师卡马拉曾讲述过这样一个故事，一叶小船在黎明的恒河上前进，船的左边，第一缕晨曦照亮了古老的佛塔和庙宇，让它们散发出宁静而耀眼的光芒。船的右边正在举行传统的火葬，尸体在火堆上熊熊燃烧，冒出滚滚黑烟，人们不断地呼喊着。左边是美景，右边是死亡，当你的心中有"定"，你就可以同时容纳这两者。当你面对那些会对你情感造成巨大冲击的局面时，就要用意识深处的那份"定"，保持中立，胸怀宽广，不为琐事而耿耿于怀。

当意识处于"不定"境中时，大脑的原始神经回路总会不停地驱使你去做出各种各样的反应，"定"可以打断这种回路。处于定境中的大脑，能够把你经历体验中的感情色彩和对外物拼命攫取的欲望剥离开来，使你对这些感情色彩的反应变得中性化，从而打断痛苦产生的过程。也就是说，当意识处在"定"境里，你能够始终保持空灵和稳定，不会被各种各样的外物所影响。

冥想者也许会有这样的体验：你到图书馆去看书，在此之前你刚刚进行完一次专注深入的冥想练习，坐在你左边的一对情侣不停地小声说笑，通常情况下你会对这种情况感到恼怒和厌烦，不过这一次因为你刚刚静修完，意识还处于"定"境里，所以你丝毫没有恼怒和厌烦的感觉。就好像你坐在一座空旷的图书馆里，这件烦心事仅仅是图书馆顶部的一个小风扇，尽管它拼命要把烦恼和怒火吹到你这儿，但你始终能够做到

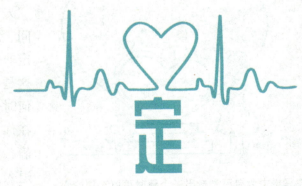

心处"定"境，不为琐事耿耿于怀。

不受它的干扰。

这种在特定情况下驱使你必须做出反应的局面，在心理学上被称之为需求性特征。比如你听到了敲门声，你会去问是谁；比如有人向你张开双臂要和你拥抱，你也会同样回应他一个拥抱，都属于需求性特定。而当你的意识处于定境中，这种局面就只剩下了特征，没有需求了。也就是说你知道发生了什么，但没必要一定要按照特定模式反应，可以先考虑考虑再说。而当你摆脱了这种下意识的自然反应后，你就能够留出更多的空间给同情、爱心以及喜悦了。

随着冥想者的进步，"定"会慢慢深入到一种甚远的内在平静状态中，这种"定"和你的日常生活交织在一起，会给你带来极大的平静。这种状态下，你不会对生活有不满和失望的情绪，痛苦和放任自然也就找不到生长的土壤。

在冥想中得到真正的休息

"星期一综合征"是现代上班族普遍出现的症状，尤其是整日坐办公室的白领一族，他们在星期一上班时，总是出现头疼、乏力、注意力不能集中等问题。我们不禁疑惑，经历了两个休息日的上班族，为什么反而越休息越乏力呢？那是因为，他们在周末时候所谓的休息，并不是"真正的休息"。

大多数上班族的休息不过是如下几样：睡懒觉，看看娱乐节目，和朋友聚会。可是，这几样休息看似使自己得到了放松，实际上却没有达到"真正的休息"应该达到的效果。真正的休息，不仅仅是身体上的休息，还要是心灵的放松，灵魂的休整。

要想得到真正的休息，有一个最重要的方法，那就是让心灵留下一片空白。所谓空白，主要是指将忧虑、憎恶、不安、罪恶的情绪彻底消除掉。

事实上，刻意地使心灵空白的确能有效地为人们带来心安的感受。当人们将压抑在心头的烦恼吐露一空，或抛到脑后时，往往能体验到解脱的快感。能够把心中的烦闷向知心朋友倾吐的人，通常都是能够把握快乐的人。

仅使心灵空白还不够，必须加进一些内容。因为人的心灵不能永远呈现空白，而毫无内涵，否则，曾经丢弃的消极想法极有可能又重新窜入到你的思想之中。我们必须在心灵呈现空白的同时，立即注入富含创造性、健康性的想法。如此一来，那些负面的想法将无法再对你造成任何影响。久而久之，那些重新注入脑中的新想法将在你的思想中生长，而且能击退任何负面的想法，那时你的心灵将永远享有平和。

冥想能够让我们的心灵留白，更能够重建我们的心灵，在冥想中，我们能够得到真正的休息。我们不妨在每天 24 小时中，抽出 15 分钟作为个人沉默的时间。在这段时间中，你不妨选择一个安静的地方，在那里或坐，或卧，或躺，安静地享受个人的冥想，既不与人交谈，也不读写任何东西，尽量摒除思考，把心灵置于虚空的状态中。有时难免会产生思绪扰乱的状况，但只要你努力尝试，终能使自己的心灵如同静止的水面一般波纹不起。此时，紧接着要做的是"倾听"。在冥想时听到的声音大多是和谐的、美丽的。这种情况正如托马斯·克莱尔所言："沉默是形成自然、伟大之事的要素。"

不过，别以为我们就会这般懒散下去，无所事事的时刻一旦结束，我们全身立刻会振奋起来，觉得自己可面对任何挑战。前一刻的冥想，只不过是为了让身体自然地调节它的节奏，生机一旦恢复，精神随即重振。

你的欲望标枪总是扎伤自己

欲望，是人本身意识对物质以及某种感情的冲动，欲望的产生，来自这种冲动的匮乏、贫穷，以及因此冲动不能满足的渴求。人类最原始的欲望源自人的生理需求，饿了想吃的，渴了想喝的，困了想睡眠，以及繁衍生息。再后来慢慢就有了现实社会性的欲望，即上升到心理的需求，有名望、地位、财富和权力，这些都是经过原始的欲望得到满足后慢慢衍生出来的。在现实社会中，经验和知识会教会人们如何达成欲望，如何满足欲望。

其实，适当的追求物质生活的品质并没有错，在能承受的范围内可以有一定的提高，只要不过于贪婪，不要面对种种诱惑，什么都想要，什么都想得到，因为当欲望膨胀到一定程度，过于贪婪而导致最终的结果会是不但无法享受，而且会适得其反。"人心不足蛇吞象"，

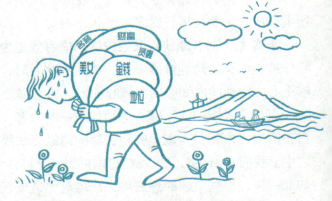

被欲望牵引的人注定会错过很多人生美景

最终断送自己的还是那个欲壑难填的自己。

贪婪使人迷惑，总被欲望牵引，被欲望控制，结果只能让自己坠入深渊。在这个时候，我们应该提醒自己，给自己敲敲警钟，让自己远离罪恶的深渊，找寻一条正确而适合自己的道路。

老子曾经说过：不见可欲，使心不乱，眼睛里没有欲望的东西，心里自然就宁静、安详。托尔斯泰也说"欲望越小，人生就越幸福"，同理，我们也可以说欲望越大，就越容易致祸。的确，古往今来，多少人欲壑难填，多少人被贪婪打败，所以，生活中，我们一定要减轻欲望，懂得舍弃，只有这样才能从贪婪中解脱，从而获得心理安宁。

感受植物散发的宁静与平和

绿色代表着生命、希望、成长，在一切颜色中它是一种和谐的大自然色彩，它平和如蓝色却没有蓝色的忧伤，它代表着新生如同红色一样，但却毫无红色的浓烈。正因为它是自然色，所以它能带给我们心灵的宁静与放松。

人类有90%的时间是在室内工作和生活的，在人类的生存空间不断遭受各种污染威胁的今天，在我们失去了从自家门口仰望夜空星罗棋布的惬意的今天，如何才能拥有一个健康洁净的室内环境？养一盆绿色植物，是治理室内环境最简单也最健康的一种方法。也许这不仅是出于健康的考虑，也可以作为一种爱好，一种陶冶性情的爱好。不管出于什么目的，在房间里有选择地摆放一些绿色植物，不仅能愉悦你的双眼，还能驱除异味，带来清新自然的空气，这样做肯定是没错的。

你可以选择在工作的办公室或在家居的客厅或卧室养都行。现代办公设备基本上都是自动化的计算机系统，每人的办公桌上都摆放一台电脑，这样我们每天都在遭受辐射的侵害。如果在办公桌旁养一盆绿色植物，最好是具有抗辐射功能的仙人掌，每隔1小时闭眼休息数分钟，再睁开眼睛观看绿色植物数分钟，眼周肌肉得到放松的同时，心情也会如绿色植物一般时时刻刻都是郁郁葱葱的。

在家居环境中养一盆绿色植物也很重要，选择品种之前，先了解一下各种植物的特点和功能吧。大部分植物都是在白天吸收二氧化碳释放氧气，在夜间则相反。但仙人掌、景天、芦荟和吊兰等却可以全天吸收二氧化碳释放氧气，而且存活率较高。比如，吊兰是窗台植物的最佳选择，美观而且价格便宜，且

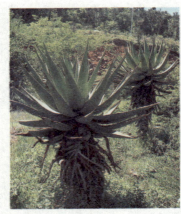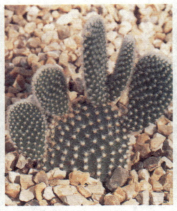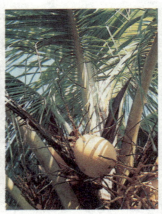

绿色植物不仅愉悦了我们的双眼，还给心灵带来了安宁和放松。

吸附有毒物质效果特别好。一盆吊兰在 8 ~ 10 平方米的房间就相当于一个空气净化器，即使未经装修的房间，养一盆吊兰对人的健康也很有利。另外，平安树是很多家庭客厅的盆养植物首选，平安树又叫"肉桂"，自身能释放出一种清新的气体，让人精神愉悦。在购买这种植物时一定要注意盆土，根和土结合紧凑的是盆栽的，反之则是地栽的。购买时要选择盆栽的，因为盆栽的植物已经本地化，容易成活。

特别提醒一下，植物在光的爱抚下光合作用会加强，会释放出比平常条件下多几倍的氧气。所以，要想尽快地驱除房间中的异味，可以用灯光照射植物，让房间里充满更多的氧气。

如果你有一个小小的庭院，试着在院中种满不同叶形、不同颜色的植物。当然，花匠可以提供很好的服务，但是你可能宁愿自己修剪树叶，或自己动手采集果实和种子，做做园艺什么的。你可能放着花园某个角落不整理，作为鸟儿和昆虫的天堂。认识你种植的植物或花的名称，去认识它们个别的个性。同时学习它们的学名和俗名，并大声念出那些奇怪的音节，想象它们像种子一样躺在你心灵中的花园。

从你的庭院或附近的公园树木收集不同种类的树叶。舒适地坐下来并认真地研究它们——树叶的形状、颜色和纹理。压在手掌心里感觉它们的凉爽，用手指循着每片叶子的叶脉移动，然后闭眼冥想你所看到的叶子形态；闭上眼睛，感觉并闻一闻手中的叶子，借由触摸和气味来分辨每一片的不同。

让自己完全专注在树叶上，让所有的担心、焦虑和负面思想都从意识中消退。

用心聆听即是冥想

试着想象这样的场景：每天清晨，天才蒙蒙亮，窗台外面就聚集了一群小鸟，在安装空调的地方叽叽喳喳地唱歌。楼下的空地种着一大片的鸢尾花，绿绿的叶子，开花时节整片整片紫色的花格外美丽，还有一棵柳树，已经长高到能够把枝叶伸到了窗台，所以赢得了这些小鸟的青睐。一年四季，除了下雨天未见小鸟，几乎每天相同的时间它们就会出现，尤其是夏天，歌声更加清脆响亮，还有它们拍动翅膀时羽毛的梭梭声、爪子在空调机上挠动的吱吱声。这般天籁之声，萦绕在大自然的每一个角落。

你想要生活在这样的美妙环境中吗？很难有人会摇头说"不"吧，但同时又觉得这种美妙是可遇而不可求。其实不然，只要我们能够静下心来全心全意地聆听，你就会发现天籁之声一直在你耳边。

然而我们已经被各种各样嘈杂的声音充斥了耳朵和内心，摇滚乐、大街上的汽车和人流的噪声、人与人交谈时的高谈阔论，我们很少有人拥有闲暇的时间静下心来全然地倾听大自然的声音。

倾听为什么是最难的？因为我们大都只关注自己的问题、思想和见解，我们通常都急于表达自己的意见，喋喋不休地说个不停，生怕他人不能理解我们的意思，唯恐没有发表看法的机会；而当别人和我们说话，向我们倾诉时，我们却表现得极其不耐烦，一点都不能静下来耐心地听，所以我们常常发出这样的疑问："抱歉，请问刚才你说了什么？"你为什么没能听清别人的意思？别人说话的时候你在想什么？别人话还没说完，你是不是已经在想着怎么接

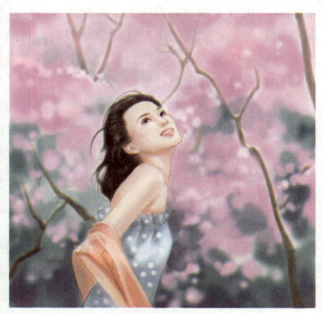

大自然的每个角落都萦绕着天籁之音

话，甚至刚开始交谈的时候，你是不是已经想着要怎么去反驳对方的观点？许多人都会给出肯定的答案，这更说明人们的心灵处在缺乏倾听的自私状态。

当你意识到自己的自私后，你是不是该克制一下自己"说"的欲望，更多地倾听他人的想法呢？而如何倾听也是一门艺术。聆听有两

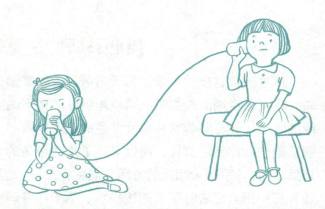

还记得我们小时候经常玩的电话游戏吗？那时候我们总是怀着一颗开放而真诚的心灵去聆听。

种，一种是用耳朵听，另一种是用心听。如果我们能全心全意地调动起所有的感官整体地去听，就不必管耳朵听或不听的问题了。然而我们的聆听之中通常掺杂着动机，那个动机有时候表现得很明显，有时候又很隐秘。我们听别人说话，常常先入为主地认为不可能有太多收获，我们高兴的时候就认真地听，不高兴的时候就敷衍了事；他说的话对我们有利，于是我们就欣然接受、接收，他说的话是在贬低我们，那么我们就一概拒绝。在这样心灵受限的情况下去倾听，我们往往难以全面地认识他人，更难以全面地认识世界。只有当我们完全不带着任何目的地去倾听，不被任何事物限制，我们的心才会变得无比自由，它会非常敏锐、活泼、轻盈。所以思考一下你究竟为什么听别人说话，以及你究竟在听什么，是非常重要的事。

聆听大自然亦是如此，我们不能带着选择和评判去听。无论是鸟叫声、蟋蟀声、风声、流水声，还是小草发芽、花儿开放的声音，都各有各的美。我们只要安静地坐着，保持一颗静谧之心，不必刻意集中注意力，我们就能够听到所有的声音。我们会发现，我们的内心正在发生着惊人的变化，我们能够感受到一股轻松、愉悦、纯粹的力量涌上心田，使自己进入到一种安静祥和的冥想状态。

如果我们能全心全意地听，那听的本身便是一件最神奇的事，它终究能使我们的心产生惊人的转变，为我们的生活带来更多的快乐。

冥想开悟的生命形式

花朵、鸟类、水晶和宝石，这几种生命形式自古以来一直对人类心灵有着重要的意义。和其他一切生命形式一样，这些东西也是自然万物中的一个生命、一个意识的短暂显化，其脱俗空灵的特质让它们对人类心灵有着特殊的意义，人们对这些让他们备感亲切的生命形式如痴如醉。

每个生命都有它的内在本质，这个本质即是每个生命形式和创造物中永存的意识或灵性，不幸的是，大部分人只能看到生命的外在形象——他们只认同自己的肉体和心理，而无法察觉到自己的内在本质。如果人类的认知中能够有一定程度的临在、定静和敏感，生命的本质就能够被体会到，并且人们能够认识到，生命的本质是和人类自身的本质合一的，这能让人类爱它如己。

花朵、鸟类、水晶或者宝石，由于这些事物空灵的本性，使得其灵性相对于其他生命形式而言不会被掩盖，当闻到一朵花的芳香，当看到一颗宝石的光芒，当远观一只鸟儿的飞翔，即使是一个没有临在的人也能够或多或少地感觉到：在这些生命的表象之外，存在着更多难以言语的东西，而这就是他们被吸引的原因。

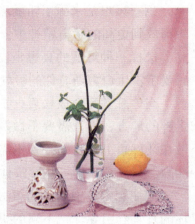

一张冥想桌可以满足所有感官的需要：一朵花，用来"看"；一个柠檬或一根带叶的散发着香气的枝条，如罗勒，用来"嗅"和"品尝"；一些放在炉子里的油，其所产生的香气有助于将人带入冥想状态；一个晶体状的物体，以供"看"和"触摸"；一串念珠，以供你在诵念梵咒时使用。

还有一种生命形式——新生命，婴儿、小猫、小狗、羊羔等，这些生命那么娇嫩、柔软，在物质世界中尚未完全成形。美丽、天真、娇柔，从其身上能闪耀出一些不属于世俗的特质，甚至有人在看到这些生命时心情会自然而然地好起来。

当你聚精会神地对着一朵花、一只小鸟或一颗水晶深思冥想，但不让头脑去定义它们的时候，它们就会成为你进入无形世界的一扇窗户。你的内在会有个开启，让你因而进入心灵的领域。也因此，自古以来，花朵、小鸟、水晶这三种"开悟"的生命形式，在人类的意识进化上扮演了非常重要的角色。比如，佛教的一个重要的象征就是莲花；而在基督教中，白鸽代表着圣灵。人类注定要发生一场深远的意识的转化，这将是一次心灵觉醒之旅，而这三种"开悟"的生命形式一直在为这场转化奠定基础，而人类意识一旦绽放，那么无论花朵多么美丽，都会在人类的意识面前黯然失色。

炫彩花朵冥想，净化精神

色彩冥想是来源于印度瑜伽传统的一种冥想，此冥想的目的是把我们的思想释放到更高的宇宙精神中去，整个冥想过程持续 5 ~ 10 分钟。

选择一种舒适的冥想坐姿，闭上眼睛，把注意力集中到呼吸上，深呼吸，感受宇宙生命力随着你的吸气进入你的体内。

当你感觉完全放松后，把注意力转到你的思想上来……要意识到可能让你走神的地方，你只需要不做判断地静静观察就可以了。思想和精神可以同时分散在几件事上。这是一种不需控制的特性；相反，它可以被认为是精神的一种能力。只要意识到可能导致你走神的地方，你就会有所警觉。

把注意力集中到你的想法上来，并且把你的不同想法想象成不同的颜色，你的直觉会引导你把不同的想法赋予不同的颜色，跟随着呼吸进入到这些想法

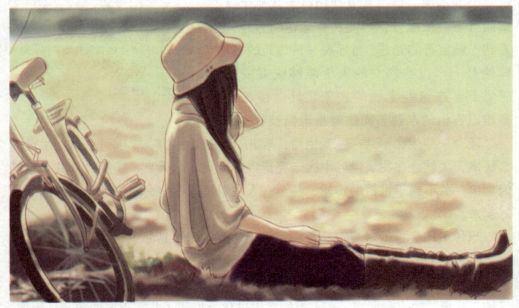

别让外界浮躁了自己

中，看着它们变成光谱中不同的颜色。

手呈杯状，放于胸骨中与心脏持平的地方。把你各种颜色的想法想象成美丽的花朵，让它们像瀑布一样落入你的手心里，把这些花完全吸进你的心脏中心，让这些想法和你的心灵隔离开来，不要与这些想法产生任何联系或对它们有任何责任感。接着，摊开手，让它们垂落于身体两侧，想象着花儿落入土壤，让你的想法沉入更高精神的智慧中，宽广厚实的土地殷勤地接待它们。按照自己的意愿重复以上过程，直到你感受到心灵的清明与纯净。

重新把注意力转到呼吸和外部环境上。睁开双眼，结束冥想。

去除浮躁，静坐冥想是一剂良方

浮躁是一种不良心态，心理学上甚至把其纳入"亚健康"之列，浮躁也和冥想者所追求的"内心和谐"相悖。

但在我们的周围，处处可以发现浮躁的人、浮躁的事、浮躁的风气，我们的社区、学校、企业、媒体、文化……一切都变得浮躁。然而，头脑清醒的人知道浮躁的危害，浮躁会使施工单位不能认真施工，学生不能安心读书，科技工作者不能躬身科研，公务人员不能真诚为民服务，工人无法敬业爱岗，投机行为和功利心态愈演愈烈……浮躁就像流感和瘟疫，大到国家民族，小到团队个人，沾上了浮躁，就很难有正常的发展。

浮躁为什么会出现？是浮躁的人组成了浮躁的社会，还是浮躁的社会造就了浮躁的人？刘景良教授认为，浮躁在当今社会是具有普遍性的。首先，市场经济是趋利经济，它将人的所有欲望调动起来，人会趋利避害，这是人性的本能，也是人性的弱点；其次，很多人思想意识浅薄，自控能力太弱，不能严格约束自己，没有自我要求和自我反省。

所以，我们周围的社会环境、经济环境等都会促成浮躁的产生，但这都是外因，归根到底还是个人修养出了问题。从人的角度而言，没有浮躁的个人，就不会有浮躁的社会。心病还需心药医，去除浮躁，要从我们自己的心灵着手。

去除躁气的所有方子当中，"静心冥想"是一服最有效的药。内心的平静是人生的珍宝，它和智慧一样珍贵。能够静心，才能够有健康和成就。拥有宁静之心的人，比那些汲汲营营于赚钱谋生的人更能够体验生命的真谛。

静心可以带来内在的和谐，儒家思想一直非常强调"静心"。《大学》中有这样一句话："静而后能安，安而后能虑，虑而后能得。"只有静下心来，才能获得内心的安宁，然后才能用心思考问题，才能有所成就。

让心静下来的方法有很多，冥想就是方法之一，其实儒家思想中早已为我们提供了一种简便易行但十分行之有效的冥想方法——静坐冥想。

据《礼记》记载，中国人很早就有在祭祀等重要活动之前沐浴、斋戒的传统。《礼记》中所说的"散斋""致斋"，就是一种静养、调心的过程。到了唐宋时期，新儒家学者们吸收和改造了佛教中的"打坐"，结合儒家修身观念，形成了一个日趋成熟的静坐传统。

南宋儒学大师朱熹的老师李侗一生倡导主静，动辄教人静坐，后来朱熹跟他学习静坐，并有"半日读书，半日打坐"之说。相传北宋名儒吕大临每日静坐时，将双脚搭在一块石头上，久而久之，石头上竟陷进去了两个凹槽，与他的脚印一模一样。清代名臣曾国藩也是一代大儒，他把"静坐"当作修身的主要方法之一，并提倡"每日不拘何时，静坐半时"。还说，静坐到极致处，就能体验"一阳来复"的境界。

清华大学方朝晖教授在他的《儒家修身九讲》中，对"静坐"有着比较深入的探讨。他认为，静坐不是呆坐，而是要对自身进行思考和剖析。静坐的时候，要强迫自己静下心来正视一些平时被搁置、以种种理由不去想或者佯装不在乎而回避的问题，因为与其一再回避求得暂时安稳，不如主动去接触它、解决它。生活的节奏如此之快，我们似乎找不到一段完整的时间去思考和处理自己的问题。静坐也许可以算是一种补救吧！抛开手中的事务，静心冥想，集中注意力，干净彻底地给自己一个交代。

我们常常感慨这个浮躁的社会，人们急功近利、忙忙碌碌，于是悲从中来。可是，仔细想一想，究竟是这个社会浮躁了，还是我们的心浮躁了？我们可曾认真审视过自己的内心？

要摆脱内心的浮躁，就要学会静心，不管世界多么喧嚣，也要让心灵有片刻的安宁。不浮躁的人生，从静心开始，而静心从静坐冥想开始。

冥想5分钟，负面情绪全消失

转念作业冥想拨开痛苦的迷雾

转念作业冥想是身心灵作家拜伦凯·蒂发明的一种方法，这个方法为无数人拨开了痛苦的迷雾，找回了内心的平静和欢喜。转念作业究竟是什么呢？它只是简单的四句问话，它甚至什么也不是，既没有动机，也没有附带条件，并且，如果这四句话缺少了你的回答，那它就如同一纸空文。如果你有任何信仰，转念作业会让你的信仰更加深化；如果你没有任何信仰，转念作业同样会让你获得无比的喜乐。

转念作业的第一步就是写下你对别人的批判，你的批判对象可以是过去或现在任何让你讨厌的人，任何让你生气难过的人，任何让你矛盾困惑的人，你要做的就是写下蛰伏于你心底的对他的批评。对有些人说，这似乎是一件不太容易下笔的事情。这也难怪，我们多年来受到的教导就是别去批评别人，然而事实上，即使我们没有从口头上说出来，我们内心对我们周围的人的批判却一直不曾停止，转念作业就提供给你一个机会，让你可以毫不仁慈和保留地把你对他人的批判发泄出来。这只是转念作业的第一个步骤，你此时写下的话语无论多么不堪入耳，接下来都会峰回路转，引发出无条件的爱。

下面这6个问题就是"批评他人的转念作业清单"。

1. 谁让你生气、不高兴、失望或是看不惯，他有哪些地方是你不喜欢的？
2. 你希望他怎么做？
3. 他应该或是不应该怎么做？
4. 他怎么做你才会快乐？
5. 他在你心中是个什么样的人？
6. 你再也不想跟这个人经历什么事情？

为了更方便地阐述，我们来看看婚姻触礁的小A，是怎样批评她想要批评的人的，看看她是怎么回答这些问题的。

1. 我讨厌我的前夫王明，他对我说的话不在意，我怀疑在我跟他说话的时候他有没有在听。他对我一点也不体贴，他还总和我吵架，我说什么他都得对着干，而且我也受不了他的暴脾气，他动不动就生气。

2. 我希望他能把更多的精力花在我身上，我希望他能够更爱我，我希望他能够知道我需要什么，我希望他注意自己的身体，多运动。

3. 他应该少玩点电脑游戏，他应该告诉我他爱我，他不应该忽视我，不应该不给我面子当着朋友的面数落我。

4. 我需要他对我温柔体贴，我需要他对我坦诚，我需要他能对我分享他的感受，接纳我的情绪。

5. 他在我心中是个谎话连篇、不懂得关心人、不懂得负责的人。

6. 我不想和他继续生活。

写下了这些批评，你就完成了转念作业的第一步。记住，一定要清楚地写在纸上，如果不写出来，只是用头脑思考来做转念作业，那你会被你的心耍得团团转，唯有把故事诚实地写在纸上，你才会清楚地看到那些一直跟你纠缠不休的东西。

转念作业从批评他人开始，接下来就要进行反躬自问和反向思考了。在前面我们已经完成了批评他人的步骤，接下来让我们继续往下走。

先让我们了解四句问话：

1. 那是真的吗？

2. 你百分百确定那是真的吗？

3. 当你持有那个想法时你是如何反应的？

4. 如果没有那个想法，你会是怎样的人？

现在，依然以小A为例子，用四句问话来审查刚刚她写下的"批评他人的转念作业清单"里的第一个答案，在小A的第一个答案中，她说前夫王明对他不体贴，那么，现在就开始四句问话。

1. 那是真的吗？反问自己："王明真的不体贴我吗？"如果你发自内心地想要知道真相，答案会自己跳出来。用心质问自己，静候答案的出现。

2. 你百分百确定那是真的吗？不妨继续发问："我百分百肯定王明不体贴我吗？我能肯定他不体贴我吗？是不是有的时候他的体贴我没有察觉到呢？"

3. 当你持有那个想法时你是如何反应的？正视这个问题，问问自己："当我觉得王明不体贴我的时候，我做何反应。"请你列出一张清单，比如：我会不理睬他，我会对他无理取闹，我会在他专注于他自己的事情的时候故意烦他，我会很伤心，我会对他一直抱怨不停。要一边深入反省，一边继续回想自己在那个情况下的做法。

4. 如果没有那个想法，你会是怎样的人？现在想一下，如果你没有"王明对我不够体贴"这个想法，你会是怎样的人。闭上眼睛，想象王明的不体贴，想象一下你没有那个想法的时候你的状态是怎样的，看看你会有什么新发现。

在你回答完"四句问话"之后，接下来要做的事情就是反向思考。你最先的回答是："王明对我不够体贴。"经过反转之后，就变成了"我对王明不够体贴。"想一想这句话，是不是一样真实或者更加真实呢？当你觉得王明对你不够体贴的时候，你是不是对他也不够体贴呢？

还有一个可能同样真实或者更加真实的反向思考是："我自己对自己不够体贴。"在生活中，你真的时刻关心自己的所想所感，全身心地体贴自己吗？你是不是也有对自己不够体贴的时候呢？安静地进行一会儿反向思考之后，你可以继续依循这个方式，进行作业单上其他的问答。

反向思考是健康、平安和欢乐的挖掘者，依循这个方法，你能拨开痛苦的云雾，发掘一些正面的情绪。

这是一个心灵探索的过程，它好比是潜水，经过你的不断提问，答案才会自动找到你。通过这样的冥想探索，你会对自己和世界有不一样的发现，你的人生将会彻底改变。

敞开心灵，软化心中的负面情绪

选择满意的姿势正坐或靠坐开始冥想，闭眼凝神于呼吸，在脑中想象一个你心目中喜欢的人，而他对你的爱意是无条件的、积极的。你拉着他的手，当你想到他时，内心会产生何种感想？注意他是多么情愿地想来安慰你，将手掌轻轻放在心窝上，自然流畅地呼吸，让呼吸轻柔地弥漫心间，感觉心跳，想象用手保护着心脏，感受自己的心脏一直保持着这种工作状态。

在你的心里或生活中是否还有别的部位受情绪影响而僵化？让自己慢慢地去探索这些地方。用呼吸将力量导入这些地方，借助呼吸的力量送出温柔的关怀，软化僵硬。站在你的爱人面前，想象你与他相连在一起，想象这份联结中绽放出来的光和能量穿透你的身体，直到你身体的每个细胞都与灵性成长和更高目的合流。有心爱的人在，你会感到很安全，他的温情鼓励你去享受热情的沐浴。

你的心里或许残留着悲伤的痕迹，失望的影子。这种影子可能会拥有很大的力量，就像汹涌的河流会将你淹没。为了疏解你的悲伤、失望，当冥想准备就绪的时候，首先感谢爱人的出现和给予你的力量，将注意力从心脏移开，双手下垂，放在腿上，集中关注你的呼吸，慢慢睁开眼睛，稍做调整，你可能需要休息一下。

冥想可以减轻痛失亲人的悲伤

开始冥想前，首先选择满意的坐姿或仰靠姿势，闭上眼睛，开始使用腹部呼吸。

可以以自然节奏呼吸开始，呼吸起落如同波浪拍击海岸，慢慢将呼吸的节奏变缓慢，用缓慢的节律将自己带去一个既无时间又无空间，只有呼吸存在的境界。

慢慢地，呼吸如同一缕微风将你慢慢托起，这阵清风从一个隐蔽的通道把你带到新的地方。微风把你带到绿油油的田野，在田野的尽头出现了一片树林，你开始向树林走去，等你接近树林时，看向那些青翠的树冠。林中那些古老的树已经在这里生活了几百年，见证了时间的流逝、事物的变幻。你继续前行，走向树林深处，这时你的意识被唤醒了，许多美妙的景色尽收眼底，树林中的一切都是那么鲜活，同时伴有美好的声音。你一边漫步一边抚摸着松针，松针像地毯一样柔软，铺在脚下。

忽然，你看到了从未见过的最粗壮、最古老的树，你伸手去抚摸树皮，感觉到一种爱的力量从树的年轮中向外散发。张开双臂拥抱这棵大树，全力抱住它，吸气，让悲伤在体内充盈、胀满；呼气时，用

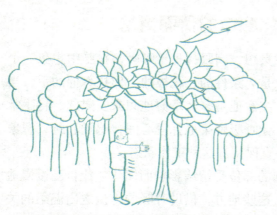
拥抱粗壮古老的大树，把悲伤释放到树里。

力地将悲伤释放到树里，当转身靠在树上的时候，你的身体也会很快变成树的一部分。

树干的中心充满明亮的阳光，这份力量把你送到树枝上。树枝上，栖息着一只大鸟，你魔幻般地进入这只硕大的鸟体内。大鸟在树林上空盘旋，通过鸟的眼睛，你俯瞰大地的广阔。在你饱览美景的时候，突然发现有一个人从远方的晨曦中渐渐走近，原来是你曾经的爱人，他经过你的身边，慢慢地渐行渐远……

当你意识到已经到了该离开的时候，和大鸟、树木作别，和美景流云告别。没有别离的感伤，只有对重逢的向往，这份信心将带你回到原来的绿草地，走向另一条路。

微微暖风将你托起，慢慢收回意识，经过内心通道，重新返回现实。感受自己呼吸的节奏，仍像海浪的拍打一样，慢慢地从 10 开始倒数，回到清醒状态。

重构思想克服焦虑情绪

下面的冥想可以帮助你克服担忧和焦虑，时间大概持续 10 ～ 15 分钟。

选择舒服的冥想姿势，闭上眼睛，舌抵上齿，采用腹部呼吸。

把注意力集中于当前状态，仅留意情绪的产生和消失，体会与身体、情绪和心灵的沟通。

想象你的心中发出一束亮白的光，那是清晰的因缘之光。想象你面前有个光泡，选择一种可怕的或消极的想法去核查它，思索这种想法是

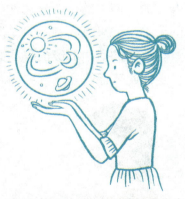

把积极的想法放入你的能量光泡中，帮自己克服焦虑的情绪。

如何影响你的行为和反应的，如果你总是以这样的想法衡量生活中的每一件事情，是不是你会变得越来越消极。之后，把这个光泡冲破，让它成为宇宙的意识。

设想一个新的光泡，选一种积极的想法或适宜的表述来取代恐惧，如"这不是事实，只是一种恐惧"或"我可以应对将来发生的事情"。将这样新的想法放进光泡中，让新想法成为真实，想象从恐惧中解脱出来会是什么样子，想象事实上的情绪将会如何。

将光泡置于头顶上方，扎破这个光泡，让其积极的能量流入你的体内。

返回到正常的呼吸节奏中来，睁开眼睛，结束冥想。

冥想5分钟，回归平静和理性

如果有人冒犯你，请先不要愤怒，愤怒是不能解决任何问题的，只会让自己过于激动，没有办法运用理性正确地看清问题，被愤怒蒙蔽了双眼、蒙蔽了心灵，从而不能正确地看清事物的本质，判断事物的好坏，这是毫无益处的。其实真正打扰我们的不是别人的行为，别人的行为不会直接作用于我们身上，真正打扰我们的是我们自己的意见，只有我们自己的意见才会对我们的行动产生影响。所以，先放弃你对一个行为的判断吧，尝试冥想以下几个问题，也许可以让你回归到理性上来。

第一，思考一下你和人群的关系。所有的人类都是被神明派到世上来相互合作的，而你的位置被放在他们之上，就像是牛群中领头的公牛、羊群中领头的公羊。如果万物都不只是原子的聚合，那么自然必定就是支配所有事物的力量。那样的话，低级的事物必然是为高级的事物而存在的，而高级的事物之间又是彼此依存的。

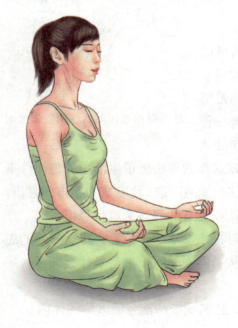

第二，思考一下别人在用餐时、在睡觉时、在别的场合都是怎样的？他们遵从怎样的思想支配？在他们冒犯别人的时候，是带着怎样的骄傲的？

第三，如果别人正在做着他们所做的事情时，我们不必感到不快；而人们有时候会出于无知而不知不觉地在做着不正当的事情。但在他看来，他只是在追求他的真理，因为没有一个灵魂是会放弃追求真理的。他也不愿意被剥夺宇宙赐予他的为人处世的能力，所以当他由于无知犯错而被人指责不正直、背信弃义、贪婪的时候，他是很痛苦的。

第四，要想到，你自己也和他们一样，

犯了很多不自觉的错误。也许你已经纠正了这些错误，但难保你不会再犯。何况你戒除这些错误，在很大程度上还是出于不纯的动机，比如出于怯懦，或者害怕失去名誉，或者其他的原因。

第五，当你断定别人在做着不正当的事情时，你也要想一想你的判断是否正确，因为很多事情其中另有隐情。我们必须了解更多，才能对别人做出正确的判断。

第六，在你烦恼、愤怒和悲伤时，想一想生命是很短暂的，也许下一秒你就会死去。

第七，困扰我们的实际上并不是别人的行为，而是你对于这些行为的看法。那么消除这种看法，放弃那些认为某件事情是极恶的东西的判断，你的怒火就能够得到平息。那么怎么才能消除这种判断呢？只需要明白一个道理：就是别人的行为并不是你的耻辱，只有你自做的恶行才是你的耻辱，如果你为别人的行为也感到耻辱，那你就是在代替那些强盗或恶人受过了。

第八，要想一想，由于这种行为引起的烦恼和愤怒带给我们的痛苦，比这种行为本身带来的痛苦要多得多。

第九，保持一种和善的气质是令任何人都无法拒绝的，但要是真实的、发自内心的，而不是一种表面上故作的微笑。始终和善地对待他人，即使最暴躁无礼的人，也不会对你怎么样。在条件允许的情况下，你可以用一种温和的态度纠正他的错误，你要以这种语气说："孩子，不要这样，我们是被宙斯派到一起来共同合作的，他将不会让我受到伤害，而你却在伤害你自己。蜜蜂，还有其他的动物，都是这样，它们都不会像你这样伤害自己。"用这样的口吻，循循善诱地告诉他这些道理，不带着任何双重的意向，不带着任何斥责、怨恨的感情，亲切和善地关心他的感受，而不是做给旁人看。

按照上面的方法，你就会发现，只要自己恢复了平静和理性，那些打扰到我们内心的事物就几乎不存在了。可见，真正影响到我们生活的，只是我们自己的想法。所以，只要能够控制住自己的内心，我们就掌握了人生的主动权。

健康地表达你的愤怒

开始冥想前，先在身边准备一张纸、一支笔。选择你喜欢的坐姿，闭上眼睛，舌头抵住上腭，用鼻腔吸气，腹部呼吸，注意力集中在呼吸上。注意力充分集中，

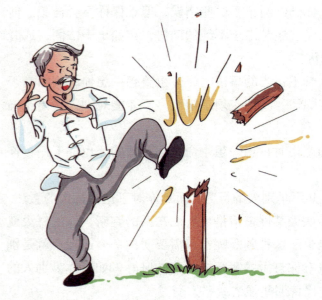

生气就是用别人的错误惩罚自己

身体得到放松时，在心中营造一个向别人倾诉怒气的情景。可以是当前的，也可以是以往的，只要觉得怒气消了一点儿或是余怒未消都可以。

先在脑中梳理一遍使你生气的原因：是朋友对你的伤害吗？觉得自己受到冷遇或背弃？私人空间或是个人价值受到侵犯了吗？将内心感受尽可能地具体化，并记录下来。是他人什么样的举动、言语或行为使你发怒，也要记下来。鉴于这种情形，你需做什么来改善这点，不必在乎是否能满足要求，只要记下就行了。

闭上眼睛，想象此人就坐在对面，他愿意倾听你的诉说，你可以尽情地表达自己的感情。

一开始就告诉冒犯你的人是什么具体行为使你不快，用"我"来陈述。这可以让你自己承担感情的责任，例如，"我们约好了9点见面，你竟迟到40分钟，我真是火冒三丈""你这样做，我失望透了，所以才发脾气""你非得用那种调调评论我的朋友，让我也抬不起头来"。

冥想中的交流，要简单、明确，假想对方在倾听和接受你的谈话，讲话的时候也要关注自身的感觉及由此产生的情绪。让对方满足自己的一项具体要求，例如，"如果你愿意多倾听一会儿，不是横加指责，我一定会愿意听你的意见。"然后问他是否能做到，如不能，可以试试能不能讨价还价。

将注意力转回到自身，让对方消失，关注自己的呼吸，留心在此心理演练中出现的任何情绪变化。做好准备，睁开眼睛做几次清洁呼吸，再花上1分钟时间进行调整。

健康地表达你的愤怒，根据情景需要持续冥想 10 ~ 15 分钟。

在冥想中感受你的愤怒情绪

想象你被一个光的气泡所包围，气泡的宽度约是双臂伸开的距离，这个气泡向下延伸到地表下 30 厘米的深度。能量不断流下，在发光能场里循环，这股能量有助于提供一个安全的氛围，让你体验情感经历，同时它也是控制日常活动范围的强大工具。

选择你最满意的冥想姿势，闭上眼睛，将注意力集中在你的呼吸上，同时，给自己营造一个发怒的心理状态。这个心理状态可以是过去的，也可以是当前的，将精力集中于发怒的境况。

如果是过去的发怒情形，可以在心理上重新营造一个情景：是什么原因让你发怒？什么时候发怒了？火气是慢慢上来的，还是突然爆发的？真诚地、诚实地面对自己，回答自己。力争通过自己的发问，鉴别出特殊想法中存在的扭曲：坚持这种愤怒会得到什么？是否还有别的方法和角度看待这个问题？没有办法拓展视野，转移视线吗？

设想你自己在这个气泡之中，这个气泡是一个安全的容器，在其中你可以放肆地体验自己的情感。开始关注自己愤怒时的感觉，不用苛责自己，观察怒气在体内什么地方。你尽可以将怒气吸进去，让自己只体验愤怒本身，而不去追问发怒的原因。

冥想的重点是感受体内的愤怒情感，而不是极其愤怒，然后去责备别人。将怒气吸进时，仅仅是去体验它，同时想象如果怒气是一种色彩，它会是什么颜色的？将该颜色吸进去，让它去消解怒气。

注意力集中到地面上，这个颜色在扩大，围住了光泡的周围，开始指向烟雾并通过脚掌和大地相连接。继续关注呼吸，并将怒气排入地下。

慢慢返回正常呼吸。如果你愿意，可以让气泡继续围绕着你或让其自行消散。睁开双眼，稍做调整，为了控制过度或连续愤怒，每日应至少坚持练习 20 分钟。

写信冥想释放愤怒

生活中有许多人都害怕表露自己的感情，当我们遭受到伤害的时候，我们却佯装自信满满，毫不在乎；当我们非常感激某个人的时候，我们却只是简单地说谢谢二字，而不是给予对方拥抱。我们将自己火热的心掩埋起来，示于人前的是冷静的外表。

我们隐藏和压抑着自己的真实感受，尤其是愤怒。而当没有解决的冲突和愤怒的心灵被埋藏在潜意识的时候，这会让我们下意识地产生消极思想。冥想能够让被埋没在潜意识中更深刻的问题有机会浮出水面。

这里教大家一个消除愤怒的冥想方法：给让你愤怒的人写信。

首先要提到的是，你写的这封信不会真正地寄给让你愤怒的这个人，因此，在心中你不必遮掩自己的感情，坦白地写出内心所有的感受，即使这种感受是消极的。在心中，你可以写下这个人做的什么事情让你如此生气，写下你生气时候的身心感受，以及你想要抱怨的一切。写完后，把信放到一边，2～3天之后，你再次拿出这封信，仔细阅读，写上你想要加上的任何事情与情绪，之后再把这封信搁置2～3天，然后把它取出来，看最后一遍，然后撕掉它，你的愤怒情绪就会随着这封信的销毁而烟消云散。

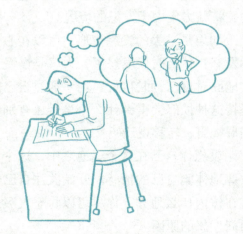

给让你愤怒的人写信，释放你心中的愤怒

强化内心冥想：获得背靠菩提的安全感

冥想练习：强化内心冥想

有一本畅销书受到很多人的关注，书名是《世界如此险恶，你要内心强大》，之所以被大家喜欢，是因为我们每个人都有心里软弱的时候，虽然告诉自己要坚强，但总有承受不住被打倒的时刻。那么，有没有一种方法可以强化我们的内心，让自己在压力或挫败中挺过来呢？答案是肯定的，下面我们就介绍一种简单实用的冥想方法，可以帮助我们强化内心。

和前面介绍的冥想方法有点不同，强化内心冥想法练习时最好睁开眼睛，因为在生活中我们需要内心强大的时候，往往是睁着眼睛的。

还是先要深呼吸，放松自己，把你全部的注意力放在自己身上，体会你脑海中闪过的每个想法，不需要深究，只需要感受它们的存在，而你的注意力要重点放在体验意识深处的强大感觉，清楚地感受强大从意识深处慢慢浮出来；体会呼吸让你的身体充满了活力，变得强大；体会你的肌肉强壮，可以指挥你的身体做出各种动作的强大；体会你拥有智慧，可以战胜困难的强大。

然后，回想过去那些让你真真切切感到强大的经历。想象你正处在一个曾经让你感到惊慌、措手不及的场景里，让刚刚想起的那种强大的感觉再次回到你身上，它让你的身体充满了强大的力量，你的手臂、双腿甚至是心脏都充满力量。你感觉自己可以掌控一切，你非常满足、愉快，继续体会强大的感觉带给你的享受，体会自己变得强大、充满决心。

保持这种强大的感觉，同时集中意识去想一直支持鼓励你的人，可以是一个人也可以是一群人，你要想他们的样貌和声音，直到他们的形象清楚地呈现在你的意识里，然后体会那种被支持、被肯定、被信任的感觉，体会这些感觉让你变得强大的过程。当然，你可以重复这个过程，或者想另一个支持你的人，享受被强大的感受围绕的美妙体验。如果这时候有其他的感觉冒出来，你也不用担心，即使是像软弱、害怕这类相反的感觉也没关系，你不用去在乎它们，就让它们从你的意识里经过，你只要用心去体会强大的感觉就好。

沉浸在内心变得强大的感觉里，你可以想象自己正经受巨大的挑战，比如你的公司面临破产，你得了严重的疾病，你的朋友背叛了你，等等，让你的意识中强大的感觉充盈在你的身体里，想象在你面对的困境里四周空荡荡的，只有你强大地站在那里，无论困境发生怎样的改变，你都不为所动，强大的内心支持着你面对它们。这种强大是单纯的，它不会为你去争夺什么或阻挡什么，它只是一种心境，一种精神状态。你要想象那些困难、打击像天空中的云朵一样，很快就随风飘走了，它们伤害不到你，你要保持放松、自在的状态。认真体会强大的美好感觉，想象它在你的身体里漫延，充满你的四肢、你的意识、你的呼吸。

你可以在生活中随时体验这种强大的感觉，进行强化内心的冥想，让它强化你的内心，时间长了你就会发现，你整个人都变得强大了，不是狂妄自大，而是面对挑战时你不再退缩、不再软弱。

自我欣赏，放下"不够好"情结

"我们现在不够好"这样的制约，是外界从我们孩提时代就开始灌输给我们的思想，当时的我们还太年幼而不懂得辩驳，当时的我们还太弱小而不明白正在发生什么。"你还不够好"这句话被深深地打入我们的无意识，让它成了一种信念。

回想你的童年，是否会浮现出种种画面，那些画面似乎都在证明自己不够好。

你是否孤独地坐在家门口，热切地期待着妈妈回家。在这之前你已经努力地把家收拾好，希望收到妈妈的称赞。但是，天都黑了，妈妈还没有回来。最后，好不容易盼到了妈妈，妈妈拖着疲惫的身体进门，看也不看你一眼，对家里面格外的整洁也视若无睹。那一夜，你是否伤心落泪，把这一切解释为"我

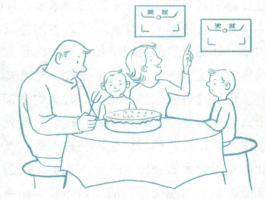

从小我们就开始接受"我不够好"这种信息

不够好，我不够重要"？

哥哥又当选模范生了，爸爸妈妈高兴地买了个蛋糕为他庆祝，你在旁边像个多余的人。妈妈不经意地说："看看这墙上，贴的全是你哥哥的奖状，什么时候能有你一张呀。"你的心在滴血："我不够好，我永远都比不上我哥哥。"

这些经历让我们从小就开始接受"我不够好、不够可爱、不够优秀"这种信息，而且我们对这些讯息深信不疑，因为它们都是从那些比我们年长的人口中得来，我们依赖这些人，相信这些人，以致我们完全没有去质疑他们的念头，于是我们像接受真理一样地接受了他们传递给我们的这个信念，让它成了我们身体的一部分。

根据认知神经系统学的研究，我们大多数的行为、习惯、决定与情绪，都是来自于无意识中的程式，而"我们不够好"的观念会深深地进入无意识中，在意识层面，你可能觉得自己相当优秀，或者至少我是不笨的，但是你的意识没能察觉到在过去深深植根于你的无意识中的程式，而这些无意识的程式影响了你的行为，你会创造出恰如其分的状况证明你自己不够好。并且，背负着无意识中"我们这样不够好的负担"，我们通常会担心别人对自己的看法，总是害怕别人会发现我们的缺点，我们不断地以别人的眼光看待自己：他们接受我们吗？我给他们留下了好印象吗？

如何停止对自己的责备之声，扔掉"我现在不够好"的信念呢？

首先，你需要明白这个信念只是你身边的人从前对待你的方式而让你理解到的讯息，并非你内在的声音，也并非事实，只是制约。

其次，你需要掌握一个"停"的技巧，让你从积存在无意识中的陈旧观念中跳出来，把你带到现实。你可以满怀爱意地对自己说："我这样已经最好了，对于把我邀请到这个世界上的存在来讲，我已经很好了，我不需要得到任何人的同意。"或者你可以集中精力到你的成就和一些正面的事情上，来取代否定自己。

每个人都不可能完美无缺，只有从内心接受自己，喜欢自己，坦然地展示真实的自己，还会有任何问题出现吗？

取悦世界之前，先取悦自己

选择看到自己最好的一面，你要做的就是把你心灵中毁灭性的、负面的、充满恐惧和不安的观念和想法除掉，那些不好的东西是我们爱自己道路上的障碍。告诉自己：我要靠我自己的力量站直，我要时时刻刻为自己着想，我要给我自己所需要的，我越是爱自己人们也就会越爱我，我是宇宙的恩典，我的人生将美丽而丰富，我愿意学习爱我自己。

下面是"取悦自己"的行动方针。

1．照顾身体

你的身体是你的珍宝，如果你想健健康康、长命百岁，那从现在开始好好关照你的身体吧，充足的营养和适量的运动会让你看起来容光焕发、充满活力。

2．用心经营和自己的关系

在这个忙碌的社会中，我们十分重视自己和他人的关系，但是往往会忽视了自己，因此，把你经营和他人关系的时间分散出来一些，时时刻刻关心自己的所思所想，多爱自己一点，多多关照你的心和灵魂，你自己才是你最应该爱的人。

3．对待自己就好像你被爱一样

尊敬自己、珍惜自己，当你爱自己的时候，会更容易接纳别人对你的爱。爱的定律是你必须集中注意力在真正需要的事物上，而不要耗费能量在不需要的事物上。所以，把注意力放在爱自己上面吧。

4．让所有批判之声停止

批判是一种没有任何积极意义的行为，它只会让你的生活陷入更深的黑暗。从现在开始，停止一切批判的言行，不要批判自己，从你的身上拿掉这个负担，也不要批判别人，通常你看不惯别人的那些缺点，就是你对自己不满意的东西的映射。批判是我们生命中最大的局限，只有我们自己会批判，生命本质和宇宙从来不会这样做。

5．别再吓唬自己

生活中，我们总是有意无意地用自己的想法吓唬自己。当我们学会使用正面的言辞时，我们的生活就会变得更加美好；当你发现你又在自己吓唬自己的时候，要立即对自己说："我的生命中充满着安全感，我要从恐惧中解放出来，我将会过上圆满的生活。"

6. 不断学习

有时候我们经常会因为自己这也不懂那也不懂而产生一种挫败感，那为什么不学习呢？俗话说活到老学到老，在这个信息社会里，到处都是书本、培训课程、教学视频，你可以利用图书馆的资源或是网上的资源，让自己永远处在学习与成长的过程中。

7. 学会理财

金钱不是万能的，但是现在社会中离开钱是万万不能的，每个人都有权利拥有金钱。金钱是我们自我价值的一部分，我们不但要有挣钱的能力，也要有理财的能力，让自己不断地积累财富，这是你值得骄傲的能力。

8. 多一点创意

充分发挥潜能的任何活动都是有创意的表现，不管是你独创了一道你的私房菜还是自己设计你家的装修，这都是你的创意。给自己一点时间表现，如果你有小孩要照顾而时间不够，不妨找个朋友来帮忙。你们值得花更多的时间为自己做点事，告诉自己："我会一直发挥我的创意。"

9. 让喜悦和幸福在心中满溢

找到你内在的快乐源泉，并一直和它们保持联系，让自己的生活充满喜悦和幸福。当你快乐的时候，你会活力焕发，周围的事物也能被你的快乐感染。

10. 重视承诺

信守承诺是我们每个人都要学习的事情，但千万不要轻易做出承诺，对自己对他人都一样，除非你确信自己能够完成你所承诺的事情，否则，不要做出承诺。

冥想最强大的自我形象

许多人之所以会陷入卑怯中，往往是内心深处无法确立充满自信的"自我"，不能从"我"的立场自在地调度观念事实，是一种心态的内弱病症。为此，可用想象训练进行自我扩张，暂时切断内心与外界的联系，暂时洗净一切外在的标准和旧有自卑心理的痕迹，凝神一点，渐渐使全身心只有一个自信，甚至是目空一切的"我"。

人的自卑拘谨，多源于对外界实际反馈的担心和与任务无关的纷纷杂绪占

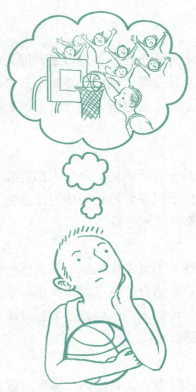

冥想最强大的自我形象，你会梦想成真的

据心胸。若能运用想象训练暂时切断外界联系，滤除杂念，清理出心理空间，"自信"必然会乘隙扩展而占据空白，"自信"经扶持而渐渐强大后，人也就不会陷入自卑和羞怯了。类似大波那样的冥想训练的内容主要有：海潮、人潮、大风、大火、高山、领袖等，要想摒除自己的一些不良习惯，最好能运用一些积极的引导力量来进行。

确立充满自信的"自我"想象有 4 个基本步骤。

1. 确定你的目标

选定你想拥有的某样事物，努力为之工作或创造。那可能是任何一个层次上的一种职业、一幢房子、一种关系、你自己身上的一种变化，无论是什么。

最初要选择对你来说是相当容易实现的目标。如此你不用太费力地对付你身上的否定性抵抗力，能最大限度地扩展成功的感觉。以后，当你有了更多的练习时，你可以去处理更困难或更具挑战性的问题。

2. 创造一个清晰的念头或图像

按你所需要的那样，创造一个事物或场景的念头或内心图像；你要用现在时态完全按你所希望的方式来想象，能包括多少细节就包括多少细节。

你也许还希望得出一幅真实物质上的图像，例如绘一张珍宝图，上面画出你理想的生活场景或者你理想的自我形象。

3. 经常集中精力去想象它

经常使你的念头或内心图像浮上脑海，既在安静的冥想时刻，也随意在白天的某个时刻。这样，它成为你生活的一个组成部分，成了一个真实，而你也将更成功地将它投射出去。

清晰地集中思想，但又在一种轻松随和的方式中，重要的是不要感到是在努力谋取，投入了过分的能量将会造成阻碍而不是帮助。

4. 给它积极的能量

全神贯注于你的目的，用一种积极的鼓励方式来想它，向你自己做出强有力的积极的叙述：它存在着，它已来临了，或正在来临，想象着你正在接受或获得它。这些积极的陈述称为"肯定"。当你进行肯定时，试着暂时中止你可能会有的任何怀疑或不信任，继续这样想象着，直到你达到目的为止，或再没有这样做的愿望时。

当你达到一个目的时，一定要有意识地承认那已经完成了。常常地，我们获得了想象着的事物，却没有注意到我们已成功了！因此，给自己一些赞叹，一定要感谢上苍，因为你的形象已经在冥想的帮助之下强大起来。

向内心的批评家发起挑战

选择自己满意的冥想姿势，闭上双眼，把注意力集中到呼吸上。让你的呼吸均匀而绵长，感受吸气的时候吸入宇宙能量，呼气的时候把内心的负面能量呼出。伴随着你的一呼一吸，你对自己有了更深层次的认知。

你的心中总是会有一种声音，这种声音会在你感觉自己做错事情或者表现不好的时候批评你，这个声音的发出者就是你体内的批评家。

把注意力集中到你的体内批评家上，想象它的模样，它也许是一种符号、一种动物、一种颜色，或者是你能想象到的任何存在形式。当你看清楚了你的批评家的模样之后，邀请它同你席地而谈，向它说出你内心的疑问并倾听批评家的答案，"你为什么会在这里""你心中最大的恐惧是什么""你为什么总是崇尚完美主义""当我内心有欲求的时候，你为什么总是发出否定的声音"，等等。同时，也感受批评家对你的保护。

接着，你把你的欲求告诉批评家，你希望它不再对你使用负面和粗暴的语言，虽然那是它出于保护的目的而为。你想让你的批评家拥有新的品质，扮演新的角色，让它在决策的时候对你有正

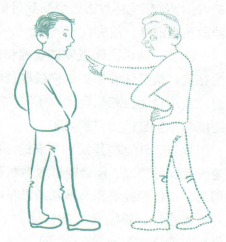

每个人心中都会有一个批评家的形象，他总是用负面和粗暴的语言批评你。

面的帮助，让他提出具有指导性而不是破坏性的忠告。

当你们的谈话结束以后，你感谢你的批评家能够与你交心地畅谈，然后与他挥手告别。

渐渐地将注意力重新转移到你的呼吸上来，睁开眼睛，稍做调整，结束冥想。

这次冥想将你体内的批评家赋予了新的品质，他不再是专横的暴君，而变成了一位睿智的人生指引者。

冥想你的信任光泡

选择舒适的冥想姿势，闭上眼睛，舌抵上腭，采用腹部呼吸。每一次的呼吸，你都更加确认自己是谁，每一次呼吸，都强化着你的自我接受能力。

想象你头顶上方 25 ~ 30 厘米的地方有一个明亮的金色太阳，你伸出双手去拥抱这个太阳，并且在你的吸气中把太阳吸入到心中。接着，已经被你吸入心中的太阳发出了更加耀眼的光芒，这光芒洒在你的头上以及身体周围。你把手放到身前，做一个大大的拥抱姿势，接着，你感受到了你身边的光芒形成了一种光泡，把你的全身包围了起来。

回忆那些让你感到自信和平静的时刻，想象一个你绝对信任、绝对珍惜的人，如果暂时想不到这样一个人，你可以用一个能让你感受到安全感的动物或者符号来代替。感觉这个让你感觉到安全感和信任感的人就在这个光泡边上守护着你。你感觉你过去曾经受到过的任何欺骗和背叛都从你的身体中一涌而出，消散在光泡外，消失在空气中。

接着，你再次回想你被欺骗和伤害的情景，感觉那时候你的情感体验，回想在这种情感体验中，令你最痛苦的部分是什么。那时候你是否在心中暗暗地想"我再也无法相信任何人了""这个世界上还有什么是值得信任的呢""我还能够相信自己的判断吗"。

接着，让这些猜疑和不安的情绪从你的体内排出，然后想象，如果你再次遇到相同的情况，你会轻易地判断事情的真伪。你不再害怕被别人伤害和欺骗，因为，你已经能够正确地判断谁是能够信任的人、谁是需要你戒备的人。

慢慢地，将注意力集中到你的呼吸上，张开眼睛，结束冥想。如果你能够做到，就让这个光泡在这一天中剩下的时间里一直留在你的身体周围。

积极的头脑预演，消除你的自卑感

佛陀在 2000 多年前说："你现在所有的一切，都是过去心中所想的结果。"你现在的生活境况是你过去所想的结果。同样你现在的思想和感觉，会在将来的生活中得到体现。那么现在你拥有的一切，其实不是你现在拥有的，而是过去的你预先思考和行动的结果。

你心中所想的会在你的生命中体现出来，当你有所需要的想法越来越强烈时，精神吸引力必然会继续停留在你所需要的想法上；当你停在欠缺的那个想法上时，会吸引更多的这种事物，如当你感叹命运的不公平，那会吸引更多的不公平来到你身边。上述这些想法并不能给你带来任何益处，只有当你的思想在富足有余上徜徉，才会吸引更多财富。当你想象你是幸运之星，所有的好运都会来到你的身边，精神吸引力就会真的把幸运带到你的身边。

研究人员认为，人体是一种特别复杂的有机体，蕴藏着极大的心理潜能，一个人的能量、能力一般只开发利用了 10% ~ 30%。想象训练能使人产生积极的心理变化，通过想象能显著地增强人的心理承受力，提高自信心，戒除不良习惯，从而产生良好的心理状态。

许多人都有自卑心理，对自我以及未来的目标信心不足。对这类人的训练，可以采用积极深化想象的一种重要形式——头脑预演，即在头脑中事先预演一下自己的成功目标、成功的情景以及在此之前应该做的事情，以得到一种有益的提示、兴奋的体验及向往的心态。比如你的目标是做一名成功的职业足球运动员，那么你就应经常地、有意识地想象一下自己破门后的兴奋镜头，捧杯后的喜悦场景，以及平时所付出的艰辛努力。这种想象可使自己深入想象的情景内，使自己处于一种成功的积极的精神状态之中，从而有助于加快达到奋斗的目标。

想象的力量有时会超过意志的力量，用想象的方法来对付焦虑情绪引起的心理压力，是很有效果的。想象训练的特点是，通过在想象中对使自己感到紧张、焦虑的情景和事件的预演，加强自己的积极反应，抑制消极的反应，从而当那种真实情境出现时，也能控制好自己的心理和行为。成功想象训练，更适用于应试心理正常或经过脱敏想象训练后考试焦虑基本消除的学生，可以帮助他们充分自如地发挥自己的水平，达到最佳状态，考出最好成绩。

训练方法如下：

第一步：进入放松状态。先使身体完全松弛，身体无紧张的部位，要达到完全放松的状态。

第二步：想象训练。想象自己将要进行一场考试。按照考试的程序，从你精神饱满地进入考场开始，到进入座位、做好准备工作、监考人员宣布注意事项、发卷、领卷、做题等，默诵你复习好的内容纲要，记得的公式、定理、定律、图解或某一典型习题的解题思路等，要确保解题的正确性。只想象自己轻松解题的大致过程或遇到难题后经过一番思索终于把它解开的过程，也可不涉及具体试题。

如果发现自己出现了紧张感，便停止想象，将注意力集中于呼吸，重新进行放松。当完全放松后，再次想象刚才的情景并体会轻松感。

上面的情景重复想象 2 次，而且不出现紧张感。

想象自己考试获得圆满成功的心花怒放、欢快激动的场面和心情，体会其中的成功感。

注意力重新转向自己的呼吸并放松，结束想象训练。

注意：每次想象训练的时间不要过长，一般在 20 ～ 30 分钟即可。

晚上睡觉时，用冥想去过滤一天所有的你不想要的事物，然后用你满意的方式，重新再造这些事件。这也是一种调整心态的有效启示，让我们的思想总是停留在那些所希望出现的事物上，通过重复和调整而形成内化的过程，然后在生活习惯中展现出来。既清理你今天的负面情绪，又阻止坏情绪延续到明天。

自我接受：不理睬完美主义

自我接受冥想法源自引导式观想，通过冥想，可以达到摆脱束缚、建立自信的效果，自我接受冥想需要持续 7 ～ 10 分钟。

选择舒适的冥想姿势，闭上眼睛，舌头抵住上腭，进行腹式呼吸。

认可心是爱与智慧的象征，认可心是准确与可能性的象征，对你的决定稍加考虑，哪个方面更重要？

随着你的呼吸，你吸入能量，在体内，你将吸入的能量转换成美丽的桥梁，这座桥能够让你的感性和理性互相交换信息。想象感性和理性在协调工作，你内心的感性让自己更加热情，你的理性则让你的心得到平静。

在脑海中构想出你最珍惜的人的形象或是你想要的理想生活的场景，告诉自己，你的感性和理性会让你实现你的人生目标。赞誉理性的标准和方向，赞誉促使你达到目标的巨大内心能量；赞誉感性的热情，感性会温柔地拥抱你的人性和局限性，感性支持你追求卓越，但也提醒你珍惜现在所拥有的。想象感性与理性一起推动着你超越极限，通过达到平衡，使你在感性或理性的共同指引下取得更大的成就。

想象你坐在你自己创造出来的美丽的桥梁上，体会感性和理性的力量都在坚定地支持你的感觉；用力吸气，用生命之气填充你的灵魂；当下时刻，请你努力接受自己，接受自己的一切，接受自己的优点，也接受自己的弱点，温柔而博爱地接受这一切，而不是傲慢地鄙视着冷眼旁观；感受感性和理性的能量在给你传送着善意和关怀，接受这些关怀，将它们全部融入你的身体。

在接受与认可真实的自我过程中，通过默念"唵，唵，唵"停止冥想练习返回清醒状态。

恢复童真、恢复自信

在学习爱自己的过程中我们需要做的很重要的一件事情就是：照顾已经被你忽视了很久的童真的自我。不管你现在的年龄如何，你身上都有一个童真的自我，等待着爱和接纳。如果你是位女士，不管你多么的优秀强势，你身上永远有一个需要关怀和体贴的小女孩；如果你是位男士，那么不管你多么的富有男子气概，你身上永远有一个需要温暖和赞赏的小男孩。

同时，我们身上还有父母的部分存在，所以说，我们身上存在着孩子和成人两个不同的自我。成人总是在不停地指责小孩，如果你注意听，你会听到成人的责骂声，责备你如何不够好。我们总是会在长大后忽视我们身上童真的自己，像小时候父母责备孩子一样责备童真的自己，并且一遍一遍地自我暗示这种责备。

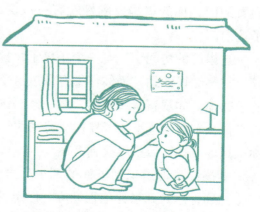

与童真的自己交流，告诉她你是多么爱她

当你感觉到害怕的时候，是你童真的自己在害怕，是因为他没有得到大人的帮助，成人是不会害怕的，所以你需要让你体内的成人和孩子进行沟通，交流他们所做的每一件事。也许你在想，这听起来太荒谬了，但如果你试试看，你就会发现这真的有效。你要让那个童真的自我知道，无论发生任何事情，你都会爱他并永远和他在一起。例如，你小时候可能被狗咬过，或者因为狗而受到过惊吓，你现在虽然已经长大了，但是你内心那个童真的自我对狗的恐惧依然存在，当你在路上看到一条狗的时候，童真的自我会被吓得大叫："这狗太凶了，说不定它会跑过来咬我！"这时，就是让成人的自我登场的时候了，你要安慰童真的自我："没关系，我现在有足够的能力保护你，我不会让你受到伤害，别再害怕了。"

亲情友情是美妙的，但是这些关系同你和自己的关系比起来都相形逊色，你和你自己的关系才是永恒的，请你爱你身上童真的自我和成年的自我。

下面的冥想方法帮助你与童真的自我进行交流。此冥想能够增强你的自信心，持续冥想 15 ~ 20 分钟。

选择舒适的冥想站姿，闭上眼睛，舌头抵住上腭，做几次深呼吸，把体内的紧张通过呼气释放到大地。随着呼吸的节奏，感觉脚跟越来越深地进入地下，感受在强大的地心引力的作用下身体渐渐的沉重，慢数自己的呼吸，10……1000……2000。此时此刻，万物皆空，你只能感受到自己呼吸的起伏。

想象一阵微风将你托起，你看到日历上的时光在飞速地倒流，托着你的微风把你载到日历所显示的日期的那一天。你进入了一间旧房舍前，你朝着大门走去，门微微掩着，你推门进去，穿过客厅，发现在客厅末端有一扇紧锁着的门，你的口袋里刚好就有一把钥匙，你将钥匙插入锁孔，轻易地打开了这扇门。

这扇门的房间中，有一个小孩子，孩子没有注意到你的到来。你看着这个孩子，感觉很熟悉，当你仔细打量过这个小孩，你才意识到，这个小孩就是小时候的你。你观察着小孩的一举一动，试图猜测他的所思所想。你思量着，是否有什么东西使这个孩子在这个特殊的年龄阶段失去了爱、理解、安全和快乐，你认真地观察，希望能找到答案。

小孩慢慢地意识到了你的到来，虽然他有点腼腆和害羞，但是你依旧能够感觉到，你的到来让他很开心。你走到他面前，告诉他你是谁，并和他说，你来这里，是为了把他带回到自己的生命中。温柔地询问孩子此刻想要些什么，并且告诉他你会尽你所能满足他的心愿。你告诉他，你想和他成为朋友。你感觉到孩子渐渐地开始信任你，你张开双臂，把孩子揽入怀中，你能感受到孩子在你怀中的平和与安全感。时间似乎在迅速流逝，你拉着孩子的手，你们一起最后环视了一眼这座旧房舍，然后一起乘着微风离开，返回你现在的生活中。

把注意力重新转移到呼吸上，随着呼吸的起落，你感觉这个孩子就在附近，他现在可以成为你生命的一部分了，并能提供你从前从未遇到过的需求。

慢慢地从 10 数到 1，回到清醒状态，睁开眼睛，稍做调整，以适应外部环境。

修改的维拉萨纳式冥想

维拉萨纳是英雄的意思，在瑜伽中是代表勇气和自信的姿势。缺乏自信和自尊常常是和心理能量关闭相联系的。维拉萨纳式能够轻轻地开启心中的能量，达到自我表白，帮助你迅速建立自信心。做这个练习你需要 1 ~ 2 条叠好的毯子，冥想持续 1 ~ 5 分钟。

双腿交叉，选舒适的姿势坐在毯子上，闭上眼睛，舌头抵住上腭，把注意力集中到呼吸上，顺应自然节奏。伴随着呼吸的节奏，你来到了一个日常生活中不需要的地方，在这个地方，你可以静静地反思自我。回想你在生活中会自信心不足的场景或者场合，留意与此有关的任何念头或情绪，发现在身体的哪个部位有反应。

把注意力集中在心窝，想象一个代表勇气和自信的符号，感受这个符号在你心中的激荡，感受你的全身涌动着勇气的力量，想象着自己能够满怀信心地进入之前让你自卑或是焦虑、胆怯的场所。

吸气，双臂平举，呼气，手臂上举，至头顶，手指交错，掌心向上，平稳地呼吸。

呼气时放下手臂，动作要平稳、连贯，双手交叉于身后，注意两肩挺直，收肩，挺胸，并且尽量扩背，以便在肩头之间产生一个空间，大口吸气，挺胸抬头，就像一个高傲而勇敢的勇士一样，激活心灵中心。

来回呼吸 8 次，心中紧紧抓住勇气和信心的想象（坚持 5 分钟以上），通过大声或轻声念读 3 次"唵"来确认你的勇气。

结束这套动作，松手，轻轻跪起，然后再坐回起始位置，向前伸腿，膝盖弯曲，将双膝在地面上缓慢地上下活动，减轻长时压迫可能造成的紧张。

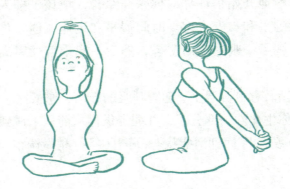

冥想帮助你克服社交恐惧

当你在一个让你感觉到紧张的社交场合，你可以通过下面的冥想来迅速建立自信，这个冥想过程只需要持续 10 ~ 15 分钟，就能够帮助你克服社交恐惧。

选择舒适的冥想姿势，闭眼，进入呼吸计数，放松身心，创立你的接地通道。（此步骤参考接地通道冥想）

想象阳光灿烂的日子，一望无垠的蔚蓝天空，心理上和这片蓝色短暂接触，然后放开，无边的蓝色表示着你的心灵也可以无限扩张，不必局限于现有的想法。

设想一个你感到紧张与不适应的社交场合，想象在身体上和心理上产生的不适感，深呼吸，当呼气时，将不适的能量导入接地通道，排入地下。

当你将你身体上和情绪上的负面能量顺着你的接地通道排入地下之后，想象你被包围在一个美丽的彩色气泡中，这个气泡让你与外界隔离。在这个无比安全的气泡中，你可以完全地做你自己，不会再感到窘迫。你可以呼吸并注意别人的谈论，你可以全神贯注于当前时刻而不必担心下一步你该怎么做。想象你在以往令你感到尴尬难堪的社交场合中能够如鱼得水地应酬各种人事，你流利的口才和得体的言谈让你气场十足，得到了很多人的认可。在

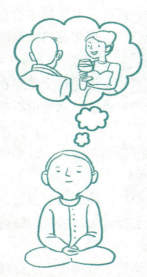

在冥想中想象你在以往令你尴尬的社交场合中如鱼得水

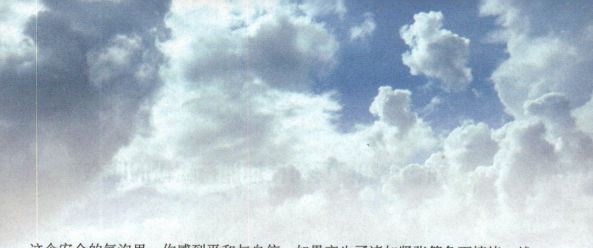

这个安全的气泡里，你感到平和与自信。如果产生了诸如紧张等负面情绪，就伴着你的呼吸让这些负面情绪从你的接地通道排出体外。

当你退出这一情节时，想象你的感觉和以往大不相同，你毫无牵挂地走开。这个彩色气泡能忠实地带你到任何环境中，每次练习的时候，都设想自己更乐于交际和善于交际。

把注意力集中到你的呼吸上来，睁开眼睛，回到清醒状态。

收送练习征服恐惧

以下冥想能够训练你的无畏精神，每日冥想 10 ～ 15 分钟，你内心的恐惧会渐渐消失，取而代之的是勇气。

选择舒服的冥想姿势，闭上眼睛，舌抵上腭，做几次深呼吸，让体内的紧张感完全消除，顺应呼吸节律，让腹部轻柔地起伏。

留心呼吸。呼吸时仔细观察，留意感觉的产生和消失，注意呼吸的短暂，一会儿在这儿，一会儿在那儿，但它又再次返回，循环往复。

想象阳光灿烂的日子，一望无垠的蔚蓝天空，心理上和这片蓝色短暂接触，然后放开无边的蓝色表示着你的心灵也可以无限扩张，不必局限于现有的想法。

让恐惧感在心中升起，并把它想象成为一种颜色，可能是暗灰色，感觉灰色的沉重，通过身体上的所有毛孔，把恐惧吸进去，呼出无限的宽广、开放、自由、轻盈，呼出没有恐惧的勇气，吸入恐惧的疼痛，呼出爱和欢乐。请用相同的尺度衡量吸气和呼气，维持这种呼吸的同步。

将注意力返回到正常的呼吸状态，睁开眼睛，稍做调整，结束冥想。

第十三章 积极冥想：冥想让你拥有积极的心态

冥想练习：充裕冥想

冥想的解释就是深沉的思索和想象，所以想象可以说是冥想的一个重要组成部分，而它的目的在于刺激想象力，拓展想象空间，使它更加丰盛富足。也就是让你相信这样一个事实——宇宙是充裕的，我们的生活也是充裕的，我们所有的内心渴望都可以在其中得到满足。

事实上，地球是一个美丽、滋润、物资丰盛无穷的地方，而我们之所以在世界上看到了那么多的丑陋、贫穷和黑暗，只是因为我们没有看清宇宙的繁荣富足，我们被自己的无知笼罩在一片阴影里。所以，我们应该重新安排自己的信念，努力去发掘周围的美好和丰盛，想象自己是一个满足、成功的人，想象整个世界到处都是和谐繁荣的景象。如果你不能做到这些，那么，不妨带着玩乐的心态，尝试下面这个练习，让你的想象力更充裕。

选择一个能让你感觉舒适的坐姿，用腹部做缓慢的深呼吸，完全放松自己。

想象自己身在一片美丽的景色中，可以是一座开满鲜花的山上，也可以是蔚蓝的海边，或者是月光下的蔷薇花园。想象每一个美丽的细节，并用心去感受看到景色的愉快心情，然后你漫步在这风景中，接着你看到了另一幅美丽的画面，泛着粼粼波光的湖面，或者行走在郁郁葱葱的丛林中。你继续往前走，你要想象自己看到了更多越来越神奇的景象，关于植物、动物和人的奇观，只要你想得到，并且去感受每一处景色的瑰丽，体会那时的心情。

接下来，想象你回到了现实中，来到一个简单却温暖的环境中，无论是哪里，只要你觉得是自己最适合的环境。然后周围有你的家庭、工作、亲人和朋友，想象你能把每份关系都处理好，家庭和睦、工作得心应手，想象你得到了最大的满足，得到了家人、朋友的肯定，得到了老板的赏识，得到了优厚的工资待遇，你所有的努力都得到了最完美的回报。想象你享受着充实的生活带给你的愉悦感。最后，试着想象整个世界的人都和你一样满足充实，人们做着自己喜欢的工作，人与人之间、人与宇宙之间相处融洽，和谐美满。因为我们在创造自己所渴望的事情时，难免会遇到麻烦和冲突，我们不能把自己的快乐建立在他人的痛苦之上，我们必须知道，我们的追求必须对自己、对他人甚至整个社会都要有好处，不能妨碍到大家的共同利益。所以，我们在想象自己的向往时必须设定，世界上人人如此，这也是最后要想象世界其乐融融的原因。

　　如果能坚持做这样的练习，可以帮助你在冥想时更顺利，你的想象力变得充裕而富足，同时，这个练习的过程也是一个轻松愉快的体验，让你在一天的紧张工作后得到适当的放松。

在冥想中体验丰盛的感觉

　　现代人共同创造了一个完全失去平衡的世界，其中只有相对少数人占有着远远超过他们所需的财富，并几近濒危地消耗自然资源，而大多数人却在严重的贫困状态中挣扎。丰盛这一自然状态似乎早已不被我们所拥有，而这种丰盛的感觉我们会在冥想中重新获取。

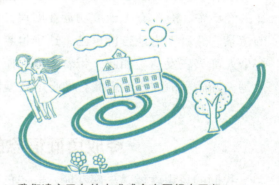

我们遗忘已久的丰盛感会在冥想中回归

　　冥想带给我们的益处之一就是能够让我们体验到被我们遗忘已久的丰盛感，这种丰盛感的产生，意味着我们采取了一个全新的视角来看待周围的事物——一个积极而充裕的视角。在冥想中我们往往会体验到这样一种感觉：我们的任何要求和渴望，无论是身体上的、情感上的、精神上的，还是灵性上的，我们都能够借由宇宙力量获得。只要你是真心真意地渴求它，全心全意地接受它。

　　在生活中我们总是拥有这样那样的负面信念，看看你是不是也常常发出以下的抱怨：

　　活着有什么意思呀……

　　这种好事估计不会发生在我头上……

　　真是的，我要是也能嫁个疼我的好老公该多好……

　　怎么样，这些话听上去很耳熟吧。生活中，我们之所以会失败，原因之一就是在追求我们所想要的事物的时候缺乏一种坚定的信念，我们的内心总是有一种匮乏意识在作祟。你之所以会这样抱怨，是因为你对宇宙运行法则的不了解和对一些灵性法则的误解。这一切来源于你内心的虚假信念，这个虚假信念限制了我们去实现丰盛和富足的自然状态。

我们要破除这个虚伪的信念，首先要了解宇宙的真相。宇宙的真相是：地球是一个极为美好、漂亮而又滋润的地方。宇宙如此之富足，无论是物质上还是精神上，我们都可以自然地活在丰盛之中，活在平衡与和谐之中，我们这些生活在工业时代的人都需要培养一个更简朴、更自然的生活方式。我们需要认识到，在基本需要得到满足之后，丰盛更多地事关创造天赋的圆满表达以及接受和给予之间的平衡，而并非意指奢华的消费倾向。

现在，就请你沉思冥想 5 分钟，检查一下你的信念系统。回忆一下在你以往的经历中，有没有出现成功近在咫尺，却因为你内心的匮乏信念而功亏一篑的情景。然后坚定地告诉自己，这个世界是一个繁荣昌盛之地，住在上面的每一个人都兴旺发达。如此，带着丰盛的感觉投入到每一天的当下，你的生活必然是美好而幸福的，你想拥有的必定会慢慢地朝你走来。

释放负面信念的冥想练习

我们的意识就像是一座花园，心灵的花园和你家院子里的花园是一样的，要想让花园开出美丽的花朵，肥沃的土壤是必备元素。播种前，你需要除去杂草，拿走石头，给土壤施肥，这样，你播种的农作物才会长得又快又好。

但是，在许多人的成长过程中不断吸收来自父母、上司、社会环境所强加给自己的负面信息，随着时间的推移，这些负面信息变成了我们头脑中阻碍幸福的模式，我们不断上演相同的戏码，重复相同的模式，阻碍着我们与幸福之间的距离。唯有将这些负面信息连根拔除，种下肯定信念的种子，我们才能一步步靠近幸福。

那我们如何才能把存于内心的负面信念释放掉呢？或者说，我们怎么做才能改变我们内心的负面信念呢？

你首先要做的，即知道自己持有哪些负面信念。很多人对于自己所相信的东西没有什么概念，你一旦认清了你的负面信念之后，你就能够决定是否要让这个信念在我们的生活中影响我们。

认清你的信念的最快方法就是拿出笔和纸，把你对一些事物的看法统统白纸黑字地写下来，包括工作、金钱、爱情、婚姻、讲课、衰老、死亡等。每一个你认为有意义的生命议题你都可以写出来，写下你对它们的看法。这可能要花费你一点时间，但是这么做绝对是有意义的。不管你的想法看起来有多么愚蠢，都要让你的笔尖忠于你的内心。这些信念是你所依赖的内在、潜意识的规则。只有当你认清你持有哪些负面信念之后，你才能在你的生活中做出正面的转变。通过自我觉知的过程，你可以在任何时候实现自我的重建，变成你的理想模样，过上你理想的生活。

当你罗列完你的清单之后，把它从头到尾读一遍，首先标出对你有益的信念，将这些信念好好保存起来，并且在今后的生活中强化这些信念，然后用不同的记号标出那些让你感到消极的、不利于你向目标迈进的信念。这些信念是你幸福生活的阻碍，你必须消除或是重新调整这些信念。

下一步要做的是逐一审视你的负面信念，然后问自己："我是不是要让这些信念继续在我的生活中存在？还是我要放弃这些信念？"如果你愿意放弃你的这些负面信念，那么，再重新做一份清单，为了提升你的生活品质，把你每一个负面信念的否定言辞转变成为肯定言辞。比如说：

把"我真是一个没用的人"转变为"我是一个自信满满并且有所作为的人"。

把"我找不到合适我的工作"转变为"生命品质会将一份好工作带到我面前"。

把"我体质不好、总是生病"转变为"我是一个健康强壮的人"。

把"我太穷了"转变为"我是一个拥有无数财富的人"。

转变你的每一个负面信念，把它们变成对自己有益处的、个人化的行为法则，筛选对人体有益的信念就是在筛选幸福。为了你生命品质的提升，自己为自己创造你想要的方针指南。每天对自己大声读出你的正面声明，相信不久后它们都会成真。

冥想体会宇宙能量与大地能量的互通

所谓体会宇宙能量与大地能量的互通，就是让你全身的能量能毫无阻碍地流动起来，让你在冥想时真真切切地感到身体的存在，而不是只有思想的"魂魄"。

首先找个位置坐下来，可以是椅子上、地毯上、沙发上甚至是盘腿坐在床上，根据你的喜好选择，只要能让你觉得舒服就行，把背部挺直，然后保持这个姿势。

闭上眼睛，用腹部呼吸法，做缓慢的深呼吸，像愿景冥想一样，利用倒数的方法从 10 到 1 循环默数，直到你进入深度的放松状态。

这时候，我们需要引入一个名词，叫"接地索"。想象你的脊椎上连接了一条绳索，它从你的脊椎尾部伸入地下，就像大树的根须在土壤里延伸一样，这条想象出的绳索就是接地索。然后接着想象地下的能量正在通过这条绳索往上流动，从你的脚底到头顶，直到充满你身体的每个部分，再从头顶流出去，反复冥想这个过程，在你的身体和大地之间建立一个能量的流动通道。下一步冥想宇宙的能量从你的头顶流进来，它们缓缓流过你的身体，最后通过你的接地索和脚底流入地下。你试着去感受这两种不同方向的能量流动，它们在你身体里融合、共存。重复这整个冥想过程，直到你感觉到两股能量和谐地存在于你的体内。

这个冥想练习可以帮助你平衡虚无缥缈的宇宙能量和实在稳定的大地能量，让你可以平衡地存在两者之间。同时这一平衡可以促进你的健全感，让你可以生活得更踏实，也可以提高你的创造力和表现力。当然，这些效果必须经过长期不断地练习才能发挥出来。

积极思维不可思议的力量

自我暗示是我们进行心理调节的得力助手，如果我们能够经常在冥想中进行积极的自我暗示，我们就能开发出自己的巨大潜能，从而获得超群的智慧和强大的精神力量，进而实现自己的梦想，获得成功。在冥想中进行积极的自我暗示作为一种常用的心理调整方法，具有下面几种功效：

1. 镇定作用

人的心理十分复杂，经常要受外界情境的影响。尤其在对抗、竞争的条件下，对手创造一个好成绩或工作做到你前面去了，会造成你的心理紧张。本来你有能力超过他，但是因为心理上的紧张，反而束缚了你潜在能力的发挥。自我暗示在这时就能起到消除杂念、稳定情绪的作用。

2. 集中作用

这个作用同镇定作用密切相关。一件事情，尤其是有一定难度的事情的成功，总是离不开注意力的高度集中。只有全力以赴，才能取得成功，除此没有别的捷径。可是，人的注意力并不是说集中就能集中的，缺乏心理训练的人，往往是到了注意力该集中的时候，却出现心猿意马的情况。怎么办？学会自我暗示，是一种比较有效的办法。

3. 提醒作用

一位学者说，当你想和别人吵架，并准备好某些词语时，请你在嘴里默念："我一定不要让这些词语出口。"只要这样去做，大多是吵不起来的。这位学者所介绍的，也是一种自我暗示的方法，它可以提醒人们不去做某些事情。当然，当你准备做某件事情，而又出现心理障碍如胆怯、紧张等情绪时，自我暗示也能起到正面强化的作用。例如夜间在乡村小路上行走，有些怕走夜路的人，就可以用自我暗示的方法来鼓励自己。

积极的自我暗示对人的生理和心理都能起到好的作用，一个人要想获得成功只能靠自己，而不是依靠出身显贵、条件优越、智能超常等所谓的有利条件，这些条件都是靠不住的，甚至是身强力壮、时间充裕这些必要的条件也不够充分。一个人的成功最终能够依靠的只有坚强的意志、积极的自我暗示。只有进行积极的自我暗示，创造积极的心态，才能够更好地发挥出自己的潜力，获得成功。

我们每个人的身上都隐藏着无穷的潜能，犹如一个沉睡的"巨人"，积极的暗示会让我们召唤灵魂深处的力量，这时，巨人就会从睡梦中惊醒，我们就可以完成我们的任何梦想。谁能唤醒这个沉睡的"巨人"，谁就能在逆境中看到希望，在危机中看到转机，在失败时依然有奋起的力量，在黑夜中看到黎明的曙光。谁能召唤自己心中的巨人，唤醒自己沉睡的力量，谁就能超越自己，打造一片自己的天空。

积极的人在每一次忧患中都会看到一个机会，而消极的人则在每个机会面前都会看到某种忧患。积极的自我暗示具有重塑新我的魔力，它让我们唤醒沉睡的自己。在我们实现梦想的旅途中，在遇到困难和挫折时，我们只有以高度的自觉、顽强的意志和积极的自我暗示，才会突破难关，开创新局面。

积极的自我暗示可以让我们在实现梦想的旅途中获得成功的动力，消除遇到困难时的恐惧和不安。积极的自我暗示是帮助我们完成愿望的一种神奇的力量，让我们不断地寻找达成愿望的途径。积极的自我暗示，是我们达成美好愿望的动力，是克服苦难的勇气。只要我们成功地运用积极的自我暗示，我们的梦想就不再遥远！

积极的想法改变命运

如果你能积极地面对生活，令人满意的生活就会降临到你的身上；反之，如果你认为自己注定一生倒霉，那么你便永远无法得到幸运女神的青睐。

实际上，人类的生活正是思想的体现，所以我们在人生之路上迈出的每一步，根源都在于我们头脑中瞬时形成的想法，想法会形成感受，从而产生行动，导致结果，并最终成为我们能够感受到、触摸到的现实生活。

所以，你的想法便能改变命运。人的想法包括意识和潜意识两部分，我们能够关注到意识在一件事情的进展中所发挥的作用，往往忽视了更为重要的潜意识，然而我们大部分的日常行为都是受到潜意识控制的。

如果你不能理解，试想一下，你的许多渴望、心愿、需求是不是常常来自于你自己都意识不到的想法？尽管如此，我们也不必担心这难以察觉的潜意识会违背我们的初衷，因为意识就像潜意识的一张过滤网，只有对于自身很重要的想法才能顺利通过。所以，只要控制了有意识的想法，便能控制潜意识的想法，进而持久有效地改变自己的生活。

正因为想法对于命运转变的重要作用，所以我们应该去关注那些能够赋予自己积极动力的事物，充分发挥想象，听从幸福的指引，而不是像多数人常犯的错误——他们总是关注那些自己不想要、不能拥有或者不能做到的想法和事情。

你是希望每天都把心思放在那些让你感到忧伤的事情上而忧心忡忡，还是希望自己能够因为已经拥有的幸福而欢天喜地？

请按照这种方法去做，每当一个使你感到沮丧或者消极的念头潜入你的思维时，马上提醒自己将想法转移到使你感觉良好或者充满能量的事情上。唯有这样，你才能选择正确的想法，明确地知道自己想要的是什么，才能实现吸引力法则这一宇宙法则的意义，获得行动的引导和动力。

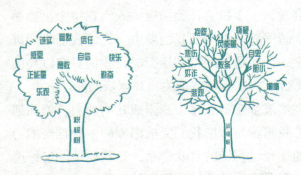

积极的想法能让生命丰盛而有活力，消极的想法则让生命荒芜而萧条。

对着镜子的积极冥想

神经学专家坎德丝·波尔在脑部研究中创造出"神经介质"这个词，意思是"化学传讯者"。当我们产生了一个念头的时候，这种物质会漫游过我们的身体。当我们的想法是愤怒的、批判的、吹毛求疵的，神经介质制造出的化学物质会压抑免疫系统；而当我们的想法是温暖的、有爱心的、正面积极的，神经介质会运送其他的化学物质，增强我们的免疫系统。人类的身体与心灵相互连接这个事实得到了科学家的认同。事实上，身体与心灵的沟通交流无时无刻不在进行着，你的心灵会把你的想法传递给你身体内的细胞，让它们时时刻刻都知道你的所思所想。

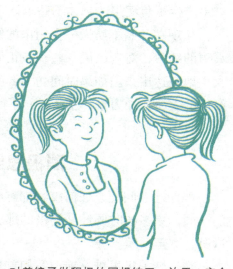

对着镜子做积极的冥想练习，效果一定会超出你的想象。

每天会有超过 6 个想法闪过我们的大脑，这些想法的效果是累积的。不管你是有意识的还是无意识的，你的身体每分每秒都在选择健康或是不健康的状态，这些想法会对我们的身体产生深远的影响。不愉快的想法会毒害我们的身体，科学研究证明，长时间沉迷于负面的思考状态会让我们生病。

你现在的想法是积极的还是消极的？你的身体里通过的是哪一种神经传讯者？你现在的想法会损害你的身体还是会带给你健康？

许多人都会因为愤怒、抱怨而在体内产生毒素。你所不知道的是，你是你自己抱怨的受害者，神经传讯者会带着这些抱怨的想法，慢慢渗透到身体里，毒化每一个细胞。

我们同样清楚地知道这样一个事实：自我总是让我们失去自由和快乐，它会在我们的身体内部不停地絮叨，让我们多吃一口饭、多喝一杯酒、多吸一支烟，然而，我们并不等于我们的这个身体，也不等于我们的这个想法，更不等于所谓的自我，我们是思想的主宰者。当我们的自我价值和自尊足够强大时，便绝不会轻易对自我的要求说是，我们远比眼中的自己要强大得多。

现在就振作起来吧，对着镜子，凝望自己的双眼，大声地对自己说："我爱你，我要从此刻开始重建我的生命，提升我的生命品质，我要成为一个快乐而充实的人。"当你对自己说这番话的时候，注意一下你脑海中产生了什么样的想法，如果产生了负面想法，你不妨承认它，但是不要给予它力量。

从现在开始不妨做一个简单的练习：每一次照镜子的时候，都做一次积极冥想的练习，对自己说一些积极正面的话，可以是在心底默默地说，也可以是大声地表达出来。如果时间匆忙，就说一句简单的"我爱你"。这个练习，会给你的生命增加力量，怎么样，不妨从现在开始尝试吧。

消极思维的逆转冥想

辩证地看问题，任何事物都有两面性。但是很多时候，我们都只关注其中的一面，更多的时候还是消极的那一面。正是这种消极，使得我们容易退缩、逃避，甚至一蹶不振。

在逆转消极思维之前，我们首先要明白这种思维是怎么产生的。消极思维的最大产生基地就是我们的思维定式，思维定式的好处在于，能够帮助我们很快得出结论，做出判断；而坏处就是在无形之中杀死我们看待问题的多个角度，逆转消极思维从根本上来说就是打败思维定式。

不要觉得打破思维定式是一件多么复杂的事情，像脑筋急转弯、冷笑话都是打破了思维定式的表现。比如这样一个对话：

老师："你常常迟到，知道原因在哪里吗？"

同学："呃……因为没有时间观念，所以才会这样吧！"

老师："不，你不是没有时间观念，相反你的时间观念很强。"

同学："老师怎么这么说？"

老师："如果你没有时间观念，为什么你经常迟到却不早到呢？"

同学自认为没有时间观念的思维定式就这样被打破了。

我们在冥想的时候，没有这样的导师来引领，一切都要靠自己的思维来逆转。逆转自己的思维比较耗费精神，所以要做几分钟就休息一下，然后再继续。逐渐适应了之后，可以坚持长一些时间。

可以采取坐姿或是卧式，放松身体，调节呼吸，将注意力放在一件困扰你的事情上。

　　首先，在脑海中分析这件事情困扰你的原因，我们在现实生活中会时不时地遇到一些困难，其原因往往是多方面的，有些分析起来也是千丝万缕，所以在开始冥想的时候，不妨选择一些条理较为分明的事情。等冥想的能力提高了，就可以进行难度大一些的逆转冥想了。

　　我们的思维定式会不知不觉地开始运作，很多时候困扰我们的不是问题本身，而是我们对自己的判断。比如这个困扰很多年轻人的问题：买不起房子。困扰不是房子本身而是你对于自己买不起房子的判断。而我们的冥想就是从追问自己"为什么"开始，并且自己作答。

　　"为什么我买不起房子？"

　　"因为我收入低。"

　　"为什么我的收入低？"

　　"因为我文化水平低／我们单位效益差。"

　　每一次的作答都要往自己的内心深处更贴近一层，这个时候，慢慢就会涌出很多问题、很多疑问，就像是一棵大树的枝枝杈杈，你要关注每个枝杈。

　　要知道很多问题解答，不能只从自己的主观方面去解答，还要结合客观条件。比如关于收入的问题，就可以有两个不同方式的解答："我这个人太耿直，赚不着钱。"或"经济危机还没过去，领导又不赏识我，处境很不好。"接下来就可以追问自己："为什么不考虑换个工作环境？"

　　通过层层发问，会帮助你更加深入地了解自己的个性和思想，真正阻碍你的是一直以来给你套上的思想枷锁。现实的环境如果不是你想要的，你难以接受、难以融入，那就大胆改变吧！

　　这次的冥想练习就像是和自己的灵魂对话，是一次与自己的深入探讨。多问自己几个为什么，也许让你接受那个深层的自我在一时之间是件不容易的事，没关系，这时候只要把注意力放在呼吸上，放松自己就可以了。等你平静下来，还是要继续冥想，继续发问。

　　消极思想的形成不是一朝一夕的事，是经历了很长时间才形成的，这其中可能有一些你不愿意面对的回忆或挫折创伤的过去，要逆转自己，推翻自己也不是一朝一夕的事。需要很大的恒心和毅力，所以这组冥想一定要坚持下去。

第十四章 愿景冥想：冥想帮你梦想成真

冥想练习：愿景冥想

愿景，顾名思义是希望看到的景色，引申为所向往的前景。对于个人来说是你的脑海里最想看到的意象，对于一个组织来说是大家的共同愿望。对于愿景冥想的练习可以让练习者在轻松的环境中获得积极的动力。

首先，你需要想一个自己最希望得到的事物，比如一个你很喜欢的东西，一件你非常想要做的事，一个你梦想过的场景，甚至是一个你渴望改变的工作环境，只要你能在头脑中轻易地描绘出来就行。

然后，找一个安静的地方，最好能保证中间不会被人打扰。接下来就可以进入冥想状态了，选择一个舒服的姿势，坐着或躺着都没有关系，关键是让你觉得舒适，能完全放松下来。接着把你平时积累的压力、紧张等不安的情绪都清除掉，试着让全身每一块肌肉都放松，用腹部呼吸法做深而缓慢的呼吸。期间你可以利用默念数字来帮助自己加深放松的体验，慢慢地从 10 倒数至 1，循环几次直到你感觉自己已经完完全全地放松下来为止。

这时候就可以开始想象了，如果你最想得到的是一部手机，那就想象它正在你的手里，你在用它打电话、发短信、玩游戏，或者在向朋友展示它的新功能等。如果你最想进行一次旅行，那就想象你正在路上，想象你看到了许多美丽的景色，你在和同伴讨论看到的奇观，或者正在用相机拍摄一朵花开，你可以在想象中加上任何你想要经历的细节。

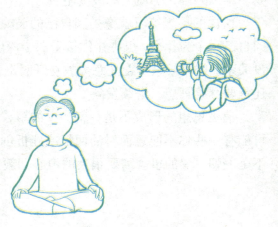

偶尔不妨做做白日梦

想象的时间长短没有具体的要求，你可以随便设定，只要你觉得合适即可。而且，在你想象的同时还可以说一些相关的话语，可以大声说出来也可以默念，根据你的习惯决定，但应该是积极肯定的，不能消极悲观。比如"这个新手机的每个软件都很棒，我真的很喜欢！""这个瀑布真是太壮观了，多么庆幸我能身临其境地目睹它的风采啊！"这些积极肯定的话是冥想过程中十分重要的一部分。

当然，你在想象的过程中可能会出现疑惑，或者与设想相矛盾的念头，这时候你不需要强迫自己去阻止它们，刻意的抗拒只会适得其反，你可以任由它们闪过你的脑海，甚至可以接纳它们，但在冥想结束的时候你要用一些坚定的正面语句把它们引回正确的意象中。比如"这件事可以更加圆满地结束，但不能妨碍与之相关的所有人的利益"。这一陈述不仅可以把不和谐的矛盾带到正途，还为更加美好的想象留出了空间。

如此，每天坚持做，如果可以，尽可能多地重复练习。有人可能会说："这太简单了，不就是做白日梦吗！"没错，这个冥想过程非常简单，就像人们为了得到什么做白日梦一样，但是，如果你想要更有效地把它运用到工作生活中，还需要更多、更深入地理解研究。

在 α 状态下观想你的愿景

人的大脑功能基本上由 4 种不同活动层面所构成：

第一层，贝塔层（β）——你处于完全清醒状态，每天约有 16 个小时处在这个活动平面上。大脑这个层面的主要功能是调节人体基本生命控制中心的活动，如心跳、呼吸、肾脏功能、消化功能等（占 75%），履行你的思维活动（占 25%），其中包括决策、推理和逻辑思维等。据科学家们测量，这时你的脑电波活动速度在每秒 14 ~ 30 周不等。

第二层，阿尔法层（α）——它与你的潜意识有关，进入这个层面就等于你打开了进入潜意识的大门。催眠状态就处在这个层面里。当你达到高度集中精力时（95% ~ 100%）就能进入这个层面。该层面的其他功能还包括：静思、生物反馈、幻想以及自然进入睡眠过程和从睡眠中清醒过来的过程。

第三层，日诶塔层（θ）——代表你的无意识部分。当你在浅睡时，你的大脑活动在此层面中进行，你开始做梦。它有时被称为睡梦状态。"意识"表明你是清醒的，对事物有警觉；"无意识"表明你是不完全清醒的，对外界事物无任何警觉。

第四层，德尔塔层（δ）——它与你的深睡有关。当你进入这层状态时，你的意识完全失去，你的潜意识进入了最大程度的休息状态，你听不到周围的任何声音，每晚你在睡觉时大约有30～40分钟处于这种层面。

可以这样理解，当你在晚上睡觉时，你的大脑活动过程是：β（完全清醒）→α（自然催眠状态）→θ（浅睡眠）→δ（深睡眠）；当你清晨从睡眠中醒来时，你的大脑活动过程是：δ（深睡眠）→θ（浅睡眠）→α（自然催眠状态）→β（完全清醒）。

在正常情况下，β脑电波出现在你日常心理和躯体活动时，如果你在经历某种创伤或者频繁地思索并和自己的内心交谈，尤其伴随着内心分析、警觉和评判时，β波就会出现高活动状态。这种状态导致你心智忙碌，不同程度地影响你内心的平静和幸福感的产生，并限制你的信念架构。你在进行放松、静思和自我催眠时，你的β脑电波得到了削弱，此时出现的是α波，它表明你的大脑活动处于相对平静和警觉状态。人在α波状态下，大脑最易"开窍"，精神集中、思维清晰、创意涌现、信息收储速度加快，会产生过目不忘的效果，α波是打开潜意识的唯一有效途径。

α状态是脑波的4种状态之一，α状态的脑波频率是8～13赫兹，我们每天都会进入这个状态很多次，比如做白日梦、无聊发呆、盯着书看但一个字也没看进去，等等，类似于"神游太虚"的状态就是α状态。

通常我们的愿景都是在潜意识的帮助下实现的，就像马尔茨说的那样，他认为潜意识是一个纯自动机制，没有思维能力。但是，潜意识有更神奇的能力，那就是可以自动帮助你实现目标。也就是说只要这个愿景真的是你所希望的，潜意识就会帮助你接近并实现它。而在α状态下我们的脑波比较集中，潜意识里拥有的能量也会更大，这个时候观想你的愿景，可以提高它实现的可能性。我们不妨通过几个例子来证明这一点。

从某种程度来说，潜意识与宇宙心智的联结更重要，而作为动物的狗也可以使用宇宙心智，但狗的显意识比起人类不值一提，这说明使用宇宙心智主要依靠的还是潜意识。

受教育程度和你实现愿景的能力没有一点关系，当然，一个博士和一个小学生的愿景也不可能相同，它们的实现难度也会不同，对两个人来说它们都一样是愿景，是没有实现的渴望。而实现愿景的关键是你的信念（潜意识）是否坚定，不是你说说（显意识）就能成真的。

科学家曾通过冥想研究一些具有深度宗教经验的信徒，针对他们，科学家提出了以下的观察研究：潜意识的后端有一个区域，一直在计算空间定位，试图了解生命的终结和世界的开始。当受试者进行深度冥想时，这个区域就会完全静止下来。《精神研究》有文章指出："他们达到了忘我境界，并拥有天人合一，与宇宙无垠无涯的感受。"而这个区域所在的位置属于潜意识。

以上的例子说明潜意识与宇宙的联系更为紧密，更容易利用宇宙的能量帮助我们实现冥想的愿景。又因为 α 状态比较放松，适合冥想练习，所以，如果在 α 状态下进行愿景冥想更有效果，愿景更容易被实现。

期待就是预言的自我实现

愿景冥想最简单的方法就是，在冥想时让头脑中出现你最期待的事，并深深地专注于此。愿景冥想的原理其实十分简单，就像是我们熟知的吸引力法则，我们可以将愿景冥想定义为"关注什么吸引什么"，也就是说你最关注的事物往往最有可能出现在你的生活中，你最想得到的事物也会成为你能够握在手里的现实。因此，有人可能会质疑这种观点，他们往往会摆出这样的证据：这个世界上每个人都希望自己拥有财富、健康以及充实的生活，但并不是所有人都过上了富有、健康、充实的日子。

确实如此，但这并不能证明愿景冥想不会有效。因为当我们静下心来去分析那些最终未能如愿的人的想法时，就会发现他们并没有专注于去拥有那些他们希望得到的美好事物，而是专注于他们现在没有得到的这些事物！

如果你把自己的注意力放在你所缺少的事物本身，而不是"缺少"的事实，那么你就能始终专注于如何拥有财富，如何保持健康，如何获得幸福。那么，一次一次的愿景冥想练习会让你所期待的事物在你的生活中如约而至。

其实，生活中我们无时无刻不在运用冥想实现自己的愿望。冥想是想象的自然力量，也是时时刻刻都在运转着的宇宙法则。这个法则就像魔术一般，但它是最真实且深奥的魔术。想象一下，当你从来没有看到过五颜六色的鲜花和金光闪闪的日出的时候，有人向你描述这个场景，你会认为这是不可思议的奇迹。但是，一旦你见识了一些这样的场景，你会明白其中蕴含着的自然法则，你会明白这些事情是自然而然形成的。

冥想也是如此，一开始，你也许会认为"想到就能做到"是一件不可思议的事情，但是，一旦你掌握了其中的奥秘，它就会变得自然而可信。没错，期待就是预言的自我实现，这个魔法一般的规则，正等着你去掌握和应验。

心想事成冥想是怎么运作的

心想事成是每个人都渴望拥有的力量，那么，如何在冥想中让心想事成呢？现在给大家总结一下最关键的两点。

第一，扔下"我不配"的心理。20世纪世界最伟大的成功学大师卡耐基说："多数人都拥有自己不了解的能力和机会，都有可能做到未曾梦想的事情。"也就是说，你没有不配得到的事物，你可以拥有一切想要的事物。假如公司提供了一个经理的名额，你恰好想要竞争这个职位，但无论如何努力、业绩如何优秀，你都无法赢过其他同事，最终也与经理的位置失之交臂，失败的原因不是能力的问题，而是你内心深处的"不配得"情结。它像个魔咒一样，在你的心底不停呐喊："我不配得到这个工作！"而潜意识接受了内心深处的这个意愿，让你表面上做的一切努力都白白浪费。如果想要成功，你就需要从内心深处战胜"不配得"情结，大声地喊出自己的意愿："我一定会得到这个职位！""我非常确定能获得美好的生活。"一旦战胜了这种情结，你也就获得了心想事成的力量。

无论你多么平凡、多么卑微，只要你拥有至高无上的信仰，能让你的精神无限地接近崇高，那么哪怕只是一枚最普通的贝壳，也能孕育出世界上最大、最美的珍珠。放下你的"我不配"情结，任何人都能拥有自己独特的力量。请记住，你就是你，一个别人无法替代的人物，而你拥有的，别人也永远无法夺走！

第二，专注于你冥想的目标。当专注于某个念头、某件事情的时候，你的身边就会产生一个小小的能量场。你越是专注于它，这个能量场就越会散发出强大的吸引力。你对某件事情执着与专注，会吸引来让这件事情实现的因素。

你不妨回想一下自己曾经对哪些事投入过全部的力量与心思，在回想之后，你一定会发现，那些曾经专心致志面对的事情都是自己深深喜爱的。由此，你完全可以把任何值得去专注的事情都想象成自己喜爱的。你可以在某些安静的时刻，全神贯注地思考某个意念，把这个意念想象成自己最爱的事情，你对它付出了爱，自然会得到它回馈给你的爱；你对它专心致志，它自然会让你有更大的收获。将心思专注于你想获得的结果上，你才可能实现心愿与理想。

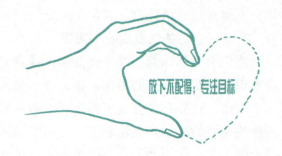

练习专注力的方法很多，其中最简单的就是，写一张鼓励自己的小纸条，并把它带在身上。

心想事成冥想的两个关键点：放下不配得；专注目标。

例如，你可以写"我拥有专心致志的力量""我可以吸引来一切想要的东西""宇宙会赐予我获得成功的无限力量"等。这张纸条虽然小，却包含着无穷无尽的力量，因为在你大声朗读它的时候，宇宙就会回应你的愿望，从而让你真正心想事成。

愿景冥想的四个步骤

愿景冥想可以归结为四个步骤来进行练习，接下来我们一一给大家介绍。

1. 设立一个目标

愿景冥想的第一步就是给自己设立一个最想实现的目标，比如，一份高薪的工作，一辆高级跑车，一位贴心的情人，或者是针对自身的一个改变——减肥、锻炼身体，等等，可以是任何你喜欢或想要拥有的事物。但需要注意的是，刚开始设定的目标最好是比较容易实现的，或者是实现的过程不会太长的，这样会让你更加相信冥想的力量，也杜绝了过程中可能出现的疑惑和不确定等负面想法。当你有了更多的体会和追求目标的实战经验后，就可以把冥想目标设定成比较难实现的、有挑战性的事情了。这个细节可以在冥想时帮助你增强信心，离成功更近。

2. 构思一个清晰的场景

设立了目标之后，需要你把对目标的想法和感受构思出来，放到一个清晰的画面里。你要用目标已经实现的心态去体会它的存在，想象你正在那个你设定的场景中，感受着成功带给你的喜悦。这个场景不仅要清晰还要具体、全面，尤其是细节方面的设想，要多一些。

你甚至可以把你所想到的场景用笔画下来，使它成为一幅真正的画，这样你会更加直观地感受到它的存在。

3.把对它的关注当成一个习惯

当你有时间休息、晚上睡觉前，或者只是在工作之余突然想到了，你都要有意识地感受你设想的画面，让它深深植入脑海，并且把这种对它的关注当成一个习惯，这样它也就成了你生活中的一部分，更像是现实存在的一件事了。当你关注它的时候要放松心态，你虽然在努力感受它的存在，但并不需要花费很大的力气，你专注于它，但不需要投入太多的精力。看似很矛盾，其实只是一种轻柔的心态罢了，轻松对待它，不要过于紧张费神，否则只会事倍功半。

4.赋予它正能量

你每一次在脑海里感受它的时候，都要用积极的态度面对它，并要不断激励和鼓舞它的实现。用正能量暗示自己它的存在，相信自己已经把它变成了现实，肯定自己的能力。把可能出现的质疑、反对的声音压下去，至少现在这一刻它们不存在。继续感受目标实现的画面，感受这个画面的真实，重复这样的练习过程。

值得注意的是：当目标发生改变或者它已不再是你的目标时，你一定要重新审视自己到底想要的是什么。因为这时候，你已经对既定目标失去了兴趣，如果继续关注它，只会让你产生更多的疑惑和不自信，甚至感到失败，实际上不过是你自己有了新的想法而已。

另外，当你设定的目标实现以后，要给予自己肯定和鼓励，以便确定自己完成了一个冥想，可以开始下一个目标了。

愿景冥想的三个要素

你冥想的事物能否成功主要取决于三个要素，只要你满足了这三个要素，那么，你的冥想变成现实的机会就大大增加了。

第一个要素是愿望。也就是你所冥想的那个事物必须是你真心喜欢或渴望的，你可以静下心来问问自己："这个目标真的是我想要实现的吗？""我设定这个目标，是因为自己内心的渴望还是被现实、他人所迫？"

第二个要素是相信。你要始终坚定地相信你设定的目标会成为现实，因为你越相信这个可能性，你就会越容易投入到实现它的过程中，也会越有动力去完成它，那么，你的冥想目标实现的概率也就越大。检查你的信心是否足够，问问自己："我有信心实现这个目标吗？"

第三个要素是接受。就是要求你必须乐于接受你所冥想的事物，这和第一个要素有点接近，却又不同，因为有时候我们设定一个目标的目的是为了体验追求它的过程，而对于最终目标的实现却并没有多少兴趣。所以，这个目标不仅要是你真心喜欢的，还必须是你愿意拥有的。

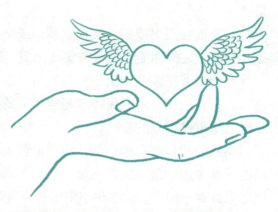

心想事成：给心灵插上翅膀，你就能自由翱翔。

当你有一个非常想要实现的目标时，你十分渴望它的出现，也相信自己可以让它成为现实，并且真的愿意接受它、拥有它，也就是具有了以上的三个要素，那么，这个事物就会以某种形式出现在你的生活中。

我们不妨把这三个要素归纳成一个词——意念。当你的意念越明确、越强烈，你的冥想目标实现的可能性就越大、实现的过程就越容易。任何一个冥想的开始你都要审视自己的意念是否强烈，如果答案是否定的，那么就需要你反思自己，看看你的犹豫、怀疑和不确定究竟是因为什么。有时候，犹豫说明这个被选择的目标并不适合你，或者你不是真的想要实现它；而有时候，犹豫说明你在实现这个冥想目标的过程中可能会遇到一些情感或信念上的问题，你需要提前解决问题。

总之，在任何情况下，意念的强烈程度决定了你的冥想能够在多大程度上取得成功，所以你在设定冥想目标的时候，一定要选那些意念强烈的。只有这样，你的冥想才会见效，而你也才能取得真正的成功。

在冥想中把你的愿景放到宇宙中

一股无形的能量支持着我们，让我们感觉到生命的气息，这股力量来自于宇宙，它只是从我们身上流通，而我们也只是宇宙中的一个精神能量体。无论你有何种身份，做什么事情，你都在不知不觉地使用宇宙能量。当你能够聆听内在光明的指引，回归生命的本源时，你就会感到一股满足感和轻松畅快的能量流。

如果你强烈渴望拥有某样东西，或是产生了某个愿望，宇宙就会回应这一振动频率，使得你能够吸引来实现愿望、获得丰硕回报的幸运力量。

我们需要把注意力集中在我们所"缺少的事物本身"，而不是"缺少的事实"，只有这样，才能保持与愿望相同的振动频率，吸纳宇宙间幸运的力量，让自己梦想成真。

当我们觉得疲惫的时候，应该放慢脚步，给身体一个喘息的机会，因为人们能够在休憩中攫取宇宙能量，从而在现实世界中创造辉煌，也就是在冥想中把愿景放到宇宙中，让它在宇宙中自由飞翔，吸收那些能够促成它实现的能量。

在休憩的时候，你需要保持平和、宁静的状态，让自身的能量场呈现出和谐的状态，这样的状态能够让你从宇宙中获得更充沛的能量。而且当你从休憩中醒来的时候，你百思不得其解的问题很可能会被宇宙的力量解决。

每一分钟都存在着能量，我们的生命长度也正是由每一分钟构成。请珍惜时间，让生命中每一分钟的能量都得到最大程度的发挥，如果做到了这一点，你必然会得到来自宇宙的力量，你的生命也会绽放出最美丽的光芒。

让眼睛看向远方的地平线，改变生活中的焦点，你会发现，自己花越多时间在大自然的美景中，就有越多的焦虑被消除。

整日在都市里奔波的人们，请多给自己一些和大自然联结能量的机会，让大自然抚平我们起伏不定的思绪，让它将无穷的宇宙能量传递给我们，实现我们与宇宙最直接的相通。因为我们和宇宙存在于一个整体，我们感知到的、未感知到的一切都属于同一种存在。这整体的存在是如此的公平、如此的慈悲，照顾着每一个人、每一只动物、每一株植物，甚至每一颗石头、每一粒沙。每一件对象都是存在根本的一部分，每一件对象也都和整个存在有着直接的联结与密切的交互作用。没有任何一个对象是单独存在的，就像没有一个对象是外于宇宙而存在的一样。宇宙的实体就像是一条奔流不息的河，所有躯体都在里面游过一回；所有人都要按照本性与宇宙合作，就如同我们的四肢相互合作一样。

宇宙的能量赐予我们获得财富的权利，但前提是我们必须用行动将这些能量转化为成果，唯有做到让能量与行动保持一致，才有可能实现追求财富的梦想。宇宙的力量是巨大的，可以带给我们富足的生命、健康的体魄以及无尽的财富。如果你的体内已经充满了来自宇宙的能量，那么就需要及时行动，将能量用于想要做的事情上。

让行动与你的最高愿景相配

很多人都希望自己能够平步青云，而又有多少人实现了这样的愿望呢？其实，这完全出于你的选择。当没有实现你平步青云的愿望的时候，只能说明你还没有做出这样的选择。"相由心生，境随心转"，你的世界就是你的所想，是你的思维所专注的世界。如果你希望自己能够平步青云，那么，你现在要做的是改变你关于生活的观念，改变你关于自己的观念。

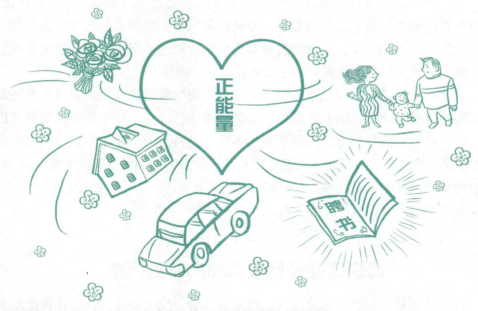

正能量有着无穷尽的力量，它会像磁铁一样把美好的事物吸引来。

现在你想要得到的和你现在的所作所为之间有差别吗？如果有，那么你就没有依照你的最高愿景去生活。既然你明白了现实的你和理想中的你的差别，那么，请你有意识地改变你的想法、言语、做法，让它们与你的最高憧憬一致。所以，马上进入你理想中的状态，远离那些与其不符的想法、言语、做法。

其实，这也是在从另一个角度阐述吸引力法则："心灵的焦点是什么就能吸引什么。"如果你能始终专注于自己的目标，那么，你吸引过来的一定是实现目标的希望。

如果你渴望获得什么，那么，首先想象获得它们之后的感受，这是你吸引它们的唯一途径。然后，你要让自己相信，你一定能拥有这一切，你也值得拥有这一切。最后，你要时刻都专注于上述积极的想法和感受。

这个想法是否太简单，不像真的？我只是想要拥有一辆新车，就会真的拥有它吗？只是想象自己在工作中得到了提拔，这好事就会真的发生吗？这令人很难相信，但这却是真的。如果你能积极面对自己的生活，令人满意的生活就会降临到你的身上。

反之，如果你认为获得汽车、升职和令人满意的生活都是不可能的，根据吸引力法则，想想你会得到什么样的结果？那就是得不到它们。

为了充分适应吸引力法则，获得积极的结果，你必须将渴望的东西具体化，之后就要想象你拥有它之后的喜悦，并坚信你一定会得到它，就是这么简单。可是，我们活了几十岁，一直被教导"为我们的理想而努力"，我们无法相信除了努力工作，还有如此简单的办法能将理想变成现实。

当然，你不能妄想仅仅通过幻想就可以获得物质财富和个人成就，你还需要其他的方法，这些方法会帮助你获得你想要的。但是，如果你不清楚自己想要什么，或者不能始终专注在你想要的事物上，再努力工作也不能给你带来幸福的生活。因此，你要清楚自己想要的是什么。当你能向外界释放积极情绪时，你就能获得积极的反馈。当然，做到这一点需要训练。但是，如果你不够专心，当机遇来敲门时，你也会错失良机。

肯定陈述是愿景冥想的必要因素

肯定是想象最重要的成分之一，肯定意味着"使之坚定"，一番肯定是关于某种事物已经如此有力、积极的叙述，这是一种使得你正在想象的事物坚定的方式。

进行肯定的练习，让我们能够用一些更积极的想法、概念来替代我们过去陈旧的、否定的思维模式。肯定是一种强有力的技巧，一种能在短时间改变我们对生活的态度和期望的技巧，它能全盘改变我们为自己所创造出的一切。

肯定可以默不作声地进行，也可以大声说出来，可以在纸上写下，甚至可以歌唱或吟诵。一天只需要 10 分钟有效的肯定的练习，就能抵消我们许多年的思想习惯。自然，你就能超越自己，选择积极的、扩张的语言和概念，你就会创造出一个积极的现实来。

肯定可以是任何积极的叙述，它可以是很普通的或者是很特殊的，能做的肯定在数量上是无限的，这里是几个给你启发的例子。

每天我在每一方面都越来越好，越来越好，越来越好。

每一样东西都是轻松容易地来到了我的身边。

我是个辉煌的存在，充满了光明和仁爱。

我是有天赋的。

我的生命正在怒放，一片灿烂。

我有着此时此地所需要享用的一切。

我是我生命的主人。

我需要的一切已经在我身内了。

我的心中又完美又充实。

我热爱并欣赏现在的我。

我把我所有的感情都作为自己的一部分来接受。

我爱我爱的人，也为人爱。

我越爱自己，就越有更多的爱给别人。

我现在自由自在地给予爱并接受爱。

在我的生活中拥有令人满意的人际关系。

我与……的关系每天都在越来越好，越来越完满。

我现在有一个完美的、令人满意的、报酬很高的职业。

我热爱我的工作，我的报酬丰厚，能发挥自己的创造性。

我是创造性能量一个敞开的渠道。

充满活力是我的自我表现。

我总是清晰地、有效地表达自己。

我现在有足够的时间、能力、智慧和金钱去实现我所有的欲望。

我总是在合适的时间、合适的地方，成功地从事合适的活动。

我要获得我需要的一切是那么容易。

这是一个丰裕的世界，对我们所有的人来说都是足够的。

我自然的存在状态是多么丰富多彩！

无穷的财富正源源流入我的生活。

我越多给予，越多得利，越感到幸福。

我放松了，思想集中，我对每一件事都有足够的时间。

我现在从自己做的每一件事中得到乐趣！

活着，我感到无比幸福。

我身体健康、充满活力。

我敞开胸怀接受这丰裕世界的所有幸福。

所有的因素都一起在为我生活中的美好之处工作。

我现在适宜于我生命的神奇的计划。

我现在认识接受并跟随我生活的神奇安排，随着这种安排一步步展现自我。

关于"肯定"，这里有些重要的事要记住。

始终要在你所能及的最积极的方式中来进行你的肯定，肯定你所需要的，而不是你所不需要的。不要说"我再也不在早晨睡过头了"，而是要说"我现在每天早晨都按时醒来，充满精力"，这就保证了你在创造着最积极的思想形象。

在某些时候，你也许会觉得否定性地进行肯定是有助的，尤其是当你努力消除情绪障碍或坏习惯时，例如"为了使目的得到实现，我不需要变得紧张"。

始终选择那些你感到完全合适的肯定。对一个人有效的肯定，对另一个人也许压根儿无效，一番肯定应该带给你积极、扩张、自在或是支撑性的感受，如果不是那样，就试另外一种，直到感觉合适为止。

当你最初进行肯定时，你可能会感受到情感上的抗力，尤其是那种对你真正有力，并将在你的意识中造成真正变化的肯定更是如此，这是自我对变化和成长的最初的抗力。

在进行肯定时，努力创造出一种它们可能是真经验的感觉，把你全部的思想和情感投入到肯定中去。

"肯定"可以单独运用，也可以结合着想象一起运用，你应该始终把"肯定"作为你经常想象的一部分。

兴旺冥想增加能量

兴旺冥想法可以结合参禅式来召唤并增加兴旺的能量。首先，选择一个让你觉得舒适的姿势开始练习，闭上眼睛，用舌头抵住上腭，用腹部呼吸法进行深呼吸，使全身完全放松下来，然后把双手的食指和拇指摆成参禅姿势，为了让参禅式更加方便，可以把拇指放在食指的下面，右手在前，左手叠放在右手之后，保持这个姿势，将双手放在心口的位置，继续深呼吸，想象你的双手正在吸收具有创造性的生命力，并创造出你冥想得到的东西，它正被你紧紧地抓在手中。

想象眼前有一片草地，因为绿色是兴旺的象征，想象兴旺随着风被吹到你的手中，它接收了你创造出的想象，为其增强了能量，使得你的创造更加真实。集中你意识里所有的注意力，让你的想象更加清晰、明确，想象你正在吸收兴旺的力量，并且它正在为你所用。

接下来伸开双手的手指，手掌朝上，把左手放在右手上面，但位置不变，还是在心口的位置，然后连续喊3声"喳"，根据你的喜好，大声喊出来也行，在心里默喊也行。最后，冥想结束，睁开眼睛，双手放下来，调整一下呼吸，活动活动身体。每天坚持练习10～12分钟，可以帮助你加强身体里的能量流动，尤其是关于满足的能量。

"唵"的力量实现理想

在冥想练习中，"唵"代表的是无限的创造力，因为这个字多出现在经文中，当被吟唱出来时，会延长它的发音，同时可以增加我们清醒的意识，在冥想练习中运用"唵"的力量可以强化我们内心的满足感。

用你喜欢的坐姿开始冥想练习，闭上眼睛，上身挺直，用舌头抵住上腭，利用腹部做深呼吸，放松身体。集中注意力，感受你的呼吸延伸到整个身体，在心里用一个符号代表你的满足感，牢牢记住这个符号的样子，想象它随着空气被你吸进心里，用你全部的意识去感知这个满足的实现，体会这个时候的感受，是高兴、激动、兴奋还是平和、宁静，然后把你感受到的这些感觉也吸进来。想象它们在你的心里聚集凝聚成一股暖流，它们随着你的呼吸流遍了你的全身，你身体的每一处都充满了满足感。接下来抬起你的双手，手呈杯状，手指并排，掌心朝上，放在心口的位置，想象宇宙的创造力充满

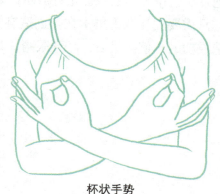

杯状手势

了你的双手，想象你把它吸进心里，接收了全部的创造力。最后同样是重复喊3次"喳"，喊出来和默喊都可以，以此来结束这次的冥想练习。

每天坚持练习可以帮助你强化满足感，每次练习坚持动作5分钟左右，也可以重复做动作。

模仿帮助实现创造

模仿冥想练习可以帮助我们实现某一个具体的创造。选择任意姿势，只要让你感到舒服即可，闭上眼睛，配合腹部做缓慢而深长的呼吸，想象你的双脚随着呼吸与地面连成一体。想象一个晴朗的天气，碧空如洗、万里无云，伸出手感受一下天空的高远、广阔，我们的胸怀也跟着变得开阔、豁达。思考你想要创造一个什么东西，这个过程尽可能地少用一些时间，然后想象你面前有一个发光的气泡，它就是你模仿的底板，你可以在上面构思你的设计图，设计你所要创造的事物。

这时候，你就是一位设计师、一位艺术家，你可以尽情发挥你的想象去创造你心里的那幅画面，注意对细节的刻画，如果想象不出某些具体的细节，可以把重点放在总的模仿对象上。想象你创造的事物真的出现在你的生活中，感受你拥有它的心情，你的生活因此发生的改变等。在气泡和地面之间画一条能量流动的通道，将二者连通，解除期间阻碍创造的任何屏障，无论是内部的还是外部的，统统让它们消失。规定一个时间点，就是你接收这个创造的时间，想象这个气泡里充满了黄金的光芒，因为黄金的能量是创造的最高表达形式。做完这一切后让气泡自由地飘浮到宇宙中去，就像放走一个氢气球一样，让气泡在宇宙中聚集吸收能量并展示出来，这时候不要去想这个创造是怎样产生的，你只需要把注意力集中在与创造有关的事物上，仔细体会宇宙能量带给你的创造成功的自信。最后，睁开眼睛，冥想结束。

第十五章 自我同情冥想：体验人际关系的跃升

冥想练习：自我同情冥想

我们受到的教育是要有同情心，要有爱心，而这些同情和爱几乎都被我们用在了他人身上，我们同情灾区人民的苦难，我们善意地对别人微笑，却很少同情自己。而自我同情冥想法就是让我们学会善待自己，让自己远离痛苦获得快乐。

做几次深呼吸让自己放松下来，回想你和那些疼爱呵护你的人在一起的瞬间，体会当时被关爱的感受，这些感受可以激活你的依附感，让你的同情心暴涨。接着回想那些让你不由自主给予同情的人，例如路边乞讨的孩子，失去丈夫的妻子，或者正在经受打击的朋友，这些同情的感觉可以唤醒其神经基础，是激发自我同情系统的前期准备。

然后，就可以慢慢地把同情心引到你自己身上了，直视自己的痛苦，把对别人的同情、关心和美好的祝愿延伸到自己身上，体会同情心在你的内心蔓延，温柔地抚慰你的伤痛。这时候你可以把手掌放在你的脸或心口上，就像你曾经给予他人安慰一样，现在来体贴、呵护自己。这个和同情相关的手掌动作可以帮助你加强现在的同情心。接着在内心深处对自己说："忘掉那些痛苦吧，你就可以愉快地生活了""这些伤痛很快就会过去的"或者"不要难过，一切都会好起来的"等安慰的语句。

然后，开放你的内心，接纳同情心，让这种美好温暖的感觉深深地植入你的意识里，你不要探究它

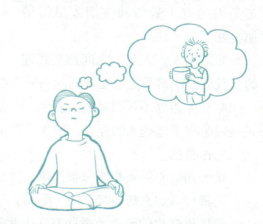

在冥想时回想那些让你不由自主给予同情的人，比如路边乞讨的孩子。

们来自哪里，来自你自己或是其他人都不重要，重要的是你要感知它们的存在，并享受它们，沉浸在这些同情心带来的关心和爱护里面。

经常做自我同情的冥想可以让你学着对自己好一点，自我同情也是一种自救，自己把自己拉出痛苦的深渊，然后快乐地享受每一天的生活。当你感到难过、失落的时候，当你找不到人可以诉说痛苦的时候，就让自我同情冥想法来帮助你解除痛苦吧。

需要你诚心同情的五种人

佛教徒们把同情心想象成在智慧的莲花中心休憩的珠宝，而智慧的莲花则是关怀心和洞见力的集合体。在生活中培养自己的同情心能够有效刺激和加强相应的神经基础，包括你的前扣带大脑皮层和脑岛，同时能够让你在人际交往中有全新的愉悦体验。

生活中，有五种人需要我们给予诚心的同情，这五种人分别是：

1. 你的恩人。每个人在生活中都会遇到或多或少的贵人。有了他们的帮助，你的生活更加平步青云。

2. 你的爱人和朋友。爱人和朋友是陪伴我们最多的人，生活中也正是因为有了爱情和友情才显得倍加美好。

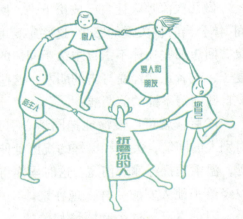

你需要诚心同情的五种人

3. 陌生人。人与人之间都是相连的，我们要用博爱之心把我们的同情心给予陌生之人。

4. 和你相处不是很好的人。有一句话说得好"感谢折磨你的人"，是的，正是因为有了这些人的存在，你才活出了更加坚强、更加出色的你自己。

5. 你自己。

培养同情心的冥想练习很简单，方法如下。

选择舒适的冥想姿势，闭上眼睛，把注意力集中到你的呼吸上。

回忆你和你的爱人或者朋友在一起时的情景，让内心洋溢着感激和钟爱的情绪。

然后，用你的移情能力去体验生活在水深火热之中的人们的苦难，向这些人的痛苦敞开自己的心扉，让同情和美好的祝愿自然而然地涌现在心田。为这些人许愿，可以在心中默默表达你充满同情心的感觉和祝福，也可以清晰地说出你的祝福，比如"愿你不再痛苦，愿你早日安康"。

随着冥想的不断深入，逐渐让同情的感觉超越这些祝福的字句，浸润你的身心，让它充满你的心灵，充满你的胸膛，充满你的全身，越来越强烈。你感觉到内心的同情开始满溢而出，像光芒一样以你为中心向外放射。

慢慢地，将注意力重新返回到呼吸上，睁开眼睛，结束冥想。

坦然接受最糟糕的自己

很多时候，我们很多人会突然有一种"我讨厌曾经那个样子的我"的强烈感觉。那时候的自己特别浮夸，特别焦躁，说出来的话都轻飘飘的。

你可能不知道糟糕的底线，最糟糕是什么状态，但是一定有一个自己是你不愿意回想、不愿意面对的。那个糟糕的自己被你关在角落里，会在你被压力包围的时候冲出来，将你逼进一个你更不愿意面对的境地。

没有人喜欢那个糟糕的自己，所以改变自己是件刻不容缓的事。这组面对糟糕自己的冥想练习也是采用坐姿，坐在椅子或是垫子上，在进入冥想之前，在自己的对面摆放一把空椅子或是一张空垫子。坐定以后，闭上眼睛，把糟糕的自己和糟糕的情境回忆起来，不需要难为情，更无须胆怯，勇敢面对是冥想的第一步。不论这个情境是多么艰难，都要勇敢剖析自己。

回忆这个情境时，不要批判任何人和任何事，否则情绪会随之卷走，不够专注。

面对这个心结，我们的解决办法是不逃避、不躲闪，而是接纳自己，无底线、无条件地接纳。然后，睁开双眼想象着这个糟糕的自己就坐在对面的椅子上。调节呼吸，平静自己的心绪，默默对坐在对面的自己说："你也很辛苦。"接下来，低下头，左手抱右肩膀，右手抱左肩膀，把糟糕的

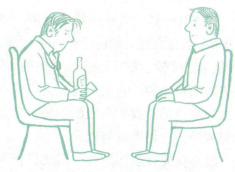

与最糟糕的自己和解，承认曾经的失败。

自己抱入怀中。不需要指责任何人，不需要抱怨任何事，只需要无条件地接纳自己，承认自己的糟糕与曾经的失败。

在这组冥想练习中有些人会十分动情，有些人可能会痛哭失声。不管情绪状况如何，也不要去管时间长短，只要自己需要，可以多持续一会儿。

无条件地接纳自己是这个冥想的关键。接纳自己是成长的标记，接纳完全的自己，才能成熟坚强，治疗自己的创伤，以前的痛苦才会转化成力量。

爱自己本然的样子

存在里的每一件事情都是独一无二的，小至一粒细沙，一滴水珠，轻至一片云，都不例外。这不是新时代的哲学，而是科学的真相。

这些独一无二的存在里，一定也包括了你。在你之前，没有和你一模一样的人出现，在你之后，也不会有，这是你需要明白的真理——你是不可复制、宇宙唯一的杰作。

当我们对自己说出"我很重要"这句话的时候，"我"的心灵一下子充盈了。是的，"我"很重要。

家庭疗愈大师萨提亚女士的文章《我是我自己》中有一段话，全然地呈现出"我"的独一无二，我们不妨在冥想状态下品读这段优美的文字，让爱的能量在身体内流动。

在这个世界上，没有一个人完全地像我。

某些人有某部分像我；但，没有一个人完完全全地像我。

因此，从我身上出来的每一点、每一滴，都那么真实地代表我自己。因为，是"我"选择的。

我拥有一切的我——我的身体，和它所做的事情；我的大脑，和它所想、所思的；我的眼睛，和它所看到的；我的感觉，不管它有没有流露出来——愤怒、喜悦、挫折、爱、失望、兴奋；我的嘴，和它所说的话，礼貌的、甜蜜的或粗鲁的、正确或不正确的；我的声音，大声或小声的；以及我所有的行动，不管是对别人或对自己的。我拥有我的幻想、梦想、希望和害怕；我拥有关于我的一切胜利与成功，一切失败与错误。

因为我拥有全部的我，因此我能和自己更熟悉、更亲密。由于我能如此，所以我能爱自己并友善地对待自己的每一部分。

于是，我就能够做我最感兴趣的工作，我知道某些困惑我的部分和一些我不了解的部分。但，只要我友善地去爱我自己，我就能够有勇气、有希望地寻求途径来解决这些困惑，并发现更多的自己。然而，任何时刻，我看、我听、我说、我做、我想或我感觉，那都是我。这是多么真实，表现了那时刻的我。过些时候，我再回头看我所看的、听的、做过的、想的、感觉的，有些可能变得不适合了，我能够丢掉一些不适合我的，保留适合的，并且再创造一些新的。我能看、听、感觉、思考、说和做。我有方法使自己觉得活得有意义、使自己亲近别人、使自己更丰富和有创意，并且明白这世上其他的人类和我身外的事务。我拥有我自己，因此我能驾驭我自己。

我是我，而且我是最好的。

"我"是由无数星辰日月草木山川的精华会聚而成的。只要计算一下我们一生吃进去多少谷物，饮下了多少清水，才凝聚成这么一具美轮美奂的躯体，我们一定会为那数字的庞大而惊讶。世界付出了这么多才塑造了这么一个"我"，难道"我"不重要吗？

我们要学会爱自己本然的样子，存在大费周折地把你创造出来，就是因为它需要你，恰恰需要的是你本然的样子，接纳与欣赏这样的自己是最正确的选择。

学会宽恕自己

你决定宽恕那个伤害你的人，你曾因为他受过不少苦，你被他欺骗感情，为他疯狂、为他痛哭、为他自暴自弃，但最终你找回了自己。你觉得，只有真正地宽恕他，你才能不再折磨自己。当你把这个决定告诉一位朋友时，她却告诉你，你只是想做一个交易罢了，根本不可能真的宽恕他，因为你连自己都没有宽恕。

这只是一个交易，你连自己都没有宽恕，这是什么意思？朋友却不再说什么了，只是让你自己去探索，在探索中领悟这个道理。你在她的推荐下看了一本书，读完这本书时，你想起了心灵导师佩玛·丘卓说过的一句话："宽恕似乎是无法勉强的。一旦能勇敢地敞开心胸面对自己，宽恕便自然出现了。"第一次你看到这句话时，是不了解的，这时你终于理解了这句话的含义。

如果从心智层面讲宽恕，你的宽恕可不就是一种赤裸裸的交易吗？如果某个人对你造成了经济损失，你本来要惩罚他，却因为他苦苦哀求而放弃了，这不是宽恕。这就像一种投资和回报一样，你准备的惩罚、你的经济损失是投资，而他对你的苦苦哀求及你对此事的控制感则是回报。经济损失是这样的，感情损失难道就不是这样吗？这种对投资与回报的关注让你对自己的心智的认同感更为强烈，你又一次让你和全世界分离开了。你终于明白，心智上的宽恕从来都不是宽恕，它只是交易。

你为了得到事业上的成功而通宵达旦地拼命工作，为了得到好名声而到处募捐做自己认为的好事，为了得到某个人的爱而拼命把最好的东西都给他，这些都是为获得回报的投资。当投资失败，你就开始抱怨那些投资对象和作为投资人的你。你开始怨恨没给你升迁的上司、那些得到你募捐好处却不赞美的人和没有因你的付出而向你示爱的人，也开始怨恨你自己错误的选择。这些都是心智的误区，你的痛苦都是自己造成的，你只能宽恕自己才能得以解脱。

可是，宽恕自己又是怎么回事？你一直都知道的，几乎对于每一个人来说，他眼中的世界都是不完美的世界，眼中的他人是不完美的他人，眼中的自己是不完美的自己。他们这些人都在用自己的大脑思考、分析这个世界，从不用心感受。他们常常会有憎恨、愤怒与烦恼，总是在谴责与自我谴责中不断切换。他们知道这样似乎不好，应该更宽容，更平和，可是他们就是无法放下那些谴责与自我谴责。他们不知道该怎么去宽恕自己，更不知道如何宽恕别人。你知道，你也是他们中的一个。

宽恕本身是一种无条件的爱，如果你心中没有爱，怎么可能做到真正的宽恕？当你还在对他产生恨，还在冷漠地对待他，就说明你还没有宽恕他，行为上的宽恕不是宽恕，那是一种谎言罢了。而当你这么做时，你也在折磨着自己，束缚着自己，这又怎能说是宽恕自己？你只能通过无条件的爱来宽恕。如果你心中的"爱"是有条件的，那只是心智层面的爱，不是真正的爱，也是不可能宽恕的。当你深深地感受到自己本体的存在，感受到你对自己的爱，你就能够爱自己，宽恕自己。

宽恕自己意味着接纳自己，也就是你必须放弃自我谴责。当你觉察到自己的心智里有一些阻碍你前进、让你觉得不舒服的东西的时候，当你发现你的自责就像一只用自己的尾巴刺伤自己的蝎子一样伤害自己的时候，你便觉察到了自责。我们常常无情地贬低自己，觉得自己的存在没有价值，不值得被爱，不值得成功，甚至不值得存在。这是心智对我们本身的审判，是心智予取予求的一种表达。有一句法国谚语说：能够了解一切事物就能够宽恕一切事物。当我们看清这一点，这种自我谴责便会消失，我们自己也就得到了宽恕。

至于宽恕他人，心灵大师海灵格曾说"人是没有权力宽恕别人的，宽恕他人是一种僭越"。每一个人都是一个世界，而每一个人又都是同一个世界。当你能够觉察到这一点，你在宽恕自己时也就宽恕了世界。而他人是不存在的，因为所谓的他人只是自己的镜子，帮你看清了自己，我们无须宽恕他人，因为他人从未做错什么。

宽恕是要先从自己的内心开始，唯有宽恕了自己，你才能宽恕别人，或接受别人的宽恕。宽恕是无条件的，虽然你往往在学习宽恕的过程中难免还会附加一些条件。宽恕是永无止境的过程，你对自己或别人所做的任何批判，都须不断地以宽恕来响应。只要表达出宽恕的心意就已绰绰有余了，不管你此刻能做到什么程度，都已经很好了，这份体谅使你能怀着宽恕的心态来练习宽恕。

在冥想中强化你的移情能力

所谓移情，顾名思义就是转移你的感情，对问题要进行换位思考，懂得移情，知道他人所思、所想、所感，是一个人拥有高情商的表现。高情商者在社交活动中不盲目、不糊涂，他们能够根据对方的心灵活动来采取相应的对策，因而能获得良好的人际关系，取得较大的成功。移情就是"感人之所感"，并能"知人之所感"，意思是既能分享他人的情感，对他人的处境感同身受，又能客观理解、分析他人情感的能力。

以下是可以增加自己移情能力的冥想练习。值得一提的是，这个冥想练习是需要你在与人实际的交往过程中进行的，因此，在做这个冥想练习时不要让他人觉得你太失礼。

首先，自信地观察对方，包括他的动作、手势、语言、语调，等等。想象自己模仿这个人的动作语言会是什么样的感觉，如果自己不觉得唐突，你可以真实演练一下，体会一下这样做时的感觉。

然后，注视着对方的脸和眼睛，人的面部表情虽然转瞬即逝，却能真实地反映出他内心的感受。人的眼睛是心灵的窗户，凝视一个人的眼睛，能够捕捉到他的内心。放松自己的身心，尽量让自己和对方产生情绪上的共振。

猜测对方现在正在想什么，然后，你可以和他一起，检查一下你刚刚所感受到的他的情绪是否准确。你可以询问对方"你刚刚是不是感觉到这样沉闷的天气让你很心烦"或者"你看上去有点不高兴"这样的问题。值得注意的是，当你进行这样的询问时，一定不要用争辩或者审查的语气来陈述你的观点，而是要用关心对方的语气。

移情能力充满谦恭和抚慰，常常能够激起别人善意的回应。因此，在人际交往中，当我们时刻能够站在别人的位置上思考问题时，我们一定能体会到人际关系的奇妙跃升。

四种方法，让亲密关系安全而甜蜜

亲密关系是心理学家热衷的话题，根据心理学家的研究，亲密关系容易给人带来很多心理问题，特别是在儿童时期。很多时候我们都会有这样的体会，当我们和某人关系非常亲密时，我们反而会有些无法敞开自己的内心。下面为大家提供了四种方法，让你在拥有与他人的亲密关系的同时，能够有更多的安全感，能够更毫无顾忌地敞开内心。

第一，时刻关照自己的感受。在很多亲密关系中，对方都给予了彼此太多的关注，从而忽视了自己的感受。其实，如果我们能够在亲密关系中"自私"一些，更多地关照自己的感受，能够让亲密关系更和谐与稳固。关注自己的感受包括方方面面，比如感受自己的一呼一吸，当拥抱时体验自己的身体感受，感受这份亲密关系给自己带来的幸福感，等等。

第二，关注自己的意识。关照你的意识，就是让你把你的意识和其他人带给你的感受区分开来，单纯地观察自己意识到了什么。

第三，发挥你的想象力。想象力有着强大的力量，你不妨把这种力量运

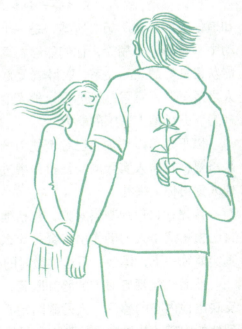

即使是一朵玫瑰，也能让恋人间的关系变得更甜蜜、更温馨。

用到亲密关系的维护上来。比如，你身边有一个十分爱慕你的人，他总是向你表达他的爱意。这时候，你可以把自己想象成一棵坚挺的大树，那个人强烈的爱意就好像是风，风吹过枝叶时会有所颤动，但是风总有停下来的时候，而大树始终屹立不倒。

第四，对任何人不要有完全的依赖。依赖使你相信，你生命中最大的满足来自于关系，如果没有爱，就像没有空气没有食物，就好像鱼没有水一样。依赖型的人不需要空气，需要接触，身体上的接触、精神上的接触、深层的接触，依赖型的人总想靠近对方，越靠近越好，依赖型的人不认为空间是有价值的，而依赖别人的人总是会在亲密关系中受到伤害，同时，也会让被依赖的人感到惶恐不安。因此，在任何亲密关系中，我们都要保证给对方同时也给自己足够的独立空间。

依照上述四种方法维护你的亲密关系，相信你一定能够每天都被爱和幸福浸润。

停止对他人的批判

当你意识到你的头脑正在批评某个人的时候，也许你只是对擦肩而过随手丢纸屑的妇人不满，也许这种批评只存在于你的头脑，你可以注意一下这时候你的脸部和身体有没有变化，你的眼部和嘴巴的表情又是怎样的，是不是让你有一种紧绷的感觉？然后你可以转移自己的情绪，深呼吸，问自己这个人身上是否有一些美好的品质会让你觉得心情舒畅。当你开始这样转移自己的注意力，你再注意你的呼吸发生了怎样的变化。当你开始习惯于注意你身体各部位的感官时，你会发现它们随着你的呼吸也相应地起了变化，而你也会在瞬息间感到释然和轻松。

这样练习的目的不是为了别人，而是为了你自己，让你自在放松。你可以先在不太能影响你的人身上进行练习，然后再把目标转向那些让你反感强烈的人，问问自己这些人是不是真的糟糕到找不到一个优点了。

虽然这样做不是一件容易的事，因为我们的头脑更喜欢冲突和批评、指责和抱怨，但是你的内在更爱寻找积极的一面和美好的一面。

当你熟悉了这一过程后，你就可以以一种全新的方式来应对那些经常与你发生冲突的人。所以，下一次，当某个人气势汹汹地跑到你面前时，你可以做这样的冥想。

　　首先，做一次深呼吸，承认你现在的情绪正因为对方的挑衅而起着变化。而你的情绪之所以会有这样的变化，可能是因为你内在对那些人的某些未满足的要求或需求，也可能是因为你对攻击的恐惧性，等等。不管是哪一种，你都要承认自己的这种情绪，不闪躲、不回避。

　　这样做能让你放松下来，提醒自己，"你是没问题的，这并非是针对你的人身攻击，而是因为有人感到受伤了但又不知道如何应付罢了。"而且事实也的确如此，往往这种攻击是因为充满攻击性的人自己感受到不受尊重、不被欣赏和接受，这些表面的下面隐藏的是一个受伤的自我。

　　所以，比起争执、抱怨，或以某种方式惩罚对方，你可以深入观察对方，体会对方的需要和伤痛。

　　假如你把你的注意力从正对对方充满各种批判的头脑移开，随着呼吸深入胸腔而转向对你攻击的人，你便会真诚地感觉到对方会这样做的起因，发现他们缺少了什么，他们需要什么。如果你乐意的话，你可以在不妥协不委屈的前提下以自己的方式给予对方所需，也就避免了一场不必要的争执。

　　学会对彼此真正发生的真实内在做回应，而不是藏在盔甲下各自碰撞，这样容易伤了彼此的关系，还不利于问题的真正解决。如果你能真正做到这一点，你会发现你与他人的关系产生了奇妙的跃升。

人际冲突的背后是一个受伤的自己

　　想想你生命中的每个人，你的同事、你的家人、你的朋友、你的上司……诚实地写下你想要去改变的人，看看他们的总数是不是够你数上一阵子的了。

　　回想一下，你是不是花费了大量的精力去改变那些你想要改变的人，但最终换来的却是失落和难过——没有一个人如你所愿地改变过。你耗费了生命的大量光阴去改变一个你不能改变的人，这值得吗？

　　唯一能改变的那个人就是你自己！

　　回忆一下上一次让你不知道如何是好的某个人，闭上眼睛回想一下当时的情景，试图让每一个细节都历历在目，并且回忆起你当时的感受。问问自己，那是一种令人愉悦的感受吗？它能滋养我吗？它对我的身体有好处吗？它使我感觉开放还是收缩、温暖还是寒冷、坚硬还是柔软？我会希望我的好朋友有同样的感觉吗？

当你再去感受那个情景的时候，你会看到你在要求别人改变的时候，你是如何伤害自己和伤害别人的。你会让别人感到难堪，而因为难堪，他开始抵抗，你越试图去改变他，他就越是抵抗，在这样的恶性循环中，你们两人都受到了伤害。

所以说，企图改变他人就像是用鸡蛋撞墙。

问问自己：改变他人真的是我的责任吗？这样尊重他人吗？你会得到怎样的答案呢？

你的头脑也许会说："让他们改变当然是为了他们好，他们自己没有看到自己的缺点和坏毛病，我给他们指正了，他们会更好地进步呢。"

但是你的"感觉"却会觉得这样做有点不合适，你有什么资格去评判别人？难道你是没有缺点的完人吗？

让我们认清事实：别人无意识的行为激怒了你，但是那个反应却是属于你的，是因为你被爱、被尊重的需求没有被满足，或者是你总是充满了不切实际的期待。

你希望从别人身上得到快乐的原因，是不是都和自己期望被爱、被需要、被尊重有关呢？你不切实际地希望别人去理解和满足你的需求，而你的需求是能通过他人来满足的吗？满足自己的需求是他们对你的责任吗？

你可以继续指责他人，继续实践着要改变他人的想法，但是，这样做确实能给自己和他人带来好处吗？或者，你可以在与他人相处的过程中采取更智慧的方式。

再问自己一次：为什么我要坚持改变这个人？假如你能对自己坦诚相见，那么你会看到一个受了伤的自我对别人说："你忽视了我，你不爱我，你不尊重我。"诸如此类的话。

原来，隐藏在我们和别人发生冲突的背后是一个感受不到被爱、被接纳、被尊重的自我。知道了问题的所在，我们就要寻求解决问题的妙方灵药了。不妨从给自己更多的尊重和欣赏作为开始，因为，一旦你开始自我欣赏与自我接纳，那么，别人对你的态度是不会影响到你的。你也就不再需要依赖别人对你的态度来评价自己了。由此一来，一种全新的沟通开始在你与他人之间产生。

练习宽恕别人的冥想

长时间的怨恨会瓦解我们的身体，导致癌细胞的生长；在日常生活中总是不断批评别人的人常常会患上关节炎；内疚的人会潜意识地期待被惩罚，由此会给身体带来疼痛，减轻内疚感；恐惧则会导致紧张，在身体上的反应是脱发、溃疡、脚痛。

有许多人来我的诊所见我，他们总是说他们这里不舒服、那里不舒服，我一听就知道他们心中一定压抑着许多不快乐的事情。经验证明，只要他们能够消除心中的憎恨，所有的疾病都能够化解，甚至癌症也能被拿下。也许你会觉得难以置信，但是这是我的经验之谈。

过去的事情已经过去了，我们没有办法改变那些已经发生过的事情，但是，我们却能够改变自己的心境，改变我们对那些事情的看法和态度。如果我们现在依旧拿过去别人对我们的伤害来让自己痛苦，那是多么的愚蠢呀！

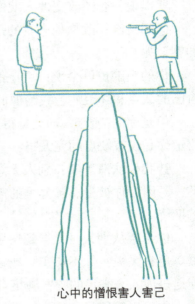

心中的憎恨害人害己

我常常会告诉那些有怨恨之心的人："现在开始化解你的怨恨之心还来得及，事实上这并不是一件难事，千万别等到你上了手术台、甚至临死之前才开始，那就太晚了！""宽恕别人吧，你可以做到的。你能够宽恕别人的过失，别人才可以宽恕你的过失！"

要想化解怨恨之心，先要消除恐惧之心。当我们恐惧的时候，我们很难做到集中意念，因此，我们一定要先消除恐惧。当你的所言所行都流露出从容的姿态时，宇宙的力量就会帮助你。如果我们不改变自己，那么我们一辈子都会是一个无能的受害者，生活将黯淡无光，即使是神也不能帮助我们。相反，如果我们能够消除心中的恐惧和怨恨，那么我们的力量会从四面八方而来，我们将转败为胜，拥有美妙的未来。

化解怨恨之心几乎是所有问题的答案，当我们面对困境停滞不前的时候，化解怨恨往往是我们最需要做的事情。如果我们此时的生活不顺畅，往往意味着过去发生的痛苦事件依然影响着我们，可能是过去的悔恨、伤痛、恐惧、内疚、责怪、愤怒，有时甚至是对于复仇的冲动，而这些都源自我们没有化解我们的怨恨之心。

只有宽恕别人，才能把我们的怨恨之心化解掉。爱是生活的良药，而宽恕是通往爱的途径，从现在开始，用宽恕之心对待你的过往吧。

在明白宽恕的重要性之后，我们就要去实践宽恕，下决心对所有伤害过我们的人说："虽然你曾经伤害过我，但是我将选择宽恕，我将忘记仇恨，让你自由自在。"——这就是"结怨解怨"。这是一句很神奇的话，你放过了他人，同时，你自己也将不再被仇恨所囚禁。

有一个古老的冥想方法能够帮助你化解心中的怨恨，找个安静的地方坐下，闭上眼睛，让你的头脑和身体完全放松下来，想象你正坐在黑暗的剧场里面，你面前有一个小的舞台，你最憎恨的人就在舞台上站着。这个你最憎恨的人可以是你过去生活中出现过的人，可以是正在烦扰你生活的人，可以是已经去世的人，也可以是仍然活着的人。现在你能清清楚楚地看着他，想象这个人身上正在发生好的事情，你看到他开心地笑了，让这个场景持续几分钟的时间，然后让他慢慢退去，想象着你自己走到了这个舞台上，你看见你经历了让自己高兴的事，你看见自己开心地笑了。这时候，你就能意识到宇宙的博大能够容下我们所有的人。

尝试这个冥想练习之后你会发现它有着惊人的效果，以前烦扰我们的事情，让我们痛苦的事情大部分都会随着这个练习而消失。你可以每天进行这个练习，每天更换舞台上的对象，经过一个月甚至更短的时间，你就会感觉身心轻松。但对于有些人来说，这个练习是困难的，他们虽然知道宽恕的重要意义，但是内心的仇恨太强大了，他们做不到，因此，他们在宽恕之前还需要一个步骤——复仇。不是让你真的去复仇，而是让你在心中想象你复仇的场景。同样找一个安静的地方坐下，闭上眼睛，让那个你最难宽恕的人出现，你想把他怎么样你才解气？他需要怎么做才能得到你的宽恕？然后想象这样的事真的发生了，你想让他们拥有的痛苦他们都经历了，你想要他们的忏悔他们都做了。通常这样的想象中止之后你会感到释然。但是记住，这个冥想练习不能每天都去做，这对你不好，只做一次就够了。

第十六章 善意回归冥想：无限扩大交际圈

冥想练习：善意回归冥想

随着社会的发展与进步，我们的城市建设越来越好，高楼大厦越来越多，人们之间的交流帮助却越来越少，人们顶着一张麻木漠然的脸来往于路上，即使回到家，也被钢筋水泥包围着、这个世界似乎变得愈加冷漠。于是抑郁症像会传染一样绑架了越来越多的人，人们感受不到善良、爱、包容、谦让等美好的感情，当今社会急需善意的回归。

善意回归冥想法正是这样一种让人们体会爱、感受善意的训练方法，通过练习你会感到内心充满着爱和善意的力量，而且可以传染给身边的人，营造一个温暖和谐的环境。

先做几次深呼吸，并且要一次比一次更深，吸入的空气也比上一次更多，直到自己处于完全放松的状态。把注意力放在心脏的部位感受自己的呼吸，回想你和喜欢的人在一起时那种爱的感觉。保持这种感觉，体会爱的暖流伴随呼吸的节奏从你心上流过，体会它的生命力，体会这股生命力和爱的感觉一起充满你的内心。

然后把这份善意的爱归结到一个你很熟悉的人身上，比如亲密的朋友、最爱的伴侣、默契的搭档等，想象他们对你无私善意的爱，一点一点注入你的心里。扩大这份善意的范围，把它分散到很多人身上，你熟悉的或者不熟悉的人，把这份爱的善意想象成一股暖流，连绵不断地流向远方，融入越来越多的人，你要祝福这些人们幸福快乐，远离痛苦。

让这份爱的善意继续扩大，甚至把生活中和你有矛盾的人也包括进来，所有的矛盾在爱的善意面前都会消失，因为那些和你有矛盾的人是受了其他影响才会和你发生冲突，他们并不是生来就邪恶的人。用这份爱的善意去原谅他们，并同样祝福他们。

体会这份爱的善意带给你的宁静、包容、力量和豁达，并让它们向外延伸，包括那些你听说过的人，没有见过面的人，甚至是只听过名字的人，不管你对他们的态度如何，喜欢也好，讨厌也罢，用这份爱的善意包容他们，直至所有人都被祝福。接着体会这种善意的蔓延拓展，让它充满整个地球，让爱的善意包容那些开心欢笑的孩子，包容那些风烛残年的老人，包容那些朝气蓬勃的少年，包容那些被病痛折磨的人，包容那些健康生活的人……随着你的呼吸，这份爱的善意蔓延到无边无际，包括地球上的所有生命，阳光下的植物，丛林里的动物，甚至是那些微生物、细菌，都给予它们美好的祝愿，祝它们健健康康地生长，自由自在地生活。你要用爱的善意把所有的生命当作自己的生命，把动植物当作你亲爱的朋友，把所有的人当作你的亲人，把整个地球当作你的故乡、你的家。

这就是善意回归的冥想，经过长时间的这种练习你会越来越容易感受到生活中的关怀、宽容、谦让、爱等善意的感情，你自己也会变得善良、豁达、乐于奉献，这些美好的品质会成为你的力量，让你可以更加积极乐观地生活。

做善意冥想时，放下欲望和期待

生活中，总有一些人是"动机不纯"在做好事，他们或许期待着赞美和荣誉，或许期待着金钱。但是，在我们进行善意回归冥想时，一定要放下心中的欲望和期待。有些冥想者总是这样想：我在做善意冥想，因此，人们都应该更加友善地对待自己。而这样想的结果往往是事与愿违，那是因为你自己的欲望在作怪。

在做善意冥想时，内心一定不要抱有欲望和期待。

真正的善意一定是出自没有执着之念的心灵，不期待回报的心灵。也可以理解为是对自己从过去到现在一直生活在无数生命的恩惠下的一种报恩或者还债。带有欲望和期待的心灵，即使是鹦鹉学舌似的嘀咕善意冥想法的冥想文，也不会达到应有的冥想效果。因此，放下你的欲望和期待吧。

另外，从善意冥想的冥想对象来看，对某个人抱有特殊的情感而进行的善意冥想，不是爱而是欲望。将目标对准某一个人而进行的类似"善意"的行为，太过于吝啬。将特定的一两个人当作对象来进行冥想，很有可能造成精神上的痛苦，也有使爱转变成欲望的危险。如果你是因为那个人很了不起，因为那个人帮了你很多忙，因为和那个人在一起时很开心这样的原因来选择它作为善意冥想的对象，也是一种任性与欲望的表现。

很多人会以自己的爱人或者孩子来进行冥想，这样也很难由内心发出真正的不带欲望和期待的善意。相反，有可能导致压力、焦虑、身体不适等负面情况出现。

因此，在我们进行善意冥想的时候，不妨就心怀"希望一切生命都幸福"这样的信念。

虽然说当我们心怀欲望和期待时，善意冥想就不会起到应有的效用，但这并不是意味着生活中我们在做了一切善意之举后，什么都不会在我们身上发生。拿我们崇尚的分享精神来说，分享永远不会是单向的，当我们真正地学会了分享时，自然能从中得到感悟。分享是爱的自然流露，不求回报，但不是没有回馈。

我们听到过有关分享的好处，比如分享能换来爱，分享能让自己感受到幸福，分享能让我们拥有更多的朋友。他们其实都在讲同一句话：付出是有回报的。他们的话本身没有错，付出确实有回报，但不一定是我们想要的那种回报。当我们看到一头黑猩猩手拿着一串香蕉时，扔给他苹果想要交换，可是它给我们一块鹅卵石或者什么都不给而高兴地走了，我们会坦然接受这样的回报吗？它确实回报了，它用鹅卵石或者自己的开心回报了，而我们也许不会接受它的回报。我们充满愤怒或痛苦地谴责忘恩负义、以怨报德，是因为我们期待他人报恩、以德报德。如果我们在付出恩、义、德时，不做任何期待，不怀任何想法，我们还会有这些痛苦吗？

当我们有所期待，当回报与期待不一致时，我们就会痛苦；而当我们不带任何期待时，我们会感受到内心由衷的喜悦。

不要把去世的人当作善意冥想的对象

一个生命的死亡是理所当然的，能理解这一点的人不会感到悲伤，只有不能理解这一点的人才会悲伤。亲友的去世会让我们感到悲伤，除非这个人已经开悟，否则，没人会觉得亲朋好友的去世是理所应当的事情。即使去世的人是自己的敌人，如果觉得他死了真好，那就是在憎恨。

当我们在回忆去世的人时，我们会感到悲痛，回忆得越多悲痛就越多。因此，即使是最亲爱的父母，如果已经去世了，也请不要将其当作善意冥想的对象，不能将任何去世的人当作善意冥想的对象。

如果亲友去世了，怎么做悲痛才会消失呢？悲伤的心也会自己慢慢治愈，因此，一定不要把去世的亲人和友人作为冥想对象，这样会故意增加悲痛，让自己愈陷愈深。

"希望去世了的外公幸福"，就算你这么冥想，你的外公也已不存在了。你所回忆的只是活着时的外公，在另外一个世界的外公是无法想象的。所以，如果为已去世的外公冥想，那这个冥想对象就不是一个活着的生命，而只是你自己头脑中的回忆。这样的冥想与祈祷是没有意义的，只有向有生命之物释放善意才有意义。

宇宙的万事万物都充满善意

我们总是抱怨命运的不公、机会的不均等和造化的无常，我们常常觉得我们在过去的生命里吃过了太多的苦，而实际上，我们之所以成为今天的我们，不都是过去一切的累加吗？换个角度看待一切，我们就会发现，原来我们所在的宇宙中的万事万物，都是善意的体现。

生命里有着所谓的遗憾与不完美，我们常常对此不能释怀。我们会悔恨、伤心，却从来不曾想过，我们可以换一个角度，用更多、更高、更充满爱的方式来看待这些过往的记忆。要知道，我们经历的一切事情，都在帮助我们成为今天的自己，正是这些事情使我们成长。虽然有些痛苦的经历让我们难以面对，但如果我们能把生活看作一个整体而不是一连串的独立事件，就能够站在更高的层面上审视过去，并觉察到宇宙的善意。

在作为旁观者时，我们看待一个人，往往能以超脱的态度，站在生活的整体之上，从而看到真实的一面。在面对我们自己时，我们也有能力这么做。我们或许会有意无意地抗拒或觉得不愿意将时间运用在这方面的事情上，但如果我们能用这种方式看待自己的生活，我们将会发现宇宙有一份很伟大的礼物正等着要送给我

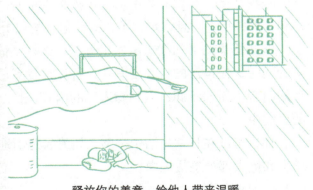

释放你的善意，给他人带来温暖。

们，我们会有更广阔的视角，超脱于心智的束缚，脱离情绪的困扰，而这些都能帮助我们正面地看待我们的生活。

在我们生活的这个世界里，自然灾难、政治谋杀、战争和冲突不断地发生，看起来，这确实不是一个美好的世界，但这些并不能说明什么。人类的心智产生的负面情绪在全世界蔓延，形成了一个由恐惧和悲观构成的观念系统。我们更加关注那些引发恐惧的信息，于是恐惧比希望显得更有说服力。然而，我们可以用和平与爱使自己保持一颗专注的心，将乐观和希望贡献给人们的情绪氛围及信念系统，我们可以传播宇宙的善意，传播希望和乐观的新信息，向他人传播任何人都能以正面的方式体验成长的观念。

我们对这个世界的观念决定了我们的环境。一旦我们坚持某些观念，我们就会按照这个观念来生活。我们的有些观念，看上去似乎正确，实际上却是错误的。很多人都认为，追求外在的东西比内在的东西更重要，相信这个世界的资源是匮乏的，没有足够的东西供给所有人，因此必须通过竞争和权力斗争来获得，他们似乎已经准备好了应对宇宙扔给他们的麻烦和灾难。也正因为这样，他们会生活在自己所认为的充满痛苦和奋斗的环境里，直到他们意识到宇宙的善意为止。

在冥想中释放善意

从某种角度来说，善意冥想更能够让你们集中注意力。因为善意本身就会给人一种温暖、幸福、积极的感觉。在善意冥想中，你的幸福感会更深。

一种最简单的善意冥想的方法就是默念带有祝福含义的句子。你可以伴随你的呼吸节律，在你的心中默念出祝福的语句。也可以在冥想中把这些祝福的语句当作指引，一旦你走神了，就默念这些句子来把你温柔地引导到专注状态。

这些祝福的语句能够散发出善意、美好、慷慨、珍惜之光，在默念祝福语句的同时，让自己的身心浸润在这种充满爱意的氛围里。这种美好的氛围会向你的内心不断地浸润，直到渗入你的内隐记忆之中，让这份爱与善意流淌在你的血液中。

你也可以在日常生活中一整天始终有意识地、主动地把善意带到你的行为、语言和绝大部分想法之中。

冥想五持戒，帮助改善人际关系

帕坦伽利——伟大的瑜伽大师——将他的八支分法瑜伽建立在五持戒的基础上。这五条戒律涉及个人的正直、自制力、对他人的尊重和各种生活方式，帕坦伽利称为思想语言和行为上的节制。

如果每当激质或翳质变得不当时，我们都能立即回到纯质的状态，我们就自动地在运用帕坦伽利的五持戒，即"伟大的誓言"或"生存规则"。

冥想时将注意力放在五持戒之一，练习者可以探索其中的启发，并在冥想后付诸实践，改善与外界以及他人的沟通。

1. 不杀生

人类一起组成了社会，但是，剥削者利用弱者，带来无尽的痛苦和不幸，构成了现代物质社会竞争的基础，也造成了世界上大多数的悲惨。不杀生是指杜绝暴力、侵略、专制和对包括人类在内的所有生命的伤害，它是世界上的普遍原则，也是其他四条原则的基础。沉思的冥想是至少需要花半个小时的时间安静地进行帕坦伽利介绍的冥想持戒练习之一。过一段时间，练习者就会希望练习的时间更长。此时，计时器对于练习者来说就会很有用，它可以使练习者知道什么时候停止冥想，以留下充足的时间来记录冥想中出现的想法，之后再认真思考。

2. 不妄语

不妄语原则即克制欺骗、虚伪、隐瞒，而应追求真理。在全世界范围内，无论是打广告、做生意，还是政客和媒体，都经常破坏真理的原则。欺诈别人的欲望源于对真理的不尊重，侵蚀着真理与谎言的界限。帕坦伽利关于自我意识的练习有助于练习者认清和接受自身，同时也使练习者更清楚地认识到随时随地都可能发生的自我欺骗和蓄意歪曲，可以减少被花言巧语蒙骗的机会，将更多注意力集中在真相上。

3. 不偷盗

利己心和对利益的追逐都源于一种想法："别人的东西是我的，我的东西也是我的。"不偷盗就是指杜绝偷窃、欺骗。帕坦伽利关于自我臣服的练习可以放松对"我和我的"把持，直到练习者意识到自己什么都没有，财产是生不带来死不带去的，在生活中我们使用和享受的一切都只是借来的。

4. 不纵欲

不纵欲就是指杜绝性欲和贪念，这几种欲望都属于激质性质，只会让我们耗散掉生命能量。现代社会的人们都痴迷于性的满足，由于受到自由主义的熏陶，人们都热衷于追求获得自己想得到的东西。不纵欲一般是与禁性欲相关，但是事实上它涉及各种各样的欲望和贪婪。不纵欲即尊重我们体内的生命力，将其引向个人的发展而不是个人的满足。与他人的合作关系可以支持生命和个人的发展，但是欲望却起到相反的作用。

5. 不贪婪

第五点持戒是指节制以自己的利益为目的获取和聚藏钱财，看待自己是看自己有什么而不是自己是谁。保持简单的生活可以避免将时间、金钱和能量整天花在担心物质利益上。不贪婪可以使自身更多地关注更值得追求的东西和更充实的生活本身，而不是追求一些物质性的东西。

善意的给予只能出自洋溢的爱

善意的给予是一种极大的自由，是你可以随时随地、无时无刻地表露出你的本性，表露出你的爱而不求任何回报。当你在给予什么时，你一定是在追求回报的，虽然你常常否认这一点，可是事实就是这样，没有不追求回报的给予，只有不追求回报的爱。爱是一种由内而外的本性的流露，它从来都不会要求任何形式的回报，正如太阳照耀地球不需要地球的回报，花儿独自开放不需要土地的回报，你流露的爱也不需要他人的回报。当你带着要求回报的心来做出什么努力时，你给予的一定不是爱，因为爱是会给予一切却一无所求的。

你常常用心智定义了爱而不觉其中的错误，你以为爱是一种给予，而给予就一定要有回报，这两句话都是有问题的。

爱不是一种给予，爱本身只是一种自然的表达，是你生命本身的一种属性，你热爱大自然，热爱自己的生命，热爱你所感受的一切，这会是一种给予吗？你表现出自己的爱就像一朵红色的花儿表现出红色一样，红色不是花儿的给予，而是它自然的属性。你只会向这个世界表现出你自己的爱，这是一种发自本性的表达，而不是一种给予，爱与你的存在有关，而与你是否意识到无关。你会意识到我们的爱的存在，也会意识到你本身就是爱的存在，但你不会意识到爱是一种给予。只要是你意识到你自己正在给予什么或给予了什么，那就一定不是爱。

给予的不一定有回报，就像播下的种子不一定生根、发芽、开花、结果一样。我们生活的这个世界是一个无常的世界，你可以决定播下什么样的种子，可是之后它会怎么发展完全不在你的意志之内，你带着一颗执着的心去期待一个结果时，难免会失望。在你意识到自己在给予什么时，是因为你同时带着期望回报的欲望。你喜欢的那个人离开了你，你会因他或她不喜欢我们而感到悲伤或愤怒。可是你为什么要悲伤和愤怒？不过是因为你的给予没得到你期望的回报。可是，你能决定的只是自己给予还是不给予，如何决定外界回报还是不回报呢？如果给予就一定要得到回报，那与投资有什么区别呢？你总是以为，既然你已经给予了，就应该得到回报，就像洒播了种子就一定要看到它发芽一样，可是种子发不发芽由大自然的规律来决定，而不是由你的给予来决定，你的给予会不会有回报也是如此。

有一个故事说的是一位大师穿着乞丐的衣服走进理发店，理发师赶紧热情地迎上去给他理发，最后不仅没有收他的钱，反而还给了他钱并亲自送他出门。大师很感动，决定把当天所得的救济金送给理发师。碰巧一个富人给了他满满一袋金币，他跑到理发师的店里，把钱包送给理发师，等理发师终于弄明白他送给自己金币的原因后，他被激怒了。"你是个什么样的大师啊，竟然回报我的爱！"

这是一个有关身心灵的故事。在这个故事里，理发师领悟的爱显然比"大师"要高一个层次。这个"大师"顶多是一个心智层面的理论大师罢了，他并不真正地了解什么是爱，而理发师才是一个纯然的爱的存在。在你感受到爱的存在时，你无须回报什么；在你爱的时候，你也无须给予什么。你只需要遵循自己的本性，去爱这个世界的一切，至于这爱是不是也让施予爱的人感受到，你完全不必在意。

你要用自己的生命去完成这个感悟和认识：你无法给予爱，因为爱从来都不是给予。也许你还会一遍又一遍地落入心智的窠臼，一次又一次不由自主地带着期望去给予什么，不过在你突然意识到这不过是一个误区和心智的圈套时，你就跳出了这个圈套。

冥想是寻找爱的途径

爱是人类的本能，也是能量的源起。这里的爱并不是指狭义的爱情，也不是指亲情之爱、友情之爱，而是一种大爱，一种无私奉献的博爱。当一个人爱自己、爱他人的时候，他的内心深处就会产生源源不断的能量，这种能量可以传达到身体中的每一个细胞，让身体充满无穷的力量。

我们的内心每时每刻都在制造着爱的能量。从睁开眼睛开始，你看到的就是全新的一天：阳光从云朵中散发出金灿灿的光芒，有一缕从窗帘的缝隙投到地上，洒下一块斑驳的光亮，纤尘在阳光下慢慢地飘浮起来，打着转，在光亮中留下一段足迹后，飘了出去。这是一种对生活的爱，你也许会在被窝中露出一个笑脸，因为你看到了全新的一天；当你走出家门，看到邻居的微笑，听到一句句亲切的"早晨好"，你的内心又会产生一种新的能量；陌生人的一句"谢谢"，孩子们的笑脸，都让你被无形的爱包围着，心中自然也就产生了爱的能量。

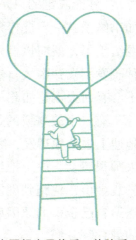

在冥想中寻找爱、体验爱

如果你想增强这种能量，就要寻找更多的爱。当你关注自己的周围时，就一定能发现四周都弥漫着爱。寻找爱的过程像是一种修行，可以通过很多种途径进行。但无论你做出什么样的选择，运用什么样的方式，这条路最终的目的都应该是寻找到爱，寻找到存在于爱中的能量。

以下三种形式的冥想能够增强我们心中爱的能量。

寻找爱的第一种途径是静坐。放下我们的顾虑，放下外界一切的纷扰，清静无为，什么也不做，什么也不想。只有当我们完全放下自我的时候，内心深处的爱才能完全展现出来，而这些爱也将转化为我们的能量。我们甚至能感觉到体内流淌着的绵绵爱意，或是能量的循环流动。

寻找爱的第二种途径是祈祷。这里所说的祈祷并不是希望实现自己的愿望，而是通过这个方法来完成对爱与能量的寻找。我们要保持一种虔诚的态度，既是对自我的虔诚，也是对内心的虔诚。这种祈祷类似于一种诉说，将我们所有的想法借祈祷的形式诉说出来。将自己的想法说出来之后，我们的一切也会借由祈祷出现在我们的世界中，顺着这条路我们就可以找到心灵能量的源起——爱。

寻找爱的第三种途径是放松。放松我们的呼吸，放松我们的神经，让身体由内而外地进行一次短暂的休息。采取一种舒服的姿势，或坐着或躺着，感受每一次呼吸的流动。贴近自己，体会身体的舒展以及每一根神经的放松，我们会在轻松平静中寻找到爱，寻找到宇宙中最本源的能量。

当我们探寻到内心深处绵绵不绝的爱时，便探寻到了源源不断的能量。当我们可以合理地利用这股无比巨大的能量时，我们就能够改变自己的命运，追求一次又一次的成功。

不拒绝别人，就是不拒绝自己

每个人对外界的言论和行为都能或多或少地反映出他的态度和动机。我们对这个世界有着各种不同的看法，而从每一种看法中，我们都能隐约感到看法本身与看法所持者千丝万缕的联系，这种联系究竟是什么样的呢？实际上，很多看上去是指向外界的言论和行为，真正指向的是我们自己。当我们决定关上门拒绝一个人时，我们拒绝的其实是自己。

一个老师给他的学生安排了一个作业：写一篇文章，批评他周围的人。第二天学生上交了作业，上面满是批评。有批评好朋友不够关心他的，有批评父母没有耐心的，有批评室友太愚蠢的……老师看完后微微一笑，告诉学生，这些被批评的人所有的缺点其实都在学生自己身上，这是一种投射。投射是心理学上的一个词语，意思是依据自己的需要和情绪的主观指向，将自己的特征转移到他人身上。学生们所批评的不够关心、没有耐心、愚蠢的，其实都是他们自己。

从出生后，我们就不断接受着各种不同的信息，包括各种教导和暗示。比如父母常常告诉我们一定要有同理心，要替他人着想，我们也认为自己是这样的人，同时把自己一些真实的，不具同理心的一面隐藏起来。当我们看到没有同理心的人，他们实际上提醒了我们内在不愿意面对的那部分，于是我们会讨厌他们，对他们反感、没有耐心。因此，在我们对某一类的人或是他们的行为非常反感、看不顺眼的时候，实际上是一种自我的投射行为，也是一种逃避的策略。这种逃避策略就像一只对着镜子狂吠的小狗一样愚蠢，我们的不良情绪其实都是因自己而起。

本身事物的发展是有多种可能性的，但是我们因为自我的投射行为而选择了其中的一种可能，于是事情就按照我们所投射的发生了。事情的结果实际上是我们自己选择的，无论结果是好的还是坏的。对事物严重悲观的人就像个倒霉蛋，总是遇到倒霉事；那些幸运的人似乎去菜市场买菜都有顺风车可搭；对世界充满戒

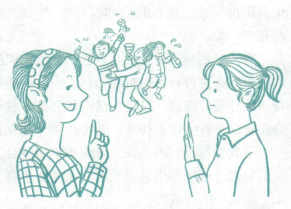

当我们决定关上门拒绝一个人时，我们拒绝的其实是自己。

心和警惕的人总是遇上居心叵测的陌生人……我们的命运就是我们自己选择的结果。这个道理与吸引力法则差不多：相同能量的事物会彼此吸引，我们周遭发生的事都是我们本身的能量吸引过来的。虽然说法各异，但这些其实都是自我投射的体现。

在我们敞开怀抱善意而热情地拥抱一个陌生的到访者时，那个本来想抢劫的到访者可能被你打动，于是改主意坐下来喝了杯茶就开心地离开了；而在我们怀着不信任的目光探出头上下打量门外的陌生人时，那位陌生人可能因为某种突然而起的念头而对你图谋不轨。这并不是要我们放松对危险的警惕，而是告诉我们，我们的看法是有可能决定事情的结果的。在你决定关上门的那一刻，你也就选择了把自己关在门外。

一次能量的回流就是一次冥想的完成

在冥想中，给予又被称为"回流"，即流出去的又流回来了。整个宇宙都是由流动的能量构成的，当然人也不例外。能量有各种各样的形式，例如爱、同情心、赞美、认同、金钱、物质财富、亲情和友情等。当人们出于善意而给予后，也就多出了一些能量流入的空间。关于能量回流最简单的例子就是"助人为乐"，你帮助了别人也得到了快乐，你的帮助就是你流出的能量，而快乐就是流入的能量。

然而，在生活中，我们常常会不自觉地中断能量的流动。比如当我们感到

恐惧不安时，总是紧紧抓住自己现有的东西，已有的能量无法流出，新的能量自然也就不能流入了。我们中的很多人多少都有点这样的倾向——面对生活他们牢牢固守着自己的领域（包括人、事、物），他们认为生活不会给予他们想要的东西，所以他们要把握住已有的。这其实是一种十分矛盾的行为，明明非常渴望从生活中得到爱和关怀却亲自堵住了它发生的可能。

所以，只有真正善意的给予才能实现让能量回流，善意的给予则只能出自洋溢的爱，这是给予不是自我牺牲和自我舍弃，也不是故作聪明的自以为是，甚至不是你灵机一动的奇思妙想，而只是因为你内心的愉悦，因为你享受给予的乐趣。

其实，我们一直在追求爱、幸福、快乐、开心，我们却忽视了它们一直都在我们心里，是我们与生俱来的内在能量，我们不必出去寻找，只要挖掘出内心的快乐，它就会源源不断地向外流淌，并感染周围的人，与他们分享这种快乐的心情。记住，这种分享不是出于道德的约束，而是发自你本心的行为，你喜欢这种感觉才这样做。

当爱的能量流出后，我们就多出了更多的空间来接受爱的能量的流入。我们会发现这是多么快乐的体验，我们分享得越多得到的也越多，给予的本身就是回报，你可以通过更多的练习来体验这个美妙的过程。

尽可能多地给予他人赞美和肯定，告诉他们你对他们的欣赏，比如用语言、拥抱、微笑、一份精心准备的礼物甚至是金钱把你的想法传递给对方。如果是语言，你要明确地说出你的欣赏和喜爱，不要觉得太肉麻，他们会为你的赞美而开心的。

如果你有一些物品是自己不太喜欢而正好有朋友需要的，拿出来送给他们。

如果可能，从你每个月的收入里拿出一部分捐给慈善机构、贫困地区或者正经历灾难的人们，你拿出的多或少并没有关系，这只是能量流动的一种方式，回馈社会，感谢你从社会中得到的。

如果你平时比较节约，可以尝试偶尔"浪费"一次，请自己吃一顿大餐，或者帮同事买一次单，送朋友

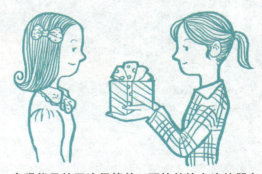

实现能量的回流很简单，不妨从给身边的朋友送上一个礼物开始。

一份礼物等。你的实际行动比口头的肯定更有说服力，在整个宇宙，流动的都是能量的本质。

当然，你还可以想一些其他的方法来体验能量的流动，只要是出于爱的给予，就能感到一种满足，一次能量的回流就是一次冥想的完成。坚持练习你会发现生活中充满着爱、快乐与满足。

唤醒心灵的爱意

近年来相继发生毒奶粉、瘦肉精、地沟油、染色馒头等事件，这些恶性的食品安全事件凸显了社会诚信的缺失、道德的滑坡问题。有些丧失良心的商家屡屡挑战社会道德伦理，几乎毫无道德底线可言。

再来看看我们都对大自然做了什么：屠杀飞奔的鹿群、美丽的羚羊、活泼的海豚、珍贵的海象，甚至屠杀庞大的鲸鱼和大象，更有惨无人道的活熊取胆行为。最可笑的是，人类还喜欢相互屠杀。在人类的整个发展史中，我们之间的相互屠杀就从来没有停止过，我们从未停止过战争。显然人类甚至为了炫耀技巧而去射杀飞鸟、追杀狐狸、捕杀海洋中的无数生物，还有被我们破坏的无数植被、湖泊、森林、沼泽地，我们美其名曰开发土地资源！死亡似乎无处不在，

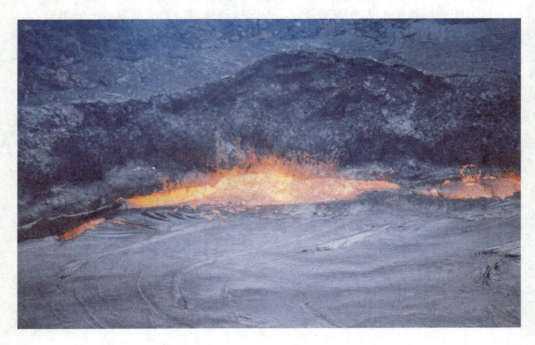

而善良却又无处可寻。

　　你是否想过，无论是道德沦丧的投毒、非法使用食品添加剂等商业行为，还是残暴野蛮的侵略破坏行径，这种残杀或破坏给人类带来怎样的痛苦？多年来人类一直遭受着强烈的痛苦——眼泪、愤恨、死亡、残暴与恐惧的痛苦。对此，我们每一个人都是有责任的，为了负起责任，我们必须停止屠杀，才能维持我们生活的这个地球是美丽的、和平的。

　　古人云："人之初，性本善。"那么，是什么扼杀了人们内心的善良？善良的障碍是什么？为什么人类，具体到我们每个人，无法彻底善良？善良被扼杀的根本原因在于我们失去了爱。如果你的心中有善意，那么无论你做什么都是出于爱的本性，不带任何目的，没有任何动机，不求任何回报；那么你做什么都是恰当的，包括你的关系、你的行为以及你思考的方式在内。如果我们热爱大自然，与自然界建立和谐的联系，我们就不会为了满足食欲而去屠杀任何动物，去吃一条狗和一只猫的肉，也就永远不会为了私利而去活取熊的胆汁，去猎杀大象和海豹。作为商人，如果你能像爱自己的家人一样爱所有的消费者，那么怎么能做出伤天害理的事？因此我们说：遗忘了爱，所以善良也不见了。

　　要重新找回一颗善良的心，必须唤醒心灵的爱意。为了达到这一目的你必须去亲近自然，亲近河里的游鱼，亲近从水泥地下破土而出的小草的叶片和笼罩在城市上空的云朵。只有当身为人类一员的你真的变得善良时，我们才能创造出不同于以往的和谐的社会。

疗愈他人的冥想

　　向他人表达善意的方式之一就是以这个人为对象进行疗愈他人的冥想。我们的身边或多或少地会有一些被疾病或者烦恼困扰的亲友，我们可以选择对他进行疗愈他人的冥想来善意地帮助他。如果这个人没有要求你为他做这样的疗愈冥想，你也不必将此事告诉他。只需要单独地进行冥想就可以了。

　　以下是疗愈他人的冥想的方法。

　　选择舒适的冥想姿势，闭上眼睛，把注意力集中到你的一呼一吸上，让身体放松，并且放空自己的思绪。

　　想象你的头顶上方有一个散发着光芒的金球，宇宙的丰盛正在通过这个金球灌入你的体内。

现在，想象你想要疗愈的那个人正站在你的眼前，你询问他是否需要你的帮助，并告诉他，你会尽自己最大的力量去帮助这个人。如果他告诉你他身体的某个部位非常疼痛，你就把你体内的宇宙能量传递到他的这个部位，让宇宙能量疗愈他。如果他告诉你他被某件事情所困扰，那就温柔地给予他拥抱，告诉他所有的事情，宇宙都会帮助我们去解决。

然后，想象着他被金色的疗愈之光包围着，此刻的他是如此的具有活力。你告诉他，他现在体会到的宇宙力量会一直看护着他，给他爱和能量的支持。然后，和他一起在金色之光中平静地待一会儿。

当你感觉到他已经完全被正面的能量所包围了，你可以慢慢地将注意力重新集中到呼吸上，睁开眼睛，结束冥想。

在做完疗愈他人的冥想后，你自身并不会有身体能量的消耗。相反，你会有一种耳目一新、健康舒适、精神焕发的感觉。

如果你确实感到衰竭，你可能因为情感涉入太深而用力过猛。想象将此人的疗愈交给宇宙更高的力量去处理，并确信无论发生什么，都是为了他的最高利益，这样做可能对缓解你的投入有帮助。记住，我们不可能总是知道什么是我们或者其他人的最高利益。

感恩是通往爱的桥梁

"感恩"是一个舶来词，"感恩"二字，在牛津字典中的注解是："乐于把得到好处的感激呈现出来且回馈给他人。""感恩"是一种认同，是对世间万物的深切认同。"感恩"更是一种回报。

智者说，生活是一面镜子，你对它笑，它也对你笑；你对它哭，它会对你哭，只要有了一颗感恩的心，你就会受益一生。你会觉得你所拥有的就是最好的，也不再在乎得失与成败，在你的眼中只有欢乐，没有忧伤和不幸，这才是人生所要达到的最高境界。心存一颗感恩的心，即使在生命僵死之处，也会有清泉涌出。

感恩之心是我们每一个人不可或缺的阳光雨露，无论你是何等尊贵，多么卑微；无论你生活在何地何处，或是你有着怎样的生活经历，只要常怀感恩的心，就必然会不断地涌动着诸如温暖、自信、坚定、善良等这些美好的处世品格，而这一切又必将让我们拥有一个丰富而充实的生命。大多数快乐的人都心怀感恩，不知感恩的人是不会快乐的，你期望越多，感恩的心就越少。

我们不妨在冥想时心中默念以下感恩词：

"向我的各个感官表达谢意：感谢我的眼睛让我看得见；感谢我的耳朵让我听得见；感谢我的嘴巴让我品尝到美好食物；感谢我的鼻子让我嗅闻味道；感谢我的皮肤让我有触觉；感谢我的双腿让我行走；感谢我的双手让我用来做几乎每一件事；感谢我神奇的免疫系统，让我保持健康或痊愈；感谢我所有的器官完美地维持着我的身体，让我活着；感谢我美妙的大脑，这世界上没有任何电脑科技能够复制它。我的整个身体是这星球上最伟大的实验室，没有任何事物可以复制它的奇妙之处，我就是一个奇迹！

"感谢我的家、我的家人、我的朋友、我的工作。感谢太阳，感谢我喝的水、我吃的食物，以及我呼吸的空气——缺了其中任何一种，我就无法存活。

"感谢我每天使用的交通工具；感谢提供我生活所需各项基本服务的每一家公司，让我可以过着舒适的生活。因为有这么多人辛苦、流汗，我才能打开水龙头就有干净的水；因为有这么多人付出毕生心血，我才能按一下开关就有电可用。想象一下有多少人日复一日、年复一年地拼命工作，铺设出遍布全球的火车轨道；而将全世界连接成一个生活网的那些道路，究竟是多少人辛苦铺设出来的，简直难以想象。

"感谢树木、动物、海洋、鸟儿、花朵、植物、蓝天、雨、星星、月亮，和组成这个地球的所有生物，感谢他们让我们的世界如此鲜活如此生机勃勃。"

你还可以通过强化感恩的冥想练习来增加内心的满足感。

选择舒适的冥想姿势，闭上双眼，舌抵上腭，通过腹部呼吸，将注意力集中在呼吸上，当你感觉完全放松时，把注意力转向心窝，想象从心中辐射出碧绿的色彩。伴随着你的一呼一吸，请开始想象生活中你十分感激的人和事情，把他们想象成一个符号，并且把感恩的品质随着你吸气送入到这个符号中，以此表达你的感恩之情。接着，回想生活中你遇到的挑战，将这件事想象成一个符号，并且把感恩的品质随着你吸气送入到这个符号中，以此感谢这个挑战成就了更加强大的自我。把注意力集中在呼吸上，睁开眼睛，结束冥想。

第十七章 甜蜜冥想：越冥想越快乐

冥想练习：甜蜜冥想

生活不总是一帆风顺的，我们总是会遭遇到各种打击和挫折，有些人会把这些当作动力，激励自己向成功迈进，而也有很多人会因此而一蹶不振，会陷在失落、悲伤的情绪中难以自拔，甚至开始否定自己、怀疑自己的能力，从而抱着破罐子破摔的想法生活下去。那么，针对后者，如何摆脱消极悲观的情绪呢？在此，我们来学习一下甜蜜冥想法，可以让我们更加积极地面对失败。

通常，如果一个人心里充满了负面情绪，心情只会越来越糟糕，可能会由一次打击想到以往所有的失败经历，这时最好的解决办法就是用另一种积极的情绪中和它，用越来越多的积极情绪将消极悲观消灭掉，扼杀它增长的趋势，而甜蜜冥想法就是用愉悦的感受帮助你发现快乐，摆脱消极情绪。

找一个安静的环境，放松下来，回味你在生活中经历过的美好事物，重点关注那些微小的、容易被忽视的愉快感受，例如收到一份礼物，吃到久违的美味，闻到的清新花香，或者是一次愉快的旅行经历，在工作上被肯定的策划或创意等。你可以想象一只鸟在天空翱翔，每片羽毛都被风轻轻抚过，体会它的自由欢乐。

现在闭上眼睛，走进你所能想到的美好画面，让自己去体会感受它们，融入它们当中，心甘情愿被它们感染。尽量长时间地沉浸在这种状态里，保持积极乐观的心境，并且慢慢延长时间，从 5 秒钟到 10 秒钟，再到 15 秒钟、20 秒钟。把你全部的注意力都放在这里，不要被其他事情所影响。

然后，让你体会到的愉悦感受尽可能强烈地充满你的身体，比如，回想一下小时候被妈妈抱在怀里的温暖感觉，或者是被恋人照顾时的甜蜜，让这些美好的感觉在你身体里膨胀。你还可以通过其他方法让愉快的感觉更加强烈，比如你有意识地对过去的某件事进行加工，克服一个困难，通过回想你在过程中遇到的各种挫折来加强你现在的成就感，你感到轻松、满足、快乐。或者你被一个人帮助后，回想其他人也曾对你有过关心爱护，这会让你加深被爱的幸福感。努力把愉快的感受深入你的大脑和心里，把它们想象成渗进海绵里的水，吸进肺里的氧气，射入海底的阳光。全身放松，接纳这些感觉带给你的情绪、想法。最后，想象这些愉快的体验已经被你吸收，它们被转化成乐观的能量存在你体内。此时，你就可以随时结束冥想了。

如果能坚持做这种甜蜜的冥想练习，你就会变得越来越乐观积极，可以轻松摆脱消极悲观的情绪，你对未来也会充满信心和希望。不一定非要面对不幸时才用，平时生活中你可以随时进行这种练习，让这种幸福甜蜜的感觉时刻包围着你，并感染着你身边的人。

打开你的喜悦中心

闭上眼睛，做几次深呼吸，让自己彻底放松下来，忘掉所有的焦虑、紧张、压力和不安，放松你身体的每个部位，先从头开始，然后是肩膀和手臂，接着是躯干、臀部，最后是双腿和双脚，让自己进入深度放松的状态中。

现在开始进入 α 状态，打开你的潜意识，努力进入更深层的 α 状态中，可以利用默数数字的方法帮助自己。然后，回想你曾经历过的快乐时光，想象你的感觉，想象你正在开心地大笑，你的笑容是那么的灿烂；聆听你的笑声，感受其中的喜乐、美好，享受这种感觉，记住这种温暖的味道。

你要刺激大脑中情绪中枢处的透明中隔，因为那是你的喜乐中心，它可以让你变得更加快乐。想象你进入了大脑里，跟随你的潜意识向喜乐中心靠近，把你的喜乐中心想成一湾碧潭，你用手拨动清澈的潭水，一定要用非常轻柔的力度，然后你感觉到水波的颤动，感到快乐像涟漪一样一圈一圈地漾开，越来越多，感到你被快乐的水花击中。快乐的感觉从你的大脑传遍了你的全身，就连你的手指和脚趾都感到了快乐的波动。你开始微笑，并且笑容在你的脸上蔓延，越来越大，你不用控制它，只需尽情地欢笑，你感到十分的快乐满足。

当你想到感受喜乐的时候，只要进入 α 状态，用手指拨一拨潭水就好。你的喜乐中心喜欢你的拨动，你的潜意识也喜欢快乐的感觉，你的身体也喜欢这样的感受。快乐让你变得更加乐观积极；快乐让你的免疫系统工作得更用心，让你变得更健康；快乐让你变得开心、幽默，让更多的人喜欢你；快乐也让你被更多的人爱同时也学会了更爱别人。

记得时常开启你的喜乐中心，它可以帮你赶走所有的负面心情，随时给你积极乐观的能量。所以，鼓励你的喜乐中心，让它时刻荡漾着美丽的涟漪，让你的潜意识时刻处于快乐的氛围中，让你身体的所有部位、所有关节，甚至是所有的血液都感到快乐，你整个人始终保持喜乐的心境。

现在，带着你所有快乐、积极的感受回到清醒状态，这些感觉是你一个人的，完全属于你，你可以无限期地保留它们。睁开眼睛，享受快乐的感觉。

痛苦来自念念不忘，快乐来自逍遥自在

现实生活中的人们总在追求解脱或最终的幸福，因为他们总有各种的理由发现自己的不幸和不自由，似乎自己总是生活在痛苦中。有的人在祈祷：生活这么痛苦，请给我救赎吧。事实上，生活上的痛苦能有多少？又有多少的痛苦是被自己放大的呢？生活在当今社会中的人，总是在自怨自艾中行走自己的人生，却忘了停下来，去看看是不是真的有那么痛苦，有多少的痛苦来自自身的念念不忘。

其实，你的人生之所以痛苦，莫过于拥有太多执念。执念让人总是无法释怀，将自己锁在痛苦的牢笼中，在你快乐的时候折磨自己的内心，在你难过的时候雪上加霜，让你陷入自己布置的痛苦陷阱，一而再、再而三地重复自己的痛苦。只因为痛苦被一遍一遍地回想，才占据了心中本应快乐的地方。

一旦你的心变得不执着、没有任何担忧，也不会去特别关注任何事物时，那一刻，你就是解脱的、自由的。这种状态的特色就是没有任何定点，你不再集中于任何议题或经验，眼前存在什么就是什么。你的心里也不会想着："我要这个，我要那个""我要想一下这件事"或"我非得这么做不可"。这时，你的心完全是放松的、自在的，也就是平时所说的逍遥自在。但是，这样的状态永远不可能通过努力而达成，它会在某一天自然地出现，当你注意到它的时

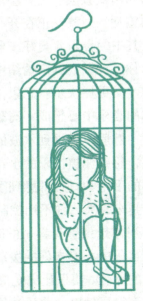

当你的心无法从往事中走出，你就把自己困在了回忆的牢笼中。

候，千万不要认为它是一件多么了不得的大事，依然做你正在做的事就好。一旦把它看成是一件了不得的大事，它就会不见了。

你的心一旦变得自由、不执着、不担忧，也不特别关注任何事物，那一刻你就是解脱的。"逍遥自在"这个词很清楚地告诉你什么是解脱状态，在每个人的一生中，这种解脱经验都是来了又去、去了又来的，你不会特别地意识到它。处在这种状态里，心中所有的事都会放下，心是开放的，脑子也不会固着在任何想法上。一切都很平常，没有什么事发生，也没有什么巨大的开悟瞬间或令人震撼的经验。

那是一种最自然、最平常的状态，即使你拥有了它，也不会知道自己正处于这种状态。在日常生活里，如果你没有自觉地去意识什么，或不特别关注某个事物时，就是在经历这种状态。

抛开概念生活，你会体会到更多的快乐

对许多人来说，语言、概念无比重要，似乎有了这些语言、概念我们才能去行动。如果没有概念，我们似乎就根本无法理解这个地球上的任何事物，无法理解人、动物、植物，无法理解"你"和"我"。概念只不过是一堆陈旧的语言、观念和理论，然而现实不是概念，现实就是我们的日常生活。我们真的能够抛开概念去生活吗？

生活和概念是两个截然不同的东西。日常生活是我们每天单调地去办公室上班，不断地被孤独、痛苦、恐惧折磨，等等。那些事，是实实在在发生着的过程，是我们生活中每天在发生的事。如果我们的生活充满痛苦，如果我们没有东西吃，如果我们的亲人死了，如果我们聋哑痴呆，那么这些痛苦、饥饿、死亡、生病和概念完全没有任何关系。

一个概念化的世界就是观念的世界、公式的世界、理论的世界，一个想象的意识形态构成的世界。一旦我们走进那个抽象的领域，我们将会完全迷失自己。概念能帮我们解脱痛苦、摆脱恐惧吗？不能，所以，只有当我们完全抛开概念去生活时，才会真真切切地领悟到生活是什么。

我们的五官都在我们身体的表面，因为它们是感受外界信息的工具；而大脑在我们的头颅内，大部分人依然只把它用于外界的事情，而对我们的内心一无所知。我们看到的一切只是一堆标签和概念，没有真实地感受它们，我们总

需要从那些标签和概念中选择一种可能。而只要是有选择，就有了分别心，冲突和痛苦也就由此而生。那么我们怎么才能避免呢？当我们的感受只是感受，我们就不会面临选择。也就是说，当我们每一刻的感受都成为选择，我们就自然喜悦了。

有人看书时有过这样的体验，明明是非常常见的一个汉字，可是在那一刻我们觉得它陌生了，变得认不出这个字，只能看出它的形状、颜色，等等。这就是我们的大脑暂时抛却标签时的一种表现。在很短一段时间后，我们"认出"了它，然后这个词的意思等方面的信息就都出现了，我们再也不会感受它的形状和结构了。

面对一个老朋友或者一个敌人时，我们能够像看那个"陌生"的字一样去看待吗？那种不借助任何知识和任何联想的看，那种没有任何偏见、判断和形容词的看，那种全身心投入，没有自己存在的看。我们面对世间万物时，是不是也能这么看？当我们关注着一朵花儿或者满天繁星时，我们能不能不只是用眼睛和心智在看，而是完整地看到一切？

当我们真正地全神贯注时，就不会有"我"的感受，不会察觉到自己的存在。"我"作为一个观察者，已经消失了，只剩下了专注，那一刹那，思考与记忆都毫无藏身之处。

观察者消失了，只剩下一种全然的专注，这就是最高形式的智慧。这个时候的心智是完全寂静的，这种既无观察者也没有被观察者的彻底寂静，就是最高形式的爱。

我们可以想象这么一个场景：在一个雨后宁静的早晨，我们独自走在山间的小路上，或者坐在不知名的小山顶上。世界上只有寂静的存在，没有狗吠，也没有车声，连鸟儿振翅的声音都听不见。我们的心完全沉静下来，在这种安宁的冥想状态下，我们不会再把看到的美景诠释为思想，不会给任何眼中见到的事物贴上标签。我们心中不再存有先入为主的观念或标签，直接接触到了生命本身。

当欣赏一朵花时，能够不带任何概念地去研究，只是静静地去看，去觉察它的美丽，那样我们就容易和花融为一体，进入一种物我合一的境界。在人际关系中，我们也能够不用"经济学家""政治家""老师"或"学生""妻子"或"丈夫"等种种概念和词语去看他们，抛弃那些概念所附加在人身上的相关形象和过去的意象，而只是和他们交流，去听他们说话，看他们的每一个动作，那样，交往的过程中就不会产生交流的冲突和矛盾。当我们不再用成功、幸福这些概念来规范我们的行为时，我们就能感受到语言难以描述的美感。

与真实的自己相处，快乐会油然而生

没有听众的演讲者、失去了双手的钢琴家、失去了双腿的芭蕾演员、双耳失聪后的歌唱家、双目失明后的神枪手……这些让你想到了什么？悲惨、痛苦、悲哀、愤怒、渴望？一般来说，他们能够体会到的共同的情绪大概就是这些吧！可是为什么会这样呢？是因为他们失去的那些吗？而他们到底失去了什么？

如果演讲者不依赖听众也能获得内心的快乐，他会因为失去听众而变得情绪糟糕吗？同样，如果钢琴家不依赖双手，芭蕾演员不依赖双腿，歌唱家不依赖双耳，神枪手不依赖双眼，他们也都能够获得内心的快乐，他们失去的只是他们依赖的刺激罢了。当我们识破刺激与依赖之间的关系，而且真实体验到这种依赖只会使心智变得愚蠢而迟钝后，我们的心智就可以从依赖中解脱，也只有这样才能看到整个真相，才有自由可言。

真实的自己是不依赖任何外在刺激就能够获得快乐的，在我们对自己有了期待和要求后，心里就产生了"实然"和"应然"的分别心。"实然"就是事物本身的样子，而"应然"则是你的期待和要求。两者只要产生，就一定是分裂的和有分别的，就一定会产生冲突与矛盾。此时，如果想去努力消除矛盾的存在，那么实际上我们就又制造了一种新的矛盾，同时加深了已有的矛盾。但如果我们只是观察这一切而不做任何思考和行动，我们就会发现生命的真相里根本没有矛盾与冲突。

我们喜欢拿"实然"和"应然"对比，尤其是在自己身上。我们不接受"真正的我"，而去追求那个"应该的我"，而这个"应该"其实是自己投射出来的标准。任何比较都会形成过去和当下的矛盾，任何比较都会掩盖我们的本性。只有停止比较，才能使我们的本性呈现；只有我们实实在在地表现出本性，我们才能获得真正的快乐。

不论内心深藏的是丑陋、残忍，还是恐惧、悲伤、焦虑、孤独，只要能彻底观察它，毫不分心，与它安然共处，我们就会袒露真实的自我，矛盾与冲突就会停止。

任何"应然"都是欲望的表现，欲望本身就是一种矛盾，其存在说明我们想要我们现在没有的东西。这并不意味我们必须毁掉欲望，或者压抑、控制、升华它，我们只需要单纯地观察欲望的本质，而不是欲望的对象，我们必须先认识欲望的本质，才能认清冲突与矛盾。我们的内心就是因为这些追逐快感和逃避痛苦的欲望，才不断陷入矛盾之中。

我们的心智里存在着太多的"应然"，给我们制造了太多与事实相反的情境。当我们知道如何与真实的自我相处时，那些"应然"也就销声匿迹了。如此，我们内心的快乐感会无时无刻不陪伴在我们身边。

快乐是一种灵魂的能量

每个人都向往快乐，却不是每个人都了解快乐是什么，怎么才能得到快乐。人们追求快乐的方式多种多样，却鲜有人找到最终的快乐。快乐是什么，要怎么找，到哪里找？

对于地球上几十亿人来说，有人将锦衣玉食、宝马香车、高官显位理解为快乐；有人把粗茶淡饭、家庭和睦、平平安安视为快乐；有人把放下当成快乐，有人把占有当成快乐；有人把履行职责视为快乐，有人把无官一身轻视为快乐；有人说被别人侍候着就是快乐，有人说快乐是为别人而奔忙……总之，有几十亿种不同的快乐标准。

几乎没有人能给我们想要的答案，因为没有人知道我们心中的快乐是什么样的。你眼中的天堂或许是他人眼中的地狱，把你的天堂交给他也只会让他距离快乐更远。因此说，快乐是有答案的，又是没有答案的。

很多人并不明白自己想要什么，他们的生命浪费在一次次尝试与一次次失败的痛苦中。如果一个人在旅途中，却不知道旅行的目的，也不知道目的地在哪里，他能不能最后到达呢？也许他会忘记旅行的目的而只是单纯地行走下去，同时也忘了欣赏沿途的美景，也许他踌躇满志却不知道方向，曾经离目的地很近而不自知，甚至一直在往相反的方向走，这样的人如何才能找到快乐？

快乐不能被听到、看到，它不是一个确切的存在。心理学上把快乐定义为心理欲望得到满足时的状态，但那不过是短暂而有依赖感的快乐罢了。我们不能通过外界的事物让自己全然静心。给小孩一个有趣的玩具，只能使小孩安静一段时间，但是你一拿走那个玩具，他又开始淘气了。我们都沉迷在自己的玩具里，自认为内心快乐，即使一个专心献身于科学或文学活动的人，也只不过是暂时沉醉在自己的玩具中，而并未拥有真实的快乐。

真正的快乐是一种持续时间较长的对生活的满足和感到生活有巨大乐趣并很自然地长久持续的感受。它是一种流动在生命里的能量，是一种长久的喜悦，一种内在的愉悦感受。有了这种感受时，我们就不需要再寻找，无论我们在哪里，快乐都会在我们身旁。

在每一个当下冥想

佛家说："过去心不可得，现在心不可得，未来心不可得。"任何事物都是随风即逝的，没有一种可以延续的东西存在，只有当下才是活跃的、真实的。曾经有一个人问禅师："什么是活在当下？"禅师说："吃饭就是吃饭，睡觉就是睡觉，这就是活在当下。"生活中，如果你能在做每一件事情时都做到心无旁骛，一心一意地做好眼前的事情，你就能够时时刻刻体会到冥想的清明，你就已经在享受新鲜的、活跃的当下了。

然而，我们大多数人还不明白这个道理，我们大部分人对于每天反反复复的生活都感到疲倦，厌倦过去的日常经验，所以我们越老成、越聪明，就越只想活在当下，并创造了关于"当下"的哲学。然而不幸的是，过去的每个经验都在我们的头脑中烙上了深深的印记，快乐的或不快乐的，并且我们都想保留那些快乐的记忆或经验。我们的思想总是怀旧的，而我们的欲望又想在未来获得更多的快乐，所以我们的心被分裂成了两部分：一部分用来回忆过去，另一部分用来幻想未来，唯独没有活在当下。

在物质层面上，过去的经验对我们的技术领域可能有所帮助，但在生活领域，过去解决不了任何问题。我们需要做的就是看现在，如果我们不能看现在就是因为我们背负着过去、背负着传统。思想是过去经验、知识、记忆的积累，是历史的、已经死了的东西，因此它只能使心灵陷入悔恨和眷恋当中，从而不可能看到新鲜的、活跃的正在发生的事情。因此，如果我们试图用过去的东西即思想来了解当下的行为，那我们根本不会明白。于是分裂就出现了，生活就变成了冲突。

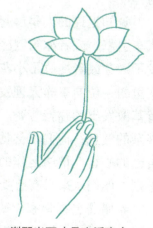

刹那当下才是生活真实

和已知的过去不同，明天是未知的，还没有到来，甚至我们应该首先思考一个问题：到底有没有"明天"这个概念？

我们的生存需要通过钟表显示的物理时间，否则就无法赶上公车、无法煮饭、无法做很多事。还有另一种我们承认的时间，我们在心理上创造的时间——明天。心理上的明天存在吗？这么严肃的质疑令我们充满恐惧。因为我们企盼明天："明天又是新的一天"。"明天"因而成了我们生活中最重要的东西，但它其实是不存在的，它不仅不能为我们带来真相，反而为我们带来了无尽的痛苦。

我们根本就不可能通过过去、透过现在来投射未来，只有自然而然、不知不觉地保持敏感，专注于眼前的事情，吃饭的时候不要想着昨天吃过什么山珍海味，睡觉的时候也不要去担心明天的工作和银行贷款，这正是一种冥想。也只有专注于当下，我们才会了解什么是真正的活在当下，什么才是真正的快乐。

冥想让你对美好的感觉更敏感

据说亚马孙雨林里有一种动物，行动非常缓慢，感觉也非常迟钝。有人是这么形容这种迟钝的动物的：如果你星期一在它的尾巴上狠狠踩上一脚，它到星期三才会感觉到疼痛而发出尖叫，而且很可能是下个星期三。是真有这么一种动物还是人们的杜撰，我们无从考证，但我们能找到比这种动物更迟钝的生物，那就是觉知迟钝的人，他们迟钝到几乎一辈子都没有感受到随时随地存在的喜悦。

觉知迟钝的人早晨起来时不会听到外面的鸟叫声、虫鸣声、小雨沙沙声、汽车引擎声或者冰箱制冷声；他们不会看到每天经过的那棵树的枝丫上已经萌发了嫩芽或者绽放了小花，天上的云朵被风吹成了大象或者婴儿的模样，办公室里的一位同事昨天理发了而另一位同事穿上了新衣服；他们不会嗅到泥土和青草散发出的独特芳香、祖父家里陈年家具的味道、妈妈的厨房里特有的食物混杂的气息；他们不会觉察到自己和他人为什么快乐、悲伤、沮丧，更看不清自己的心智、情绪运作的模式。他们的生命如同朽木，存在与消亡并没有多大差别，他们从来没有感受到喜悦。

希腊著名哲学家伊壁鸠鲁曾说过："重要的不是发生在你身上的事，而是你对它的反应。"他所提到的"反应"可理解为我们的感觉。相信大家对"感

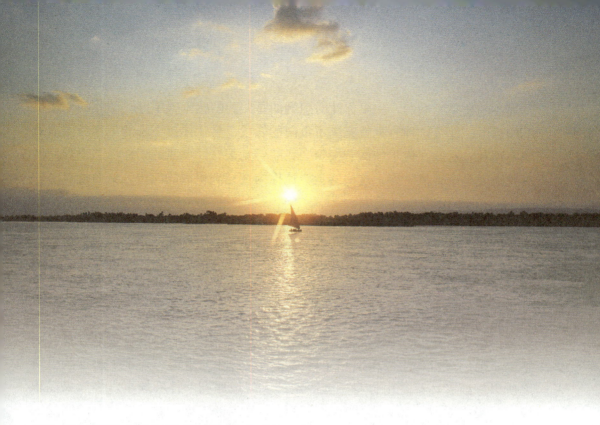

觉"并不陌生：我们可以用眼睛看到美丽的日出、缤纷的色彩；可以用耳朵聆听小鸟的啁啾、情人的软语；可以用鼻子闻到花朵的芬芳……这一切都属于"感觉"，让我们感受到出现在生命中的事物。但还有一些感觉并不在身体的表面，而是内心深处的觉知。例如，我们可以感受身体内是否在正常地"运作"，甚至可以感觉到体内那股源源不断的能量流动。

感觉有好坏之分，美好的感觉总是正向的、积极的，它能让你欣赏到生命中每一处喜悦的风景，并且带给你所有正向的能量。它的规律就是：你的感觉越好，那些出现在你生命中的人、事、物就越好。当你的感觉更多地倾向于美好时，在你的四周就会产生和谐的振动频率，这些能量传递到你的内心就会让你觉得十分舒服；反之，你的感觉越差，那些出现在你生命中的人、事、物就越差。当你的感觉更多地倾向于糟糕时，在你的四周就会产生不和谐的振动频率，这些能量传递到你的内心就会让你觉得十分不和谐。换而言之，感觉的好坏与你吸引来的一切事物密不可分。而冥想的作用之一就是冥想者对美好的感觉更加敏感，对负面、糟糕的感觉产生抵抗力。

没有人会喜欢不好的感觉，在其中谁都不会品尝到任何喜悦的味道。因此，你需要唤醒内在所有美好的感觉，让生命朝着美好的方向延展。你可以想一下自己此时的感觉如何，是忧郁的还是喜悦的？或是此时你对工作的感觉如何，是烦心的还是顺利的？如果你此时想到的是"我的感觉很不好""我的工作很不如意"，那么这种感觉就充满了负向的能量，会让你接下来的工作与生活更加不顺利。对此，你不如试着去想"我的感觉很好""我的工作虽然很难，但对我来说是个转机"等，这些感觉会让你内在充满积极的能量，从而让自己处于一个和谐的能量循环之中。

还有一些人对于好坏评价十分模糊，如果别人问他们"感觉如何"，他们总是回答"还好""还行"。这种回答听起来似乎还不错，但与"好"有着本质的区别，感觉好就是好，坏就是坏。如果一个人总是觉得什么事都是"还好""还行"，实质上就是他觉得此时的境况马马虎虎，一般而已。那么这种感觉吸引而来的也就是普普通通的人生，这个人也不会有卓越的成就。

许多人并不知道美好的感觉有多大的力量，因此他们不会去掌控自己的感受。他们只觉得生命中出现了好的事情或者坏的事情，并不了解这些事情之所以好或者坏都是由自身感受决定的。就像遇到一件麻烦事，你如果以积极的感受去对待，那么必然会觉得这件事蕴藏着转机；如果以负向的感受去对待，不好的事情也就产生了。你需要唤醒内在美好的感觉，同时让自己停留在正向的能量之中，而这一切的前提就是改变自己的感受，让它朝向美好的一面发展。

当你感觉美好的时候，就不必担心生命中会出现负向的东西，因为你的意识、行动都是美好的，自然会吸引来同样美好的事物。只要你能唤醒内在所有美好的感觉，那么一切负向能量，包括恐惧、愤怒、仇恨及悲伤等，都不能进入到这种美好的感觉中。因此，如果你想让此时的感觉更好一些，或是你想时刻保持美好的感觉，那就请把周围的一切看得美好而又奇妙吧！

微笑是冥想中最重要的灵性品质

微笑是生活中最重要的一件事情。生活中，如果我们能够把微笑挂在脸上，能够拥有安详愉悦的心境，那么，不但我们自己会受益颇多，也会滋润和感染我们周围的人。这样一说，微笑本身岂不是也是一种健康有益的冥想练习。

生活在现在这样一个忙碌的社会中，为了让自己可以拥有微笑的心境，我们可以专门腾出一些休息的时间，比如，为自己留出不被事物烦扰的时间，在这一天里，我们可以面带微笑，悠闲地独自外出散步，或者携两三好友品茶闲聊。

这并不是对现实生活的逃避，而是一种治疗和康复的冥想活动。

　　我们可以在静坐冥想中、在厨房的家务事中、在与人交往中，时时刻刻、从早到晚地练习微笑。也许刚开始有人会觉得微笑是困难的，那么我们不妨思考一下我们为什么要微笑。微笑意味着我们是自己，意味着我们拥有自己的自主权，意味着我们没有被淹没在无明之中。这种微笑，我们可以在佛和菩萨的脸上看到。一行禅师曾经在他的作品中记下这样一首小诗，不妨在你练习微笑的时候，在心里默读一次：

> 吸进来，
> 我身心安爽。
> 呼出去，
> 我面带微笑。
> 安住于此时此刻吧，
> 这一刻是如此美妙！

微笑可以使你把握自己，这就是为什么佛和菩萨总是微笑的原因。当你微笑的时候，你会认识到微笑创造的奇迹。如果微笑能够真正地伴随着你生命的整个过程，这会使我们超越很多自身的局限，使我们的生命自始至终生机勃发。

　　你还在等什么，现在就开始对自己、对周围的人、对这个世界微笑吧。

第十八章

忘我冥想：与自己的心灵向导对话

冥想练习：忘我冥想法

平时我们走在上班或回家的路上也可以进行冥想练习，这次我们给大家介绍的忘我冥想法就适合散步的时候用，它可以帮助我们摆脱自我，让心灵也一起散步。

生活中，我们的痛苦很多都是因为"自我"而产生的，当我们以自己为中心时，恨不得整个世界都围着我们转，但事实上，地球离了谁都照样运行，所以这种与期望相悖的失落、不满就成了我们痛苦的源泉。而忘我冥想的练习就是要降低我们心中"我"的存在感，用一种平和宁静的心态去看待生活中的人和事，减少并断绝因自我而痛苦的事情的发生。

和以前每一个冥想的开始一样，深呼吸并放松身体，尽量把自我的感觉摒弃在意识之外，然后体会现在是什么样的感觉，感受你的身体随着你的呼吸在呼吸，除了体会呼吸之外不做任何其他的事情。

感受由呼吸带来的安宁的感觉，尽最大的努力去体会安全感的存在，不要去回想那些因为受到威胁而产生的恐惧或厌恶情绪，也不要试图通过以往的愉快经历而驱逐不良情绪，不需要做类似的自我保护。就让一切顺其自然，你只要体会呼吸中的轻松自在，甚至放弃对呼吸的控制，让整个身体都自由地呼吸，忘掉自我，想象自己正在睡梦中。

继续体会自由呼吸带给你的感受，感知周围世界的平和自然，在你所感知到的所有空间中不能有自我，一切都是祥和的，一切都是欣喜的。世界在运行，你的感知也在继续，所有事都是自然地发生结果，唯独没有自我。就连你看到的行人和路边景色都不要用你的自我去接纳评价。

你可以随意地走动，伸伸胳膊，踢踢腿，甚至坐下来休息一会儿，让身体跟着你的内心自由动作，不要用自我去控制它。然后停下来站在一个地方，保持站立的姿势让你的身体动一动，这些动作必须是自然产生的，不需要"我"

的指挥，也不用记录这个过程。

再次走起来，速度的快慢不重要，随心即可，重要的是不要受自我控制，让你的知觉和动作都运行起来，这个过程也是需要你体会的，不需要别人的确认。持续走了几分钟之后停下来，然后坐下来，一边休息一边感知呼吸，在意识里把自己看成一个不相关的人，和你周围的其他人一样，连同你的想法、愿望也看成是他人的，没有"我"的参与和理解。轻松地呼吸，让你的感知空间出现各种感觉，感知它们的出现和消失，包括自我感觉，让它自由地来去，不要指导和约束它。放松身体，自然呼吸，让自我的感觉完全消失，让一切自然而然地发生。体会一下现在你的意识里还有什么，然后就可以结束这一次的冥想练习了。

最后你还可以思考一些关于"自我"的问题，比如，"自我到底是一种什么样的感觉""自我感觉起来是愉快的还是痛苦的""当我们没有自我的感觉时，还能不能进行正常的精神活动和生理活动""自我是依靠外界环境生存还是独立存在的"等一系列问题，这样可以帮助你加强这次冥想的效果。

宇宙冥想：拥抱真实的自己

如今越来越多的人习惯戴着面具生活，面对不同的人说不同的话，做不一样的自己。我们不习惯向别人展示自己的真实想法，甚至连自己都不愿意面对它，尤其是一些不好的，或者说不善意的想法。但是，最终那些我们故意忽视、隐藏的"邪恶"念头就会成为我们的心魔，让我们感到害怕、痛苦。所以，我们不能欺骗自己，即使是偏离道德准线的想法也是我们的一部分，我们要正视它们。宇宙冥想法就是让你静下来，探索自己、审视自己，发现自己的缺点、正视自己内心的过程。

深呼吸，放松身体，眼睛睁着还是闭着可以根据你自己的喜好而定，关注你的身体变化，体会它随着吸气和呼气产生的感觉，在这个体察的基础上，用旁观者的身份感受你刚刚的体察行为。同时关注你的意识深处的各种想法，但不对它们做任何评论，不受其影响，只是简单地观察，像在阅读故事或者欣赏电影，做个局外人。任由各种过往和感受像走马灯一样在你眼前穿梭，伴随着因它们而冒出的喜欢或讨厌的念头，你不需要理会它们，只让其自由发挥，或浮现或淡化，最后消失不见。

然后把时间定在眼前这个时刻，无关乎过去、未来，也和其他任何时刻没有牵绊，只有当下的时刻，你也不用回想过去，不用计划未来，不用联想任何事物，紧紧跟着现在这个时刻，什么都没有，什么都不是。现在，开始体验你意识之外的那些想法之间的空隙，感受这些空隙带给你的空间本身和它涵盖的内容之间的差异。举一个简单的例子，比如你正在想的是"我呼吸着维持生命的氧气"，然后查看你有这个想法之前和之后的感受，也许你会发现一些安定人心的喜悦，一些潜在的能力和一片可以随意利用的空白空间。

接着感知这个空间的性质，它的宁静、安稳、广阔和空白，你可以随时依赖着它，因为它可以容纳任何想法和念头，而且不会被那些事物取代、影响。你也不需要给这个空间定义，因为这个定义本身就是意识之外的客观存在，也是可以被它容纳的一个想法，你要做的就是感知它的存在，体会它向你展示的无限能量。

最后的冥想时间里，你可以随心所欲地探索空间的其他性质，当然和前面一样，只是单纯地感受，不需要评论，不需要概括它的属性。你可以体会一下是不是这个空间本身就在散发着光芒，体会它是不是本来就包含着一些感情，或者观察一下闪过其中的各种意识客体能不能对它产生一点影响。

宇宙冥想法可以帮助你关注自己的内心世界，探索自己的缺点和优点，然后结合甜蜜冥想法就能把它们转化成让你愉快的感觉，不再被自己的"恶意"折磨，摆脱面具人的身份，拥抱真实的自己，享受体验美好事物的心情。

和自己手拉手去散步

有时候我们就会因为太紧张而对生活进行一些错误的判断，所以我们需要修建一座内心的恬静房子，适当地让自己放松和休息，它的功用就像消除心理压力的一间厢房一样。它消除你的张力、忧虑、压力、迫力与拉力，使你清新焕发，并回到你平常日子的世界里，而能更充分地准备应付第二天。相信每一个人的内心都有一处恬静的中心，从不受外扰移动，像轮轴的数学中心点一般，永远保持固定不动。我们所要做的，就是去发掘这个内心安静的中心点，并且定期地退到里面去休息、静养、重整活力。而一个人独自去散步，则是退居恬静中心的有效方法，也是一种变相的慢走冥想。

一个人走着，什么都可以想，什么都可以不想，便觉得是个自由人。因为真正的旅行是一个人的旅行，只有一个人才能身心自由，静思默想。

一个人散步，没有可以交谈的对象，自然是有点沉闷，有点儿形单影只，因为这时在街边路旁散步的，多是一对对年轻的情侣，或是一些步履不再矫健而相携相扶的老夫妇。但一个人散步，却又有着许多

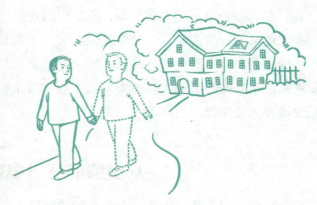

牵自己的手去散步，体会别样的情调。

好处。可以随意地选择或改变要走的路线，而不用与人商量，也不用担心别人反对或者不悦；可以随处站下或找一块石头小坐片刻；也可以看看天空，看看月亮，看看星星，想一些关于宇宙的神话、传说，也别有一番情趣。天上有一些星星，确是真正的"明星"，并且千古不变不灭，比起我们这个尘世中的那些"明星"来，可就要长久永恒得多了。你看那牵牛星、织女星、北斗星、黄昏星……千万年了，还是那样明明亮亮地镶嵌在夜空中，让我们从童年到老年，都注视着它们。

独自散步，除了锻炼身体的意义外，更多的好处还在于思想。人在自由状态的运动中，比正襟危坐在书桌前更利于思考和想象，更有利于冥想的顺利展开。有时你会不由自主地自言自语起来，似乎有一个看不见的人和你走在一起。事实上，这时你真的不是一个人，因为在你的心灵中，这时一定有一个人在陪伴着你。也许是一位红颜知己，或者是一位忘年之交，不管他或她是远在他国或已辞别人世，在你独自的散步中，他或她就会出现在你眼前。你们继续着以前的话题，关于一首诗，关于一篇有趣的故事，你们交谈着甚至争执着……许多新鲜的念头，也会像闪电一样，穿过厚重的云层闪耀出来，让你感到震撼和炫目。确实，许多有价值的思想，许多的灵感，就是在这种独自散步中产生的。在独自的散步中，很少有孤独的感觉，因为真正的孤独是心灵上的孤独而非形式上的孤独。有时在节日，在晚会上，在人群中，你反而会感受到一种无法承受的孤独。那是一种找不到朋友，也丧失了自在的自我之后的一种大孤独。

独自散步犹如心灵解锁，个中滋味是除了独自散步者而不能体会的。人的心灵，其实是个囚室，衣、食、住、行之生活琐事，整天缠着身子，我们都感

觉心累。办公室里的人事纠葛，家庭里的烦恼困惑，整天也缠着身子，我们都会觉得辛苦，所谓辛苦。其实便是心苦。天长日久，心灵忧郁，盘绕在心头的烦恼便会"剪不断，理还乱"，形成死结。独自散步时，你置身室外旷野，便可以让祖露的心灵在大自然中放牧；独自散步宛若灯下读书，个中情趣也是非夜读者无法知晓的。

从虚假的身份中撤离

我们一出生就进入了一个被束缚的世界：国籍、民族、家庭环境、性别等，这些都为我们贴上了标签，制定了标准，并且划定了思维活动的范畴。我们从小接受的教育，更使自己习惯于接受一些早已形成的想法，因此让自己在不知不觉中就失去了自我。

在接下来的成长过程中，我们又陷入依赖的旋涡当中：依赖父母、亲人、朋友、伴侣，还有各行各业的人。我们依赖于别人带给我们快乐，却从来不去体会自己是不是真的快乐，也更不会发掘自己是否能产生快乐。这些都是心智构建出来的幻象，而一旦我们接受了这些依赖感，自己也就离本来面目更加遥远。

由于你渐渐遗忘了自己真实的样子，心智就会为你塑造一个虚假的自我形象，也就是小我。小我关心的始终是那些虚无的东西，并将你困在它们创造的虚假形象之中。如果你问一个人他是谁，他一定会告诉你他的姓名、职业、家庭、此时的状况以及所有小我认同的东西。但是，那并不是他真正的面目，只是他认同了心智的内容，同时沉溺在那些毫无用处的虚假形象之中。

也许你已经学会不过多地与心智认同，但发现自己仍然无法认清自己究竟需要什么，这正是因为你离本来的自己还很遥远。小我的影响力是很大的，即使认识到它是虚假的、无用的，也并不能说明你已经完全摆脱了那些固定的、束缚自己的东西。如果想要使用内心的力量，你就需要从内在真正获得解脱，不再依赖任何人、事、物和陈旧的思维模式。重新认识自己，并且找出自己的本来面目，你才能获得能量的自由流动与释放。

在古希腊德尔菲城一座神庙入口处刻着一句名言，译成中文是"认识你自己"。许多到那里的人都希望找到有关自己命运的答案，或是指引自己未来的方法。他们一定在入口处见到了这几个字，但他们对这样一条清晰的神谕不能理解。实际上，这几个字的含义，要比任何形式的教诲都要明了。无论人们在那里获得了怎样的启示，只要无法理解这条神谕的含义，就始终无法真正获得解脱。

实际上，这条神谕也就是希望我们能找出自己的本来面目，并且在做每件事之前都问一问自己："这么做真是我的本意吗？""这是能令我真正喜悦的事情吗？""认识你自己"是一个寻回自我，寻回能量源头的过程。

那么，我们要从哪里开始认识自己呢？你不可能回到婴儿时代再从头开始，也不能慢慢学习认识，只有从心理层面认识自己，看清当下的自己，才能找到自己的本来面目。你需要明白，任何东西都属于过去。过去的事情是关于别人的，是时间累积的结果。它受到传统和记忆的驾驭，已经被打上了是非好恶的评判烙印，因此沉溺于过去只能让大脑在他人的观点中陷入困境。而只有埋葬了过去，不再执迷于旧有经验的引导，倾听自己内心最真实的呼唤，你才具备寻回自我本来面目的条件。

"认识你自己"是要你在本体中扎根，而不是在幻象中迷失自己。那些虚无的幻象会让你在认识自己的路上障碍重重。它不会告诉你"我是谁"，而会一直告诉你"我不是谁"。而唯有你不再理会虚假形象，才会让你的真实身份在这个世界闪耀出来。当你找出了本来的自己，就会让自己以一种不同于以往的眼光看待自己的需求以及整个世界。

生活是自由的、开放的，当侧耳倾听、全神贯注于美好的事物时，你的内心便远离了先入为主的偏见，不被概念、词语或属性所干扰，也无任何冲突、恐惧、矛盾所占有。只有在内心非常纯粹时，你才能真正观察内在的整个领域，你的心也才能对美好的事物敏感。这样，你就能让内心凌驾于个人及社会集体意识之上，让超脱束缚的自我永放光明，从而真正找到那个本来的自我。

消解自我形象，体验另一个层次的空无

你常常会因为一些要硬着头皮去做的事情而纠结，仅仅是因为你觉得自己不适合做那些事情。你也常常会放弃去做一些你喜欢的事情，因为你觉得你的能力还远远没有达到。"我不是那种类型的人！""这根本不是我的作风！""我的性格不适合做那样的事！""这样做才是我。"……这些话几乎成了你的口头禅。你似乎一直很清楚自己是一个什么形象的人：擅长做哪些事，不擅长做

哪些事，喜欢什么，不喜欢什么，你对自己已经有了一个非常清晰的定位。可是你的定位是怎么形成的？它真的正确吗？你有没有想过，你对自己的定位只是一个假象，它看似为你指明了方向，实际上却限制了你本来的发展空间呢？

在每个人的认知里，都有这么一个"我"的存在。"我很优秀""我注定会失败""我是个急性子""我非常懒"……每个人都用这个"我"给自己分门别类，贴上标签，以此来判断自己属于某种类型，拥有某种性格、某种作风。这个"我"究竟是什么？和你自身到底有什么关系？

从你出生起直到今天，你遇到的人、经历的事、生活的环境一起影响你，让你形成了"我"的风格，这就是所谓的自我形象，是你自己给自己的形象。在之后的生活中，亲人、朋友、老师、上司、前辈对"我"的看法，擦肩而过的路人向"我"投来的视线，别人对"我"的所作所为的评价，社会对我的约束和期盼……这些"我"经历的无数的经验，逐渐地让你认定了"我就是这么一个性格、这么一个态度、这么一个形象的人"。"只有这样，才是我；不这样就不可能是我"，你慢慢地认同了这种限定，为了保持自我同一性，你开始在这种限定下限定自己，殊不知，这种对自我的限定就是你最深的执着。

这实在是一个误区。你忘了，那些只不过是你的经历，与你本来是什么样子没有关系，那些就像是一个梦一样，本来的你并不受这些外界因素的任何影响。一个石头缝里落下了一粒种子，种子发芽后长大、开花、结果、枯萎、死亡。经历了这些之后，这块石头依然还是一块石头，它不会把自己当成一棵植物，也不会把自己当成别的什么，你和那块石头一样。

你通常会认同这些肤浅的自我形象，认为这些形象就代表了自己，这种关于身份感的认同就是你的执着产生的源头。为了保证这个形象永恒不变或者给人留下正面的深刻印象，你不断地为自己的形象而奋斗，这就是你执着于自我形象真正的原因。渐渐地，各种执着会助长你的自我形象，从你的耳环到朋友，从兴趣、喜好到概念和感觉，甚至你的人生哲学，只要是你所专注的对象随时都会来喂养你的自我形象。

你进行内在工作的目的就是要消解掉这些让你执着于其中的自我形象。消解就是让你认清自我形象根本就不存在。当你通过内在工作消解掉某种身份认同时，就意味着你认清了你并不是某种身份或形象，在这个形象上创造出来的生活模式也不是你自己。真相一旦被看到，假象就会被消解掉。你如果诚实地理解自己，就可以消融这些自我形象，就会产生自由的感觉。

曾经你以为缺少了那些形象、概念、事物、执着，你就不存在了，你就不再是自己了。但是，当你不再抱持着自我意象，你就会发现空间就出现了。当空间出现时，你的心里就不会有任何画面和界限。空间则会抹掉你的界限，让你体验到另一个层次的空无。

在冥想中结识你的心灵向导

我们每个人的内心都住着一个无比智慧的向导。有时候，我们会觉得无法与更高的智慧相沟通，这时候，不妨在冥想中结识你的内心向导。

选择舒适的冥想姿势，闭上双眼，舌抵上腭，进入呼吸计数。随着呼吸进入有光亮的内心通道，呼吸领你走过通道，你来到了一片茂盛的绿草地上，此处你会有一种完美的感觉，与周围的一切及内心的一切相连。你在草地上坐下来，独自欣赏这宁静的风景。

几秒钟之后，你发现有个美丽的东西向你走来，这是你的内心向导。这个向导表现出智慧、仁慈和同情，并且拥有特殊天赋和能力。你的内心向导可能是男的，也可能是女的，可能是某种在你心中有特殊意义的符号，也可能是动物，或者是任何你想象的东西，当向导走近时，请他坐在你身边，对他心怀崇敬之心。

你开始和你的向导交流，告诉他你在寻求自信和信任别人的能力，问向导以下这些问题，让他给你指点：

你在过去曾背叛了自己的信任，怎样才能取得自信？

怎样才能进一步自我同情？

怎样才能更有效地倾听和反映自我需要？

用怎样的方式与别人交流才能够增加彼此的亲密度和信任度？

……

如果你的内心有任何关于自我信任和彼此信任的问题，不妨一一问出来，听从向导的意见和指导。当他给予你回答时，发自内

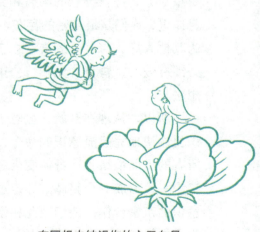

在冥想中结识你的心灵向导

心地感谢他。

你心中的疑惑都渐渐清晰了，你感到身边刮起了微风，微风将你吹起，渐渐地吹离了这片草地，与你的内心向导告别。整理你所收到的讯息，将注意力返回到呼吸，睁开眼睛，结束冥想。如果你觉得有必要，可以将你这次冥想所获取的讯息记录在你的冥想笔记本上。

在冥想中互通潜意识和显意识

闭上眼睛，进入 α 状态，想象你看到远处有一束光，你朝着光亮走去，越来越近，最终你处于光亮之中，你被笼罩在一团光里，想象这是个非常安全的所在，任何人和事都无法打扰到你，你可以在这里安静地思考。

现在想象你正坐在摄像机前面，你是一个导演，镜头里有两个人在演戏，他们分别是你的显意识和潜意识幻化成的。此时他们正在争吵，因为他们的合作出现了分歧，他们都有自己的想法和观点，都不想服从对方，也不愿意听取对方的声音。显意识提出要求，潜意识却视而不见；潜意识有很强的能力，显意识却不满意他的表现，并且处处挑毛病。显意识知道怎么做才是对的，潜意识却容易感情用事。作为导演的你看到这个场面知道他们的合作失败了，你必须帮助他们改正过来，于是你对他们大声说"stop"，要求他们必须做到下面的要求。

在接下来的工作中，显意识和潜意识你们两个人必须团结合作，你们必须尊重对方，进行善意的沟通和交流。你们要学会爱对方，因为你们住在同一个身体里，你们是最亲密的存在。你们每一个决定都必须是为自己好，为身体好，为其他人好，带着爱的善意去合作。潜意识要听从显意识的安排，但是显意识必须有爱心、善良、无私、公正，下达的指令必须是对身体和潜意识有益处的想法。

所以，从现在开始，显意识只乐于接受正面积极、健康乐观的思想。潜意识要愉快地完成显意识的命令，并且要保证完成的质量和速度。潜意识抛弃了所有的负面情绪，让身体变得健康强壮，精神饱满。现在，显意识和潜意识合二为一，形成一个整体。你走过去，走进你的身体里，你感觉到了显意识和潜意识的亲密合作，他们彼此相爱、彼此照顾，你看到了他们的共同表演，那是为了你的幸福而进行的演出。

你看着他们的合作表演，觉得真是太默契了，他们合作无间，似乎可以解决所有的麻烦和困难，似乎没有什么事情是这两个搭档做不到的，潜意识协助显意识取得了各种难以想象的成绩，你似乎充满了信心，可以坚定勇敢地面对所有的挑战。

现在，想象一束金色的光从你的头顶照下来，它是爱的象征，你沐浴在金色的光束中，和自己合为一体，你感到整个人完整了。金色的光芒代表着和谐，你的显意识和潜意识彼此和谐相处，你的内心和外在和谐一致，你和外面的世界也和谐美好。感受这束金色光芒的照射，感受和谐的力量，你要告诉自己从现在开始，保持这种和谐，显意识和潜意识也会一直和谐下去。

然后，回到最初的光亮中，你看到它从你周围散去，并且渐渐远离，最后消失不见。但是你感觉到了全新的自己，健康、活力、勇敢、坚定，你感到非常愉快满足。这时候就可以结束冥想了，慢慢睁开眼睛，表现出愉悦、精力充沛的状态。

在冥想中与内在的灵性相连通

任何一种形式的修行最终都将带你去与你内在的高级自我互通，冥想也不例外。想要让冥想更有效果，很重要的一步就是跟你内在的灵性相连通。

这里有一个帮助与内在灵性相连接的冥想练习。

选择舒适的冥想姿势，闭上眼睛，把注意力集中到一呼一吸之上。慢慢地放松你的身心，让紧张和焦虑排出体外。

想象你的内心有一道光芒，并且这道光芒正在逐渐地扩散和增长。慢慢地，这光芒就像阳光一样，放射到你的周围、放射到你所处环境的每一个角落。

用肯定的口吻在内心默念以下句子中的任何一句：

耀眼的神圣之光和温暖的博爱之光正在通过我向周围扩散。

我此刻具有无限的灵性能量。

我感受到宇宙如此丰盛。

……

或者是任何具有积极意义的句子。反复默念，直到你能感觉到你体内的灵性能量发出了积极的振动。

沉浸在灵性体验中一段时间后，慢慢地将注意力转移到呼吸上来，睁开眼睛，结束冥想。

在这个冥想练习中，你可能会体会到一股能量流经全身，或者浑身散发出温暖的光辉，这些都是你开始跟更高自我的能量有所沟通的信号。如果你没有在冥想中体会到你的高级自我，也不必担忧，只需继续修习放松、想象和肯定。渐渐地，你就会开始在修行中经历到某些恍然大悟的时刻，你感觉事情一下子变得尤为顺畅。

值得一提的是，当你第一次意识到更高自我的时候，你可能会发现它并不那么容易琢磨透，前一刻你还处于强大、明晰和具有创造性的感觉中，后一刻你可能又被扔回到混乱与不安之中。是的，你的更高自我就是这么来无影去无踪，但这是一个普遍现象。当你多次与你的高级自我连接之后，你会渐渐发现，你已经能够成功地在需要的时候把他召唤出来了。

灵魂星连接高级自我

这个冥想源自波利尼西亚神秘智慧。古老的波利尼西亚神秘智慧认为，人的意识分为三个层次：基本自我、意识自我和高级自我。基本自我掌管"记忆"，意识自掌管"想象"，高级自我掌管"灵感"。这个冥想练习就是让人们能够与自己的高级自我相连接。

选择坐姿进行冥想，闭上双眼，把注意力集中到呼吸之上。

想象你的头顶正上方 25 ～ 30 厘米的地方有一道白光，这道白光明亮而闪耀，充满了能量，这就是你的灵魂星，是你的高级自我之光。这道光比钻石更加耀眼，在你的凝视之下，这光芒更加强烈。你在这美丽纯洁的光芒之中感到无限温暖、充满活力。高级自我之光在你的胸中蔓延，你的内心似乎开满了灿烂的花朵。一些花瓣漂浮起来，自行组合成了一个杯子的形状，杯中装着你心中之花的露珠还有灵魂星的光芒，你笼罩在光的惠泽之下。你感受到，这道光给你的安全感超越了你以往经历的任何事、任何人。这种信任不是片刻建立的，而是自然显露的。它洗涤了过去的伤痛和失望，它带给你最可靠的引导和支持，它带给你清新和希望。

做几组深呼吸，随着呼气释放出你过去的经历，随着吸气吸入高级自我之光的能量。

然后，渐渐地断开你与灵魂星的连接，随着光的轻轻移去，将注意力重新转向呼吸。慢慢地睁开眼睛，稍做调整适应周围环境。

让内心与当下结盟

古希腊哲学家库里希坡斯曾说："过去与未来并不是'存在'的东西，而是'存在过'和'可能存在'的东西，唯一'存在'的是现在。"生命永远是在当下。你的整个生命都是在这不间断的当下展开的。过去或未来只存在于你的记忆或是期望之中，而当你记忆或期望时，你也是在当下时刻思考过去或未来，也就是在眼前这一刻思考着它们。

活在当下是一种全身心地投入人生的生活方式。当你活在当下，而没有过去拖在你后面，也没有未来拉着你往前时，你全部的能量都集中在这一时刻，生命因此具有一种巨大的张力。

"当下"给你一个深深地潜入生命水中或是高高地飞进生命天空的机会。但是在两边都有危险——"过去"和"未来"是人类语言里最危险的两个词。生活在过去和未来之间的当下几乎就好像走在一条绳索上，在它的两边都有危险。但是一旦你尝到了"当下"这个片刻的甜蜜，你就不会去顾虑那些危险；一旦你跟生命保持同一步调，其他的就无关紧要了。对你而言，生命就是一切。

当生命走向尽头的时候，你问自己一个问题：你对这一生觉得了无遗憾吗？你认为想做的事你都做了吗？你有没有好好笑过、真正快乐过？

想想看，你这一生是怎么度过的：年轻的时候，你拼了命想挤进一流的大学；随后，你巴不得赶快毕业找一份好工作；接着，你迫不及待地结婚、生小孩；然后，你又整天盼望小孩快点长大，好减轻你的负担；后来，小孩长大了，你又恨不得赶快退休；最后，你真的退休了，不过，你也老得几乎连路都走不动了……当你正想停下来好好喘口气的时候，生命也快要结束了。

其实，这不就是大多数人的写照吗？他们劳碌了一生，时时刻刻为生命担忧，为未来做准备，一心一意计划着以后要发生的事，却忘了把眼光放在"现在"，等到时间一分一秒地溜过，才恍然大悟"时不我予"。

智者常劝世人要"活在当下"，到底什么叫作"当下"？简单地说，"当下"指的就是：你现在正在做的事、待的地方、周围一起工作和生活的人。"活在当下"就是要你把关注的焦点集中在这些人、事、物上面，全心全意地认真去接纳、品尝、投入和体验这一切。

而事实上，大多数的人都无法专注于"现在"，他们总是若有所想，心不在焉，想着明天、明年甚至下半辈子的事。假若你时时刻刻都将力气耗费在未知的未来，却对眼前的一切视若无睹，你永远也不会得到快乐。一位作家这样说过："当你存心去找快乐的时候，往往找不到，唯有让自己活在'现在'，全神贯注于周围的事物，快乐才会不请自来。"或许人生的意义，不过是嗅嗅身旁每一朵绚丽的花，享受一路走来的点点滴滴而已。毕竟，昨日已成历史，明日尚不可知，只有"现在"才是上天赐予我们最好的礼物。

许多人喜欢预支明天的烦恼，想要早一步解决掉明天的烦恼。其实，明天如果有烦恼，你今天是无法解决的，每一天都有每一天的人生功课要交，努力做好今天的功课再说吧！用平常的心对待每一天，用感恩的心对待当下的生活，我们才能理解生活和快乐的真正含义！

让时间的观念消失

朱自清在他有名的散文《匆匆》里写道："燕子去了，有再来的时候；杨柳枯了，有再青的时候；桃花谢了，有再开的时候。但是，聪明的，你告诉我，你的日子为什么一去不复返呢？"可是，你为什么不反问一句："你的日子为什么要复返呢？"这个世界上的每个人似乎都有过这种疑惑和烦恼，然而真的有时间这么一回事吗？

你从日出、月沉、花开、叶落、潮起、潮退，以及初生婴儿的笑声与垂垂老人的叹息声中，轻嗅到时间流逝的声息。转眼之间，俯仰之间，呼吸之间，时间就过去了。在西洋的神秘学传统里面，时间常常以一个老人的形象出现，他一手拿着沙漏，一手握着长柄镰刀，深深的皱纹与又长又白的胡须，似乎诉说着时间正在一分一秒悄然地过去，却是绝对不会回头的。所有人的时间都是一样的，非常精准，非常准确，却也是非常无情。

很多冥想导师认为，时间只是存在于心智之中的一个概念，因为你的心智最擅长的就是逻辑计算和逻辑思考，而时间就是这么一个线性的存在。当一个人能够意识到这是有心智产生的一个概念时，他有关时间的观念就消失了。于是"过去"没有了，"未来"没有了，就连在"过去"和"未来"之间的"现在"也没有了。金刚经中所说的"过去心不可得，现在心不可得，未来心不可得"

就是这个。当你脱离了心智的束缚，你就不会再去比较什么。因为你的任何比较都是有时间概念在里面的，没有比较，自然就没有了过去和未来。时间的意义在此就消失了，你的心灵就摆脱了心智，超越了一切存在，接近宇宙的真实了，在此也碰触到了宇宙的"永恒性"。

当一个人站在二楼往外看，他或许可以看到方圆百米的状况；当他爬到二十楼的时候，看到的就远了很多。同样的道理，孔子登东山而小鲁，登泰山而小天下。即

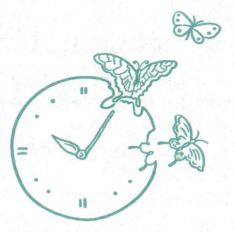

跳脱出心智的束缚，让时间的观念消失

使你站立的方位不变，只是高度变了，你看到的景色便远了很多。如果你的高度一直上升，上升到地球外围，与人造地球卫星一样的高度，你就会发现所谓的距离都是相对的。你看到的几千、几万公里也都能呈现在你面前。你不会再有距离上的前后之分，因为你看清了地球这个整体的存在。同样地，如果你看清了时间的本质，时间的前后本身也就不存在了。曾经有一位著名的身心灵导师是这么解释时间的本质的，他说时间就好比是一个剥开皮的橘子，过去、现在和未来其实是一种环状式的组合存在，过去、现在和未来其实是同时存在的。

你的心智执着于时间，总是产生有关时间不够的焦虑，实际上，这种时间不够只是"你必须马上得到然后再得到更多"的一种表达，是你欲望的表达。既然时间本身就是不存在的，你怎么会时间不够呢？当你能够看清时间的本质，跳出"时间是一种一去不回头的存在，会把你送到一个再也无法回来的地方，因此你要抓紧时间"的奇怪逻辑之外，那么这种直线式的时间对你也就不复存在了。

只要你还执着于头脑，时间的观念就依然存在，你的生命就不是以你的感受来度过，而是以计时器来度过了，于是你的生命变得有限，你就会发明生死轮回等等各种观念。只要放弃对头脑的执着，时间就不复存在，就是生活在永恒之中，就是佛家所说的"了脱生死"。"了脱生死"不是指你的身体不会消亡，也不是指你真的能够达到那个叫作天堂的地方，更不是指你能够得道成仙。它只是让你摆脱时间感，你的生命不再为时间感所束缚，这就是"永生"。脱离这个观念并不是一件容易的事情，也许你会一次又一次地回到心智的束缚中，但只要你保持一种敏感的觉知，你就会看透心智的时间感，安住于当下。

接受与屈从：从"不"到"是"的内在转化

生活的河流有时会绕着你的目标打转，甚至会暂时与你的目标背道而驰，但是从长远看，比起无谓的挣扎和奋斗，选择顺其自然的态度，可以更轻松、更自然地将你送达目的地。

顺其自然是运用冥想的唯一有效方式。这就表示着，请你不要过度努力，你只需将想去的地方铭记在心，然后在生活的河流中耐心而悠然地顺流而行，生命之流会自然而然地将你带到目的地。

农夫很喜欢自己的花园，却对园子里到处生长的蒲公英十分发愁。他给农业专家写了封信求助，不久他收到了答复，专家的建议是，试着去喜欢这些植物。显然，专家的意见是让农夫放弃不喜欢蒲公英的情绪，不与大自然抗衡，这个意见对农夫或许没用，对于希望认识自己的人来说却是很有用的。我们无法怀着抗拒的情绪去感受和觉察，只有放弃抗拒的情绪，才能消除迟钝的觉知。

我们总是对现实有不满意的地方，这种不满意产生于我们对生活虚幻的期待。期待其实是一种抗拒，一种不接受当下的抗拒。而当期待因无常而落空时，我们往往拒绝接受现实，以抗拒的情绪面对外界。

比赛输了，我们不承认自己跑得比别人慢，而要找个产生了特殊情况的原因安慰自己；工资涨幅比人低，我们咒骂老板不识人才，用"龙游浅水、虎落平阳"自比。我们的自我安慰实际上让我们对现实更加抗拒，一次一次地压抑愤怒和沮丧，把生命的能量浪费在这些细微的事情上。

抗拒的心不承认现实，不接受当下。它总是怀着对未来的虚妄期待，得到了便快乐一阵子，产生新的期待；失去了便愤怒或沮丧，坚持期待或改变期待。我们从来不曾觉察我们的期待有什么问题，也不知道我们是在抗拒着什么，更不知道我们的抗拒会让我们的觉知变得如此迟钝。

抗拒死亡的人，看不到当下生命的美好；抗拒寒冷的人，感受不到温暖的宝贵；抗拒恐惧的人，无法真正地放下恐惧……我们在抗拒中变得迟钝，失去了敏感，失去了爱与喜悦。

印度心灵大师梅勒曾经讲过这么一个故事：一个患有眼疾即将失明的人拼尽全力想挽回光明，直到药物完全不起作用。他拒绝接受这残酷的现实，自暴自弃。一天他听到自己的脑海里出现一个声音："为什么不去试着喜爱失明呢？"

终于，他开始强迫自己和失明对话。开始，他的话语中满是苦涩，后来苦涩变成了顺从、忍受，最后是接受。直到有一天，他的话语里充满了友好、温暖和爱。这一天，他终于能够接受失明，对它说："我爱你。"他的脸上出现了久违的微笑。他永远失去了视力，他的面容却变得更有魅力了。

我们无法抗拒的事情很多，这些都是生命的无常，我们的抗拒无法改变外界，只会让我们内在世界变得一团糟。唯有放弃抗拒，才能让自己迟钝的觉知变得敏感；唯有接受现实，我们内在的喜悦才能源源不断地产生，不受外界的任何影响。而坚持每日冥想，你会逐渐学会不抗拒，逐渐学会接受和屈从，实现从"不"到"是"的内在转变。

冥想让你悠然徘徊在生命之流

大自然总是在轻松自如的运转中体现智慧，它的每一次工作都不费一点力气，显然，它是向我们传达了生命的精神法则之一：采取最少量的行动和不对抗的原则，这也是一条和谐与爱的原则。只要我们从自然中领悟到了这一点，那么我们就能轻而易举地实现自己心中的愿望了。

如果你潜心观察大自然，你将会发现它的一切都毫不费力。草儿从不去刻意地生长，它只是生长；鱼儿从不去刻意地游泳，它只是在游而已；花儿也从不去刻意地开放，它们只是开放；鸟儿从不去刻意地飞翔，它们只是飞翔。这些都是它们的本性。地球没有轴心可以让自己绕着自己转，却以令人头晕目眩的速度自转并且在天空中飞似的公转，这也是它的本性所使。孩子的快乐是他的本性，太阳的光辉是它的本性，星星的闪烁是它们的本性。而人类的本性是毫不费力地把我们的梦想变成活生生的现实。

大自然的智慧能够在不做任何努力的情况下不费吹灰之力地施展出来。它是非线性的，自发的，全面而富有营养的。当你与大自然和谐一致，确实了解了你真正的"自我"之时，你就能利用最省力法则了。

当你的行动是由爱驱使的时候，你做事就会很省力，因为大自然是由爱的力量会聚起来的；当你在谋求权力和妄想控制他人的时候，你就是在损耗能量。为了一己私利而贪财贪权，你就是对当下的幸福置之不理，而去追求虚幻的幸福，这也无异于切断了你的能量来源，并且阻碍了大自然施展它的智慧。但是，当你的行动是由爱驱使的时候，你的能量就会大大积攒，而你所积攒的这些能量会帮你创造出包括无尽财富在内的任何你想要的东西。

最省力法则包含了三个部分，这三个部分是让我们实践"少劳多得"法则该遵循的原则。

第一个部分是接纳。接纳就是让你做出这样一个承诺："我在今天遇到的任何人、任何情况、任何事件，是什么样的就是什么样的，我将接纳他们本来的样子。"这也就意味着，我们明白了我们现在所经历的一切是顺乎天意的，因为整个宇宙是它该有的样子，此刻的自然而然是因为宇宙就是自然而然的。

第二个部分是责任。责任意味着你不会抱怨此刻在你身边发生的一切。当你接纳了你此时的处境之后，责任就意味着你有能力对你此刻所面临的状况做出一个创造性的回应。所有的问题中都隐藏着机遇的种子，而意识到这一点能够让你接纳此刻并且把此刻的问题向好的方向发展。

第三个部分是不做辩护。意思是说把你的意识建立在不做辩护的基础之上，把说服或者劝说别人相信你的观点的念头消除掉。你身边的人把他们99%的时间都用在了为自己的观点做辩护上。如果你能消除这个念头，你就会将以前浪费掉的大量精力找回来。

如果你能拥抱现在，感受每一个当下的喜悦和存在，体会每一个生命中所蕴含的灵性光辉，你的快乐就会从内心源源不断地流出，你的内心将不再有怀疑，你所想之事将会梦想成真。放弃你的抵抗之力，朝着轻而易举的智慧之路前进吧！当你把你的接纳、责任与不做辩护完美地结合起来的时候，你就能体会到生命的无羁之流了。